全国高等中医药院校护理专业成人教育规划教材

总 主 编：洪 净
副总主编：徐英敏 蒋冠斌

儿科护理学

（供专科、专升本、本科学生用）

国家中医药管理局人事教育司指导

主　　编：闫 兰（甘肃中医学院）
　　　　　肖洪玲（安徽中医药大学）

副 主 编：刘 虹（长春中医药大学）
　　　　　施 慧（安徽中医药大学）
　　　　　郭小兰（陕西中医学院）

编　　者：（按姓氏笔画为序）
　　　　　王晓妹（安徽中医药大学）
　　　　　刘 虹（长春中医药大学）
　　　　　孙晓婷（辽宁中医药大学）
　　　　　闫 兰（甘肃中医学院）
　　　　　肖洪玲（安徽中医药大学）
　　　　　陈 霞（成都中医药大学）
　　　　　孟 静（北京中医药大学）
　　　　　施 慧（安徽中医药大学）
　　　　　赵文晓（山东中医药大学）
　　　　　倪志宏（甘肃中医学院）
　　　　　郭小兰（陕西中医学院）
　　　　　崔 杰（天津中医药大学）
　　　　　潘兰霞（河南中医学院）

主　　审：梁伍今（长春中医药大学）

湖南科学技术出版社

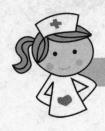

编 委 会 名 单

出版说明

　　《全国高等中医药院校护理专业成人教育规划教材》（专科、专升本、本科）是在国家中医药管理局人事教育司指导下，首次组织全国 19 家中医药院校护理学院（或护理系）的专家、教授编写的护理专业成人教育规划教材。本套教材的编写，旨在培养适应社会主义现代化建设和临床护理事业发展需要的，德、智、体、美全面发展，具备护理基础理论、基本知识、基本技能以及相关的中医学基础、临床各科等方面的知识和能力，掌握一定的人文社会科学、自然科学和中国传统文化知识，能从事临床护理、科研、教学、管理等方面工作，具有良好的职业道德和职业素质，富有创新意识的护理专业的专门人才。

　　2012 年 4 月在郑州全国中医药成人教育学会全体理事会上确定根据"政府指导，学会主办，学校联办，出版社协办"的精神编写出版《全国高等中医药院校护理专业成人教育规划教材》（专科、专升本、本科）。即国家中医药管理局人事教育司宏观指导；全国高等中医药院校护理学院（系）广泛参与，既是教材编写的主体，又是教材的使用单位；湖南科学技术出版社负责教材的出版，并协助政府、学会、院校提供编辑出版方面的服务和经费支持。这种运作机制，旨在有机结合各方面的优质资源，有效调动各方面的积极性，有力保证教材的科学性、权威性、公认性和教学适应性。本套教材的编写，秉承简洁、实用、易学的原则，重点突出成人高等教育的特点，着力体现中医药护理学的特色，充分考虑学生毕业后临床技能的需求，兼顾最新护士执业资格考试大纲的要求，写作当中突出"护理措施"、"护理操作"的内容。

　　2012 年 6 月底在云南腾冲召开了主编、副主编的遴选工作，审定工作由学会的 15 位常务理事代表学会承担。在认真阅读申报材料、充分评议的基础上，以投票表决形式产生主编、副主编，报国家中医药管理局人事教育司备案。本套教材的主编、副主编队伍阵容强大，具有较高的理论水平、丰富的教学经验和广泛的代表性。

2012 年 7 月，教材主编会议在湖南长沙举行，这次会议研究了教材编写体例和一系列相关工作，标志着本套教材的正式启动。考虑到教学实践需要，便于学生自学复习，本套教材还相应配套了《学习指导与习题集》，以完善教材体系。

最后，我们要感谢参编院校的领导和各位主编、副主编和编者，他们为教材的编写做出了无私的贡献和积极的努力；感谢使用教材的院校领导和师生，他们一直关心教材的编写情况，并提出了很多的宝贵建议。在这里要特别感谢安徽中医药大学护理学院和成教学院对本套教材配套学习指导与习题集的大力支持。诚然，本套教材课程设置是否合理、教学内容详略是否恰当、大纲安排是否切合实际等等，都有待于广大师生在教学实践中不断检验，以便今后修订再版时更趋于完善。由于时间紧，任务重，在编写和编辑的过程中难免存在各种各样的问题，敬请各位读者谅解。

湖南科学技术出版社

2013 年 8 月

前言

　　现代护理学的发展给护理教育和护理实践带来了机遇和挑战，儿科护理学作为护理学的重要分支也得到了快速发展，儿科护理模式亦转向了以患儿为中心的整体护理。

　　作为我国高等教育组成部分的成人教育，要重点培养学生的创新意识、自学能力，并学以致用，从而更好地解决工作中遇到的实际问题。为此，在国家中医药管理局人事教育司的宏观指导下，全国中医药成人教育学会联合全国多所高等中医药院校或中医院的护理专家编写了这本《儿科护理学》。本书在编写过程中结合儿科护理教育和儿科护理临床实践，力求将理论与实践相结合，以达到实用的目的。

　　本书共分22章，主要内容为绪论、儿科基础知识、儿童保健、儿科医疗机构设置及管理、小儿疾病的治疗、住院儿童及常见症状的护理、儿科护理技术、新生儿及新生儿疾病的护理、营养障碍性疾病患儿的护理；消化系统、呼吸系统、循环系统、泌尿系统、血液系统、神经系统、内分泌系统疾病患儿的护理；免疫缺陷病和结缔组织病、遗传性疾病、常见传染病、寄生虫病患儿的护理；小儿急救护理和儿科重症监护。为了方便自学，每章后附有自学指导，包括重点难点、考核知识点以及复习思考题。书末附有教学大纲，方便学生了解课程学习目的与要求和课程内容。

　　本教材供全国高等中医药院校护理专业成人教育的专科、专升本、本科学生使用（书中及教学大纲中涉及专升本、本科的内容用※标出，对专科学生不作要求），也可供护理专业教师、其他层次护理学生、临床护理人员、社区卫生工作者使用。本教材还配套出版了学习指导与习题集，以便学生自学。

在本教材编写过程中，编者参阅了大量的相关书籍和文献资料，在此对这些书籍和文献的作者谨表衷心的感谢！

本教材虽然反复审阅和修改，但鉴于能力和水平有限，疏漏和不足之处恳请同行提出宝贵意见。

《儿科护理学》编委会

2013 年 9 月

目录

第三章　儿童保健

第四章　儿科医疗机构设置及管理

第五章　小儿疾病的治疗

第六章　住院儿童及常见症状的护理

第七章　儿科护理技术

第八章　新生儿及新生儿疾病的护理

第九章　营养障碍性疾病患儿的护理

第十章　消化系统疾病患儿的护理

第十一章　呼吸系统疾病患儿的护理

第十二章　循环系统疾病患儿的护理

第十三章　泌尿系统疾病患儿的护理

第十九章　常见传染病患儿的护理

第二十章　寄生虫病患儿的护理

第二十一章　小儿急救护理

第二十二章　儿科重症监护

第一章

绪 论

【学习目标】

1. 掌握:

(1) 儿科护理学的任务和范围。

(2) 儿科护理特点。

2. 熟悉:

(1) 儿科护士的角色与素质要求。

(2) 儿科护理相关的伦理和法律问题。

3. 了解:儿科护理学的发展趋势。

【自学时数】1学时。

儿科护理学(pediatric nursing)是护理学的二级学科,是研究小儿生长发育规律、卫生保健、疾病预防和临床护理,并运用现代护理理论与技术为小儿提供整体护理,以促进小儿身心健康的一门学科。

儿科护理学的服务对象是体格、智能和心理等都处于不断生长发育中的小儿,其各方面都与成人有所不同,而且具有动态的特点,因此,小儿的护理需求也不同于成人。这就要求从事小儿护理工作的人员必须具备专门的儿科护理基本理论、基本知识和基本技能,绝不可将小儿视为成人的缩影。

第一节 儿科护理学的任务和范围

一、儿科护理学的任务

儿科护理学的任务是通过研究小儿的生长发育特点、小儿保健规律和小儿疾病防治,根据各年龄阶段小儿的体格、智力发育和心理行为特点提供"以家庭为中心"的全方位整体护理,增强小儿体质,降低小儿发病率,提高疾病的治愈率,最大限度地降低死亡率,保障和促进小儿身心健康。

二、儿科护理学的范围

一切涉及小儿时期的健康和卫生问题都属于儿科护理的研究范围，包括正常小儿身心方面的保健、小儿疾病的防治与护理，并与儿童心理学、社会学、教育学等多门学科有着广泛联系。因此，儿科护理学的发展需要多学科的协作。

随着医学模式的转变，儿科护理已由单纯的疾病护理发展为以小儿及其家庭为中心的身心整体护理；由单纯的患儿护理扩展为包括所有小儿的生长发育、疾病防治与护理及促进小儿身心健康的研究；由单纯的医疗保健机构承担其任务逐渐发展为由护士带动全社会都参与和承担的小儿保健护理工程。因此，儿科护理要达到保障和促进小儿健康的目的，必须将科学育儿知识普及到每个家庭，并取得社会各方面的支持。同时，儿科护理学也将促进全社会为小儿及其家庭提供综合性、广泛性的全面护理，保障小儿健康，提高生命质量。

第二节　儿科护理的特点

与其他临床学科相比，儿科护理学有其不同的特点，这些特点产生的根本原因在于儿科护理学研究的对象是机体处于不断生长发育阶段的儿童。

一、小儿特点

（一）小儿生理功能特点

1. 解剖特点　小儿从出生到长大成人，均处在不断变化的过程中，且具有一定的规律。骨骼的发育，牙齿的萌出，体重、身长（高）、头围、胸围、臀围等不断增长，身体各部分比例不断变化，内脏的位置也随年龄增长而不同，如肝脏右下缘位置在 3 岁前可在右肋缘下 2 cm 内，3 岁后逐渐抬高，6～7 岁后在正常情况下不应触及。因此，护士应熟悉并自觉遵循小儿的正常生长发育规律，掌握小儿生长发育过程中因出现特殊现象而形成的特殊需求，才能做好小儿保健护理工作。如新生儿和小婴儿头部相对较重，颈部肌肉和颈椎发育相对滞后，抱婴儿时应注意保护头部；小儿骨骼比较柔软并富有弹性，长期受压容易变形，因此，要注意小儿睡、坐、走的姿势护理；小儿关节附近韧带较松，有些关节的臼窝较浅，应避免过度牵拉或负重，以免导致脱臼及损伤。

2. 生理特点　小儿的生长发育快，各系统器官的功能也渐趋成熟，当其功能尚未成熟时易患某些疾病。如小儿的营养需要量特别是蛋白质、水和脂肪的需要量相对成人较大，而小儿消化系统功能尚未成熟，胃容量有限，消化能力弱，如不注意少量多餐，就易出现腹泻、呕吐、营养缺乏等健康问题。再如，婴儿新陈代谢旺盛，水分占机体的比例相对较大，而肾功能尚未成熟，较成人更容易发生水和电解质紊乱。此外，不同年龄的小儿有不同的生理生化正常值，心率、呼吸频率、血压、血清和其他体液的生化检验值等随年龄的变化而改变。熟悉这些生理变化特点对收集相关资料、护理评估和护理措施的实施具有重要意义。

3. 免疫特点　小年龄儿童皮肤、黏膜柔嫩，淋巴系统未成熟，特异性和非特异性免疫功能均不成熟，因此抗感染的能力比成人和年长儿低下，如新生儿虽可从母体获得 IgG，但自 6 个月后其浓度逐渐下降，而自行合成的 IgG 一般要到 6～7 岁时才达到成人水平，故易患感染性疾病。因此适当的预防措施对小年龄儿童特别重要。

（二）小儿临床特点

1. 病理特点 由于小儿机体对疾病的反应性与成人不同，因此，在疾病的发生、发展、预防及预后等方面均与成人有差别。如维生素 D 缺乏时婴儿患佝偻病，而成人则表现为骨软化症；再如因肺炎链球菌所致的肺部感染，婴儿常发生支气管肺炎，而年长儿与成人则发生大叶性肺炎。

2. 疾病特点 小儿疾病的种类及临床表现与成人有很大差异，感染性、先天性和遗传性疾病较成人多见。小儿急性感染性疾病往往起病急、来势凶、进展快，并常伴有呼吸、循环衰竭和水、电解质紊乱，且变化多端，要密切观察才能及时发现问题、及时处理问题。

3. 诊治特点 不同年龄阶段小儿患病种类、临床特点均不同，且年幼儿在病情诉说上不够准确，故在诊断时应重视年龄因素。如小儿惊厥，发生于新生儿多考虑与产伤、窒息、颅内出血或先天性异常有关；发生于 6 个月内的小婴儿应考虑有无婴儿手足搐搦症或中枢神经系统感染；发生于 6 个月至 3 岁小儿则以高热惊厥、中枢神经系统感染的可能性大；发生于 3 岁以上年长儿则以维生素 D 缺乏性手足抽搐症和癫痫为多见。

4. 预后特点 小儿患病时虽起病急、病情重、变化多，但小儿各脏器的组织修复和再生能力强。如诊治及时、有效，护理恰当，则好转、恢复也较快，后遗症也较成人少见；如对病情估计不足，也易造成突然死亡。对年幼、体弱、危重病儿，应重点护理，密切观察，不放弃任何抢救机会，往往会转危为安，获得重生。

5. 预防特点 绝大多数小儿的疾病都是可以预防的。我国通过开展计划免疫和加强传染病管理，已使麻疹、脊髓灰质炎、白喉、破伤风等许多小儿传染病的发病率和病死率明显下降；同时，重视了儿童保健工作，做好胎儿、围生期和新生儿保健，定期健康检查，宣传科学育儿法，也使营养不良、肺炎、腹泻等常见病、多发病的发病率和病死率大大下降。目前许多成人疾病的儿童期预防也已经受到重视，如在儿童期注意营养均衡，积极参加体育锻炼，可以防止肥胖症，也可预防成人后动脉粥样硬化引起的冠心病、高血压和糖尿病等；再如注意儿童时期的成长环境和心理卫生，也可预防成人后的心理问题。因此，儿科护士应将护理的焦点从疾病的护理转移至疾病的预防与保健上。

（三）小儿心理社会特点

小儿的成长、发育过程从不成熟到成熟，从不定型到定型，是可塑性最大的时期，并受家庭、环境和教育的影响。因此，在护理工作中应以小儿及其家庭为中心，与小儿父母、幼教工作者、学校教师等共同配合，寓教育于护理之中，根据不同年龄阶段小儿的心理社会特点，采取相应的护理措施，从而使护理工作顺利进行。

二、儿科护理工作特点

（一）以小儿及其家庭为中心

家庭是小儿生活的中心，儿科护士必须重视不同年龄阶段小儿的特点，关注小儿家庭成员的心理感受和服务需求，与小儿及其家庭成员建立合作伙伴关系，为小儿及其家庭提供预防保健、健康指导、疾病护理和家庭支持等服务，提高家庭健康促进功能，让家庭将健康信念和健康行为的重点放在疾病预防和健康促进上。

（二）实施身心整体护理

儿科护理工作不应仅限于满足小儿的生理需要或维持已有的发育状况，还应包括维护并促进小儿心理行为的发展和精神心理的健康；除关心小儿机体各系统或各器官功能的协调平衡，还应促使小儿的生理、心理活动状态与社会环境相适应，并应重视环境带给小儿的影响。

（三）保证患儿的安全

儿科护士应根据患儿年龄、个性、疾病等特点进行评估，采取一些必要的预防措施，保证患儿的安全，如设床栏以防坠床；管理好电源以防触电；用热水袋时避免烫伤；注意药物的管理以防误饮、误食等。

（四）减少创伤和疼痛

对于小儿来说，有些治疗手段是有创的、致痛的，令他们害怕。儿科护士应全面评估疾病本身及其治疗和护理过程对小儿及其家庭带来的影响，安全执行各项护理操作，防止或减少小儿的创伤和疼痛，并尽可能减少小儿与家庭的分离，帮助小儿及其家庭建立把握感和控制感。

（五）遵守法律和伦理道德规范

儿科护士应自觉遵守法律和伦理道德规范，尊重小儿的人格，保障小儿的权利，尊重小儿家庭成员的各项权益，为促进小儿身心两方面的健康成长奠定法律基础。

第三节　儿科护士的角色与素质要求

南丁格尔说过，"护理工作的对象不是冷冰冰的石块、木片和纸张，而是具有热血和生命的人类"。儿童是祖国的未来，是人类的希望，儿科护理工作者肩负着儿童保健、儿童疾病预防护理、促进儿童身心健康的社会使命，这就对儿科护士的职业角色与素质提出了更高、更具体的要求。

一、儿科护士的角色

随着护理学科的迅速发展，全社会对护士的要求也不断提高。做好小儿护理不仅要求护士应具有丰富的护理知识与技能，同时她们也被赋予了多元化的角色。

（一）护理活动执行者

小儿机体各系统、器官的功能发育尚未完善，生活尚不能自理或不能完全自理。儿科护士最重要的角色是在帮助小儿促进、保持或恢复健康的过程中，为小儿及其家庭提供直接的照顾与护理，如营养的摄取、感染的预防、药物的给予、心理的支持、健康的指导等方面，以满足小儿身心两方面的需要。

（二）护理计划者

为促进小儿身心健康发展，护士必须运用专业的知识和技能，收集小儿的生理、心理、社会状况等方面资料，全面评估小儿的健康状况，找出健康问题，并根据小儿生长发育不同阶段的特点，制订系统全面、切实可行的护理计划，采取有效的护理措施，以减轻小儿的痛苦。

（三）健康教育者

在护理小儿的过程中，护士应依据各年龄阶段小儿智力发展的水平，向他们有效地解释疾病的治疗和护理过程，帮助他们建立自我保健意识，培养他们良好的生活习惯，尽可能地纠正其不良行为。同时，护士还应向家长宣传科学育儿方面的知识，以达到预防疾病、促进健康的目的。

（四）健康协调者

护士需联系并协调与有关人员及机构的相互关系，维持一个有效的沟通网，使诊断、治疗、救助及有关的儿童保健工作得以互相协调、配合，以保证小儿获得最适宜的整体性医护照顾。如护士需与医师联络，讨论有关治疗和护理方案；护士需与营养师联系，讨论有关膳食的安排；护士还需与小儿及其家长进行有效的沟通，让家庭共同参与小儿护理过程，以保证护理计划的贯彻执行。

（五）健康咨询者

护士通过倾听患儿及其家长的倾诉，关心小儿及其家长在医院环境中的感受，触摸和陪伴小儿，解答他们提出的各类问题、提供有关治疗信息，给予健康指导等；解答小儿及其家长对疾病和与健康有关问题的疑惑，使他们能够以积极有效的方法去应对压力，找到满足生理、心理、社会需要的最习惯和最适宜的方法。

（六）患儿代言人

护士是小儿权益的维护者，在小儿不会表达或表达不清自己的要求和意愿时，护士有责任解释并维护小儿的权益不受侵犯或损害。护士还需评估有碍小儿健康的问题和事件，并将其提供给医院行政部门加以改进，或提供给卫生行政单位作为拟定卫生政策和计划的参考。

（七）护理研究者

护士在护理小儿的过程中，要具有科研思想，善于在临床护理实践中发现问题，并能探究隐藏在小儿症状及表面行为下的真正问题，运用科学方法研究问题、解决问题，通过研究来验证、扩展护理理论和知识，发展护理新技术，指导、改进护理工作，提高儿科护理质量，促进专业发展。

二、儿科护士的素质要求

儿科护士素质（professional qualities of nurse）是在一般素质基础上，结合儿科护理专业特性，对护理工作者提出的特殊素质要求。

（一）儿科护士素质的基本内容

儿科护士素质包括思想道德素质、专业素质、身体素质、心理素质和审美素质等方面。

1. 思想道德素质

（1）思想道德素质对于儿科护士的重要性：思想道德素质对于儿科护士尤为重要。医德历来为医家所重视。可以说，古今中外没有一位名医不重视医德修养的。我国古代名医孙思邈一生扶危济困，他的医德思想集中反映在《备急千金要方》中的"大医精诚"和"大医习业"两篇里，主要思想是：强调医师既要技术精，又要品德好，并提出了对待患者和同道应遵循的准则。在医术上，要勤奋钻研，博深精通，不能一知半解而误治杀人。在品德修养上，要安神定志，无欲无求。对患者，要有同情心，要一视同仁，病家求诊，要"一心赴救"，不嫌脏怕累，不避风险；态度要和蔼可亲，庄重大方，谦虚谨慎。对同道要尊重，不抬高自己打击别人。在医风上要端正，不利用自己的专长去谋取财物。随着医学科学的发展，新理论、新技术和新的护理模式在护理实践中的应用，儿科护士与社会、与患者及其家属之间的关系越来越多样化和复杂化，儿科护士的思想道德对护理科学的发展发挥的作用也越来越大。只有具备了高尚的思想道德品质，对社会、对儿童的生命健康、生命质量抱有强烈的道德责任感的人，才能真正胜任现代儿科护理工作，才会执著地去研究儿科护理学发展过程中的各种新问题，进而推动儿科护理学向新阶段、高层次发展。

（2）思想道德素质的要求：儿科护士要能够正视现实，面向未来，具有正确的专业价值观和为儿童健康服务的献身精神。尊重生命，尊重护理对象，忠于职守，救死扶伤，实行人道主义，全心全意为护理对象服务。具有科学的精神和道德、高度的责任感、慎独修养和正确的人生观、价值观，自爱、自尊、自强、自律。

儿科护士要实现自己的人生理想，必须以积极的人生态度，崇尚真、善、美，摒弃假、丑、恶，正确认识儿科护理工作的价值和意义，能正视自己在能力、品质和行为方面的优缺点，力求不断完善自我。儿科护理工作多数是与生理、心理暂时处于弱势的小儿打交道的工作，服务对象是小儿，应将爱心贯穿于始终。儿科护理工作多数是在无人监督的情况下进行的，应凭着慎独的精神来行事，要有高度的社会责任感和爱护生命的淳朴情怀；儿科护士应做到时时严于律己，处处以身作则，成为小儿模仿的好榜样，担负起教育儿童的责任。

2.专业素质　为适应社会和护理学科发展的需要，儿科护士必须在终身学习理念的指导下不断学习，勇于钻研，学习现代科学发展的新理论、新技术，勇于创新。

（1）专业知识和实践技能：儿科护士应具备合理的知识结构，包括基本的医学基础知识和系统完整的儿科护理专业知识和技能。儿科护士掌握基础医学、儿科临床医学基本理论是做好儿科护理工作的基础，掌握儿科护理专业知识和技能是做好儿科护理工作的关键。同时儿科护士应有敏锐的观察能力，较强的综合分析问题、评判性思维和解决问题能力，以最大限度地满足小儿的需要。随着儿科护理学的发展和社会需求的改变，儿科护士还必须注意更新知识，要掌握儿童心理学、儿童教育学以及自然科学、社会科学、文学与美学等方面的基本知识，这样才能胜任儿科护理工作。

（2）获得知识、运用知识的能力：儿科护理学是为小儿提供健康保障的学科。未来儿科护理事业是以高新技术现代化、自动化、信息交流的频繁化来体现儿科护理服务的高技能和护理道德的高标准的。随着国际间的交流日益增多，我国的儿科护理事业也要走出国门，面向世界与国际接轨，准确果断地处理各种疑难问题。因此，传统的书本教育已不能满足互联网时代的知识需求，信息瞬息万变的今天要求儿科护士们要懂得在现有的条件下或创造条件提升自己，掌握高科技电子技术和英语，以便多渠道快节奏地获取信息，并将掌握的知识真正运用于临床，指导临床护理工作，使复杂的护理工作变得有序、快捷、简单，减少操作误差，提高工作效率。

（3）沟通交流的能力：有效的沟通交流方式是建立良好护患关系的基础。儿科护士应掌握沟通交流知识，运用沟通交流技巧，对患儿进行全身心的整体护理。心理护理和健康宣教都是通过语言的交流来实现的，热情和蔼的语言能使患儿鼓起与疾病作斗争的信心，在某种程度上还可以起到药物所不能起到的作用。相反，如果态度冷漠，言语粗俗，则会影响患儿的情绪，使他们失去信任和安全感，严重时会加重病情。婴幼儿与较小幼儿不能用或不能完全用口头语言与成人交流，他们的情绪、需求及不舒适等，主要是通过表情、手势、哭闹方式或临床体征（如呼吸频率加快、皮肤发红等）表现出来，因此从小儿的非口头语言获得信息尤为重要。儿科护士应当根据不同年龄小儿的心理、生理特点，充分运用日常的护理用语以及非语言的交流技巧，不断与患儿及家长交流信息，沟通思想，全面了解患儿的心理和社会情况。要能准确识别婴幼儿时期的喜、怒、哀、乐"语言"，以便满足小儿的身心需要，逐渐消除小儿对医院的恐惧和陌生感，从而增强小儿对护士的信任感和安全感，以取得他们对护理工作的理解、支持与配合，促进患儿康复。

3. 身体素质

（1）良好的身体素质是儿科护士完成护理工作的重要条件：儿科护理工作任务繁重，思想压力大。要完成这些任务仅靠满腔热情是不够的，还有赖于健康的身体素质。良好的身体素质能促进全身各系统、各器官功能的健康发展。良好的身体素质能为儿科护士提高学习与工作能力及效率、顺利完成护理工作提供前提和保障。

（2）良好的身体素质能促进智力的发展：科学的体育锻炼方式不仅可以促进儿科护士身体器官、功能的健康发育，而且还能增强其记忆、思维及创造能力，提高学习工作效率。科学研究证明，体育锻炼可以促进血液循环和呼吸，给大脑提供足够的氧气和营养物质，提高智力活动的效果。

（3）健康美能促进儿科护士审美能力的发展：健康美是体育美的一大特征。体育运动可以显示并塑造人体线条美、节奏美和造型美。体育除了对外在美的促进外，还可以通过性格陶冶、意向引导、志趣启发等提升儿科护士内在的审美能力。

4. 心理素质 心理素质是强调心理环境的内稳态和机体对环境的有效适应。健康的心理品质要求个体以积极而主动的、平衡而灵活的、正确而明智的心理状态，去适应和协调当前及随时演进的客观环境，完善个体行为动机，形成正确的世界观、人生观。健康的心理是儿科护士工作的前提，儿科护士只有具备乐观、开朗而稳定的情绪，宽容豁达的胸怀，具有高度的同情心和感知力，较强的适应能力、良好的忍耐力、自控力和应变能力，才能胜任儿科护理工作，顺利完成各项护理任务。

5. 审美素质 儿科护理工作的目的是帮助小儿战胜疾病，恢复健康，而健康本身就是一种美。因此，儿科护理工作的实践就是一种追求美、创造美的过程。儿科护理质量的优劣，不仅体现于能否帮助患儿消除躯体的疾患，还体现于是否帮助患儿恢复了与内外环境形成高度和谐、适应的身心状态。因此，儿科护士必须从审美的角度，应用美学的基本理论指导儿科护理工作，充分利用各种美的因素（如花色的病床用品），促使小儿尽快提高战胜疾病的能力。同时，儿科护士本身应具备美的素质，人们用白衣天使来赞美护士，儿科护士在小儿心中是美的象征。儿科护士必须掌握一定的美学知识，内外兼修，既要具备美好的职业道德，又要有温柔美丽、健康自信、轻盈活泼的外在形象，表达一种关爱，并将这种理念继续传递，在小儿心中唤起一种对美好生活的追求。护士的审美修养、心灵的美善和操作手法的艺术性都直接影响到小儿的心理感受与体验，成为小儿模仿的对象。

（二）儿科护士素质的形成与提高

现代医学模式的转变和健康观念的改变对儿科护理产生着重要影响。近年来，高新技术在医学领域的运用促进了儿科护理专业技术水平的迅速提高。为适应现代小儿护理工作的要求，儿科护士需要不断提高自身素质。

1. 素质教育的开展对儿科护士素质的形成起到重要作用 素质既有先天禀赋，又需要在后天教育和影响下形成和发展。根据现代社会需求，素质教育正在广泛开展，儿科护理教育应紧抓素质教育这一机遇，着眼于提高学生的全面素质，有计划地融传授知识、培养能力和提高素质为一体，共同构筑儿科护理素质教育的基本框架。

2. 儿科护士素质教育应贯穿于专业教育的课程中　政治教育、思想教育、专业教育和日常生活管理中均应充分体现儿科护理教育的养成教育，培养德、智、体、美全面发展的合格人才。儿科专业课的教学不只是单纯地传授专业知识，而应该有更丰富的内容，除"授业"外，还要"传道"、"启悟"。教师在传授学科知识的同时，要充分挖掘教材内容的思想性，达到科学性与思想性的统一、教书和育人的统一。

3. 儿科护士素质的提高在于坚持不懈地进行自我修养、自我完善　护理是健康所系、性命依托的事业，合格的儿科护士应将培养和提高自身素质作为执著追求的人生目标值之一，坚持不懈地进行自我修养、自我完善。南丁格尔曾经说过："人是各种各样的，由于社会、职业、地位、民族、信仰、生活习惯与文化程度的不同，所患的疾病与病情也有差异，要使千差万别的人都能达到治疗康复所需要的最佳状态，这本身就是一项最精细的艺术。"《国际护士条例》对护士职责作了如下界定："增进健康，预防疾病，恢复健康，减轻痛苦。"儿科护理工作是一个为儿童提供健康服务的专业，是一项维系人类未来健康和生命的特殊行业，也是托起明日太阳的职业。因此，儿科护士应培养自身特殊的职业素质，既能顺应社会和护理工作需要，又能充分实现个人的人生价值，把自身的发展和社会的需求相结合，最大限度地实现自身的人生价值。

儿科护理工作是高尚而平凡的。一个合格的儿科护士除了具有丰富的医学理论知识和熟练的护理操作技术外，更重要的是应具备高尚的职业情操，树立良好的职业形象。儿科护士只有对儿童和护理本身有深刻的领悟和理解，才有可能不断地完善自己，成为儿童心目中当之无愧的"白衣天使"。

第四节　与儿科护理相关的伦理与法律

儿科护士对自己行动所承担的责任包括伦理责任和法律责任。随着我国社会主义法制的不断加强和完善，《中华人民共和国护士管理办法》和《医疗事故处理条例》的颁布实施，以及各级卫生部门各项法规的不断完善，儿科护理相关的伦理与法律已引起了人们的高度重视。因此，每一个儿科护理从业者都必须在护理工作中，了解与此相关的伦理和法律问题，将法律意识始终贯穿于各项护理活动中，自觉保障和维护儿童及自身的合法权益。

一、与儿科护理相关的伦理

儿科护士的伦理责任是在护理伦理学探讨的基础上由护理学会制订、体现在护士行动准则或规范中的相关责任。例如1999年11月在北京举行的国际护理学大会建议：护士尊重个人的生命、尊严和权利，改善生命质量；护士服务于所有人，不考虑种族、民族、信仰、肤色、年龄、性别、政治和社会地位的区别；护士的基本责任是帮助患者促进健康、预防疾病、恢复健康、减轻痛苦；护士提供健康服务给个人、家庭和社会，与医学和社会团体的其他人协调她们的服务等。护理道德的5项基本原则也规定，护理过程中要遵照自主原则、有利原则、无害原则、公正原则和知情原则。

在儿科护理工作中，护理的对象是尚未发育成熟的小儿，他们没有独立对自身疾病诊治问题做出正确决定的能力，也没有为诊治自身疾病和维护自身健康的经济来源，只能由小儿的家长作出知情决定。因此，儿科护士常常要面临与小儿护理有关的伦理问题。如对极低出生体重的新生儿是否应挽救其生命、临终患儿是否有权利拒绝治疗、为艾滋病患儿提供护理与她们的自身权利之间的冲突以及对患儿的关怀照顾中如何权衡利害得失，如何保护患儿及家长的自主权等，对这些问题的抉择，都要求儿科护士必须从伦理的角度为患儿考虑，当遇到伦理冲突时，可依据的首要原则是对患儿有益且无害原则。儿科护士应明确自己的责任，首先是维护患儿的利益，其次是维护家庭的利益。

儿科护士的伦理推理能力和伦理判断以及对伦理问题的态度和价值观念，也决定着护士们在面临复杂道德问题时如何做出伦理决策和计划对患儿的关怀照顾。如在关怀照顾严重残疾和长期接受人工喂养的患儿时护士经历的伦理冲突，在监护病房不进行抢救的决定对护理干预的影响，还有安乐死问题、弃婴问题、器官移植问题等。

儿科护理是以儿童及其家庭为中心的身心整体护理，儿科护士不但要面对患儿及其家庭，还要面对社会上所有的健康儿童及其家庭，为他们提供健康教育、保健咨询等多种形式的护理服务，因此，儿科护理工作具有很强的社会性特征。我国的计划生育、优生优育政策，使社会各方面对儿童护理工作有了更多的关注和更高的要求，也使儿科护理工作有了更广泛的内容。儿科护士不但要做好儿童护理工作，还要协调好与患儿、家长、医师、医院、学校、社区、妇幼管理部门、新闻媒体机构等多层次多渠道的关系。作为卫生保健队伍中的一员，护士应明确自己在协作性伦理决策中的作用，应能理解患儿和家长的价值观念、想法、偏好，成为联系患儿家庭和其他卫生保健人员之间的最佳桥梁，使儿科护理工作能够顺利进行。

二、与儿科护理相关的法律

随着社会主义法制的不断健全和完善，许多保护小儿和促进小儿健康的相关法律和规定也日趋完善。面对以下情况时，儿科护士负有法律上的责任：用应有的科学知识使小儿得到最佳的生理和情绪上的护理。儿科护士应了解小儿与成人患者一样，也具有生命权、身体权、健康权、医疗权、疾病认知权、知情同意权、保护隐私权，小儿具有受法律保护的权益，儿科护士有义务维护小儿以上合法权益。

儿科护士应告知患儿及其家庭应遵守医院的各项规章制度，在为患儿做各项护理操作时，应向患儿及家长解释操作的目的和意义，取得患儿的同意和合作，必要时让患儿家长签知情同意书。从法律的角度考虑，护士在执业中应当正确执行医嘱，观察患儿的身心状态，认真执行交接班、翻身、摆药等各项操作规程，对患儿进行科学护理。遇紧急情况应及时通知医师并配合抢救。医师不在场时，护士应当采取力所能及的急救措施。护士有承担预防保健工作、宣传防病治病知识、进行康复指导、开展健康教育、提供卫生咨询的义务。如果因工作疏忽，发生护理差错、事故，给患儿及其家庭造成严重伤害的，儿科护士应对自己的行为负法律责任。

及时、准确地执行医嘱是患儿得以成功救治的根本。儿科护士在处理和执行医嘱时要严格执行查对制度，一定要细心，做到准确、及时、无误。随意涂改、无故不执行医嘱或漏、错执行医嘱均属违法行为。如对医嘱有疑问，应立即与医师进行核查。如发现医嘱有误，有权拒绝执行；如医师知道医嘱中的错误，仍要求护士执行，护士应立即报告上级主管处理，否则，造成严重后果的，护士与医师共同承担法律责任。执行医嘱后要及时签名并填写时间，以维护双方利益。要慎重对待口头医嘱，除非抢救或紧急情况，一般情况下不执行口头医嘱；医师在抢救的时候开出口头医嘱时，护士必须复述一遍，确认无误方可执行，并准确地记录在抢救护理单上，抢救结束后，要求医师补写医嘱。儿科护理工作紧张而繁琐，但不可随意委派别人代替自己去实施护理操作，否则，如造成严重后果，儿科护士应对自己的行为负法律责任。

注意保护儿童的隐私权。为大龄儿童导尿、灌肠或做乳房、会阴检查时，要注意遮挡。若得知患儿一些个人隐私，如某些遗传性疾病或家庭背景，儿童或家长不愿公开，护士要遵守医德，给予对方更多的理解和同情，切不可讥笑、蔑视患儿，更不得随意议论患儿隐私，不得擅自公开患儿的健康状况及相关文件。儿科护士应自觉学习《中华人民共和国母婴保健法》、《中华人民共和国医疗事故管理办法》等相关法律法规，熟知儿童应享有的权利，熟悉业务与法的关系，在工作中不断学法、懂法、用法，自觉地用法律约束自己的行为，克服随意性，自觉履行护士的职责，高质量、高水平地服务于儿童，提高儿科护士的自身价值和职业社会形象。

第五节　儿科护理学的发展与展望

与西方医学比较而言，我国的中医儿科护理起源要早得多，从中医学发展史和丰富的医学典籍及历代名医传记中，我们经常可见到有关小儿保健、疾病预防等方面的记载。如我国现存最早的医学经典著作《黄帝内经》中对儿科病症已有记录；唐代杰出医学家孙思邈所著的《备急千金要方》中，比较系统地解释了小儿的发育过程，提出了小儿喂养和清洁等方面的护理原则；《诸病源候论》和《小儿药证直诀》等，收集论述小儿杂病诸候 6 卷 255 候，提出了许多疾病的护理方法；16 世纪中叶发明的接种人痘预防天花的方法比欧洲发明牛痘接种早百余年。

19 世纪下半叶，西方医学传入并逐渐在我国发展。各国传教士在我国开办了教会医院并附设了护士学校，医院中设立了产科、儿科门诊及病房，儿科护理工作的重点放在对住院患儿的生活照顾和护理上，逐渐形成了我国的儿科护理事业和儿科护理学。

新中国成立以后，党和政府对儿童健康十分重视，历届宪法都特别提出了保护母亲和儿童的条款。儿科护理工作不断发展，从推广新法接生、实行计划免疫、建立各级儿童医疗保健机构、提倡科学育儿，直至形成和发展了儿科监护中心等专科护理机构，儿科护理范围、护理水平也有了很大的扩展和提高。儿童传染病发病率大幅度下降，儿童常见病、多发病的发病率、病死率亦迅速降低，儿童体质普遍增强。20 世纪 80 年代初，我国恢复了中断 30 余年的高等护理教育，90 年代始又发展了护理硕士研究生教育，培养了一大批高级儿科护理专业人才，使儿科护理队伍向高层次、高素质方向发展，这对于保障我国儿童的健康和提高儿童的生命质量起了至关重要的作用；儿童的生长发育监测、先天性遗传性疾病的筛查、疫苗的接种、常见传染病的防治得以落实，儿童中的常见病、多发病能够得到及时护理。

　　尽管我国儿童目前的主要健康问题从总体上看还集中在感染性和营养性疾病等常见病、多发病方面，但由于儿科护理学的长足进展，与 20 世纪相比，这些疾病的发生率和严重性大大降低；并且在某些发达地区，严重的营养不良和传统的急性传染病已经少见。这些疾病谱的变化昭示着我国儿科护理工作者的注意力应该开始向新的领域发展延伸，儿科护理学的任务不仅要着重降低发病率和死亡率，更应该着眼于保障儿童身心健康、提高其生命质量的远大目标。因此，研究儿童正常生长发育规律及其影响因素的儿童保健学应该受到重视，儿童保健的临床服务应该由城市逐渐普及到农村，以保证儿童的体格生长、心理健康、智能发育和社会应对能力得到全面均衡的发展。同时，研究儿童罹患各种疾病或遭受意外后得以尽量恢复的儿童康复护理应该受到重视，儿童时期疾患的后遗症将可能影响其今后一生的健康和幸福，而处于生长发育阶段的儿童具有非常强的修复和再塑能力，在适宜的康复护理下往往可能获得令人难以想象的效果，甚或创造生命的奇迹，使残疾儿童依然能谱写出壮丽的生命之歌。某些成人疾病的儿童期预防应该受到重视，疾病预防的范围不应仅局限于感染性疾病，许多疾病在成人后出现临床表现，实际上发病的过程在儿童期已经开始，如糖尿病、高血压、精神障碍等，若能在儿童期进行早期预防干预，就可能防止或延缓疾病的发生、发展。此外，随着社会的发展，儿童活动、交流的范围不断扩大，新型的重大传染性疾病如手口足病的治疗与预防，也将成为儿科护理中的一个重要方向。同时，随着人们生活节奏的加快，社会竞争日趋激烈，在我国计划生育国策影响下的新一代将面临的新问题以及由新问题而带来的心理问题也将是护理工作者必须面对的新课题。

　　21 世纪是生命科学的时代，随着小儿疾病预防和治疗工作的开展，我国小儿的健康状况有了显著改善。2001 年我国国务院颁布的《2001～2010 年中国小儿发展纲要》提出了改善小儿卫生保健服务，提高小儿身心健康水平的总目标。社会政策的变化使卫生保健领域得以扩展，儿科护理的重点已不再是"为小儿及家庭做什么"，而是"和小儿及家庭一起做什么"。因此，以家庭为中心的照护和社区保健已成为一种必然趋势。卫生保健场所的扩展，要求护士的工作应具备更多的艺术性。为此，儿科护理工作者要不断学习先进的科学技术和最新护理手段，弘扬求实创新精神、拼搏奉献精神、团结协作精神，为提高儿童健康水平和中华民族的整体素质作出更大贡献。

自学指导

【重点难点】
1. 儿科护理学的任务和范围。
2. 儿科护理特点。
3. 儿科护士的角色与素质要求。

【考核知识点】
1. 儿科护理学的任务和范围。
2. 儿科护理特点。
3. 儿科护士的角色与素质要求。
4. 儿科护理相关的伦理和法律问题。
5. 儿科护理学的发展趋势。

【复习思考题】

1. 试述儿科护理学的任务与范围。
2. 结合儿科护理特点、儿科护士的角色和素质要求谈谈如何当一名优秀的儿科护士。
3. 假设你的职业规划是成为一名儿科护士，那么你现在应从哪些方面做好准备？

〔肖洪玲〕

第二章

儿科基础知识

【学习目标】

1. 掌握：

(1) 小儿各年龄分期的界定。

(2) 小儿生长发育规律，体格生长常用指标及测量方法。

(3) 骨骼、牙齿、脂肪组织与肌肉、生殖系统的发育特点。

(4) 小儿喂养。

2. 熟悉：

(1) 小儿各年龄期的特点。

(2) 影响生长发育的因素。

(3) 小儿能量与营养素的需要。

3. 了解：

(1) 体格生长的评价。

(2) 1岁以上小儿膳食安排。

(3) 小儿营养状况评估。

【自学时数】1学时。

　　小儿处于生长发育的动态变化过程中，各系统器官逐渐长大和完善，功能亦日趋成熟。研究小儿各年龄期的特点、生长发育规律及其影响因素，正确指导小儿保健、康复工作，以监测和促进小儿身心健康发展。

第一节　小儿年龄分期及各期特点

　　生命活动的开始，起于胚胎。小儿处于一个连续渐进的、不断生长发育的动态变化过程中，各系统组织器官逐渐长大和发育完善，功能亦日趋成熟。由于不同年龄、不同阶段小儿生长发育的程度不同，在形体、功能活动、智能上各有特点，且受不同的环境、气候、生活条件等多种因素的影响，在养育保健、患病种类、临床表现等很多方面也各有差异。早在《灵枢·卫气失常》中，古代医家就提出了"十八已上为少，六岁已上为小"的小儿年龄分期方法。为了更好地了解各年龄期的特点，整体、动态考察小儿的健康问题，将小儿年龄划分为 7 个时期。

一、胎儿期

从受精卵形成到胎儿出生，约 40 周（280 天），称胎儿期（prenatal period）。以 4 周为 1 个妊娠月，即"怀胎十月"。胎儿的周龄即为胎龄，或称为妊娠龄。

受精后的前 8 周，从受精卵分化开始，直到初具人形，称胚胎期。是机体各组织器官分化的关键时期，此时若受到不利因素影响，包括母亲感染、创伤、滥用药物、接触放射性物质、毒品等，均可影响胎儿各器官的正常分化，导致胚胎发育障碍，从而造成流产或各种畸形。8 周后到出生前为胎儿期，以组织器官迅速生长和功能渐趋成熟为主要特点，母亲的营养、疾病、心理和精神状况、生活习惯、卫生环境、生活工作条件等均可影响胎儿的生长发育。

二、新生儿期

自胎儿娩出脐带结扎后至满 28 天称新生儿期（neonatal period）。出生不满 7 天称新生儿早期。按年龄划分，此期实际包含在婴儿期内；但由于此期小儿在生长发育和疾病方面具有非常明显的特殊性，且发病率高，死亡率也高，故单独列为新生儿早期。在此期，小儿脱离母体开始独立生存，所处的内外环境发生根本性变化，但其适应能力尚不完善。此外，分娩过程中的损伤、感染持续存在，先天性畸形也常在此期表现出来。

胎龄满 28 周（体重≥1000 g）至出生后 7 天称围生期（perinatal period），又称围产期。此期包括胎儿晚期、分娩过程和新生儿早期 3 个阶段。是小儿生命遇到最大危险的时期，死亡率最高（包括死胎、死产，1 周内死亡）。围生期的死亡率是衡量产科和新生儿科质量的重要标准。

三、婴儿期

自出生后到满 1 周岁称婴儿期（infant period）。此期是生长发育极其迅速的阶段，因此对营养的需求量相对较高。此时各系统器官的功能仍不够成熟完善，尤其是消化系统常常难以适应对大量食物的消化吸收，容易发生营养和消化紊乱。婴儿 5～6 个月后从母体获得的抗体逐渐消失，自身的免疫功能又未发育成熟，抗感染能力较弱，易发生各种感染和传染性疾病。

四、幼儿期

自 1 周岁后到满 3 周岁之前称幼儿期（toddler's age）。此期小儿体格生长发育速度较前减慢，中枢神经系统发育加快，特别是活动能力增强，与周围环境接触增多，智能发育迅速，语言、思维和待人接物能力增强，但对危险的识别和自我保护能力不足，发生意外伤害概率非常高。随着活动增加、接触面扩大，感染性疾病及传染病发病率增高。由于消化系统功能仍不完善，营养的需求量仍然相对较高，而此时由于乳牙萌出和断奶后食物种类转换，易发生各种脾系病症。

五、学龄前期

自 3 周岁后至 6～7 岁入小学前称学龄前期（preschool age）。此时小儿体格生长发育速度进一步减慢，处于稳步增长状态；而智能发育更趋完善，求知欲强，好奇、好问、好模仿，此期小儿的可塑性较大，是小儿性格特点形成的关键时期。与同龄小儿和社会事物有了广泛接触，知识面随之扩大，自理能力和初步社交能力也得到了锻炼。此期机体抗病能力逐渐增强，传染病的发病率逐渐降低，但由于活动范围的扩大和生活经验不足，意外创伤和中毒的机会增多。此期免疫反应性疾病（如肾炎、风湿热等）也开始增多。

六、学龄期

从入小学起（6～7 岁）至进入青春期前称学龄期（school age）。此期小儿的体格发育稳步增长，乳牙开始脱落，长出恒牙，肌肉发育加强，动作比较精巧。除生殖系统外，各系统器官外形均已接近成人。大脑皮质进一步发育，理解、分析、综合和学习能力逐步增强。机体抵抗力增强，感染性疾病减少，但变态反应性疾病的发病率仍高，疾病的表现基本上与成人相似。

七、青春期

从第二性征出现到生殖功能基本发育成熟，身高停止增长，此期称青春期（adolescence）。一般女孩从 11～12 岁开始到 17～18 岁，男孩从 13～14 岁开始到 18～20 岁。青春期的进入和结束年龄存在较大个体差异，一般可相差 2～4 岁。近年来，小儿进入青春期的平均年龄有提早的趋势。

青春期是从小儿向成人过渡的时期，其生理特点是肾气盛、天癸至、阴阳和。形体增长出现第二次高峰，同时生殖系统的发育也加速并渐趋成熟。但由于神经内分泌调节不够稳定，加之外界环境的影响大，易引起心理、行为、精神不稳定。

第二节　生长发育

生长发育是指从受精卵到成人的成熟过程。生长和发育是小儿不同于成人的重要特点。生长是指小儿各器官、系统的长大和形态变化，可测出其量的改变；发育指细胞、组织、器官的分化完善和功能上的成熟，为质的改变。生长和发育两者紧密相关，不能截然分开：生长是发育的物质基础，而发育成熟状况又反映在生长的量的变化上。生长发育过程非常复杂，且受许多因素影响，监测和促进小儿生长发育是儿科工作者的重要职责之一。

一、生长发育的一般规律

生长发育，不论在总的速度上或各器官、系统的发育顺序，都遵循一定的规律。认识总的规律性有助于儿科护士对小儿生长发育状况进行正确评价与指导。

（一）生长发育的连续性和阶段性

生长发育在整个小儿时期不断进行，呈连续不断的过程，但各年龄阶段生长发育的速度不同。一般年龄越小，体格增长越快。出生后以最初 6 个月生长最快，尤其是前 3 个月，出现生后第一个生长高峰；以后生长速度逐渐减慢，至青春期又猛然加快，出现第二个生长高峰。

（二）系统器官发育的不平衡性

人体各系统的发育顺序遵循一定规律，有各自的生长特点。神经系统发育较早，生殖系统发育较晚，淋巴系统则先快而后回缩；皮下脂肪在年幼时较发达，而肌肉组织则到学龄期才发育加速；其他如心、肝、肾等系统的增长基本与体格生长平行（图 2-1）。这种各系统发育速度的不同与其在不同年龄的生理功能有关。

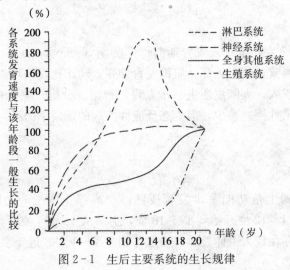

图 2-1　生后主要系统的生长规律

（三）生长发育的顺序性

生长发育通常遵循由上到下、由近到远、由粗到细、由低级到高级、由简单到复杂的顺序或规律。如出生后运动发育的规律是：先抬头，后抬胸，再会坐、立、行（自上到下）；先抬肩、伸臂，再双手握物；先会控制腿到再控制脚的活动（由近到远）；先会用全手掌握持物品，以后发展到能以手指端摘取（从粗到细）；先会画直线，进而能画图、画人（由简单到复杂）；先会看、听和感觉事物、认识事物，再发展到记忆、思维、分析、判断（由低级到高级）。

（四）生长发育的个体差异

小儿生长发育虽按上述一般规律发展，但在一定范围内因受各种内外因素的影响而存在着相当大的个体差异，每个人生长的"轨迹"不会完全相同。体格上的个体差异一般随年龄增长而越来越显著，青春期这种差异更明显。小儿的生长发育水平虽有一定的正常范围，但所谓正常值不是绝对的，判断小儿生长发育是否正常必须考虑各种因素对个体的影响，并应做连续动态的观察，才能做出正确的判断。

二、影响生长发育的因素

遗传因素和环境因素是影响小儿生长发育的两个最基本因素。遗传决定生长发育的潜力，这种潜力从受精卵开始就受到众多外界因素的作用与调节，表现出个人的生长发育模式；环境则决定发育的速度及最终达到的程度。两方面相互作用，决定了每个小儿的生长发育水平。

（一）遗传因素

细胞染色体所载基因是决定遗传的物质基础。父母双方的遗传因素决定小儿生长发育的"轨迹"，或特征、潜力、趋向、限度等。种族、家族的遗传信息影响深远，如皮肤、头发的颜色、面部特征、身材高矮、性成熟的迟早、对营养素的需要量、对疾病的易感性等；同时，也决定了小儿性格、气质和学习方式等方面的特点。在异常情况下，严重影响小儿的生长发育，遗传代谢缺陷病、内分泌障碍、染色体畸形等更与遗传直接有关。

（二）环境因素

1. 营养　合理的营养是小儿生长发育的物质基础，年龄越小受营养的影响越大。当各种营养素供给比例恰当，加上适宜的生活环境，可使小儿的生长潜力得到更好发挥。宫内营养不良的胎儿不仅体格生长落后，严重时还影响脑的发育；生后营养不良，特别是第 1～2 年的严重营养不良，可影响体重、身高（长）及智能的发育。小儿摄入过多能量所致的肥胖也会对其生长发育造成严重影响。

2. 孕母情况　胎儿在宫内的发育受孕母生活环境、营养、情绪、健康状况等各种因素的影响。如妊娠早期感染风疹、带状疱疹、巨细胞病毒，可导致胎儿先天畸形；孕母患严重营养不良可引起流产、早产和胎儿体格生长以及脑的发育迟缓；孕母受到药物、放射线辐射、环境毒物污染和精神创伤等，均可使胎儿发育受阻。

3. 生活环境　家庭环境对小儿健康的重要作用易被家长和医护人员忽视。良好的居住环境、卫生条件，如阳光充足、空气新鲜、水源清洁、无噪声等能促进小儿生长发育，反之，则带来不良影响。健康的生活方式、科学的护理方式、正确的教养方式、适当的锻炼和完善的医疗保健服务都是保证小儿体格、神经心理发育达到最佳状态的重要因素。近年来，社会环境对小儿健康的影响已引起全社会高度关注。自两伊战争以来，伊拉克小儿健康状况急剧下降是社会环境影响小儿健康的最好例证。

4. 疾病和药物　疾病对生长发育的影响十分明显。急性感染常使体重减轻；长期慢性疾病则同时影响体重和身高的增长；内分泌疾病常引起骨骼生长和神经系统发育迟缓；先天性疾病，如先天性心脏病、唐氏综合征等，对体格和神经心理发育的影响更为明显。通常 2 岁以内的小儿，疾病痊愈后，如营养充足，会出现"追赶生长"现象，即小儿身高、体重等短期内加快增长，以弥补患病期间造成的损失。对这种现象尚无满意的解释，但可以明确的是，在这类情况下，小儿生长发育的时间机制并未受到影响，因此，当相应问题得到解决后，小儿将追赶其暂时搁置的生长发育任务，但持续的生长延迟或发生在关键时期的不良事件所造成的影响却是无法弥补的。

药物也可影响小儿的生长发育，如较大剂量或较长时期给予链霉素、庆大霉素可致听力减退，甚至耳聋；长期应用肾上腺皮质激素可致身高增长的速度减慢。

综上所述，了解小儿生长发育规律及内、外因素的影响，可使医护人员根据不同年龄小儿的发育特点，创造有利条件，预防不利因素，以促进小儿正常生长发育；同时又可较正确地判断和评价小儿生长发育情况，及时发现偏离和不足，追查原因并予以纠正，以保证小儿正常生长发育。

三、体格的发育

小儿体格生长常用指标，一般称生理常数。生理常数是健康小儿生长发育规律的总结，是用来衡量小儿健康状况的标准。凡是在这个范围的都可称为健康小儿，反之，则可能有某种疾患影响小儿的发育；但必须根据小儿的家庭、母亲孕期营养及患病情况、性别（女孩一般比男孩稍轻稍矮）、小儿营养情况、生活环境等特点，全面观察，方能做出正确判断。

（一）体重（weight）

体重为各器官、系统、体液的总质量。其中骨骼、肌肉、内脏、体脂、体液为主要成分。因体脂与体液变化较大，所以体重在体格生长指标中最易波动。体重易于准确测量，是最易获得的反映小儿生长与营养状况的指标。儿科临床上根据体重计算药量、静脉输液量等。

新生儿出生体重与胎次、胎龄、性别以及宫内营养状况有关。我国 2005 年九市城区调查结果显示，男婴出生平均体重为（3.33±0.39）kg，女婴为（3.24±0.39）kg，与世界卫生组织（WHO）的参考值相近（男 3.3 kg，女 3.2 kg）。出生后体重增长应为胎儿宫内体重生长的延续。生后 1 周内因奶量摄入不足，加之水分丢失、胎粪排出，可出现暂时性体重下降或称生理性体重下降，在生后 3～4 天达最低点，下降范围为 3%～9%，以后逐渐回升，至出生后第 7～10 天应恢复到出生时的体重。如果体重下降超过 10% 或至第 10 天还未恢复到出生时的体重，则为病理状态，应分析其原因。如生后及时合理喂哺，可减轻或避免生理性体重下降的发生。出生时体重受宫内因素的影响大，生后的体重与营养、疾病等因素密切相关。

随着年龄的增加，小儿体重的增长逐渐减慢。我国 1975 年、1985 年、1995 年及 2005 年调查资料显示，正常足月婴儿生后第 1 个月体重增加可达 1～1.7 kg，生后 3～4 个月体重约等于出生时的 2 倍（附录1）；第 1 年内婴儿前 3 个月体重的增加值约等于后 9 个月内体重的增加值，即 12 月龄时婴儿体重约为出生时的 3 倍（10 kg），是生后体重增长最快的时期，系第一个生长高峰；生后第 2 年体重增加 2.5～3.5 kg；2 岁至青春前期体重增长减慢，年增长值约 2 kg。进入青春期后体格生长再次加快，体重猛增，每年可达 4～5 kg，持续 2～3 年，呈现第 2 个生长高峰。

小儿体重的增长为非等速的增加，对此进行评价时应以个体儿童自己体重增长的变化为依据，不可用"公式"计算来评价，也不宜以人群均数（所谓"正常值"）当做"标准"来看待。当无条件测量体重时，为便于医护人员计算小儿用药量和液体量，可用以下公式估计体重。

可选公式：1～6 个月　体重（kg）＝出生时体重（kg）＋月龄×0.7（kg）

　　　　　　7～12 个月　体重（kg）＝6（kg）＋月龄×0.25（kg）

　　　　　　2～12 岁　体重（kg）＝年龄（岁）×2＋7（或 8）（kg）

或用公式：3～12 个月　体重（kg）＝（月龄＋9）/2

　　　　　　1～6 岁　体重（kg）＝年龄（岁）×2＋8（kg）

　　　　　　7～12 岁　体重（kg）＝[年龄（岁）×7（kg）－5（kg）]/2

（二）身长（高）（recumbent length or standing height）

身长（高）指从头顶到足底的全身长度。3 岁以下仰卧位测量身长（recumbent

length），3 岁以后立位测量身高（standing height）。卧位与立位测量值相差 1～2 cm。身长的增长规律与体重增长相似，年龄越小增长越快，也出现婴儿期和青春期 2 个生长高峰。新生儿出生时身长平均为 50 cm。生后第 1 年身长平均增长约 25 cm，上半年增长比下半年快，其中前 3 个月增长 11～12 cm。第 2 年增加速度减慢，平均为 10 cm，到 2 岁时身长约 85 cm。2 岁后身长（高）稳步增长，平均每年增加 5～7 cm，至进入青春早期出现第 2 个身高增长加速期，其增长速度可达小儿期的 2 倍，持续 2～3 年。女孩进入青春期较男孩约早 2 年，故 10～13 岁的女孩常较同龄男孩为高。但男孩到达青春期后身高加速增长，且持续时间较长，故最终身高大于女孩。

2～12 岁身长（高）的估算公式为：身高（cm）＝年龄（岁）×7＋70

身长（高）包括头、躯干（脊柱）和下肢的长度。这 3 部分的增长速度并不一致。生后第 1 年头部生长最快，躯干次之，而青春期身高增长则以下肢为主，故各年龄期头、躯干和下肢所占身长（高）的比例各有不同。某些疾病可使身体各部分比例失常，这就需要分别测量上部量（从头顶至耻骨联合上缘）及下部量（从耻骨联合上缘到足底）以进行比较，帮助判断。出生时上部量＞下部量，中点在脐上；随着下肢长骨增长，中点下移，2 岁时在脐下；6 岁时在脐与耻骨联合上缘之间；12 岁时恰位于耻骨联合上缘，此时上部量与下部量相等（图 2-2）。

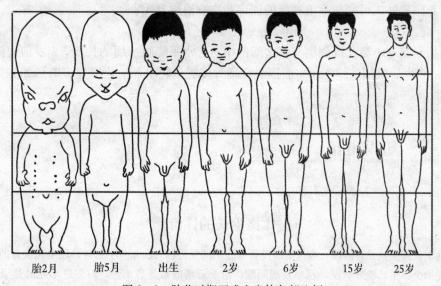

胎 2 月　　胎 5 月　　出生　　2 岁　　6 岁　　15 岁　　25 岁

图 2-2　胎儿时期至成人身体各部比例

身长（高）的增长与遗传、种族、内分泌、营养、运动和疾病等因素有关。明显的身材异常往往由甲状腺功能减低、生长激素缺乏、营养不良、佝偻病等引起。短期的疾病与营养波动不会明显影响身长（高）。

（三）坐高（sitting height）

坐高指由头顶至坐骨结节的长度。3 岁以下取仰卧位测量，称顶臀长。坐高代表头颅与脊柱的发育，其增长规律与上部量增长相同。由于下肢增长速度随年龄增加而加快，坐高占身高的百分数则随年龄增加而下降，由出生时的 67％降至 14 岁时的 53％。此百分数显示了身躯上、下部比例的改变，比坐高绝对值更有意义。

（四）头围 (head circumference，HC)

头围指经眉弓上方、枕后结节绕头一周的长度，与脑和颅骨的发育密切相关。胎儿期脑生长居全身各系统的领先地位，故出生时头围相对大，平均 32～34 cm；与体重、身长增长相似，第 1 年前 3 个月头围的增长值（6 cm）约等于后 9 个月头围的增长值（6 cm），即 1 岁时头围约为 46 cm；生后第 2 年头围增长减慢，约为 2 cm；2 岁时头围约 48 cm；2～15 岁头围仅增加 6～7 cm。头围的测量在 2 岁以内最有诊断价值。

婴幼儿期连续追踪测量头围比一次测量更重要。头围大小与双亲的头围有关；头围$<\overline{X}-2SD$ 常提示有脑发育不良的可能，$<\overline{X}-3SD$ 以上常提示脑发育不良；头围增长过速往往提示脑积水。头围测量方法见第七章。

（五）胸围 (chest circumference，CC)

胸围指沿乳头下缘水平绕胸一周的长度。胸围代表肺与胸廓的生长情况。出生时胸围 32 cm，略小于头围 1～2 cm。1 岁左右胸围约等于头围长。1 岁至青春前期胸围应大于头围。胸围约等于头围＋年龄－1 cm。1 岁左右头围与胸围的增长在生长曲线上形成头、胸围的交叉，此交叉时间与小儿营养、胸廓的生长发育有关，肥胖儿由于胸部皮下脂肪厚，胸围可于 3～4 个月时暂时超过头围；生长较差者头、胸围交叉时间延后。我国 2005 年 9 市城区体格生长的衡量数字显示，男童头、胸围交叉时间为 15 月龄，提示我国小儿胸廓生长较落后，除营养因素外，可能与不重视爬的训练和胸廓锻炼有关。

（六）腹围 (abdominal circumference)

腹围指平脐（小婴儿以剑突与脐之间的中点）水平绕腹一周的长度。2 岁前腹围与胸围大约相等，2 岁后腹围较胸围小。腹围异常增大多提示腹水及消化道先天畸形如先天性巨结肠等。

 知识链接

体格生长的评价

小儿处于快速生长发育阶段，身体形态及各部分比例变化较大。充分了解各阶段生长发育的规律、特点，正确评价个体生长发育状况，及早发现问题，给予适当的指导与干预，对促进小儿的健康成长十分重要。

1. 体格生长评价的常用方法

（1）均值离差法：正常小儿生长发育状况多呈正态分布，常用均值离差法，以平均值（$\overline{X}$）加减标准差（SD）来表示，如 68.3％的小儿生长水平在$\overline{X}\pm1SD$ 范围内；95.4％的小儿在$\overline{X}\pm2SD$ 范围内；99.7％的小儿在$\overline{X}\pm3SD$ 范围内。

（2）百分位数法：当测量值呈偏正态分布时，百分位数法能更准确地反映所测数值的分布情况。当变量呈正态分布时，百分位数法与离差法两者相应数相当接近。由于样本常呈偏正态分布，则两者的相应数值略有差别。

在进行体格生长评价时两者都广泛应用，目前一般都用百分位法。离差法计算较简单；百分位数法计算相对较复杂，但更精确。

（3）标准差的离差法（Z 积分或 Z score，SDS）：可进行不同质人群间比较，用偏离该年龄组标准差的程度来反映生长情况，其结果也较精确。

$$Z \text{ score} = \frac{X - \overline{X}}{SD}$$

其中，X 为测得值，$\overline{X}$ 为平均值，SD 为标准差。Z 积分可为正值，也可为负值。

（4）中位数法：当样本变量为正态分布时中位数等于均数与第 50 百分位数。当样本变量分布不是完全正态时，选用中位数而不是算术平均数作为中间值。因此时样本中少数变量分布在一端，用算术平均数表示则对个别变量值影响大，故用中位数表示变量的平均水平较妥。

2. 体格发育评价的注意事项

（1）采用规范的测量工具及正确的测量方法，获取准确的体重、身高、头围、胸围、臂围等指标数据进行统计分析。

（2）选择合适的正常小儿体格生长标准参照值作为比较，并采用适当的体格生长评价方法。WHO 推荐美国国家卫生统计中心（NCHS）汇集的测量资料作为国际参照人群值。我国卫生部建议采用 2005 年中国九大城市小儿的体格发育数据为我国小儿参照人群值，用于制备我国小儿生长发育曲线及比较小儿的营养、生长状况。

（3）定期连续的纵向观察，以了解小儿的生长趋势，不可单凭一次检查结果就作出结论。

（4）早产儿体格生长有一允许的"落后"年龄范围，对早产儿进行发育水平评价时，应矫正胎龄至 40 周（足月）后再评价。一般身长至 40 月龄、头围至 18 月龄、体重至 24 月龄后不再矫正。

（5）体格测量的评价结果应与全面体格检查、实验室检验数据、生活现状及健康史结合起来综合分析，以便得出较确切和实际的判断。

四、骨骼的发育

（一）头颅骨的发育

颅骨随脑的发育而增长。可根据头围大小，骨缝及前、后囟闭合迟早来评价颅骨的发育状况。婴儿出生时颅骨缝稍有分离，于 3～4 个月时闭合。前囟为顶骨和额骨边缘形成的菱形间隙（图 2-3），其对边中点连线长度在出生时为 1.5～2.0 cm，后随颅骨发育而增大，6 个月后逐渐骨化而变小，1～1.5 岁时闭合。前囟早闭或过小见于小头畸形；前囟迟闭、过大见于佝偻病、先天性甲状腺功能减低症等；前囟饱满常示颅内压增高，见于脑积水、脑

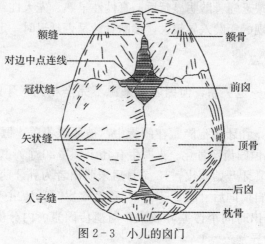

图 2-3 小儿的囟门

炎、脑膜炎、脑肿瘤等疾病，而前囟凹陷则见于极度消瘦或脱水者。后囟为顶骨与枕骨边缘形成的三角形间隙，出生时即已很小或已闭合，至迟于生后6～8周闭合。

面骨、鼻骨、下颌骨等的发育稍晚，1～2岁时随牙齿的萌出面骨变长，下颌骨向前凸出，面部相对变长，整个头颅的垂直直径增加，使婴儿期的颅骨较大、面部较短、圆胖脸形逐渐向小儿期面部增长的脸形发展。

（二）脊柱的发育

脊柱的增长反映脊椎骨的发育水平。出生后第1年脊柱增长快于下肢，1岁以后则落后于下肢增长。出生时脊柱无弯曲，仅呈轻微后凸。3个月左右随抬头动作的发育出现颈椎前凸，此为脊柱第1个弯曲；6个月后会坐时出现胸椎后凸，为脊柱第2个弯曲；1岁左右开始行走时出现腰椎前凸，为脊柱第3个弯曲。至6～7岁时韧带发育后，这3个脊柱自然弯曲为韧带所固定。生理弯曲的形成与直立姿势有关，是人类的特征，有加强脊柱弹性作用，有利于身体平衡。椎间盘的继续形成是青春后期躯干继续增长的主要原因。注意小儿坐、立、走姿势，选择适宜的桌椅，对保证小儿脊柱处于正常形态很重要。

（三）长骨的发育

长骨的生长和成熟与体格生长有密切关系。长骨的生长主要由长骨干骺端的软骨骨化，骨膜下成骨，使长骨增长、增粗，当骨骺与骨干融合时，标志着长骨已停止生长。

随着年龄的增加，长骨干骺端的软骨次级骨化中心按一定顺序及骨解剖部位有规律地出现。骨化中心出现可反映长骨的生长成熟程度。用X线检查测定不同年龄小儿长骨干骺端骨化中心出现的时间、数目、形态的变化，并将其标准化，即为骨龄。出生时腕部尚无骨化中心，股骨远端及胫骨近端已出现骨化中心。因此判断长骨的生长情况，婴儿早期应摄膝部X线骨片，年长儿摄左手及腕部X线骨片，骨生长明显延迟的小儿应加摄膝部X线骨片，以了解其腕骨、掌骨、指骨的发育情况。腕部于出生时无骨化中心，其出生后的出现次序为：头状骨，钩骨（3个月左右），下桡骨骺（约1岁），三角骨（2～2.5岁），月骨（3岁左右），大、小多角骨（3.5～5岁），舟骨（5～6岁），下尺骨骺（6～7岁），豆状骨（9～10岁）。10岁时出全，共10个，故1～9岁腕部骨化中心的数目大约为其岁数加1。具体评价骨龄时应对照图谱来进行。

骨生长与生长激素、甲状腺素、性激素有关。骨龄在临床上有重要诊断价值，如甲状腺功能低下症、生长激素缺乏症骨龄明显延后；真性性早熟、先天性肾上腺皮质增生症骨龄超前。但正常骨化中心出现的年龄差异较大，诊断骨龄是否延迟时一定要慎重。

五、牙齿的发育

牙齿生长与骨骼有一定关系，但因胚胎来源不完全相同，牙齿与骨骼的生长不完全平行。

出生时乳牙已骨化，乳牙牙胞隐藏在颌骨中，被牙龈覆盖；恒牙的骨化从新生儿期开始，18～24个月时第三恒臼齿已骨化。人一生有乳牙（共20个）和恒牙（28～32个）两副牙齿。生后4～10个月乳牙开始萌出，12个月后未萌出者为乳牙萌出延迟。乳牙萌出顺序一般为下颌先于上颌、自前向后（图2-4），约于2.5岁时乳牙出齐，2岁以内乳牙的数目为月龄减4～6。乳牙萌出时间个体差异较大，与遗传因素、内分泌因素、食物性状有关。12个月尚未出牙可视为异常。

6 岁左右萌出第一颗恒牙（第一恒磨牙，在第二乳磨牙之后，又称 6 龄齿）；6~12 岁乳牙逐个被同位恒牙替换，其中第 1、第 2 前磨牙代替第 1、第 2 乳磨牙，此期为混合牙列期；12 岁萌出第二恒磨牙；约在 18 岁以后萌出第三恒磨牙（智齿），也有第三恒磨牙终身不萌出者。

出牙为生理现象，出牙时个别婴儿可有低热、唾液增多、发生流涎及睡眠不安、烦躁等症状。牙齿的健康生长与蛋白质、钙、磷、氟、维生素 A、维生素 C、维生素 D 等营养素和甲状腺激素有关。食物的咀嚼有利于牙齿生长。牙齿生长异常可见于外胚层生长不良、钙或氟缺乏、甲状腺功能低下等疾病。较严重的营养不良、佝偻病、甲状腺功能减低症、唐氏综合征等患儿可有出牙迟缓、牙质差等。

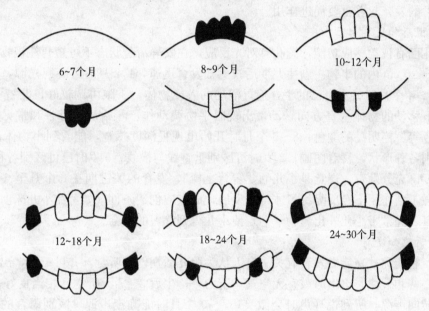

图 2-4 乳牙出牙顺序

六、神经系统的发育

在胎儿期，神经系统的发育领先于其他各系统，尤其是脑的发育最为迅速，新生儿脑重已达成人脑重的 25% 左右，此时神经细胞数目已与成人相同，但其树突与轴突少而短。出生后脑重的增加主要由于神经细胞体积增大和树突的增多、加长，以及神经髓鞘的形成和发育。神经髓鞘的形成和发育在 4 岁左右完成，在此之前，尤其在婴儿期，因各种刺激引起的神经冲动传导缓慢，且易于泛化；不易形成兴奋灶，易疲劳而进入睡眠状态。初生小儿的活动主要由皮质下系统调节，以后随着脑实质的增长、成熟，转为由大脑皮质中枢调节，对皮质下中枢的抑制作用也渐明显。生长时期的脑组织耗氧较大，小儿脑耗氧在基础代谢状态下占总耗氧量的 50%，而成人为 20%。长期营养缺乏可引起脑的生长发育落后。

脊髓随年龄而增长。在胎儿期，脊髓下端在第 2 腰椎下缘，4 岁时上移至第 1 腰椎，在进行腰椎穿刺时应注意。髓鞘的形成自上而下，延续到 3 岁。

初生时小儿即具有觅食、吸吮、吞咽、握持、拥抱等一些先天性反射和对强光、寒冷、疼痛的反应，其中有些无条件反射如吸吮、握持、拥抱等会随年龄增长而消失，否则会影响动作发育。若不能引出这些先天反射，或持续不消退，表明神经系统异常。婴儿肌腱反射较弱，腹壁反射和提睾反射也不易引出，到 1 岁时才稳定。3～4 个月前的婴儿肌张力较高，克氏征可为阳性，2 岁以下小儿巴宾斯基征阳性亦可为生理现象。

七、感知的发育

感知包括感觉和知觉。感觉是人脑对直接作用于感官的刺激物个别属性的反应。小儿出生即有感觉，感觉是小儿探索世界、认识自我过程的第一步，是以后各种心理活动产生和发展的基础。知觉是大脑直接作用于感觉器官的刺激转化为整体经验的过程，小儿的知觉是在其感觉经验不断丰富的基础上形成、发展和完善起来的。感知的发育对小儿运动、语言、社会适应能力的发育起着重要促进作用。

（一）视感知发育

新生儿已有视觉感应功能，瞳孔有对光反应，在安静清醒状态下可短暂注视物体，但只能看清 15～20 cm 内的事物。新生儿期后视感知发育迅速，1 个月后可凝视光源，开始有头眼协调；3～4 个月时喜看自己的手，追寻活动的人或物体，头眼协调较好；6～7 个月时目光可随上下移动的物体垂直方向转动，出现眼手协调动作，开始认识母亲和常见物品如奶瓶，喜红色等鲜艳明亮的颜色；8～9 个月时开始出现视深度感觉，能看到小物体；18 个月时已能区别各种形状，喜看图画；2 岁时可区别垂直线与横线；5 岁时已可区别各种颜色；6 岁时视深度已充分发育。视觉是小儿的"智慧之窗"，发育的关键期在 3 个月至 6 岁。视力在外界刺激不断作用下经反复练习才得以发展，成人应创造条件（如可在小儿床前挂可活动的有色玩具、经常带小儿外出看物景等）使小儿得到练习的机会。

（二）听感知发育

与儿童智能和社交能力发育有关。有人认为胎儿后期已有听觉，并可记忆，出生后即可辨认母亲心音和节律。出生时鼓室无空气，听力差；生后 3～7 天听觉已相当良好；3～4 个月时头可转向声源，听到悦耳声时会微笑；7～9 个月时能确定声源，区别语言的意义，听懂自己的名字；13～16 个月时可寻找不同响度的声源，能听懂简单的吩咐；3 岁以后能更为精细地区别不同声音；4 岁时听觉发育已经完善。听感知发育和小儿的语言发育直接相关，听力障碍如果不能在语言发育的关键期内或之前得到确诊和干预，则可因聋致哑。

（三）味觉和嗅觉发育

新生儿的味觉和嗅觉出生时已基本发育成熟，对不同味道如甜、酸、苦等反应不同，并能立即辨出与习惯滋味有异的食物，闻到乳香会寻找乳头。3～4 个月时能区别愉快与不愉快的气味；4～5 个月时对食物轻微的味道改变已很敏感，为味觉发育关键期，此期应适时引入各类辅食，使之适应不同味道；7～8 个月时开始对芳香气味有反应。

（四）皮肤感觉的发育

皮肤感觉包括触觉、痛觉、温度觉及深感觉等。触觉是引起某些反射的基础。新生儿眼、口周、手掌、足底等部位的触觉已很灵敏，而前臂、大腿、躯干的触觉则较迟钝。触觉是引起小儿产生某些反射的基础，护理时动作轻柔细致可使小儿形成积极的皮肤觉条件反射，产生愉快的情绪，促进身心发展。新生儿已有痛觉，但较迟钝，疼痛刺激后出现泛化现象，可引起全身或局部的反应，第 2 个月起才逐渐改善。出生时温度觉就很灵敏，尤其对冷的反应，如出生时离开母体后因环境温度骤降就会啼哭；3 个月大婴儿已能区分 31.5 ℃与

33 ℃的水温。2~3 岁小儿能通过接触区分物体的大小、软硬和冷热等；5 岁时能分辨体积相同而重量不同的物体。

（五）知觉发育

知觉是人对事物的综合反映，与各种感觉能力的发育密切相关。5~6 个月时随动作能力的发展及手眼的协调动作，通过看、咬、摸、闻、敲击等活动逐步了解物体各方面的属性。其后，随着语言的发展，1 岁末小儿在语言的调节下开始有知觉方面的发展。空间知觉在婴儿期已得到初步发展，如上高处、藏身后等，3 岁能辨上下，4 岁辨前后，5 岁能辨左右。小儿时间知觉发展较晚，一般在 4~5 岁时开始有时间概念，如早晚、今天、明天和昨天等；5~6 岁时能区别前天、后天、大后天，6~8 岁时对与自己学习、生活密切相关的时间概念能较好地掌握，10 岁时能掌握秒、分、时、月、年等概念。

八、运动的发育

运动发育是以脑的发育为前提的，运动能力反映了小儿神经系统的发育水平，又称神经运动发育，分为大运动（包括平衡）和精细运动两大类。运动的发育既有赖于视感知觉的参与，又反过来影响其他功能区及情绪的发育，与脑的形态、功能发育部位、神经纤维髓鞘化的时间及程度有关。妊娠后期出现的胎动为小儿运动的最初形式。新生儿因大脑皮质发育尚不成熟，传导神经纤维尚未完成髓鞘化，故运动多属无意识和不协调。此后，尤其第 1 年内随着大脑的迅速发育，小儿运动功能日臻完善。

小儿运动发育受遗传和环境因素的共同作用，遵从自上而下、由近到远、不协调到协调、先正向动作后反向动作的发育规律，前一步未完成，后一步不会发育。发育异常时，神经髓鞘化过程推迟，出现发育迟缓。

（一）平衡与大运动

1. 抬头　新生儿俯卧时能抬头 1~2 秒，2 个月时竖抱时能抬头，3 个月时抬头较稳；4 个月时抬头很稳并能自由转动。

2. 翻身　婴儿 7 个月时能有意识地从仰卧位翻身至俯卧位或从俯卧位至仰卧位。

3. 坐　生后 3~4 个月扶坐时背脊呈弧形，5 个月能直腰，5~6 个月时能双手向前撑住独坐，7~9 个月时能坐稳，并能左右转身。

4. 爬　婴儿 7~8 个月时已能用手支撑胸腹，使上身离开床面或桌面，有时能在原地转动身体；8~9 个月可用双上肢向前爬，但上、下肢的协调性不够好；12 个月左右能用手与膝跪爬，18 个月时可爬上台阶。

5. 站、走、跳　新生儿直立时双下肢稍能负重，出现踏步反射和立足反射；5~6 个月扶立时双下肢可负重，并能上下跳动；9 个月时可自己扶物站立；11 个月时可独站片刻；15 个月时可独自走稳；18 个月时已能跑及倒退行走；2 岁时可双足并跳；2 岁半时会独足跳；3 岁时双足交替走下楼梯；5 岁时能跳绳。

小儿大运动发育过程可归纳为"二抬四翻六会坐，七滚八爬周会走"（数字代表月龄）。

（二）精细运动

新生儿两手紧握拳时间：2 个月时握拳姿势逐渐松开，3~4 个月时握持反射消失，可自行玩手，开始有意识地取物；6~7 个月时能用单手抓物，并独自摇摆或玩弄小物体，出现换手与捏、敲等探索性动作；9~10 个月时可用拇、示指取物，喜撕纸；12~15 个月时学会用匙，乱涂画；18 个月时能叠 2～3 块方积木；2 岁时可叠 6～7 块方积木，会翻书；3 岁时能穿珠，会脱衣服，在别人的帮助下会穿衣服，能临摹简单图形；4 岁时能独自穿脱简单的衣服。

九、语言的发育

语言是表达思维、观念等的心理过程，是智能水平的重要标志之一，也是智能发展的基础。正常小儿天生具有发展语言技能的机制与潜能，但小儿语言的发展除受语言中枢控制外，还需要具备正常的听觉和发音器官，同时，经常与周围人群进行语言交流是促进其发展的重要条件。通过语言符号，小儿能够获得更丰富的概念，提高解决问题的能力。同时，吸收社会文化中的信念、习俗及价值观，与他人进行有效交流。因此，语言对小儿社会性行为的发展也有重要意义。一般语言发展的重要时期是在出生后 9 个月至 4 岁，此时应有目的地对小儿进行言语训练，为其提供适于语言发展的环境。

语言的发育经过发音、理解和表达 3 个阶段。

（一）发音阶段

哭是新生儿第一个反射性的发音，1 个月以内的婴儿哭、叫声未分化，1 个月后，与不同的需要相联系，如饥饿、不适、疼痛等。婴儿 1～2 个月开始发喉音，2 个月发 "a" "i" "u" 等元音，6 个月时出现 "n" "p" "m" 等辅音，7～8 个月能发 "baba" "mama" 等语音，但都没有真正的词语意义，8～9 个月喜欢模仿成人口唇发音，10～12 个月有意识叫 "爸爸" "妈妈"。

（二）理解语言阶段

婴儿在发音过程中逐渐理解语言。小儿通过视觉、触觉、体位感等与听觉的联系逐步理解一些日常用品，如 "奶瓶" "电灯" 等名称。9 个月左右的婴儿能听懂简单的词意，如 "再见" "抱一下" 等。亲人对婴儿自发的 "爸爸" "妈妈" 等语言的及时应答，也能使其逐渐理解这些音的特定含义。

（三）表达语言阶段

语言表达继理解而发展。当语言具有特殊意义时，听觉中枢语与发音运动中枢间建立起联系通路，小儿便学会发出有意义的语言。一般 1 岁时开始会说简单的单词，如 "再见" "没了"；1 岁半时能用 15～20 个字，并指认和说出家庭主要成员的称谓；2 岁时能指出简单的人、物名和图片；而到 3 岁时几乎能指认许多物品名，并能说由 2～3 个字组成的短句；4 岁时能讲述简单的故事情节。以后语言不断发展、完善。

十、生殖系统的发育

生殖系统的发育通过下丘脑-垂体-性腺轴调节。可分胚胎期性分化和青春期生殖器官、第二性征及生殖功能发育两个过程。青春期生殖系统迅速发育，持续 6～7 年。青春期分为 3 个阶段：青春前期，女孩 9～11 岁，男孩 11～13 岁开始性腺、性器官发育，出现第二性征，具有生殖能力，身高生长加速，历时 2～3 年；青春中期，出现第二生长高峰，第二性征全部出现，历时 2～3 年；青春后期，女孩 17～21 岁，男孩 19～24 岁，身高生长停止，性发育完全成熟，历时 3～4 年。青春期发育的年龄与第二性征出现顺序有很大个体差异。

性早熟指女孩在 8 岁以前、男孩 10 岁以前出现第二性征，即青春期提前出现；女孩 14

岁以后、男孩 16 岁以后无第二性征出现为性发育延迟。

（一）女性生殖系统发育

女性生殖系统发育包括女性生殖器官的形态、功能发育和第二性征发育。女性生殖器官包括卵巢、子宫、输卵管、阴道。乳房、阴毛、腋毛的发育标志着第二性征发育。青春前期卵巢发育非常缓慢，月经初潮时卵巢尚未完全成熟，重量仅为成人的 1/3，性功能随卵巢成熟而逐渐完善。一般女孩第二性征发育顺序依次是乳房、阴毛、初潮、腋毛。乳房发育是第二性征中发育最早的征象，月经初潮是性功能发育的主要标志，大多在乳房发育 1 年后或生长高峰之后出现。X 染色体任何部分缺失均使卵巢发育不良。

（二）男性生殖系统发育

男性生殖系统发育包括男性生殖器官的形态、功能和第二性征发育。男性生殖器官包括睾丸、附睾、阴茎。第二性征生长主要表现为阴毛、腋毛、胡须、变声及喉结的出现。出生时男婴睾丸大多已降至阴囊，10% 的男婴睾丸尚位于下降途中某一部位，一般 1 岁内都下降到阴囊，少数未降者称隐睾。除隐睾外，睾丸发育异常可见脆性 X 染色体综合征（过大）、先天性睾丸发育不良等。

青春期以前睾丸保持婴儿状态，体积不超过 3.0 mL，长径不足 2.0 cm，阴茎长度不足 5 cm，功能处于静止状态。睾丸增大发育是男性青春期的第一征象。青春期睾丸体积 18 mL（12～20 mL），长径约 4.0 cm，阴茎约 12 cm。在阴茎生长一年左右或第二生长高峰之后（青春中期）男孩出现首次遗精，是男性青春期的生理现象，较女孩月经初潮约晚 2 年，多在青春中期，即阴茎发育一年左右或第二生长高峰之后出现。一般男性第二性征发育顺序依次是睾丸、阴茎、阴毛、腋毛、胡须、喉结、变声，全部发育经历 2～5 年，个体差异大。身高生长突增同时阴茎增大或睾丸增大 2 年后达生长高峰。

十一、小儿心理发展的过程和特征

人的心理活动包括感觉、记忆、思维、想象、情绪、性格等众多方面。初生小儿不具有心理现象，条件反射形成即标志着心理活动发育的开始。小儿心理活动随年龄的增长而不断发展，由形态到本质，由简单能力到复杂能力，深度、广度均有加强。了解不同年龄小儿的心理特征，对保证小儿心理活动的健康发展十分重要。

（一）注意力与记忆的发展

注意是人的心理活动对一定对象的指向和集中，分为无意注意和有意注意，前者为自然发生的；后者为自觉的、有目的的，需付出意志努力的注意。新生儿不存在有意注意，强烈的声光刺激，红色物体的刺激，均可引起无意注意；3 个月开始能短暂地集中注意人脸和声音。随着年龄增长，活动范围扩大，内容增多，动作语言功能日渐成熟，越来越多地出现有意注意，但幼儿时期稳定性差，易分散、转移。5～6 岁后才能较好地控制自己的注意力，但集中时间约 15 分钟，7～10 岁 20 分钟，10～12 岁 25 分钟，12 岁以后 30 分钟。任何新异刺激都会引起学龄初期儿童的兴奋、注意力分散并随着情绪的变化而转移。11～12 岁后儿童注意力集中性和稳定性提高，注意的范围也不断扩大。自婴幼儿起即应及时培养小儿注意力，增强注意的目的性，引起小儿兴趣，去除外来干扰。

记忆是对过去事物的感知、思考和体验在头脑中的反映，是一个复杂的心理活动过程，包括识记（大脑中形成暂时联系）、保持（大脑中留下痕迹）和回忆（大脑中痕迹恢复）3

个基本环节。回忆又可分为再认和重现两个环节。再认是以前感知的事物在眼前重现时能认识；重现则是以前感知的事物虽不在眼前出现，但可在脑中重现，即被想起。5～6个月婴儿虽能再认母亲，但直到1岁以后才有重现。婴幼儿时期的记忆特点是时间短、内容少，易记忆带有欢乐、愤怒、恐惧等情绪的事情。以后随着生活内容增多，范围扩大，记忆也越来越广泛、复杂，记忆的时间也越来越长。小儿的记忆以机械记忆为主且精确性差、暗示性大，常被人误认为说谎。随着思维、理解、分析能力的发展，小儿才有了有意记忆和逻辑记忆，使记忆能力进一步拓宽加深，能记忆大量较复杂的事情。

（二）认知能力的发展

认知是指知识的获得与问题解决的过程，是知之过程；而通常所说的智力是认知活动的综合，是知之能力。认知和智力的核心是思维过程和创造性的思维能力。认知过程包括识别、解释、组织、储存和运用信息，以及应用知识解决问题等有关行为。

瑞士哲学家、心理学家皮亚杰（Piaget，1896～1980年）认为小儿的智力起源于他们的动作或行为。他把认知发展过程分为4个阶段。①感觉运动阶段（出生至2岁）：小儿靠感觉与动作认识世界。②前运算阶段（2～7岁）：小儿开始运用简单的语言符号从事思考，具有表象思维能力，但缺乏可逆性。③具体运算阶段（7～11岁）：小儿出现了逻辑思维和零散的可逆运算，但一般只能对具体事物或形象进行运算。④形式运算阶段（11、12～14、15岁）：小儿能在头脑中把形式和内容分开，使思维超出所感知的具体事物或形象，进行抽象的逻辑思维和命题运算。

（三）情绪、情感的发展

情绪是活动时的兴奋心理状态，是人们对事物情景或观念所产生的主观体验和客观表达，是较原始简单的感情，较短暂而外显。情感则是在情绪的基础上产生的对人、物关系的体验，属于较高级复杂的情绪，持续时间长而不甚外显。外界环境对情绪的影响甚大。新生儿因生后不易适应宫外环境，常处于消极情绪状态，表现为不安、啼哭，而哺乳、抱、摇、抚摸等则可使其情绪愉快。2个月时积极情绪增多，尤其是在亲人怀抱中，喂饱后，房间光线柔和，温度适宜，再伴有悦耳音乐时，婴儿则处于愉快情绪中。6个月后能辨认陌生人时逐渐对母亲产生依恋，至9～12个月时达高峰，之后，随着与他人交往增多而渐减少。婴幼儿情绪常表现为时间短暂，反应强烈，容易变化，外显而真实，易冲动，但反应不一致。随着年龄增长，小儿对不愉快因素的耐受性逐渐增强，能够有意识地控制自己，情绪也遂趋向稳定。良好情绪常表现为高兴、愉快、喜悦，而不良情绪则表现为恐惧、愤怒、妒忌、担忧、焦虑等。保证有规律的生活，融洽的家庭氛围，适度的社交活动和避免精神紧张与创伤，能使小儿维持良好的情绪和情感，有益于智能发展和优良品德的养成。

（四）个性和性格的发展

个性是每个人处理环境关系的心理活动的综合形式，包括思想方法、情绪反应、行为风格等。每个人有自己的心理特点，因此每个人有不同的个性，表现在兴趣、能力、性格、气质方面，以能力和性格尤为突出。性格就是一个人对事物的稳定态度和与其相适应的习惯化了的行为方式，是其各种独特的心理特征的总和，并非由先天决定。性格一旦形成，就具有相对稳定性，但在教育影响下可有一定可塑性。

婴儿期由于一切生理需要均依赖成人，逐渐对亲人建立起依赖性和信任感。幼儿时期已能独立行走，说出自己的需要，故有一定自主感，但又未脱离对亲人的依赖，常出现违拗言行与依赖行为相交替现象。学龄前期小儿生活基本能自理，主动性增强，但主动行为失败时易出现失望和内疚。学龄期开始正规学习生活，重视自己勤奋学习的成就，如不能发现自己的学习潜力，将产生自卑。青春期体格生长和性发育开始成熟，社交增多，心理适应能力增强，但容易波动，在感情问题、伙伴问题、职业选择、道德评价和人生观等问题上处理不当时易发生性格变化，故家长、老师和社会的关爱与正确引导对青春期少年建立优秀品质十分重要。

外界环境和父母教育对小儿性格的形成有十分重要的影响：民主的父母可培养出独立性强、大胆机灵、社交能力强、有分析思考能力的小儿；严厉的父母经常打骂孩子，会使小儿性格冷酷、顽固、缺乏自信；溺爱孩子的父母则使其骄傲、自私、任性，缺乏独立能力和主动性，依赖性强；父母教育方式不一致则使儿童养成两面讨好、投机取巧、会说谎的性格。

第三节　小儿营养与喂养

一、小儿的营养需要

营养是指人体获得和利用食物维持生命活动的整个过程。小儿由于生长发育快，对营养需求高，而自身消化吸收功能尚不完善，正确的膳食行为有待建立，处理好这些矛盾对小儿健康成长十分重要。

（一）能量

1. 基础代谢　小儿基础代谢所需能量较成人高，并随着年龄增长、体表面积的增加而逐渐减少。婴幼儿时期，基础代谢的能量所需占总能量的 $50\%\sim60\%$。小儿平均每天所需能量：婴儿约为 230.1 kJ/(kg·d) [55 kcal/(kg·d)]，7 岁时为 184.1 kJ/(kg·d) [44 kcal/(kg·d)]，12 岁时的需要量已接近成人，约为 125.5 kJ/(kg·d) [30 kcal/(kg·d)]。

2. 食物的特殊动力作用　是指人体在消化、吸收食物过程中出现能量消耗额外增加的现象，即食物代谢过程中所产生的能量。食物的特殊动力作用与食物成分有关。蛋白质的特殊动力作用最高，蛋白质本身在吸收、消化所需能量相当于摄入蛋白质产能的 30%。脂肪的热力作用为 4%，糖类为 6%。婴儿摄入的食物中蛋白质含量较高，此项能量占总能量的 $7\%\sim8\%$，而混合饮食的小儿则约占 5%。

3. 活动消耗　小儿活动所需能量与身体大小、活动强度、活动持续时间、活动类型有关。故活动所需能量波动较大，并随年龄增加而增加。当能量摄入不足时，小儿可表现为活动减少。此项能量约占总能量的 25%。

4. 排泄消耗　正常情况下未经消化吸收的食物的损失量占总能量的 10%，腹泻时增加。

5. 生长所需　组织生长合成消耗能量为小儿所特有，生长所需能量与儿童生长的速度成正比，即随年龄增长而逐渐减少。此项能量占总能量的 25%。

以上 5 方面能量之和即为小儿所需总能量。依据小儿年龄、体重及生长速度来估计总热量的需要。每千克体重每天所需热量：新生儿第 1 周约为 250 kJ/kg（60 kcal/kg），第 $2\sim3$ 周为 419 kJ/kg（100 kcal/kg），第 $2\sim6$ 个月需 $461\sim502$ kJ/kg（$110\sim120$ kcal/kg）。简单计算法：<1 岁为 460 kJ/kg（110 kcal/kg），以后每 3 岁减去 42 kJ/kg（10 kcal/kg），至 15 岁

时为 250 kJ/kg（60 kcal/kg）左右。

（二）营养素

1. 糖类　为供能的主要来源。6 个月以内婴儿的糖类主要是乳糖、蔗糖、淀粉。2 岁以上儿童膳食中，糖类所产的能量应占总能量的 50%～60%。保证充足的糖类摄入，提供合适比例的能量来源是重要的，如糖类产能>80% 或<40% 都不利于健康。

2. 脂类　为脂肪、胆固醇、磷脂的总称，是人体重要的营养素之一。脂类是机体的第二供能营养素。脂肪所提供的能量占婴儿总能量的 45%（35%～50%），随着年龄的增长，脂肪占总能量比例下降，年长儿为 25%～30%。必需脂肪酸应占脂肪所提供能量的 1%～3%。

3. 蛋白质　是构成机体组织和器官的重要成分，次要功能是供能，占总能量的 8%～15%。1 岁内婴儿蛋白质的推荐摄入量为 1.5～3 g/(kg·d)。婴幼儿生长旺盛，保证蛋白质的供给量与质量是非常重要的，故儿童食物中应有 50% 以上的优质蛋白质。但其肾脏及消化器官尚未发育完全，过高的蛋白质摄入对婴儿有潜在损害。4～6 个月婴儿在乳量充足的情况下不必增加其他蛋白质的摄入。儿童及青少年生长发育旺盛，处于人体发育成熟的关键阶段，应供给全面均衡的营养，包括充足的蛋白质供给。

4. 矿物质

（1）常量元素：在矿物质中，人体含量大于体重的 0.01% 的各种元素称为常量元素，如钙、钠、磷、钾等。常量元素中钙的问题最多，婴儿期钙的沉积高于生命的任何时期，2 岁以下每天钙在骨骼中增加约 200 mg，非常重要。乳类是钙的最好来源，大豆是钙的较好来源。

（2）微量元素：在体内含量很低，含量绝大多数小于人体重的 0.01%，需通过食物摄取，具有十分重要的生理功能，如碘、锌、硒、铜、钼、铬、钴、铁、镁等，其中铁、碘、锌缺乏症是全球最主要的微量营养素缺乏病。必需微量元素是酶、维生素必需的活性因子；构成或参与激素的作用；参与核酸代谢。

5. 维生素　维生素是维持人体正常生理功能所必需的一类有机物质，其主要功能是调节人体的新陈代谢，并不产生能量。虽然需要量不多，但多数维生素体内不能合成或合成量不足，故必须由食物供给。脂溶性维生素排泄缓慢，缺乏时症状出现较迟，过量易致中毒。水溶性维生素易溶于水，其多余部分可迅速从尿中排泄，不易储存，需每天供给；缺乏后迅速出现症状，过量一般不易发生中毒。维生素的供给量不分年龄、性别。对儿童来说维生素 A、维生素 D、维生素 C、维生素 B$_1$ 是容易缺乏的微量营养素。

6. 水　所有新陈代谢和体温调节活动都必须要有水的参与才能完成，为人体内的重要成分。小儿全身含水量较成人多，如新生儿全身含水量约占体重的 78%；1 岁时占 65%，成人时占体重的 60%～65%。小儿水的需要量与能量摄入、食物种类、肾功能成熟度、年龄等因素有关。婴儿新陈代谢旺盛，水的需要量相对较多，为 150 mL/(kg·d)，以后每 3 岁减少约 25 mL/(kg·d)。

（三）膳食纤维

膳食纤维主要来自植物的细胞壁，为不被小肠酶消化的非淀粉多糖。有吸收大肠水分，软化大便，增加大便体积，促进肠蠕动等功能。膳食纤维在大肠被细菌分解，产生短链脂肪酸，降解胆固醇，改善肝代谢，防止肠萎缩。年长儿、青少年膳食纤维的适宜摄入量为 20～

35 g，婴幼儿可从谷类、新鲜蔬菜、水果中获得一定量的膳食纤维。

二、婴儿喂养

婴儿喂养的方式有母乳喂养、部分母乳喂养和人工喂养 3 种。

（一）母乳喂养

母乳是婴儿最好的天然食物，对婴儿的健康生长发育起着不可替代的作用。一个健康的母亲可为足月儿提供正常生长到 6 个月所需要的营养素、能量、液体量。

1. 乳汁的营养成分

（1）蛋白质：母乳所含白蛋白为乳清蛋白，促乳糖蛋白形成；母乳中酪蛋白与乳清蛋白的比例为 1∶4，与牛乳（4∶1）相比有明显差别，易被消化吸收。母乳含必需氨基酸比例适宜，如牛磺酸是由半胱氨酸转化而来，它对促进婴儿神经系统和视网膜的发育有重要作用；但新生儿，尤其是早产儿肝脏中半胱亚硫酸脱羧酶的活力很低，在体内不易合成牛磺酸。正常母乳中牛磺酸的含量达 425 mg/L，是牛乳的 10～30 倍，它对婴儿的脑发育具有特殊意义。

（2）糖类：母乳中的乳糖含 6.5～7.0 g/dL，较牛乳中乳糖含量（4.5～5.0 g/dL）高，是生后 6 个月内婴儿热能的主要来源。母乳中乙型乳糖（β-双糖）含量丰富，利于脑发育；利于双歧杆菌、乳酸杆菌生长，并产生 B 族维生素；利于促进肠蠕动；乳糖在小肠远端与钙形成螯合物，降低钠在钙吸收时的抑制作用，避免了钙在肠腔内沉积，同时乳酸使肠腔内 pH 值下降，有利于小肠钙的吸收。

（3）脂肪：母乳含不饱和脂肪酸较多，初乳中更高，有利于脑发育。母乳的脂肪酶使脂肪颗粒易于吸收。

（4）维生素：正常营养的乳母母乳汁中维生素 A、维生素 E、维生素 C 含量较高，而维生素 B_1、维生素 B_2、维生素 B_6、维生素 B_{12}、维生素 K、叶酸含量较少，但能满足生理需要。维生素 D 在母乳及牛乳中的含量均低。

（5）矿物质：母乳中矿物质易被婴儿吸收。如钙、磷比例适宜（母乳为 2∶1，牛乳为 1.2∶1）；铁含量为 0.05 mg/dL，与牛奶（0.05 mg/dL）且相似，但母乳中铁吸收率（49%）高于牛奶（4%）；母乳中含低分子质量的锌结合因子-配体，易吸收，锌利用率高。

（6）免疫因子：大量研究证明，母乳含有多种抗细菌、病毒和真菌感染的物质，对预防新生儿和婴儿感染有重要意义。如母乳中含有多种抗体，主要成分为 IgA，初乳含丰富的 SIgA，这些抗体分布在婴儿的咽部、鼻咽部和胃肠道局部黏膜表面，可中和毒素、凝集病原体，以防这类病毒侵入人体。乳铁蛋白是初乳中重要的非特异性防御因子，能与细菌竞争结合乳汁中的元素铁，阻碍细菌的代谢和分裂繁殖，而达到抑菌效果，在预防新生儿和婴儿肠道感染中起重要作用。双歧因子可促进肠道内乳酸杆菌生长，从而抑制大肠埃希菌、痢疾志贺菌的生长繁殖。溶菌酶能水解细菌细胞膜上的黏多糖，溶解其细胞膜而杀伤细菌。母乳中补体、乳过氧化酶等参与机体免疫。低聚糖是母乳所特有的，其与肠黏膜上皮细胞中的细胞黏附抗体的结构相似，可阻止细菌黏附于肠黏膜；促使乳酸杆菌及双歧杆菌的生长。

2. 母乳的成分变化　初乳为妊娠后期与分娩 4～5 天以内的乳汁；5～14 天为过渡乳；14 天以后的乳汁为成熟乳。

初乳量少，深柠檬色，碱性，相对密度为 1.040～1.060（成熟乳 1.030），每天量为 6～

15 mL；初乳含脂肪较少而蛋白质较多（主要为免疫球蛋白）；初乳中维生素 A、牛磺酸和矿物质的含量颇丰富，并含有初乳小球（充满脂肪颗粒的巨噬细胞及其他免疫活性细胞），对新生儿的生长发育和抗感染能力十分重要。随着哺乳时间的延长，蛋白质与矿物质含量逐渐减少。各期乳汁中乳糖的含量较恒定。

3. 母乳喂养的优点

（1）营养丰富，满足营养需求：母乳营养丰富、热量高、营养素比例适合小儿消化能力与需要，尤其最初 4～6 个月母乳最为适宜，在此时期单独母乳喂养即可满足营养需要。

（2）促进身体健康：人乳含丰富的免疫成分，有抗感染作用，可减少疾病的发生，故母乳喂养的婴儿患呼吸道、消化道感染等常见感染性疾病的概率较低。

（3）喂哺简便：母乳温度适宜，不易污染，新鲜、省时、方便、经济，且乳量随小儿生长而增加。

（4）增进亲子交流：母乳喂养是一种很好的亲子交流，婴儿通过与母亲皮肤的接触及母亲的爱抚、温柔的话语、目光等可获得最大的安全感，有利于促进婴儿心理健康与社会适应性的发育。

（5）利于母亲恢复健康，减少肿瘤的患病率：哺乳时可促进催产素分泌，加快子宫复原，促进产后身体恢复。产后即哺乳，有助于子宫收缩促其早日恢复，推迟月经复潮，有利于计划生育。哺乳母亲可较少发生乳腺癌、卵巢癌等疾病。

4. 母乳喂养的护理

（1）早开奶、早吸吮、按需哺乳：提倡产后 15 分钟至 2 小时内应尽早开奶，可减轻婴儿生理性黄疸，同时还可减轻生理性体重下降、低血糖的发生。吸吮对乳头的刺激可反射性地促进泌乳。在婴儿满月前，提倡按需哺乳，以促进乳汁分泌。随着婴儿的成长，其吸奶量逐渐增多，可开始采取定时喂养，一般 2 个月以内每 3 小时喂一次，昼夜 7～8 次；3～4 个月大婴儿每天喂养大约 6 次。

（2）喂哺方法：①喂哺前，先做好清洁准备，包括给婴儿更换尿布，母亲洗手，清洁乳头。②喂哺时，可采取不同姿势，主要使母亲体位舒适，全身肌肉松弛，以利乳汁排出。一般宜采取坐位，怀抱婴儿，使其头、肩部枕于母亲哺乳侧肘弯部，使婴儿口含住乳头及大部分乳晕而不致堵鼻，另一手拇指和四指分别放在乳房上、下方，喂哺时将整个乳房托起，并注意小儿的吸吮及吞咽情况。当奶流过急，婴儿有呛、溢乳时，可采取示、中指轻夹乳晕两旁的"剪刀式"哺喂姿势。每次哺乳时间为 15～20 分钟，根据婴儿吸吮能力和体质强弱适当调整，以吃饱为度。尽量使一侧乳房排空后，再喂另一侧，下次哺乳时则先吃未排空的一侧。③喂哺后，将婴儿竖抱，头部靠在母亲肩上，轻拍背部，使空气排出，然后保持右侧卧位，以防呕吐。

（3）注意事项：母亲感染 HIV、急慢性传染病、糖尿病、恶性肿瘤、精神病、癫痫或重症心、肝、肾疾病时均不宜喂哺。患急性传染病时，可将乳汁挤出，经消毒后哺喂。感染结核病，但无临床症状时可继续哺乳。

（4）断奶：婴儿在 4～6 个月应开始添加辅食，为完全断奶做准备。断奶时间一般在生后 10～12 个月，逐渐减少哺乳次数、增加辅助食品。如遇夏季炎热或婴儿疾病时宜延迟断奶，但一般不超过 1 岁半。

（二）部分母乳喂养

同时采取母乳与配方奶或兽乳喂养婴儿为部分母乳喂养，有两种情况。

1. 补授法 母乳喂养的婴儿体重增长不满意时，提示母乳不足。此时用配方奶或补充兽乳作为母乳喂养的补授法，适宜 4 个月内的婴儿。补授时，母乳哺喂次数一般不变，每次先哺母乳，将两侧乳房吸空后再以配方奶或兽乳补足母乳不足部分。这样有利于刺激母乳分泌。补授的乳量由小儿食欲及母乳量多少而定，即"缺多少补多少"。

2. 代授法 用配方奶或兽乳替代 1 次至数次母乳喂养，为代授法。母乳喂养婴儿至 4～6 月龄时，为断离母乳开始引入配方奶或兽乳时宜采用代授法。即在某一次母乳哺喂时，有意减少哺喂母乳量，增加配方奶量或兽乳，逐渐替代此次母乳量，依次类推，直到完全替代所有的母乳。

（三）人工喂养

4 个月以内的婴儿由于各种原因不能进行母乳喂养时，完全采用配方奶或其他兽乳，如牛乳、羊乳、马乳等喂哺婴儿，称为人工喂养。

1. 兽乳的特点（以牛乳为例） 人工喂养时常用牛乳，但其成分不适合婴儿。牛乳的乳糖含量低于母乳，主要为甲型乳糖，有利大肠埃希菌的生长；牛乳蛋白质含量较母乳为高，以酪蛋白为主，遇胃酸后易形成较大的凝块；牛乳脂肪颗粒大，缺乏脂肪酶，较难消化；牛乳的氨基酸比例不当；牛乳不饱和脂肪酸低于母乳；牛乳含磷高，磷易与酪蛋白结合，影响钙的吸收；牛乳含矿物质高于母乳；牛乳缺乏各种免疫因子，婴儿患感染性疾病的机会较多。

羊乳的营养价值与牛乳大致相同，蛋白质凝块较牛乳细软，脂肪颗粒大小与母乳相仿。但羊乳中叶酸含量很少，长期喂哺羊乳易发生巨幼红细胞性贫血。马乳的蛋白质和脂肪含量少，能量亦低，故不宜长期哺用。

2. 牛乳的改造 由于种类的差异，兽乳所含的营养素不适合人类婴儿，故一般人工喂养和婴儿断离母乳时应首选配方奶。

（1）配方奶粉：是以牛乳为基础改造的奶制品，使宏量营养素成分尽量"接近"母乳，适合婴儿的消化能力和肾功能，如降低其酪蛋白、无机盐的含量等；添加一些重要的营养素，如乳清蛋白、不饱和脂肪酸、乳糖；强化婴儿生长时所需的微量营养素如核苷酸、维生素 A、维生素 D、β 胡萝卜素和微量元素铁、锌等。使用时按年龄选用。

合理的奶粉调配在保证婴儿营养摄入中至关重要。一般市售配方奶粉配有统一规格的专用小勺，重量比均为 1：7，如盛 4.4 g 奶粉的专用小勺，一勺宜加入 30 mL 温开水。

（2）全牛乳的家庭改建：若无条件选用配方奶而采用兽乳喂养婴儿时，必须对其成分加以改造，不宜直接采用兽乳喂养婴儿。①加热。煮沸可达到灭菌的要求，且能使奶中的蛋白质变性，使之在胃中不易凝成大块。②加糖。婴儿食用全牛乳应加糖，可改变牛乳中宏量营养素的比例，利于吸收，软化大便。一般每 100 mL 牛奶中可加蔗糖 5～8 g。加糖过多或过少均不利于婴儿营养吸收。③加水。降低牛奶矿物质、蛋白质浓度，减轻婴儿消化道、肾负荷。稀释奶仅用于新生儿，生后不满 2 周者可采用 2：1 奶（即 2 份牛奶加 1 份水）；以后逐渐过渡到 3：1 或 4：1 奶；满月后即可用全奶。

（3）奶量摄入的估计（6 个月以内）：①配方奶粉摄入量估计。一般市售婴儿配方奶粉 100 g 供能约 2029 kJ（500 kcal），婴儿能量需要量约为 418.4 kJ/(kg·d) [100 kcal/(kg·d)]，故需婴儿配方奶粉 20 g/(kg·d) 可满足需要。按规定调配的配方奶蛋白质与矿物质浓度接近人乳，只要奶量适当，总液量亦可满足需要。②全牛奶摄入量估计。100 mL 全牛奶280.33 kJ（67 kcal），8%糖牛乳100 mL供能约418.4kJ（100 kcal），婴儿的能量需要量为418.4 kJ/(kg·d)［100 kcal/(kg·d)］，婴儿需 8%糖牛乳 100 mL/(kg·d)。全牛奶喂养时，因蛋白质与矿物质浓度较高，应两次喂哺之间加水，使奶与水量（总液量）达150 mL/(kg·d)。

（4）注意事项：①应选用适宜的奶嘴和奶瓶。奶嘴的软硬度与奶嘴孔的大小应适宜，奶嘴孔的大小应以奶瓶盛水倒置时液体呈滴状连续滴出为宜。奶温应与体温相似。喂哺前先将乳汁滴在成人手背测试温度，若无过热感，则表明温度适宜。②喂奶时应将婴儿抱起，斜卧于喂食者怀中，将适宜温度的乳液置于奶瓶中，奶瓶采用斜位，使奶嘴充满乳汁，以避免小儿在吸奶的同时吸入空气。哺喂完毕轻拍小儿后背，促使其将吞咽的空气排出。③人工喂养应定时、定量喂养。一般牛奶喂养 3.5～4 小时 1 次，每天喂 6～7 次，随月龄增加，增加牛奶量，减少喂奶次数。④每次配乳所用食具、用具等均应洗净、消毒。

（四）辅助食品的添加

4 个月以上的婴儿，单纯母乳喂养已不能满足其生长发育需要。一般在每天乳量达1 000 mL 或每次哺乳量超过 200 mL 时，应添加辅助食品，以保障婴儿的健康。

1. 原则　遵循由少到多、由稀到稠、由细到粗、由一种到多种的原则。天气炎热或患病期间，应减少辅食量或暂停辅食，以免造成消化不良。添加的食品应单独制作，不要以成人食物代替辅食，以保证质量。

2. 添加顺序　见表 2-1。

表 2-1　　　　　　　　　　　小儿辅助食品的添加顺序

月龄	食物性状	种　类	餐数		进食技能
			主餐	辅餐	
4～6 个月	泥状食物	米糊、稀粥、蛋黄、菜泥、水果泥、含铁配方米粉、配方奶	6 次奶（断夜间奶）	逐渐加至 1 次	用勺喂
7～9 个月	末状食物	软饭（面）、肉末、菜末、蛋、鱼泥、豆腐、配方米粉、水果	4 次奶	1 餐饭 1 次水果	学用杯
10～12 个月	碎状食物	软饭（面）、碎肉、碎菜、蛋、鱼肉、豆制品、水果	2 餐饭	2～3 次奶 1 次水果	抓食或自用勺

三、1 岁以上小儿的膳食

1 岁以上小儿的膳食安排应满足其生理需要，合理烹调制作，适合消化功能，保持良好食欲。幼儿期小儿体格发育速度放慢，但脑的发育加快，因此饮食中应注意优质蛋白质的供给。此时小儿乳牙已逐渐出齐，但咀嚼功能仍差，不能与成人同进食物，孩子的食物宜细、软、烂、碎，逐渐增加食物品种及花色，并注意培养孩子养成良好的习惯，如定时进餐、不挑食、不吃零食等；学龄前、学龄期小儿膳食种类同成人，早餐要保证高营养价值，以满足上午学习集中、脑力消耗多及体力活动量大的需求，提倡课间加餐；青春期少年体格发育进入高峰时期，尤其肌肉、骨骼的增长突出，各种营养素如蛋白质、维生素及总能量的需要量增加，女孩因月经来潮，在饮食中应供给足够的铁剂。

四、小儿营养状况的评价

小儿营养状况的评价是指衡量小儿每天平均所摄取的营养素与其生理所需之间是否相称的一种评价方法。通过定期评估，可及早了解和发现小儿群体或个体存在的营养问题，及时采取有效干预措施，确保小儿正常的生长发育。一般可通过临床表现、体格发育评价、膳食调查以及实验室检查四方面进行综合评价。

（一）健康史询问

详细询问小儿进食情况，初步了解小儿每天奶瓶能量及营养素的摄入状况，如进食种类、进食数量、烹调方式、饮食习惯；母乳喂养儿询问每天哺乳次数，哺乳后小儿情况；人工喂养儿了解乳品种类，冲调浓度、量，每天喂养次数，有无添加辅食，添加的种类、数量，有无偏食等。此外还需了解有无营养缺乏症状，如消瘦、出汗、面色苍白、夜惊、夜盲等。

（二）营养调查

1. 膳食调查　是指通过对小儿群体或个体每天摄入食物的种类和数量的调查，计算出小儿每天摄入的各种营养素的数量及各营养素之间的比例关系，参照国家推荐的各年龄小儿营养素供给量进行比较，分析其膳食状况。常用的调查方法有称重法、询问法、记账法。

2. 体格检查及体格发育评价　对小儿除进行全面的常规体格检查外，还应注意有关营养素缺乏的早期体征。测量小儿体格生长发育指标，可反映出小儿的营养状况及健康水平。常用测量指标及评价方法见本章"体格发育的评估"。

3. 实验室检查　了解机体某种营养素储存、缺乏水平。通过实验方法测定小儿体液或排泄物中各种营养素及其代谢产物或其他有关的化学成分，了解食物中营养素的吸收利用情况。

 知识链接

2005年中国城市7岁以下儿童身体发育情况

年龄	男				女			
	体重（kg）		身高（cm）		体重（kg）		身高（cm）	
	平均值	标准差	平均值	标准差	平均值	标准差	平均值	标准差
0～3天	3.33	0.39	50.4	1.7	3.24	0.39	49.7	1.7
1个月	5.11	0.65	56.8	2.4	4.73	0.58	55.6	2.2
2个月	6.27	0.73	60.5	2.3	5.75	0.68	59.1	2.3
3个月	7.17	0.78	63.3	2.2	6.56	0.73	62.0	2.1
4个月	7.76	0.86	65.7	2.3	7.16	0.78	64.2	2.2

续表

年龄	男				女			
	体重（kg）		身高（cm）		体重（kg）		身高（cm）	
	平均值	标准差	平均值	标准差	平均值	标准差	平均值	标准差
5 个月	8.32	0.95	67.8	2.4	7.65	0.84	66.1	2.3
6 个月	8.75	1.03	69.8	2.6	8.13	0.93	68.1	2.4
8 个月	9.35	1.04	72.6	2.6	8.74	0.99	71.1	2.6
10 个月	9.92	1.09	75.5	2.6	9.28	1.01	73.8	2.7
12 个月	10.49	1.15	78.3	2.9	9.80	1.05	76.8	2.8
15 个月	11.04	1.23	81.4	3.1	10.43	1.14	80.2	3.0
18 个月	11.65	1.31	84.0	3.2	11.01	1.18	82.9	3.1
21 个月	12.39	1.39	87.3	3.4	11.77	1.30	86.0	3.3
2 岁	13.19	1.48	91.2	3.8	12.60	1.48	89.9	3.8
2.5 岁	14.28	1.64	95.4	3.9	13.73	1.63	94.3	3.8
3 岁	15.31	1.75	98.9	3.8	14.80	1.69	97.6	3.8
3.5 岁	16.33	1.97	102.4	4.0	15.83	1.86	101.3	3.8
4 岁	17.37	2.03	106.0	4.1	16.84	2.02	104.9	4.1
4.5 岁	18.55	2.27	109.5	4.4	18.01	2.22	108.7	4.3
5 岁	19.90	2.61	113.1	4.4	18.93	2.45	111.7	4.4
5.5 岁	21.16	2.82	116.4	4.5	20.27	2.73	115.4	4.5
6~7 岁	22.51	3.21	120.0	4.8	21.55	2.94	118.9	4.6

资料来源：《2005 年中国九市 7 岁以下儿童体格发育调查研究资料》。

2005 年中国农村 7 岁以下儿童身体发育情况

年龄	男				女			
	体重（kg）		身高（cm）		体重（kg）		身高（cm）	
	平均值	标准差	平均值	标准差	平均值	标准差	平均值	标准差
0~3 天	3.32	0.40	50.4	1.7	3.19	0.39	49.8	1.7
1 个月	5.12	0.73	56.6	2.5	4.79	0.61	55.6	2.2
2 个月	6.29	0.75	60.5	2.4	5.75	0.72	59.0	2.4
3 个月	7.08	0.82	63.0	2.3	6.51	0.76	61.7	2.2
4 个月	7.63	0.89	65.0	2.2	7.08	0.83	63.6	2.3
5 个月	8.15	0.93	67.0	2.2	7.54	0.91	65.5	2.4
6 个月	8.57	1.01	69.0	2.5	7.98	0.94	67.6	2.5
8 个月	9.18	1.07	72.1	2.6	8.54	1.05	70.5	2.7

续表

年龄	男				女			
	体重（kg）		身高（cm）		体重（kg）		身高（cm）	
	平均值	标准差	平均值	标准差	平均值	标准差	平均值	标准差
10 个月	9.65	1.10	74.7	2.8	9.00	1.04	73.2	2.7
12 个月	10.11	1.15	77.5	2.8	9.44	1.12	75.8	2.8
15 个月	10.59	1.20	80.2	3.1	9.97	1.13	78.9	3.1
18 个月	11.21	1.25	82.8	3.2	10.63	1.20	81.7	3.3
21 个月	11.82	1.36	85.8	3.4	11.21	1.27	84.4	3.3
2 岁	12.65	1.43	89.5	3.8	12.04	1.38	88.2	3.7
2.5 岁	13.81	1.60	93.7	3.8	13.18	1.52	92.4	3.7
3 岁	14.65	1.65	97.2	3.9	14.22	1.66	96.2	3.9
3.5 岁	15.51	1.77	100.5	4.0	15.09	1.82	99.5	4.2
4 岁	16.49	1.95	103.9	4.3	15.99	1.89	103.1	4.1
4.5 岁	17.47	2.18	107.4	4.3	16.84	2.07	106.2	4.5
5 岁	18.46	2.32	110.7	4.5	17.85	2.35	109.7	4.6
5.5 岁	19.58	2.72	113.6	4.7	18.83	2.49	112.7	4.7
6～7 岁	20.79	2.89	117.4	5.0	20.11	2.87	116.5	5.0

资料来源:《2005 年中国九市 7 岁以下儿童体格发育调查研究资料》。

青少年身体发育情况

年龄	男性				女性			
	平均体重（kg）		平均身高（cm）		平均体重（kg）		平均身高（cm）	
	1992 年	2002 年	1992 年	2002 年	1992 年	2002 年	1992 年	2002 年
城市								
7	23.1	24.8	120.8	124.0	22.0	23.2	118.7	122.6
8	26.0	27.2	125.7	129.0	24.9	26.0	124.9	128.3
9	29.3	30.4	130.7	134.4	28.3	28.6	130.7	133.5
10	31.5	33.8	136.5	139.6	31.0	32.8	135.7	139.9
11	34.8	37.4	141.3	144.9	34.2	36.7	141.9	145.8
12	38.0	40.5	146.1	149.5	40.5	40.5	147.9	150.5
13	44.1	44.9	154.3	156.6	43.2	44.5	152.0	154.5
14	49.3	49.4	158.7	162.0	46.4	47.2	154.9	157.2
15	52.8	55.2	164.1	167.6	48.3	50.8	156.5	158.3

续表

年龄	男性				女性			
	平均体重（kg）		平均身高（cm）		平均体重（kg）		平均身高（cm）	
	1992年	2002年	1992年	2002年	1992年	2002年	1992年	2002年
城市								
16	54.8	57.2	166.6	168.4	49.8	52.2	156.7	158.8
17	56.1	58.7	167.6	170.2	50.1	51.9	157.2	158.6
18	57.1	60.9	168.2	170.8	50.0	51.9	157.6	158.8
19	57.7	61.2	168.7	170.4	51.3	51.8	157.6	159.6
农村								
7	21.1	21.7	116.1	119.6	20.2	20.6	114.7	118.2
8	23.1	23.9	121.3	124.6	22.3	22.9	120.1	123.8
9	25.3	26.1	126.0	129.1	24.6	25.4	125.5	128.8
10	27.6	28.6	130.9	134.2	27.1	28.2	130.3	134.3
11	30.1	31.9	135.1	139.2	30.0	31.8	135.5	140.0
12	33.2	35.4	140.4	144.5	34.1	35.8	141.3	145.4
13	38.7	39.3	147.6	149.9	39.1	40.5	146.7	150.1
14	42.4	45.1	152.9	157.2	43.2	44.1	150.6	153.2
15	47.5	48.6	158.1	161.4	45.2	46.7	151.9	154.8
16	51.3	53.0	161.4	165.2	48.6	49.2	154.4	156.0
17	52.9	54.9	163.4	166.3	49.3	51.2	154.5	157.0
18	54.7	56.8	163.8	167.2	50.8	51.7	154.9	157.5
19	56.2	58.8	165.0	168.3	51.4	52.3	155.1	157.0

资料来源：1992年、2002全国营养抽样调查。

自学指导

【重点难点】

1. 小儿年龄分期及各期特点。

2. 生长发育。

3. 小儿喂养。

【考核知识点】

1. 小儿年龄分期及各期特点。

2. 生长发育。

3. 母乳喂养、人工喂养、辅助食品的添加。

【复习思考题】

1. 小儿年龄阶段划分为几个时期？各年龄期的护理要点各是什么？

2. 简述小儿生长发育的规律及测量前囟的临床意义。

3. 母乳喂养有何优点？如何给一产后 2 小时的母亲正确指导母乳喂养？

〔倪志宏〕

第三章

儿童保健

【学习目标】

1. 掌握：

（1）小儿各年龄的保健要点。

（2）计划免疫的概念；幼儿免疫程序及预防接种的注意事项。

2. 熟悉：

（1）常见生物制品的特点及接种方法。

（2）预防接种的禁忌证、反应及处理。

3. 了解：了解散居和集体幼儿的保健。

【自学时数】1学时。

儿童保健（child health care）是研究各年龄期小儿生长发育的规律及其影响因素，采取保健措施预防小儿疾病，促进和保证小儿身心健康成长的一门学科。儿童保健研究内容主要有3个方面：①儿童体格生长和社会心理发育。②儿童营养。③儿童健康促进和儿科疾病的管理。

当前我国已建立了比较完善的妇幼卫生保健网以及相应的保健机构，形成了一系列预防保健制度和工作制度。各级儿童保健组织通过对儿童及其家庭进行预防保健指导、计划免疫和健康检测，达到增强儿童体质、促进儿童身心健康成长、降低儿童死亡率和发病率的目的。

第一节　各年龄期儿童保健原则

一、胎儿期

胎儿保健，我国古代称之为"养胎护胎"、"胎养胎教"，历来认为这是儿童保健的第一步。胎儿的发育与孕母的健康、营养状况、生活环境和情绪等密切相关，因此，胎儿期保健主要通过对孕母保健来实现。

（一）产前保健

1. 预防遗传性疾病和先天畸形　引起遗传性疾病和先天畸形的原因较复杂，有遗传、化学物质、射线、药物、营养障碍以及感染等多方面的因素。孕母应增强抵抗力，预防妊娠期感染，特别是妊娠早期感染。

2. 保证充足营养　胎儿的生长发育所需的营养物质全部依赖母体的供给。孕妇的饮食应富于营养、清淡易消化，进食定时、定量。须防止营养摄入过多而导致胎儿体重过重，影响分娩。

3. 给予良好的生活环境　孕母应注意生活规律、休息充足，注意劳逸结合，保持心情愉快，减轻精神负担和心理压力。

4. 及时治疗慢性病　患有心肾疾病、糖尿病、甲状腺功能亢进、结核病等慢性疾病的孕母应在医师指导下用药；对高危孕产妇除定期进行产前检查外，还应加强观察，一旦出现异常情况，应及时就诊，必要时终止妊娠。

5. 慎用药物　由于胎儿屏障功能有限，药物常可引起胎儿中毒而影响正常生长发育，如阿米卡星、链霉素、糖皮质激素、性激素、免疫抑制药和抗癫痫药等。

（二）产时保健

根据孕母及胎儿的具体情况，帮助孕母权衡各种助产方式的利弊，选择正确的分娩方式。保持产房温度、湿度适宜，定时对产房内空气和物品进行消毒。

（三）产后保健

产房室温应保持在 25 ℃～28 ℃。新生儿娩出后应迅速清理口腔内黏液，保证呼吸道通畅；严格消毒、结扎脐带；擦干全身皮肤，用柔软的包被包裹；记录出生时评分、体温、呼吸、心率、体重与身长；设立新生儿观察室，出生后观察 6 小时，正常者进入婴儿室，高危儿送入新生儿重症监护室；提倡母婴同室，尽早喂母乳喂养。

二、新生儿期

新生儿抵抗力低，发病率和死亡率均较高，特别是生后 1 周内的新生儿发病率和死亡率极高，据统计婴儿死亡人数中 2/3 是新生儿，小于 1 周的新生儿占新生儿死亡数的 70％左右。因此，新生儿期是小儿保健的重中之重。此期保健重点是注意保暖；悉心喂哺；预防感染；做好新生儿访视工作。

（一）适宜的环境温度

由于体温调节和解剖方面的特点，新生儿的体温易受环境温度影响，尤其是低体重儿和早产儿。新生儿居室应阳光充足、空气流通且温度、湿度适宜，备有空调及空气净化装置。足月新生儿室内温度应保持在 22 ℃～24 ℃，湿度在 55％～65％为宜。夏季注意空气流通，室温过高、衣被过厚或包裹过严，均可致体温升高，甚至中暑。冬季可因地制宜地采取不同的保暖措施，新生儿尤其是低体重儿更应注意保暖。

（二）合理喂养

母乳是新生儿的最佳食品，要大力提倡母乳喂养，宣传母乳喂养的优点。教授母亲哺乳的方法和技巧，并指导其观察乳汁分泌是否充足，新生儿吸吮是否有力等。如确系乳汁不足或无法进行母乳喂养者，应指导采取混合喂养与科学的人工喂养方法，首选配方奶粉。目前提倡的产后母婴同室制度是保证母乳喂养的一项重要措施。

（三）日常护理

新生儿免疫功能弱，脐带未脱落前又是一个感染的门户，故预防感染十分重要。护理的重点是注意脐部、皮肤、口腔黏膜护理，新生儿脐带未脱落前要保持脐部清洁干燥，防止弄湿和污染脐带包布；脐带脱落后仍需无菌包扎 3～4 天。如果脐底有渗液、脐周发红，这是脐部感染的征象，要及时处理；保持衣服、被褥和尿布清洁干燥；食具煮沸消毒；乳母在哺乳和护理前要洗手；家人感冒时接触新生儿须戴口罩；尽量减少亲友探视和亲吻新生儿；指导及时接种卡介苗、乙肝疫苗及口服维生素 D。新生儿皮肤、黏膜娇嫩，且新陈代谢旺盛，应每天洗澡，保持皮肤清洁，水温以略高于体温为宜，可选用中性的婴儿沐浴液。脐带未脱落前采用擦浴法，脱落后采用盆浴法。

新生儿的衣物宜选用柔软的棉布制作，避免使用合成制品或羊毛织物，防止过敏。衣服样式宽松简单，不妨碍肢体活动，并便于穿脱。新生儿可选择和尚服。尿布宜取材于柔软、吸水性好的白色棉布，便于观察大、小便颜色。每次大便后要用温水清洗臀部，预防尿布皮炎即红臀的发生。

新生儿有几种特殊生理状态，不可误认为病态：①新生儿上腭中线和齿龈部位有散在黄白色、碎米大小隆起颗粒，俗称"马牙"，会于数周或数月自行消失，不可挑刮。②生后3～5天乳房隆起如蚕豆到鸽蛋大小，可在2～3周后消退，不应处理或挤压。③女婴生后5～7天阴道有少量流血，持续1～3天自止者，为假月经，一般不必处理。新生儿两侧颊部各有一个脂肪垫隆起，称为"螳螂子"，有助吸吮，不能挑割。④此外，出生后第1周的体重下降、生理性黄疸等，均属于新生儿的特殊生理状态。

（四）新生儿访视

社区卫生服务中心的妇幼保健人员在新生儿期一般家庭访视2～3次。即生后5～7天的周访，生后10～14天的半月访和生后27～28天的月访，并建立新生儿健康管理卡和预防接种卡。每次访视应有重点，根据新生儿及其家庭的具体情况进行有针对性的指导。对有异常情况的新生儿要及时诊断，作出正确决策（转院或家庭处理），并作详细记录。

 知识链接

新生儿家庭访视记录表

姓名：　　　　　　　　　　　　　　　　　　　编号□□－□□□□□

性　别	0 未知的性别　　1 男　　2 女　□ 9 未说明的性别	出生日期	□□□□ 年 □□ 月 □□
身份证号		家庭住址	

父亲	姓名		职业		联系电话		出生日期	
母亲	姓名		职业		联系电话		出生日期	

出生孕周　　　　周	母亲妊娠期患病情况　1 糖尿病　2 妊娠期高血压　3 其他　□
助产机构名称	出生情况 1 顺产　2 头吸　3 产钳　4 剖宫　5 双多胎　6 臀位　7 其他　□/□

新生儿窒息　1 无　2 有　（轻　中　重）	□
是否有畸形　1 无　2 有	□
新生儿听力筛查　1 通过　2 未通过　3 未筛查	□

续表

性 别	0 未知的性别　1 男　2 女 □　9 未说明的性别	出生日期	□□□□ □□ □□
新生儿出生体重＿＿＿＿ kg	出生身长＿＿＿＿ cm	喂养方式 1 纯母乳　2 混合　3 人工	□
体温＿＿＿＿℃		呼吸频率＿＿＿＿次/min	
脉率＿＿＿＿次/min		面色 1 红润　2 黄染　3 其他	□/□
前囟＿＿＿＿cm×＿＿＿＿cm		1 正常　2 膨隆　3 凹陷　4 其他	□
眼　1 未见异常　2 异常	□	四肢活动度 1 未见异常　2 异常	□
耳　1 未见异常　2 异常	□	颈部包块　1 无　2 有	□
鼻　1 未见异常　2 异常	□	皮肤　1 未见异常　2 湿疹　3 糜烂　4 其他	□/□
口腔 1 未见异常　2 异常	□	肛门 1 未见异常　2 异常	□
心肺 1 未见异常　2 异常	□	外生殖器 1 未见异常　2 异常	□
腹部 1 未见异常　2 异常	□	脊柱 1 未见异常　2 异常	□
脐带 1 未脱　2 脱落　3 脐部有渗出　4 其他			□
转诊 1 无　2 有　原因：　机构及科室：			□
指导 1 喂养指导　2 母乳喂养　3 护理指导　4 疾病预防指导			□/□/□/□
本次访视日期　年　月　日		下次随访地点	
下次随访日期　年　月　日		随访医师签名	

填表说明：

1. 姓名　填写新生儿的姓名。如尚未取名，则填写母亲姓名＋之男或之女。

2. 出生日期　按照年（4位）、月（2位）、日（2位）顺序填写，如 20120329。

3. 身份证号　填写新生儿身份证号，若无，可暂时空缺，待户口登记后再补填。

4. 父亲、母亲情况　分别填写新生儿父母的姓名、职业、联系电话、出生日期。

5. 出生孕周　指新生儿出生时母亲怀孕周数。

6. 新生儿听力筛查　询问是否做过新生儿听力筛查，若做过，询问是否通过；若未做，建议家长带新生儿到有资质的医疗卫生机构做新生儿听力筛查，并及时随访和记录筛查结果。

7. 查体

眼：当外观无异常，婴儿有目光接触，眼球能随移动的物体移动，结膜无充血、溢泪、溢脓时，判断为未见异常，否则为异常。

耳：当外耳无畸形、外耳道无异常分泌物，婴儿能对摇铃声（或击掌声）作出反应时，判断为未见异常，否则为异常。

鼻：当外观正常且双鼻孔通气良好时，判断为未见异常，否则为异常。

口腔：当无唇腭裂、高腭弓，无口腔炎或鹅口疮时，判断为未见异常，否则为异常。

心肺：当未闻及心脏杂音，心率和肺部呼吸音无异常时，判断为未见异常，否则为异常。

腹部：肝脾触诊无异常时，判断为未见异常，否则为异常。

四肢活动度：上下肢活动良好且对称，判断为未见异常，否则为异常。

皮肤：当无色素异常，无黄疸、发绀、苍白、皮疹、包块、硬肿、红肿等，腋下、颈部、腹股沟部、臀部等皮肤皱褶处无潮红或糜烂时，判断为未见异常，否则为其他相应异常。

　　肛门：当肛门完整无畸形时，判断为未见异常，否则为异常。

　　外生殖器：当男孩无阴囊水肿、隐睾，女孩无阴唇粘连，外阴颜色正常时，判断为未见异常，否则为异常。

　　8. 指导　做了哪些指导请在对应的选项上画"√"，可以多选，未列出的其他指导请具体填写。

　　9. 下次随访日期　根据幼儿情况确定下次随访的日期，并告知家长。

三、婴儿期

　　婴儿的生长发育十分迅速，故其营养需求亦高；但婴儿的消化和吸收功能尚未发育完善，易患各种消化功能紊乱性疾病和营养障碍性疾病。同时，随着月龄的增加，婴儿从母体获得的免疫物质也在逐渐减少，易患肺炎等感染性疾病。

　　婴儿期保健重点为合理喂养，预防营养障碍与消化紊乱性疾病；加强日常护理，开展早期教育，促进情感、感知觉、语言、运动功能发育；防止意外；定期健康检查，做好生长发育期监测，预防疾病，促进健康。

　　（一）合理喂养

　　4～6个月以内婴儿提倡纯母乳喂养，6个月以上婴儿须及时添加辅食，使其适应多种食物，降低以后挑食、偏食的发生；在添加辅食的过程中，家长要注意观察婴儿的大便情况，及时判断辅食添加是否恰当。根据具体情况指导断乳，断乳应采取渐进的方式，以春、秋季节较为适宜。断乳时婴儿可能出现焦躁不安、易怒、失眠或啼哭等表现，家长应给予特别的关爱。

　　自添加辅食起，即可训练用勺进食；7～8个月后学习用杯喝奶和水，以促进咀嚼、吞咽及口腔协调功能的发育；9～10个月的婴儿开始有主动进食的要求，可先训练其自己抓取食物的能力，尽早让婴儿学会自己用勺进食，促进眼、手协调动作的发展，并有益于手部肌肉发育，同时也能使婴儿的独立性、自主性得到发展。

　　（二）日常护理

　　1. 清洁卫生　每天早晚应给婴儿洗脸、洗脚和臀部，条件允许者每天沐浴，浴后拭干皮肤，并在颈、腋下、腹股沟等皮肤皱褶处敷爽身粉。沐浴为婴儿提供了嬉戏和运动的机会，也为家长提供了观察小儿健康状况、更多地抚摸婴儿、与之交谈、沟通的时间。婴儿头部前囟处易形成鳞状污垢或痂皮，可涂植物油，24小时后用肥皂和热水洗净，不可强行剥落，以免引起皮肤破损和出血。耳部及外耳道的可见部分，每天用细软毛巾擦净。鼻孔分泌物用棉签擦拭，切勿将棉签插入鼻腔。每次哺乳或进食后可喂少量温开水清洁口腔。

　　2. 衣着　婴儿衣着应简单、宽松、少接缝、无纽扣，以利穿脱、四肢活动，避免摩擦皮肤。不用松紧腰裤，最好穿连衣裤或背带裤，以利胸廓发育。衣服、尿布和被褥须用浅色、柔软、吸水性强的棉布。塑料布或橡皮布透气性差，不宜长时间垫于婴儿臀下，以防尿布性皮炎。兜尿布时要使大腿及髋关节能自由活动和不受限制，以预防髋关节脱臼。注意按季节增减衣服和被褥，以婴儿两足暖和为适宜。

　　3. 睡眠　充足的睡眠是保证婴儿健康的重要条件之一。婴儿睡眠时间个体差异较大，随着年龄增长睡眠时间逐渐减少，且两次睡眠的时间间隔延长。为保证充足的睡眠，必须在出生后即培养良好的睡眠习惯。一般1～2个月小婴儿尚未建立昼夜生活节律，胃容量小，可夜间哺乳1～2次，但不应养成婴儿含乳头入睡或拍、摇、抱入睡等不良习惯；3～4个月后逐渐停止夜间哺乳，任其熟睡。婴儿的睡眠环境不需要过分安静，光线可稍暗。婴儿睡前应避免过度兴奋，保持身体清洁、干爽和舒适。侧卧是最安全和舒适的方式，但要注意两侧应经常更换，以免面部或头部变形。

4. 牙齿　4～10个月小儿乳牙萌出时会有一些不舒服的表现，如吮手指、咬东西、流涎，严重者会出现烦躁不安、入睡困难和拒食等。可指导家长用软布帮助婴儿清洁齿龈和萌出的乳牙，并给较大婴儿提供一些磨牙饼干、烤面包片或烤馒头片等食物咀嚼，提高其舒适度。

5. 活动　家长应每天带婴儿进行户外活动，呼吸新鲜空气和晒太阳，有条件者可进行空气浴和日光浴，以增强体质和预防维生素D缺乏病的发生。家长还应为婴儿提供活动的空间和机会，如让婴儿洗澡时练习踢腿，俯卧时抬头，鼓励爬行和行走，做被动体操。通过游戏为婴儿提供视觉、触觉、听觉等刺激。

6. 大小便训练　婴儿3个月以后可以把尿，会坐后可以练习坐便盆大小便，每次持续3～5分钟。婴儿坐盆时不要分散其注意力。小儿应穿易脱的裤子，以利培养排便习惯。

（三）防止意外

婴儿最常见的意外事故有异物吸入、窒息、中毒、跌伤、触电、溺水、烧伤和烫伤等。婴儿可能吸入的异物如玩具上的小部件、纽扣、硬糖和坚果等；可能引起婴儿窒息的原因有包被过严、各种袋子绕颈、溺水等。因此，应告诉家长特别强调做好看护工作，不可将婴儿单独留在浴盆中，要妥善放置药品或有毒物品，注意让婴儿远离火源、热源和电源，防止烧伤和烫伤。

（四）预防疾病和促进健康

婴儿对传染性疾病普遍易感，为保证婴儿的健康成长，必须指导家长为婴儿按计划完成预防接种，预防传染病的发生。增强幼儿体质，避免交叉感染，降低感染性疾病的发病率。定期为婴儿做健康检查和体格测量，进行生长发育监测，以便及早发现问题。预防如维生素D缺乏病、营养不良、肥胖症和营养性缺铁性贫血等疾病的发生。婴儿期常见的健康问题还包括婴儿腹泻、腹痛、食物过敏、湿疹、尿布疹和脂溢性皮炎等，护士应根据具体情况给予健康指导。

（五）早期教育

婴儿认识周围世界，和外界取得联系是通过感知觉来实现的。因此，对婴儿的教育应着手于发展感知觉方面的训练。所谓感知觉，是指人类通过眼睛、鼻子、耳朵等感觉器官，对周围环境中物体的颜色、气味、味道、形状等各种特性的认识。父母应该及时给予婴儿适当的刺激，锻炼他们的各种感觉器官以及相应的神经系统、大脑等有关部分能力，促进其智力的发展。

1. 视觉的发展　应指导父母给婴儿布置一个"小天堂"。为了使婴儿的视觉提早发展，可为他布置一个舒适的、色彩鲜艳的环境。如在婴儿睡床的周围，可悬挂一些红、绿、黄等色彩鲜艳的玩具或实物；婴儿的衣服、被子等用品，最好也用不同颜色制成。婴儿觉醒时，会通过观察以刺激视觉功能的成熟。

2. 动作的发展　婴儿动作的发展反映其神经系统的健全和发展程度，因此婴儿须加强动作训练，多活动手脚。5～6个月的婴儿可自行玩玩具，训练其抓握能力。此外，还应适当地让婴儿在床上练习翻、滚、爬、蹬、踢等。动作的发展扩大了婴儿的活动范围，提高了他们对外界的认识能力。

3. 语言的发展　为了发展婴儿的语言和表达能力，应鼓励家长经常与孩子"说话""提问"，引逗他们发声和发笑；训练他们叫"爸、妈"等单音词，教他们做些简单的动作；给他们讲解动画片和图画书的内容等。家长经常与婴儿交流，不仅可促进其语言表达能力和理解能力的发育，同时可使其身心舒适、愉快和满足。

4. 音乐教育　可让婴儿多听悦耳的音乐。婴儿多喜欢音乐，通过悦耳动听的音乐，可以给婴儿快乐的刺激和满足。经研究表明，与一般发育的同龄儿相比，多听音乐的婴儿眼神和表情更显机灵，动作和语言也要早熟一些。注意音量不可过大，同时声源不宜离婴儿太近，以免损害听力。

四、幼儿期

此期小儿的神经系统发育迅速，体格发育相对第一年减慢，是个性形成、语言表达的关键时期，尤其是自我意识的形成期，出现第一个心理违拗期。由于感知能力与自我意识的发展，幼儿能主动观察、认知周围的人或物，并进行社交活动，对周围环境产生好奇，乐于模仿。但也易被成人过度呵护而抑制其独立能力的发展，故家长须给小儿创造良好的成长环境。

幼儿期保健重点是注意断乳后的合理喂养；继续做好日常护理和生长发育监测；预防疾病和意外；进行适合该年龄的早期教育（生活习惯与能力、语言、性格、社交），防治心理问题。

（一）膳食安排

幼儿生长发育速度仍较快，应注意供给足够的能量和优质蛋白，保证各种营养素充足且平衡。2 岁半以前，乳牙未出齐，咀嚼能力较差，食物应细、软、烂、碎。由于幼儿期生长速度较婴儿期减缓，营养需要量随之下降，同时周围环境对其吸引力极大，故 18 个月左右可能出现生理性厌食，表现出对食物缺乏兴趣和偏食。保健人员应帮助家长掌握合理的喂养方法和技巧，例如鼓励小儿自行进食，并为其提供小块的可以用手拿的食物；就餐前 15 分钟让其做好心理和生理上的就餐准备；进食时不可惩罚幼儿；食物的种类和制作方法须经常变换，以增进食欲；幼儿还喜欢将各种食物分开，先吃完一种再吃另一种，就餐时比较注重仪式，如喜欢用固定的碗、杯和汤匙等，并喜欢按固定时间进食。此期要注意培养其就餐礼仪和良好的饮食习惯，如吃饭时不讲话，不将喜欢的菜拿到自己面前，将自己碗中的食物吃干净等。

（二）日常护理

1. 衣着　幼儿衣着应宽松、保暖、轻便，易于小儿活动，颜色应鲜艳且便于识别；幼儿末期，大多数孩子已能自己穿脱衣服，所以衣着应简便易于穿脱。鞋子要合脚、舒适，鞋底为平软的厚底，以保护双脚。

2. 睡眠　幼儿的睡眠时间随年龄的增长而减少。一般每晚可睡 10～12 小时，白天可睡1～2 小时。幼儿睡前常需陪伴，或带一个喜欢的玩具上床，以便增强安全感。就寝前不要给幼儿阅读令其紧张的故事书或做剧烈的游戏。

3. 口腔保健　幼儿早期可用软布或软毛牙刷清洁牙齿表面，注意动作应轻柔。3 岁后，幼儿应能在父母的指导下自行刷牙。为保护牙齿应少吃易致龋齿的食物，如糖果、饼干等。有些幼儿习惯于含着奶瓶、喝着牛奶或果汁入睡，家长应帮助其去除不良习惯并带幼儿定期做口腔检查。

4. 大小便训练　1岁半至2岁时，幼儿开始能够自主控制肛门和尿道括约肌，且认知的发展使他们能够表达便意，理解应在什么时间和地点排泄，大便训练常较小便训练先完成，因为它较有规律性，而且小儿对排大便的感觉更强烈。夜间的排尿训练则到4~5岁才能完成。在大小便训练过程中，家长应注意多采用赞赏和鼓励的方法，训练失败时不要表示失望或责备。在环境突然变化时，已经形成排泄习惯的幼儿会出现退化反应行为，当小儿情绪安定后，排泄习惯会恢复。

（三）预防疾病和意外

继续加强预防接种和防病工作，定期为幼儿做健康检查，预防龋齿，筛查听、视力异常，进行生长发育系统监测。指导家长防止幼儿异物吸入、跌伤、烫伤、中毒等意外发生。

（四）早期教育

1. 卫生和生活习惯　指导家长适时培养幼儿良好的卫生和生活习惯。鼓励和帮助小儿自行进食，养成饭前便后洗手、不喝生水和不吃未洗净的瓜果，不吃掉在地上的食物，不随地吐痰和大小便，不乱扔果皮、纸屑等习惯。3岁左右学习穿脱衣服、系鞋带、整理自己的用物等。

2. 语言发展　此期小儿好奇心强，并有强烈的求知欲和表现欲，喜欢提问、唱儿歌、翻看图画书和动画片，家长应满足其学习需求，多与其交流，鼓励其多说话，通过看动画片、讲故事、唱儿歌来促进小儿语言的发育，扩充词汇量。

3. 智力开发　0~3岁是幼儿智力发展的关键年龄，应多方位对幼儿进行早期智力开发。除前面提到的音乐，玩具在小儿智力开发中也起到了意想不到的效果。小儿在游戏中，不断体验到成功与失败，自由与规则，过程与结果，在满足玩的乐趣的同时，丰富了自己人格的内涵。小儿通过玩具去认识世界。因此，为了让小儿能在游戏中健康成长，家长要合理地选择玩具，最好的玩具往往是最简单、最普通、最便宜的，如七巧板、积木、皮球、布娃娃、橡皮泥、白纸、蜡笔等。

4. 品德教育　注意品德教育，如学习与他人分享，互助友爱，尊敬长辈，使用礼貌用语等。对小儿的努力和成功应及时奖励，对尝试性行为和失败要有耐心，多给予鼓励，避免要求过高。由于小儿模仿力极强，家长要给幼儿树立好榜样。家长对幼儿教育的态度和要求应一致，要平等对待每个孩子。当小儿破坏了家长一再强调的某些规则时，如安全注意事项，须给予适当的惩罚，但在惩罚时应保护小儿的自尊。

（五）常见的心理行为问题

1. 违拗　由于幼儿独立性和自我控制感的发展，在某一时间他们会表现出极端的反抗行为，他们对家长提出的任何要求都回答"不"，家长会感到自己的权威受到威胁，而且担心小儿将来可能会不适应社会的要求。护理人员应帮助家长了解这种行为是幼儿正常发展的表现，如果家长能够理解和尊重幼儿，反抗阶段很快渡过；反之，家长越强迫幼儿服从命令，幼儿越会表现出违拗行为。解决违拗问题的好方法是避免让小儿有回答"不"的机会，例如家长不要问"你想吃饭吗"，而应直接告诉小儿"坐到桌边来，现在该吃饭了"。或者让小儿有选择的机会，以满足其自我控制的需求，例如"该洗澡了，你想用黄色的毛巾还是蓝色的毛巾"等，小儿会做出选择，而不是反抗。

2. 发脾气和破坏性行为 几乎每个幼儿都有大发脾气的时候，他们赖在地上、踢腿、挥舞手臂，大声哭闹，还可能屏气直至缺氧昏倒，这在生理上是无害的。发脾气和破坏性行为是成长中的正常现象，幼儿已经独立并且知道自己的需求，但是还不知道如何用语言或合适的方法表达其感受。发脾气常常是由于疲劳，如在睡觉前或长时间外出时发生。还可能由于家长对他们提出不切合实际的要求或反复批评其某些行为而发生。家长应分析小儿发脾气的原因，采取预防措施。对正在发脾气的小儿最好的处理方法是不给他（她）以特别的注意，但应避免自我伤害。事后家长应安抚幼儿，给其洗脸和手，给玩具以转移其注意力。不惩罚幼儿，但要告诉他们这种行为不可取。如果发脾气或破坏性行为是由于家长拒绝小儿的不合理要求而引起的，家长则应坚持原则，态度一致。平时，家长应为幼儿营造一个宽松的家庭氛围，使其能轻松、愉快地生活，幼儿发脾气或有破坏性行为时家长应针对原因采取有效措施。

3. 屏气发作 表现为呼吸运动暂停的一种异常性格行为问题，多发于6～18个月婴幼儿，5岁前会逐渐自然消失。呼吸暂停发作常在情绪急剧变化时，如发怒、恐惧、剧痛、剧烈叫喊时出现，常有换气过度，使呼吸中枢受抑制，哭喊时屏气，脑血管扩张，脑缺氧时可有昏厥、丧失意志、口唇发绀、躯干、四肢挺直，甚至四肢抽动，持续0.5～1分钟后呼吸恢复，症状缓解，口唇泛红，全身肌肉松弛而清醒，一天可发作数次。这种小儿性格多暴躁、任性、好发脾气，家长应加强家庭教育，遇矛盾冲突时应耐心说理解释，避免粗暴打骂，尽量不让小儿有发脾气、哭闹的机会。

4. 幼儿擦腿综合征 是幼儿通过擦腿引起兴奋的一种运动行为障碍。在幼儿中并不少见，女孩与幼儿更多见。发生擦腿综合征的幼儿智力正常，发作时神志清醒，多在入睡前、醒后或玩耍时发作，可被分散注意力而终止。发作时，女孩喜坐硬物，手按腿或下腹部，双下肢伸直交叉夹紧，手握拳或抓住东西使劲；男孩多表现为俯卧于床上、来回蹭，或与女孩类似表现。女孩发作后外阴充血，分泌物增多或阴唇色素加深；男孩阴茎勃起，尿道口稍充血，有轻度水肿。有认为幼儿擦腿综合征是因外阴局部反复受刺激形成的发作习惯。有研究认为发作时幼儿有性激素水平紊乱。虽然该病病因不明，治疗意见亦不统一，但使患儿平时生活轻松愉快，解除心理压力，鼓励其参与各种游戏活动等心理行为治疗是公认的必要措施。发作时以有趣事物分散幼儿的注意力、睡前让幼儿疲倦后很快入睡、醒后立即起床等均可减少发作机会。从小应注意幼儿的会阴清洁，除每天清洗外，婴幼儿白天玩耍时也应使用尿布或纸尿裤，尽早穿满裆裤保护会阴皮肤，避免感染。有时发作的表现须与癫痫鉴别，应做脑电图。幼儿擦腿综合征多随年龄增长而逐渐自行缓解。

五、学龄前期

学龄前期小儿活动范围扩大，智力发展快，语言、思维能力进一步发展，是性格形成的关键时期；自理能力增强，但辨识力差，易发生意外；机体抵抗力逐渐增强，但仍易患小儿传染病。

学龄前期幼儿保健重点为继续进行生长发育监测；加强早期教育，培养独立生活能力和良好的道德品质；加强体格锻炼，增强体质；防治传染病，防止意外发生；加强托幼机构的管理。

（一）合理营养

学龄前幼儿饮食接近成人，食品制作要多样化，并做到粗、细、荤、素食品搭配。小儿食欲受活动和情绪的影响较大，进食前应让小儿休息几分钟，进餐时保持愉快、宽松的气氛；使用小儿喜欢的餐具和舒适的桌椅等。家长应为幼儿在健康饮食习惯和良好进餐礼仪方面树立榜样。学龄前幼儿喜欢参与食物的制作和餐桌的布置，家长可利用此机会进行营养知识、食品卫生和防止烫伤等健康教育。

（二）日常护理

1. 自理行为　学龄前幼儿已有自我照顾的能力，他们在学习自我进食、洗脸、刷牙、穿衣、如厕等自理行为时，虽然动作缓慢、不协调，常需他人帮助，但应给予鼓励，不要包办，使他们能更独立。

2. 活动　学龄前幼儿十分活跃，他们从日常游戏和活动中可得到较多锻炼。医护人员还应指导家长在进行小儿体格锻炼时充分利用空气、日光和水，开展"三浴"锻炼。

3. 睡眠　学龄前期幼儿每天睡 11～12 小时。此期小儿想象力极其丰富，常怕黑、做噩梦等，不敢独睡，常需家长陪伴。入睡前可与小儿做一些轻松、愉快的活动以减轻其紧张情绪，并可在卧室内点亮小夜灯。

（三）预防疾病和意外

每年对小儿进行 1～2 次健康检查和体格测量，继续进行生长发育监测，按计划完成预防接种。学龄前幼儿独立活动范围扩大、好奇心强，意外事故发生率高，常引起死亡或伤残，不论是家庭还是托幼机构都应重视意外事故的预防宣传教育工作。家庭和幼儿园要经常检查玩具、家具是否坚固，刀剪、火柴、电器插座、药品等要放到小儿不易拿到的高处或上锁，农村要防止农药中毒。

（四）教养

学龄前幼儿独立意识很强，易与家长发生争执。家长可在舒缓的气氛下让小儿改善行为，而不应该采取粗暴、简单的惩罚方式。幼儿教育应结合愉快的游戏来进行，应有意识地引导幼儿进行较复杂的智力游戏，让他们的智力和体能得到发展，并且学习到遵守纪律、互助友爱、团结协作、热爱劳动等好品质。

1. 加强学前教育，培养良好的品德和性格　该期小儿好奇心强。经常提出"是什么""为什么""怎么变出来的"等问题，对于幼儿的好奇心应该给予满足和诱导，帮助幼儿想象力、思考力的发展。此期幼儿一般以自我为中心，情绪波动较大，爱发脾气，容易形成任性、娇纵的坏习惯。成人要耐心教育，在幼儿性格形成的初期就给予明确的是非观念教育，以培养其良好的品德和性格。

2. 简单的文化科学知识学习　此期幼儿的记忆基本上是无意识的、散漫的，其特点是在不知不觉中记住他们感兴趣的东西；相反，家长花费很大气力去教的东西不一定能记住。到 5～6 岁时开始有意识记忆，可以学习认字、算术，为进入小学打下基础。因此，对学龄前幼儿记忆和思维的训练要注意结合日常生活和观察同时进行，多利用图画、橡皮泥、积木等游戏进行训练，以提高其兴趣，而简单的、强制性的记忆（如背诵诗歌等）并不恰当。

（五）常见的心理行为问题

1. 吮拇指和咬指甲　嘴唇是婴儿最敏感的部位，吮手指是婴儿与生俱来的反应，它能带给小儿安全和满足感。吮指和咬指甲多在安静、寂寞、饥饿、睡眠、身体疲倦而自寻安慰时出现，应随年龄增长而消失。4岁以后仍然吮手指而且较频繁时，可能影响牙齿、牙龈和下颌的发育。某些家长为制止幼儿吮指或咬指甲的习惯常采用打骂、讽刺，手指上涂抹苦药等惩罚方法，而没有考虑小儿的需求，反而给幼儿更大的压力，使之产生自卑心理。家长应积极寻找原因，给小儿更多的爱和安全感。大多数吮指或咬指甲的小儿入学后受同学的影响会自然放弃不良习惯。

2. 遗尿　5岁以后小儿仍发生不随意排尿即为遗尿症，大多发生在夜间熟睡时。遗尿症可分为原发性和继发性两类，原发性遗尿症多由于控制排尿的能力迟滞所致而无器质性病变；继发性遗尿症多由于全身性或泌尿系统疾病引起。其中原发性遗尿症占绝大多数。影响遗尿的心理原因很多，如家庭不和睦，排便训练过于严格，小儿精神紧张怕尿床，或家中又添小婴儿，大孩子怕失去父母的爱等。多数遗尿小儿可于3～4年内发作次数逐渐减少而自愈。

3. 攻击性行为　在游戏时有些小儿会表现出攻击性行为，他们屡次咬、抓或打伤别人。对待有攻击性行为的幼儿不要用体罚的方式，成人在制止其行为后可带他（她）到安静的地方，让其自己反省，学会控制自己。家长应帮助小儿使用社会能接受的适当的方式发泄情绪，如玩一些费体力的游戏等，并帮助这些小儿获得团体的认同。

4. 破坏性行为　小儿常因好奇、取乐、显示自己的能力或精力旺盛无处发泄而无意中破坏东西，有的小儿则是由于无法控制自己的嫉妒、愤怒或无助情绪而有意采取破坏行为。家长应分析原因，对于小儿的好奇心不应加以抑制，对有意破坏的小儿应避免斥责或体罚，要给予更多的关爱和正确指导。

5. 手淫　学龄前期小儿有时玩弄外生殖器。手淫的原因较复杂，成人应检查是否因小儿外生殖器局部积污刺激，裤子太紧，或骑车摩擦发痒而去抚摸。有些则是由于缺乏玩具和游戏，或睡眠习惯不良，醒后不肯起床而以此为慰藉。学龄前期若手淫行为处理不当，会造成幼儿自恋，不愿意与他人接触，注意力不集中等问题。家长应查明原因，加以矫正，切忌对幼儿责怪、体罚和讥讽，避免让其感到羞耻和恐惧，应为小儿安排好合理的作息制度，提供充足的游戏机会。

六、学龄期

学龄期幼儿开始换生恒牙，除生殖系统以外大部分器官已发育成熟，器官功能特别是大脑皮质功能发育更加成熟，智力发育迅速，对事物具有一定的分析、理解能力，记忆力强，认知和心理社会发展非常迅速。学龄期是幼儿接受科学文化教育的重要时期，也是小儿心理发展上的一个重大转折期，同伴、学校和社会环境对其影响较大。学龄期幼儿机体抵抗力增强，感染性疾病减少，但变态反应性疾病如结缔组织病、肾炎、过敏性紫癜等增多，疾病的表现与成人相似。

学龄期幼儿的保健重点：培养良好的生活习惯和卫生习惯；注意营养、保护视力、预防龋齿；培养良好的品格，加强体格锻炼，促进德、智、体全面发展；防治精神、情绪和行为等方面的问题。

（一）合理营养

学龄期膳食要营养充分而均衡，以满足幼儿体格生长、心理和智力发展、紧张学习和体力活动等需求。重视早餐，保证早餐的质和量，最好于上午课间补充营养食品，同时要特别重视补充强化铁食品，以保证生长发育的需要。家长在安排饮食时，可让幼儿参与制定菜谱和准备食物等工作，以增强食欲，并促进勤奋品质和责任感的发展。学龄幼儿的饮食习惯和方式受大众传媒、同伴和家人的影响较大，在学校有必要开设营养教育课程，指导幼儿养成良好的饮食习惯，如不用别人的餐具，不挑食、偏食、吃零食、暴饮暴食，定时定量进餐。

（二）日常护理

学龄期幼儿已能基本生活自理，但剪指甲、清洁耳朵和整理用物等方面仍需帮助。每天需要有户外活动、体格锻炼的机会，如做操、参加团体游戏或比赛等，同时劳动也可增强体质，促进生长发育，而且可养成爱劳动的好习惯，促进全面发展。睡眠需求个体差异较大，6～7岁幼儿每天平均睡眠时间为10～12小时，7岁以上为9～10小时。睡前是小儿与家长相互沟通的好时机，可帮助家长更多地了解和帮助孩子，增进亲子感情。

（三）预防疾病和意外

保证充足的睡眠和休息，继续按时预防接种，定期进行健康体检，预防传染性疾病。为学龄幼儿提供良好的学习环境，包括适当的光线、合适的桌椅等。培养幼儿正确的坐、立、行走和读书、写字的姿势，预防脊柱异常弯曲等畸形的发生。开展做眼保健操的活动，预防近视。指导幼儿正确清洁牙齿，限制吃含糖量高的零食，定期为幼儿做口腔检查，预防龋齿。养成良好的卫生习惯，饭前便后洗手，瓜果须洗净，预防肠道寄生虫病。学龄期常发生的意外伤害包括车祸、溺水，以及在活动时发生擦伤、割伤、挫伤、扭伤或骨折等。对幼儿进行法制教育，学习交通规则和意外事故的防范知识，减少伤害的发生。

（四）教养

加强品德教育，培养良好的性情和品格及不吸烟、不饮酒、不随地吐痰等良好习惯，通过绘画、书法、舞蹈、音乐等兴趣爱好的培养，陶冶高尚情操。加强素质教育，引导小儿阅读励志的书籍，培养幼儿的毅力和奋斗精神。充分利用各种机会和宣传工具，有计划、有目的地帮助幼儿抵御社会上各种不良风气的影响。

（五）常见的心理行为问题

1. 学校恐怖症 是此期的常见问题。学校恐怖症是指学龄幼儿恐惧或拒绝上学，幼儿在上学时经常表现出焦虑不安、易惊恐，以及恶心、呕吐、腹泻、头痛或腹痛等症状。当幼儿被允许留在家中、放学、过周末或放假时，以上症状会自动缓解或消失。学校恐怖症原因较多，例如不愿意与父母分离、上学时产生分离性焦虑，不喜欢学校的环境，害怕某位老师，与同伴关系紧张或担心考试等。

2. 注意力缺乏多动症 为学龄幼儿中常见的行为问题，主要表现为注意力不集中、多动、冲动行为，常伴有学习困难，但智能正常或接近正常。男童发生率明显高于女童。

（六）学校卫生指导

1. 按时预防接种，定期体格检查，预防常见传染病。

2. 培养良好的生活习惯和饮食习惯；注意口腔卫生，预防龋齿发生；不吸烟、不饮酒。

3. 培养正确的坐、立、走等姿势。

4. 保护视力，预防近视。

5. 安排合适的体育锻炼与劳动。

6. 小学应设课间加餐，以保证体格、智力的发育。

七、青春期

此期特点为生长发育在性激素作用下明显加快，体重、身高增长幅度加大，第二性征逐渐明显，生殖器官迅速发育、趋向成熟，女孩出现月经，男孩发生遗精。此时由于神经内分泌调节不够稳定，常引起心理、行为、精神方面的不稳定；另一方面由于接触社会机会增多，会遇到不少新问题，外界环境对其成长过程中的影响越来越大。

青春期保健重点：注意青春期的营养；注意进行生理卫生教育；根据其心理、精神上的特点，加强教育和引导。

（一）营养

青春期为生长发育的第二高峰期。此期应增加热能、蛋白质、维生素及矿物质（如铁、钙、碘等）等营养物质的摄入。青少年的食欲通常十分旺盛，但由于缺乏营养知识，他们喜欢吃一些营养成分不均衡的流行快餐食品。另一个不良饮食习惯是不吃早餐，以致造成营养不足。当少女开始关心自己的外貌和身材时，她们会对正常范围内的体重增加和脂肪增长担心，形成偏食习惯，危及健康。家长、学校和医护人员均有责任指导青少年选择营养适当的食物和保持良好的饮食习惯。

（二）日常护理

良好的个人卫生、充足的睡眠及体格锻炼对青少年的健康成长十分重要。应做好少女的经期卫生指导，如保持生活规律，避免受凉、剧烈运动及重体力劳动，注意会阴部卫生，避免坐浴等。青少年需要养成良好的睡眠习惯，以满足迅速生长发育的需求，家长和其他成人应起到榜样和监督作用。受社会不良因素的影响，青少年容易染上吸烟、饮酒等不良习惯，甚至有的青少年染上酗酒、吸毒及滥用药物的恶习，应加强正面教育，利用多种方法大力宣传吸烟、酗酒、吸毒及滥用药物的危害作用，强调青少年要开始对自己的生活方式和健康负责，帮助其养成良好的生活方式。

（三）性教育

性教育是青春期健康教育的一个重要内容，应包括介绍生殖器官的结构与功能、第二性征、月经和遗精、怀孕、性传播疾病等知识，以去除青少年对性的困惑。提倡男女学生之间的正常交往，引导青少年自觉抵制黄色书刊、网页、录像等的不良影响。进行性教育的方式可包括宣传手册、展览、视听教材、课堂讲解、小组讨论、卫生咨询等。注意用直接、科学的语言和态度对青少年进行性教育，以消除他们对性的好奇心和神秘感。

（四）预防疾病和意外

继续防治沙眼、龋齿、近视、寄生虫病和脊柱弯曲等疾病，积极预防青春期的特殊健康问题如结核病、痤疮、月经病、甲状腺肿等。青少年是生命力最旺盛、死亡率最低的时期，但伤害是威胁青少年健康的严重卫生问题。据 WHO 报告，在大多数国家，伤害是青少年致死、致伤、致残的最主要原因。在美国，交通事故居伤害死亡的首位，其次为他杀、自杀、溺水和火灾。伤害死亡是我国城乡青少年死亡的第一位原因。伤害因素有个人因素和环境因素。故应积极进行安全教育，以防止意外伤害。此期因多种原因引起的出走、自杀及对自我形象不满而出现的心理问题较以前多见，家庭和学校及社会应给予重视，并采取积极的措施解决此类问题。

（五）常见的心理行为问题

由于青春期儿童的身体处于加速发育阶段，而心理和社会适应能力发展的相对推迟，形成了复杂的青春期心理卫生问题。大多数青少年在青春期发育的某个阶段或某个方面会经历一些情绪或行为上的困难，被称为心理社会发展失调，如焦虑、不良习惯等。这些问题绝大多数是暂时现象，只要得到适当的引导和帮助便能解决；若持续时间长，使问题变得复杂、严重，造成心理缺陷，则出现心理或行为障碍。

1. 抑郁症　情绪与身心健康极为密切，青春期是情绪高涨、假想和移情作用增大的时期。青春期的情绪改变是对身体改变、社会角色和各种关系变化正常发展的一种适应，其特点是反应强度大且易变化，情感变化复杂，容易狂喜、愤怒，也容易极度悲伤和恐惧，情绪来得快，去得迅速。因外界不利环境如家长和老师的忽视、压制和不公平，学习压力和对性发育的困惑等而引起烦恼、焦虑和抑郁等情绪不稳现象并不少见。抑郁症则是青春期常见的情绪障碍。青春期患病率为 $0.4\% \sim 8.3\%$，女性是男性的 $2 \sim 3$ 倍，是遗传因素和环境因素相互作用的结果。儿科护士的工作重点在于早期发现患儿，及时将其转入心理卫生专科予以家庭干预，及进行精神药物治疗。

2. 物质滥用　青春期是人生中最容易动摇而不稳定的时期，由于自我意识的发展，产生了外在的环境与内在的自我需求不统一的强烈矛盾，如孤独感与强烈交往需要的矛盾，独立性与依赖性的矛盾，求知欲强与识别力低的矛盾，幻想与现实的矛盾。物质滥用是指反复、大量地使用改变自己的精神状态，而与医疗目的无关且具有依赖性的一类有害物质。包括烟、酒，某些药物如镇静药、镇痛药、鸦片类、大麻、可卡因、致幻剂，有同化作用的激素类药等。由于青春期的心理特点、现代社会复杂性增加及各种药物的广泛可得，越来越多的青少年可通过多种途径滥用这些物质。物质滥用会造成心身损伤，已成为全世界一大公害，其中青少年受害最大。个体一旦产生依赖性，便会不可自制地、不断地使用，以感受其产生的精神效果和避免停用产生的"戒断症状"。

预防青春期物质滥用的有效方法是加强青春期对抵制滥用物质的宣传和教育，积极努力对青少年提供心理疏导和精神帮助。对物质滥用的青少年成功的长期处理方法是，在生理戒毒后进行连续的医学随访和提供适宜的社会和心理支持。

3. 睡眠障碍　睡眠障碍是指在睡眠过程中出现的各种心理行为的异常表现。对于青春期青少年，良好的睡眠是其学习生活顺利进行的重要保障。睡眠不足将影响生长发育、认知功能及机体的免疫功能。失眠是最常见的睡眠障碍。

对于失眠青少年的护理包括睡眠卫生保健、合理安排睡眠时间、减少酒类和药物的滥用、入睡前行为限制治疗、放松疗法、生物反馈和心理治疗等。也可试行"刺激控制"疗法，做法是：把床当做睡眠的专用场所，不在床上从事与睡眠无关的活动，只有在有了睡意时才上床，如不能入睡或半夜醒来，即立即起床。无论晚上睡眠如何，早上均按时起床，白天绝不上床睡觉。

4. 饮食障碍　饮食障碍是由心理社会因素引起的一组非器质性病变，最常见的饮食障碍是神经性厌食。神经性厌食是由不良心理社会因素引起的长期厌食，早期为主动性节食、厌食，进而缺乏食欲、消瘦、内分泌代谢紊乱。近年来的发病率有所增加，已成为西方国家新的"社会文明病"。

第二节　散居和集体幼儿保健

一、散居幼儿

散居幼儿是指未入托幼机构而散居在各个家庭中的出生至入小学前的幼儿，健康保健重点在0～3岁婴幼儿。3岁以内幼儿生长迅速，是体格生长发育和神经系统发育的关键时期，要使每个幼儿都能享有卫生保健，就必须依靠各级幼儿保健机构形成的城乡保健网，通过科学的管理和工作方法来实现。目前，我国散居幼儿保健管理有两种形式，一是建立幼儿保健责任地段；二是在各级幼儿（妇幼）保健机构开设幼儿保健门诊。主要工作内容包括：

（一）新生儿及早产儿的家庭访视

一般对出院后至满月的正常新生儿进行访视3～4次，对早产儿及其他高危新生儿需增加访视次数。主要由社区卫生服务中心的妇幼保健人员实施。家访的目的是早期发现问题，及早处理，以降低新生儿的发病率或减轻发病程度。

（二）由幼儿保健门诊进行健康监测

幼儿保健门诊定期对幼儿进行健康检查和体格测量，建立幼儿保健卡。健康检查婴儿每1～3个月1次，幼儿3～6个月1次，学龄前幼儿每年1～2次。

定期检查的内容包括：①定期、连续、准确地测量个体幼儿的体重，在生长发育图上描记小儿的体重曲线，评价小儿体重曲线变化的形式和趋势；3岁后每年测量视力、血压1次。②询问个人史及既往史，包括出生史、喂养史、生长发育史、预防接种史、疾病情况、家庭情况与家庭教育等。③全身系统体格检查。④常见病的定期实验室检查，如缺铁性贫血、寄生虫病等，对临床可疑维生素D缺乏病、微量元素缺乏、发育迟缓等疾病应相应做进一步检查，以监测幼儿生长发育状况，及时发现健康问题，给予指导，并及早进行矫治。

（三）开设特殊保健门诊

积极开设特殊门诊，如对体弱儿或高危儿进行随访和监测；视觉和听觉检测门诊可及时发现和治疗有视、听障碍的幼儿；口腔门诊可指导预防和矫治口腔疾病；还可设立营养指导门诊、智力筛查门诊和遗传咨询门诊等，以便及早发现及处理相关问题。

（四）完成幼儿计划免疫

协助防疫部门按计划做好预防接种工作。

（五）传染病管理

及时发现传染病患儿并进行访视，指导家长在居家条件下采取有效消毒和隔离措施，教会家长对患儿的护理方法，向患儿亲属、邻居宣传预防保健知识，防止传染病的传播。同时填写传染病疫情报告卡。

（六）开展健康教育

大力开展科学育儿知识宣传，通过各种渠道和方式，如电视、广播、报纸杂志、宣传画、墙报等，利用各种机会宣传包括营养与喂养、疾病和意外的预防、体格锻炼、幼儿早期教育等幼儿保健知识，传授幼儿保健技术。

二、集体幼儿

集体幼儿是指在托儿所、幼儿园内集体居住的幼儿。集体幼儿保健的根本任务是在聚居的条件下保障和促进幼儿的身心健康。

（一）集体幼儿机构保健工作的具体任务

1. 建立合理的生活制度，培养幼儿良好的生活习惯，促进幼儿的身心健康。

2. 为幼儿提供合理的营养，满足其生长发育的需要，防止各种营养缺乏病的发生。

3. 建立定期健康检查制度。3 岁以下幼儿开展生长发育监测，并做好常见病的预防，发现问题及时报告及处理。

4. 按时完成计划免疫工作，预防传染病的发生，做好传染病的管理工作。

5. 根据不同年龄开展与其相适应的体格锻炼，促进幼儿提高身心健康水平，提高抗病能力。

6. 制订各种安全措施，保障幼儿人身安全，防止事故的发生。

7. 选择适合幼儿身心发展和有利健康的玩具、教具以及制作材料。

8. 做好环境卫生、个人卫生及环境绿化工作，为幼儿营造安全、整洁、优美的环境。

9. 对幼儿进行健康教育，学习自我保健的技能，培养良好的生活习惯。

（二）集体幼儿机构保健工作的具体内容

1. 建立健全卫生保健制度

（1）定期体格检查制度：入园（所）前应进行全面的健康检查，检查应包括体重、身高、牙齿、血、尿、大便常规。每个小儿均需建立健康卡，以后每年至少体检 1 次。工作人员也要做入园（所）前体检和定期体检。

（2）晨（午）、晚间检查制度：日托小儿每天来园（所）时应做简单检查及询问相关问题，其内容以眼、口腔、咽、手和皮肤为重点，以便及早发现疾病，对传染性疾病要立即采取隔离等措施，全托者午睡后或晚间再查 1 次。

（3）隔离制度：成立简易隔离治疗室，对传染病患儿进行隔离，并对接触易感儿采取检疫措施，工作人员患病应离园休养。

（4）清洁卫生消毒制度：经常进行卫生大扫除，常晒洗被褥，开窗通风，对水源、食物进行卫生监督，对食具、茶杯、毛巾、便具有清洁消毒制度，每人一巾一杯，流水洗手、洗脸等。

（5）安全制度：电器、煤气、煤炉、门窗、楼梯、阳台等有防护措施，妥善保管药物，防止意外事故。定期检查房屋设备，及时维修。

2. 加强膳食管理　科学、合理安排小儿膳食，按照平衡膳食原则合理编制食谱，多用蒸、煮、炒等烹调方法，减少食物中营养素的丢失，注意食物的色、香、味、形。每天各餐热量分配要求：早餐早点占 30%，午餐午点占 40%，晚餐占 30%，以满足各阶段幼儿生长发育的需要。

3. 合理安排生活，加强早期教育　根据幼儿的年龄、生理和心理特点及季节变化建立合理的生活制度，恰当安排进餐时间、次数和食物，游戏与作业的时间和内容，以及睡眠的时间与次数等，以保证幼儿有充足的睡眠，按时进餐和游戏，保证幼儿精神愉快，身体健康。

4. 加强体格锻炼 开展有组织有计划的游戏与体育锻炼。婴儿可进行被动体操锻炼，幼儿可做简单的主动操，学龄前幼儿可开展游戏、体操、舞蹈等丰富多彩的活动。在锻炼时注意利用空气、日光和水进行"三浴"锻炼，增强小儿的抵抗力。

5. 保持与家长联系 应与家长保持密切联系，争取家长配合，共同做好幼儿保健工作。

第三节 计划免疫

计划免疫是根据小儿免疫特点和传染病的疫情监测情况所制定的免疫程序，通过有计划地使用生物制品进行人群预防接种，以提高人群的免疫水平，达到控制以至最终消灭相应传染病的目的。

一、计划免疫的意义及免疫分类

婴儿出生 6 个月后，从母体获得的抗体逐渐消失，对各种传染病皆易感染。接受过预防接种的幼儿经过一定时间，抗体水平也会下降，需要复种或加强注射。为了使易感人群获得牢固的免疫力，需要科学安排接种对象与时间，开展计划接种。

（一）主动免疫（active immunization）

主动免疫是指给易感儿接种特异性抗原，以刺激机体产生特异性免疫抗体，从而产生主动免疫力，预防相应的传染病。主动免疫制剂在接种后经过一定期限才能产生抗体，但抗体持续的时间较久，一般为 1～5 年，故在完成基础免疫后，还要适时地安排加强免疫，以更好地巩固免疫效果。

（二）被动免疫（passive immunization）

被动免疫是指未接受主动免疫的易感者在接触传染病后，被给予相应的抗体，使之立即获得免疫力。由于抗体留在机体中的时间短暂，一般约 3 周，故只能作为应急预防和治疗。例如，给未注射麻疹疫苗的麻疹易感儿注射丙种球蛋白以预防麻疹；受伤时注射破伤风抗毒素以预防破伤风。

二、计划免疫程序

儿童计划免疫简称"计划免疫"（planned immunization），是根据儿童的免疫特点和传染病发生的情况制定的免疫程序，通过有计划地使用生物制品进行预防接种，以提高儿童的免疫水平，达到控制和消灭传染病的目的。

实施预防接种证制度可保证接种对象和接种项目能够准确、及时，避免发生错种、漏种和重种。按照我国卫生部的规定，婴儿必须在 1 岁内完成卡介苗、脊髓灰质炎三型混合疫苗、百日咳、白喉、破伤风类毒素混合制剂和麻疹减毒疫苗等 4 种疫苗的接种。近年来乙型肝炎病毒疫苗也已在全国推广接种，故当前幼儿计划免疫程序是"五苗防七病"，幼儿计划免疫程序参见表 3-1。根据流行地区和季节，或根据家长的意愿，有时也进行流行性乙型脑炎疫苗、流行性脑脊髓膜炎疫苗、风疹疫苗、流感疫苗、腮腺炎疫苗、甲型肝炎病毒疫苗等的接种。

表3-1			儿童计划免疫实施程序表		
预防病名	结核病	脊髓灰质炎	麻疹	百日咳、白喉、破伤风	乙型肝炎
免疫原	卡介苗	脊髓灰质炎减毒糖丸活疫苗	麻疹减毒活疫苗	百白破疫苗	乙型肝炎疫苗
接种方法 接种部位	皮内注射 左臂三角肌上端	口服	皮下注射 上臂外侧	皮下注射 上臂外侧	肌内注射 上臂三角肌
初种次数	1	3（间隔1个月）	1	3（间隔4～6周）	3
每次剂量	0.1 mL	每次1丸三型混合疫苗糖丸	0.2 mL	0.2～0.5 mL	5 μg
初种年龄	生后2～3天到2个月内	2个月以上，第1次2个月，第2次3个月，第3次4个月	8个月以上易感儿	3个月以上小儿，第1次3个月，第2次4个月，第3次5个月	第1次出生时，第2次1个月，第3次6个月
复种	接种后于7岁、12岁以及"三新"进行复查，结核菌素阴性时加种	4岁时加强口服三型混合糖丸疫苗	7岁时加强1次	1岁半至2岁、7岁各加强1次，用吸附百白破三联类毒素	周岁时复查。免疫成功者：3～5年加强；失败者：重复基础免疫
注意点	2个月以上小儿接种前应做结核菌素试验（1：2000），阴性才能接种	冷开水送服或含服，服后1小时内禁用热开水	接种前1个月及接种后2周避免用胎盘球蛋白、丙种球蛋白制剂	掌握间隔期，避免无效注射	

三、疫苗的种类

主动免疫常用制剂包括以下几种。

（一）菌苗

菌苗用细菌菌体或细菌多糖体制成，包括死菌苗和活菌苗。①死菌苗：较稳定、安全，需在冷暗处保存。死菌苗进入体内不能生长繁殖，产生免疫力不高且维持时间较短，因此接种量大，需多次重复注射。如霍乱、百日咳、伤寒沙门菌菌苗等。②活菌苗：有效期短，需冷藏保存，死后失效。活菌苗接种到人体后，可生长繁殖，但不引起疾病，产生免疫力持久且效果好，因此接种量小，次数少。如卡介苗、鼠疫菌苗、布鲁菌菌苗等。

（二）疫苗

用病毒或立克次体接种于动物、鸡胚或组织中培养，经处理后形成疫苗。灭活疫苗有乙型脑炎和狂犬病疫苗等，减毒活疫苗有脊髓灰质炎和麻疹疫苗等。活疫苗的优点与活菌苗相似，但活疫苗不可在注射丙种球蛋白或胎盘球蛋白的 3 周内应用，以防出现免疫抑制作用。

（三）类毒素

类毒素是用细菌所产生的外毒素加入甲醛，使其变成无毒性而仍有免疫性的制剂，如破伤风和白喉类毒素等。

（四）被动免疫制剂

被动免疫制剂包括特异性免疫血清（包括抗毒素、抗菌血清和抗病毒血清）、丙种球蛋白、胎盘球蛋白等。此类制剂来自于动物血清，对人体是一种异性蛋白，注射后容易引起过敏反应或血清病，特别是重复使用时，更应慎重。

四、预防接种的注意事项

（一）严格掌握禁忌证

1. 有过敏史、急性传染病接触史（未过检疫期者）、自身免疫性疾病、免疫缺陷者，不宜进行免疫接种。

2. 患有活动性肺结核、急性传染病、较重的心脏病、肝肾疾病、严重的湿疹或化脓性皮肤病者不宜接种卡介苗。

3. 在接受免疫抑制剂治疗（如放射治疗，糖皮质激素、抗代谢药物和细胞毒药物治疗）期间，应推迟常规的预防接种；发热或腹泻的儿童，严禁服用脊髓灰质炎活疫苗糖丸。

4. 有癫痫或惊厥史的儿童，禁用百日咳菌苗。

5. 近 1 个月内注射过丙种球蛋白者，不能接种活疫苗。

6. 有过敏史者慎用动物血清制品。

7. 应留意各种制品的特殊禁忌证，应严格按照使用说明进行接种。

（二）注意事项

1. 接种场所应光线明亮，空气流通，冬季室内应温暖。接种用品及急救用品要摆放有序。

2. 做好解释、宣教工作，消除幼儿的紧张恐惧心理，争取家长及幼儿配合。接种最好在饭后进行，以免晕针。

3. 认真检查核对生物制品，按照规定方法稀释、溶解、摇匀后使用。

4. 严格执行无菌操作原则和消毒隔离制度。做到一人、一针、一管，以免交叉感染。抽吸后如有剩余药液，需用无菌干纱布覆盖安瓿口；在空气中放置不能超过 2 小时；接种后剩余药液应废弃，活菌苗应烧毁。

5. 严格执行查对制度。认真核对幼儿姓名和年龄；认真询问幼儿的病史及传染病接触史；严格掌握禁忌证；严格按照规定的接种剂量接种；注意预防接种的次数，按使用说明完成全程和加强免疫；按各种制品要求的间隔时间接种，一般接种活疫苗后需隔 4 周，接种死疫苗后需隔 2 周，再接种其他活（或死）疫苗。

6. 局部消毒，用 2% 碘酊及 75% 乙醇或 0.5% 聚维酮碘消毒皮肤，待干后注射；接种活疫苗、菌苗时，只用 75% 乙醇消毒，因活疫苗、菌苗易被碘酊杀死，影响接种效果。

7. 及时记录及预约，保证接种及时，全程足量，避免重种、漏种，未接种者注明原因，必要时进行补种。

8. 交待接种后的注意事项及处理措施。

五、不良反应及处理

（一）一般反应

1. 局部反应 接种后数小时或 24 小时左右，接种局部会出现红、肿、热、痛，有时伴有淋巴结肿大。红晕直径在 2.5 cm 以下为弱反应，2.6~5 cm 为中等反应，5 cm 以上为强反应。局部反应一般持续 2~3 天不等。接种活菌（疫）苗后局部反应出现晚、持续时间长。个别幼儿接种麻疹疫苗后 5~7 天会出现皮疹等反应。局部反应轻微的，无须特殊处理；局部反应较重时，可用清洁毛巾热敷，如局部红肿继续扩大，应到医院诊治。

2. 全身反应 一般于接种后 24 小时内出现不同程度的体温升高，持续 1~2 天，但接种活疫苗须经过一定潜伏期才有体温上升。体温 37.5 ℃ 以下为弱反应，37.5 ℃~38.5 ℃ 为中等反应，38.6 ℃ 以上为强反应。此外，还伴有头晕、恶心、呕吐、腹痛、腹泻、全身不适等反应。

全身反应轻微的，无须特殊处理，注意多休息、多饮水即可。全身反应较重的如高热持续不退，应立即到医院诊治。

（二）异常反应

只有少数人发生，临床症状较重。

1. 过敏性休克 多于注射后数秒钟或数分钟内出现烦躁不安、面色苍白、口周青紫、四肢湿冷、呼吸困难、脉搏细数、恶心呕吐、惊厥、大小便失禁以致昏迷。如不及时抢救，可在短期内有生命危险。此时应使小儿平卧，头稍低，注意保暖，吸氧，并立即皮下或静脉注射 1:1000 肾上腺素 0.5~1mL，必要时可重复注射。病情稍稳定后，应尽快转至医院抢救。

2. 晕针 幼儿常由于空腹、疲劳、室内闷热、紧张或恐惧等原因，在接种时或几分钟内出现头晕、心慌、面色苍白、出冷汗、手足冰凉、心率加快等症状，重者心跳、呼吸减慢、血压降低，知觉丧失。应立即使患儿平卧，头稍低，保持安静，饮少量热开水或糖水，短时间内即可恢复正常。数分钟后不恢复者，可针刺人中穴，也可皮下注射 1:1000 肾上腺素，每次 0.5~1 mL。

3. 全身感染 免疫系统有原发性严重缺陷或继发性免疫防御功能遭受破坏者，接种活菌（疫）苗后可扩散为全身感染。

4. 过敏性皮疹 荨麻疹最为多见，一般于接种后几小时至几天内出现，经服抗组胺药物后即可痊愈。

 知识链接

╫╫╫╫╫╫╫╫╫╫╫╫╫╫╫╫╫╫╫╫╫╫╫╫╫╫╫╫╫╫╫╫╫╫╫

小儿常见几种疫苗简介

1. 卡介苗 为无毒无致病性牛型结核菌悬液，为不加防腐剂的活疫苗，用于预防结核病。新生儿出生

24 小时后即可接种，2 个月以上婴儿及成人接种前应做结核菌素试验，阴性反应者可接种卡介苗，阳性反应者无须再接种。

2. 乙型肝炎疫苗　为预防乙型肝炎病毒感染的一种自动免疫生物制品，还可用于阻断母婴传播。接种疫苗者 HBV 标志必须阴性。如 HBV 标志阳性，表明已有过 HBV 感染，接种意义不大。接种程序按"0、1、6"顺序皮下注射，即第一针在新生儿出生后 24 小时内注射，第 2、第 3 针分别在婴儿 1 足月和 6 足月时注射。

3. 百白破混合制剂　属多联多价疫苗，主要供婴幼儿预防百日咳、白喉及破伤风作基础免疫之用，在使用前要充分摇匀。学龄幼儿的加强免疫不再使用百白破，而使用白破二联类毒素或其单价制品，因 4 岁后幼儿患百日咳机会减少。破伤风类毒素和白喉类毒素为吸附制剂，即在制品中加入磷酸铝或氢氧化铝等吸附剂，使其吸收慢，刺激时间长，免疫效果好。但要注意注射间隔期。

4. 脊髓灰质炎减毒活疫苗糖丸　为活疫苗，我国服用的糖丸为白色Ⅰ、Ⅱ、Ⅲ型混合疫苗糖丸。在保存、运输及使用过程中须冷藏（0℃以下），服用时应用凉开水送服或直接含服，以防疫苗失活，影响免疫效果。

5. 麻疹减毒活疫苗　为橘红色透明液体或干燥制剂，未加防腐剂，且耐热性差。因此，抽吸后放置时间不可超过半小时。如发现颜色变黄（有杂菌生长）、变紫（安瓿有裂痕）、混浊或有絮状物，则不能使用。接种对象为出生后 8 个月以上未患过麻疹的小儿。

6. 流行性乙型脑炎疫苗　为红色透明液体，内含甲醛，为减轻甲醛刺激所引起的疼痛，在注射前可在疫苗内加入亚硫酸氢钠以中和甲醛。流行地区 1～10 岁幼儿为本疫苗接种主要对象，应在流行季节前 1 个月完成接种。

自学指导

【重点难点】

1. 婴儿期、幼儿期、学龄前期、学龄期、青春期的保健原则和保健重点。

2. 计划免疫的注意事项。

3. 预防接种的反应及处理。

4. 主动免疫、被动免疫。

5. 新生儿保健重点。

6. 幼儿计划免疫和预防接种实施顺序。

【考核知识点】

1. 各年龄期幼儿的保健原则。

2. 各年龄期幼儿的保健重点。

3. 预防接种的注意事项。

4. 预防接种时发生不良反应的处理。

【复习思考题】

1. 请简述新生儿、婴儿期、幼儿期的保健重点。

2. 列出我国卫生部规定的计划免疫程序。

3. 8 个月大婴儿，混合喂养。平时体质较差，反复"感冒"。请你运用所学的知识，为其拟订一个具体的保健护理方案。

〔施　慧〕

第四章

儿科医疗机构设置及管理

【学习目标】

1. 熟悉:

(1) 儿童医疗机构的形式。

(2) 儿科门诊、急诊、病房的护理管理。

2. 了解:儿科门诊、急诊及病房的设置特点。

【自学时数】1学时。

　　小儿的生理、心理特点因不同年龄阶段而不同,其所患疾病及患病时的发病过程、病理变化以及恢复过程也有不同的特点。同时,小儿抵抗力较低,易患传染病和发生交叉感染,因此儿科医疗机构的组织和设置均应符合小儿的这些特点,以促进患儿的尽快康复。

　　儿科医疗机构的组织和设置合理是保证儿科医学和儿科护理学发展的基本硬件,同时也是为小儿患者提供医疗服务的基本保证。我国儿童医疗机构可分为3类:专科儿童医院、妇幼保健院及综合性医院的儿科。一般均包括儿科门诊、儿科急诊和儿科病房,其中以儿童医院的设置最为全面和系统。妇幼保健院既有孕产妇,健康新生儿,也有患儿。儿童医院床位较多,整体设置据小儿年龄特点和病种安排而不同。如按病种分为内科、外科、五官科及传染病房等。

第一节　儿科门诊

　　门诊医疗质量是衡量医院医疗水平高低的标志。门诊是医院医疗服务的窗口,直接关系到医院的社会以及经济效益。

一、设置

(一) 预检处

1. 设置目的　门诊的预检处是儿科患者就诊前的第一服务窗口,也是儿童医疗机构的特殊部分,一般设在儿科门诊的入口处。通过预检可以有效将患者进行分诊,及时发现传染病,及时隔离,减少交叉感染的机会;筛出新生儿患者,因新生儿疾病变化快,及时检出可防止其在候诊期间发生意外而危及生命;及时检出危重症患儿,赢得抢救危重患儿的时机;

根据患儿病情，协助家长选择就诊科别，节省就诊时间，提高就诊效率。目前，我国为解决看病难的问题，儿科医疗机构已开始实行预约挂号制度。医院电话预约挂号的工作也是在预检处完成的。

2. 预检方式　通过门诊护士简要的问诊、望诊及初步体检，在较短的时间内根据患儿的症状、体征及病史，区分患儿病情的轻重缓急，因此对护士的专业知识、工作经验、责任心、判断力要求较高。

3. 预检室设备　检查台、压舌板、手电筒、隔离衣、紫外线灯、洗手设备等。

（二）隔离门诊

由于儿科患者一般抵抗力弱，容易发生院内交叉感染，易感染季节性传染病，因此根据儿科患者这一疾病特点，一般在儿童医院设置有发热门诊、肠道门诊和传染病隔离门诊。患儿经过预检，若为传染病患儿或疑似传染病患儿，其化验、取药、交费等均在专用窗口办理。

（三）咨询处

咨询处是为患儿及家长提供信息的窗口，对首次看病的患儿及家长做好环境介绍，协助他们解决必要问题和疑问，同时在候诊期间向其进行卫生宣教工作。

（四）挂号处

患儿经过预诊后，若为非传染病患儿，即可挂号就诊。

（五）候诊室

患儿挂号后，即到相应的科室候诊。因患儿均有家长陪伴，因此候诊室应宽敞、明亮并保证空气流通，配有足够的候诊椅，并设相应的设施供患儿换尿布包裹之用。护士在此区维持就诊秩序，做好健康教育宣教工作。

（六）试表处

由于小儿体温调节中枢发育不健全，为防止小儿候诊时发生高热惊厥，特设立试表处。发热的患儿须在就诊前在此处试表，一般采用腋下测温法。

（七）接诊室

根据不同的科别需要进行设置。一般设有多个，以减少就诊患儿间的相互干扰。室内设有诊查桌、椅、床（必要时）及洗手设备等。

（八）治疗室

专门为患儿提供治疗的场所，备有治疗所需的设备、器械和药品，进行注射、穿刺等相关治疗。门诊患儿较多、工作量大是其主要特点。

（九）化验室

一般设在接诊室附近，便于患儿化验检查。

（十）其他

医院规模不同可能设置会有差异。有些医院设有专门的配液中心、采血中心及输液中心等，可保证就诊秩序，提高工作效率。

门诊各处的布置需考虑到小儿的心理和生理特点，为了消除患儿的紧张与不安，可在墙上张贴卡通或动物、植物图画，在接诊室及治疗室放置玩具，使小儿有安全感。

二、护理管理

陪伴多、人员流动量大是儿科门诊的主要特点，而且患儿家属相对比较焦急，加上患儿因不舒服哭闹，门诊环境相对比较嘈杂。根据这一特点，门诊的护理管理工作应努力做好以下几个方面：

（一）保证就诊秩序的有条不紊

安排有一定工作经验的护士进行有效的分诊，做好家长以及患儿的沟通协调工作，及时给予有效的指导和帮助。同时，维护好就诊秩序，做好诊查中的协助及诊后的解释工作。合理统筹，有效管理，提高就诊的效率和质量。

（二）密切观察病情

小儿病情变化快，且不能有效表达，因此在预诊及患儿候诊期间，护士应密切观察病情，甄别危重症患儿及病情的变化，并给予及时有效的抢救和处理。

（三）预防院内感染

因患儿抵抗力弱，相对较易发生交叉感染，因此需要严格执行消毒隔离制度，并严格无菌操作规程，及时发现传染病的可疑征象，给予有效处理。

（四）杜绝差错事故

因小儿疾病呈现一定的季节性，因此就诊的患儿可能会比较集中，儿科门诊环境也相对嘈杂，因此要格外注意且严防给药、注射等治疗过程中差错事故的发生。各种操作及给药要严格执行操作规程和药品管理及核对制度，防止忙中出错。

（五）提供健康教育

在门诊的候诊区等位置配置健康教育宣传栏，在患儿家长候诊期间给予适当的健康教育是门诊护士的重要职责。

第二节 儿科急诊

急诊科的首要任务是保证及时、迅速、准确地抢救急危重症患儿，建立急救组织体系，其目的是在紧急情况下能够对患儿及时、准确地实施心身整体的救治和监护，以提高抢救的成功率，降低死亡率和致残率。

一、设置

急诊科各处的标志醒目、突出，便于寻找。儿科急诊是抢救患儿生命的第一线，因此急诊室必备抢救器械、用具及各类抢救药物，以及时救治。急诊为24小时工作制。

（一）抢救室

一般儿童医院抢救室设有内科、外科、耳鼻喉科等分科抢救室。抢救室内设有病床，床上有支架以适应患儿的各种卧位需要，并有活动床档和约束带等。因需要抢救严重心肺功能衰竭、昏迷、休克、出血、中毒等急危重症患儿，抢救室需配有各类抢救设施，如气管插管用具、吸引装置、供氧设备、洗胃用具、呼吸机等，以及各类穿刺包、切开包、导尿包、动静脉输血用具等治疗用具。内科、外科的抢救室分别配备不同的抢救设施，完成各自的抢救工作。另外，应备有抢救车，并配有急救药品、氧疗用具、气管切开用具、注射用具、手电筒、压舌板等。

（二）重症监护室

重症监护室可设有 2～6 张床位，由专职的医护人员对危重的患儿进行监护，如心血管功能监护、呼吸监护、体温监测以及脑压监测等。24 小时连续不断，并按病房要求备有各类医疗文件。患儿病情稳定后，可送至重症监护病房进行治疗。

（三）观察室

对于暂时不能确诊，病情尚不稳定且不允许离开医院的患儿可在观察室进行 24～48 小时的临床观察，必要情况下需要配备监护仪、婴儿暖箱等。

（四）治疗室

需要静脉输液治疗的患儿，在输液过程中由护士进行必要的病情观察，以便发生问题时进行各种紧急情况的处理。设有治疗床、药柜，备有各种注射用具以及治疗、穿刺用物。

（五）五官科检查室

除一般检查设备外，应设有眼、耳鼻喉科专用诊查和治疗设备和用具，以便进行外科缝合、冲洗、取异物、止血等治疗。

（六）小手术室

备有处理清创、大面积烧伤、骨折固定等情况的各种器械和药品。

二、护理管理

小儿疾病常表现为以下特点：起病急、来势汹、病情变化快，突发情况多。另外，小儿有很多疾病的表现常不典型，可能未等典型症状出现病情已急速发展并可危及生命。如中毒性痢疾、高热惊厥等，均发生在该病的典型症状出现之前。因此，在儿科急诊中常需先根据症状进行抢救，在抢救中进一步明确诊断。且小儿急症常呈现一定的季节性。如春季流行流行性脑膜炎，夏季流行中毒性痢疾，夏秋季腹泻较为常见，冬季流行肺炎。

因此能够及时针对病情，据小儿急诊季节的特点，随时做好紧急抢救的准备对于儿科急诊来讲，至关重要。儿科急诊的管理层次和综合调度能力直接关系患儿的生命安危，因此儿科急诊的护理管理至关重要。

医务人员、医疗技术、药品、仪器设备及时间是急诊抢救的五要素，也是急诊护理管理工作的核心内容。

（一）加强急诊护士综合素质的培养

急诊护士要熟悉及掌握小儿各科急诊抢救的理论知识和技术，有高度的责任心、敏锐的观察力、熟练的业务水平、紧急情况下的应变能力以及组织能力，确保抢救工作有条不紊进行的同时，还能关注家属的情绪。

（二）明确急诊岗位责任制度

分工明确，坚守岗位，临危不乱是保证抢救工作顺利有效开展的大前提。对抢救药品和设备的保管、补充、维护以及使用应该有明确的分工及交接班制度，以保证抢救工作的连续性。随时做好抢救准备，保证抢救药品、仪器设备均在备用有效的状态也是护理管理过程中的重要和关键内容。

（三）建立并执行常见急诊的抢救护理常规

明确常见急诊的护理常规及要点，熟悉护理程序，不断提高抢救效率。

（四）加强急诊文件管理

应有完整的病历资料，准确记录患儿的就诊时间、一般情况、治疗过程等。遇紧急情况进行抢救时，口头医嘱要复述，并在执行后认真填写完整，记录时间及病情变化，以防差错事故的发生。

第三节 儿科病房

目前，我国儿童医院的病房基本按照科别和系统区分收治患儿。综合医院的儿科病房主要收治小儿内科疾病的患儿。现代医学模式要求对患儿进行系统、全面、整体的护理。不同年龄阶段的儿童分别有不同的生理和心理特点，对护理的要求也不尽相同。儿科病房的设备、用具也需要适应小儿的这些特点且具有一定的特殊性。

一、设置

（一）病室

小儿病房最适宜的床位数是 30～40 张，儿科病房应根据小儿年龄特点及病种的不同合理安排床位。根据医院条件不同可分设单间和大病室。大病室可设置 4～6 张床位，小病室设置 1～2 张床位。病床两侧应有床栏，可上下拉动。窗外应设护栏，以防意外的发生。病室之间采用玻璃隔断，以便观察患儿。为缓解和降低患儿的陌生和恐惧情绪，病室墙壁可粉刷柔和的颜色并装饰卡通图案等。每间病室均设洗手池等。

（二）重症监护室

儿科重症监护室（pediatric intensive care unit，PICU）主要设置在妇幼保健院或儿童医院内。它面向各个年龄层患儿（除早产新生儿），实施多学科医疗，主要救治各种复杂多变、进展迅速的内外科危重病症。重症监护室的室内建筑和设施要求均高于普通病房，以最大限度地方便及时监护和抢救危重患儿，如备有多套电源系统，以备停电时使用。诊疗器械常备有心电监护仪、除颤器、多功能呼吸机、血气分析仪、复苏皮囊、腹膜透析工具、小型血液透析机、脑电图仪等以及各专科重症监护病房常用的医疗仪器设备。PICU 的病房建设标准、设备配置以及人员配备都应满足《中国重症加强治疗病房（ICU）建设与管理指南》。重症监护室的监测范围很广泛，可按呼吸，循环，肝，脑，肾，胃肠，血液及凝血机制，内分泌，水、电解质，给氧等几大方面进行划分。监护病房原则上不允许家属陪护和探视。2009 年开始，在监护室内工作的护士需要进行 ICU 专科培训取得 ICU 护士资格，以确保患儿 ICU 住院期间的医疗护理安全。

（三）新生儿病房

按照《新生儿病室建设与管理指南（试行）》要求，二级以上综合医院应在儿科病房内设置新生儿病室，主要收治胎龄 32 周以上或出生体重在 1500 g 以上，病情相对稳定，不需要重症监护治疗的新生儿。新生儿病室应设置在相对独立的区域。无陪护病室每床净使用面积不少于 3 m²，床间距不小于 1 m。新生儿病室应当配备必要的清洁和消毒设施，每个房间内至少设置 1 套洗手设施、干手设施或干手物品，洗手设施应当为非手触式。

（四）护士站及医护人员办公室

护士站设在病房中央，靠近危重病室，以利于观察和抢救危重患儿。医师办公室设在护士办公室邻近，方便医护联系。内设桌、椅、医疗表格柜等。

（五）治疗室

治疗室一般分为两间，中间有门可通。一间内设治疗桌、药柜、器械柜等，进行各种注射及输液的准备；另一间则可进行各种注射和必要的治疗，如各种穿刺、换药等，以利于严格执行无菌操作。

（六）配餐室

配餐室为分发饭菜及配奶用。室内应备有消毒柜、配奶用具、食品柜、冰箱等。

（七）厕所和浴室

厕所和浴室的各种设置需要适合患儿的年龄特点，以防发生意外。

根据医院硬件条件的不同，可在病房一端设置游戏室，供患儿娱乐。室内应宽敞，阳光充足，布局适合儿童特点，备有小桌椅、电视及各种玩具。此外，病房还应设有库房、值班室、仪器室、家属接待室等。为防止发生院内交叉感染，病房可根据自身特点设置隔离室或备用房。

二、护理管理

儿科患儿年龄小、认识能力差、陪护多、临时处置多、内容繁杂，再加上小儿独特的生理、心理和临床病理的特点，护理管理具有其自身特点。

（一）环境管理

小儿病房环境应符合患儿的心理、生理以及疾病特点。婴幼儿呼吸系统尚未发育完善，抵抗能力差，易发生感染。每年的冬季肺炎和秋季腹泻是患儿相关疾病的高发期，易发生交叉感染。患儿安置一定要防止交叉感染。总体而言，病房环境要整洁、美观。病室墙壁、窗帘、患儿病服以及医务人员的工作服等采用各种明快的颜色和各种卡通图案等装饰，使整体病房气氛欢快、活泼以适应患儿心理需要，减轻其紧张感和恐惧感。同时，病房环境要舒适，对不同年龄的患儿调整适宜的温度和湿度。通常新生儿病房温度保持 22 ℃～24 ℃，湿度在 55%～65%，婴幼儿病房室温 20 ℃～22 ℃，湿度 55%～65%，年长儿室温保持在 18 ℃～20 ℃，相对湿度在 50%～60%。应定期进行空气消毒或开窗通风，保持室内空气新鲜，避免噪声，为患儿创造一个安静整洁舒适的医院环境。为了保持病房的安静、整洁、舒适以及医疗工作的有序进行，避免交叉感染，对陪护的管理也是重要的一环，要有严格的探视制度。保证夜间光线适合小儿睡眠。患儿住院期间应向其家属及时开展健康教育和卫生宣教，督促他们遵守医院的各项规章制度。

（二）生活管理

患儿住院期间的生活管理应该考虑到患儿的年龄和生理特点，应合理安排其饮食、起居。患儿的饮食除要符合疾病治疗的需要以外，还要满足其生长发育的要求，如 6 个月以内的婴儿给予配方奶，1 岁以上的患儿给予幼儿饮食等。医院给患儿提供的病号服应式样简单，布料柔软，颜色以浅色为主，便于各种治疗操作。根据患儿疾病特点和病情决定其活动和休息的时间。如对于患有先天性心脏病的患儿，应限制其剧烈活动，必要时要绝对卧床。对于住院时间相对较长的患儿，应帮助其形成规律的作息时间，适当安排学习及娱乐时间，减轻其紧张、焦虑和恐惧心理。

（三）安全管理

由于患儿发育尚未成熟，对周围事物辨别能力差及对周围的一切事物都有兴趣，好奇心强，因此预防意外是儿科病房不可忽视的重要部分。患儿住院期间应细致、全面考虑其安全问题，如防止坠床，意外烫伤、自伤以及气管异物等。因此，病房的设施、设备以及日常的操作都应考虑这些因素。患儿住院期间，除监护室和新生儿病房外，在普通病房都应有家长陪护，以减少不良事件及意外事故的发生。

（四）感染控制

儿科病房是一个传染性比较强的病区，应充分重视预防感染。特别是春、秋季。春季，呼吸道疾病较多，且传染性强；秋季，腹泻患儿较多，接触感染的机会增强，医务人员和患儿之间交叉感染的机会增多。此时，做好儿科病房的感染控制和管理工作至关重要。应严格执行消毒、隔离、探视和陪住制度。消毒隔离是控制传染病蔓延的重要措施，是一项长期的工作，尤其是新生儿病房更应重视。对患有可能传播的感染性疾病、多重耐药菌感染的新生儿应当采取隔离措施并作标识。新生儿病室严格限制非工作人员进入，患感染性疾病者严禁入室。新生儿病室应当保持空气清新与流通，每天通风不少于 2 次，每次 15~30 分钟。

加强健康教育，提高患儿家属及患儿的自我保护意识。

住院对于小儿来讲是一种不愉快的经历。住院患儿会对陌生的环境、医护人员和医疗设备存在恐惧和抵抗情绪，因此，为尽量缩短患儿对病房环境的适应时间，各医院儿科病房在设置上或装饰上会有其特色，如粉色或者卡通的墙壁，病房内会陈列各种玩具以及医务人员会穿着不同颜色的工作服装如花色等。

自学指导

【重点难点】

1. 儿童医疗机构的设置。
2. 儿科门诊、急诊、病房的护理管理。

【考核知识点】

儿科门诊、急诊及病房的设置特点。

【复习思考题】

1. 小儿病房管理的主要内容是什么？
2. 小儿门诊预诊处的主要作用是什么？

〔孟 静〕

第五章

小儿疾病的治疗

【学习目标】

1. 掌握：

（1）小儿药物剂量的计算。

（2）常用溶液及混合液的配制。

（3）药疗的护理原则。

2. 熟悉：小儿药物的选择及给药方法。

3. 了解：小儿液体平衡的特点及水、电解质和酸碱平衡紊乱。

【自学时数】1学时。

小儿并非成人简单的缩影，在临床上小儿疾病的治疗与成人有很多不同之处，本章从儿科疾病的治疗原则及护理、药物治疗、液体疗法方面进行了阐述。

第一节　儿科疾病的治疗原则及护理

一、治疗原则

儿科治疗的对象为正处在身心发育过程中的小儿，他们的器官功能发育尚不够成熟、健全，对药物的毒副作用较成人敏感。此外，不同年龄段的小儿在解剖、生理、病理和心理特点上各异，而且在发病原因、疾病过程和转归等方面更是与成人有不同之处。

小儿由于起病急，变化快，容易并发一个甚至多个器官或系统病变，故治疗、护理措施既要适时、全面，又要仔细，且在疾病治疗的过程中较成人更需要爱心、耐心和精湛的医疗护理技术，否则，就有可能对小儿生理和心理等方面产生不良影响。特别是药物的选择须慎重、剂量要准确、给药途径要正确，这就需要儿科临床医疗、护理工作者必须根据患儿疾病的轻重缓急，按疗程和步骤及时恰当地给予治疗和护理。除此之外，不同年龄小儿的表达能力也不同，因而儿科医护人员在治疗护理过程中要特别注意观察和判断，既要采取特异的病因治疗和护理，又要给予必要的对症治疗及护理，同时还必须熟练掌握用药、饮食和心理护理等方面的技术，让患儿尽快康复。

二、护理

在儿科疾病的治疗过程中，护理是极为重要的一个环节，良好的护理在促进患儿康复中起着很大的作用。

（一）一般护理

1. 细致观察 临床上患儿出现不典型或细微的变化，都可能存在病理情况，如婴儿哭闹可以是正常的生理需求，也可能是疾病的表现，细致的观察是鉴别两者的关键。

2. 病室管理 病室要安静、整洁、舒适，空气新鲜、流通，温度、湿度适宜。可按年龄、病种、病情轻重和护理要求合理安排病室，如按年龄可分为新生儿、早产儿、年长儿病室等；按病种可将同类疾病患儿集中管理，传染病则按病种隔离；按病情轻重可将重危患儿安排在抢救监护病室（NICU 或 PICU），恢复期患儿可安排普通病室。

3. 休息与活动 充足的休息是促进疾病康复的基本条件，适当的活动可以减少并发症的发生。因而，要保证患儿有足够的休息时间，治疗、护理也应尽可能地不影响患儿的睡眠，此外，急重症患儿可按病情不同限制活动量，恢复期可以逐渐增加活动量。

4. 预防院内感染 病室要每天清扫、消毒，定时通风换气；医护人员在接触患儿前、后均应洗手；正确、规范地进行各项护理操作技术；定时检查、消毒各种设备。

5. 保证安全 医护人员检查、护理结束后要及时拉好病床护栏，以防患儿坠床；各种治疗及检查用具使用后及时带走；电源插头应安装在小儿不能接触到的地方，以防触电；此外，要防止患儿住院期间发生锐器刺伤、烫伤等意外事件；喂药、喂奶时要将婴儿抱起，避免呛咳、呕吐引起窒息。

（二）饮食护理

根据患儿的年龄、疾病选择适当的饮食有助于治疗和康复。

1. 乳品

（1）稀释乳：供新生儿及早产儿食用。

（2）脱脂奶：半脱脂或全脱脂奶，供腹泻或消化功能差的患儿短期食用。

（3）酸奶：其蛋白凝块小、易消化，供腹泻及消化能力弱的患儿食用。

（4）豆奶：适用于乳糖吸收不良和牛乳过敏的小儿。

（5）无乳糖奶粉（不含乳糖，含蔗糖、葡萄糖聚合体、麦芽糖糊精、玉米糖浆）：适用于长期腹泻、有乳糖不耐受的婴儿食用。

（6）低苯丙氨酸奶粉：用于确诊为苯丙酮尿症的患儿。

2. 一般膳食

（1）无发热、消化系统疾病的患儿可给予与同龄儿童基本相同的普通饮食。

（2）消化功能尚未完全恢复或咀嚼能力弱的患儿可给稀粥、牛乳、豆浆、蒸蛋羹、面条、鱼羹等流质、半流质饮食或软食。

（3）高热、消化系统疾病、急性感染、胃肠道手术后患儿可给牛乳、豆浆、米汤、蛋花汤、藕粉、果汁、牛肉汤等流质饮食，但由于其热能与营养素均低，因此只能短期应用。

（4）特殊膳食：①少渣饮食。纤维素含量少，对胃肠刺激性小，易消化，适用于痢疾、肠炎患儿。②低盐及无盐低钠饮食。低盐饮食中每天食盐量<2 g；无盐低钠饮食中钠含量<0.5 g/d，适用于心力衰竭和肝、肾疾病导致水肿的患儿。③贫血饮食。饮食中添加富含

铁的食物，如动物血、肝等。④高蛋白饮食。基本饮食基础上添加富含蛋白质的食物，尤其是优质蛋白，适用于营养不良、长期消耗性疾病患儿。⑤低蛋白饮食。膳食中减少蛋白质含量，多补充蔬菜和高糖类食物，用于尿毒症、肝性脑病和急性肾炎少尿期的患儿。⑥低脂肪饮食。饮食清淡、少油，禁肥肉、蛋黄等，适用于肝、胆疾病患儿。⑦低热能饮食。一日三餐的普通饮食中减少脂肪和糖类的含量，但要保证蛋白质和维生素的需要量，供单纯性肥胖症小儿食用。⑧代谢病专用饮食。如不含乳糖食物用于半乳糖血症患儿等。

（5）试验饮食：在特定的时间内，通过对饮食内容的调整来协助诊断疾病，如潜血试验饮食、胆囊造影饮食、尿浓缩功能试验饮食等。

（三）心理护理

随着医学模式的转变，心理护理在儿科疾病治疗、康复中已突显了它的重要性，小儿心理护理也已贯穿于疾病治疗的过程之中，如住院儿童容易发生焦虑、退缩、抑郁和恐惧等，表现为哭闹或沉默寡言，有的患儿甚至拒绝治疗或整夜不眠，从而使原有的疾病加重或变得更加顽固、复杂，因此，护理人员要尊重患儿并用亲切的语言、和蔼的态度、耐心、细心和周到的服务赢得患儿的信任，并根据不同患儿的心理反应给予对症护理，促进其身心的康复。

第二节　药物治疗

一、小儿药物的选择

药物在预防、诊断和治疗疾病中起着重要作用，药疗也是最常用的一种治疗手段。但处在生长发育中的小儿对药物的毒副作用较成年人敏感，因此，小儿用药应根据其年龄、生理、病理特点慎重选择，不可滥用，特别是剂量要恰当。为了合理、安全、有效地给药，必须充分了解小儿药物治疗的特点，掌握药物性能、作用机制、毒副作用、适应证、禁忌证以及精确的剂量计算和恰当的用药方法。

（一）儿科药物治疗的特点

由于药物在体内的分布受体液的 pH 值、细胞膜的通透性、药物与蛋白质的结合能力、药物在肝脏内的代谢和肾脏排泄等因素的影响，小儿的药物治疗具有下述特点：

1. 药物在组织内的分布因年龄而异　如巴比妥类、吗啡在婴幼儿大脑中的浓度明显高于年长儿。

2. 小儿对药物的反应因年龄而异　如吗啡对新生儿呼吸中枢的抑制作用明显高于年长儿，而麻黄碱使血压升高的作用在早产儿中却比较低。

3. 肝脏解毒功能不足　特别是新生儿和早产儿，肝脏功能发育不成熟，对某些药物的代谢延长，增加了药物的血药浓度和毒副作用。

4. 肾脏排泄功能不足　新生儿肾脏对药物的清除功能显著低于其他年龄组，许多主要从肾脏排泄的药物如抗生素、地高辛等，易发生药物及其代谢产物在体内蓄积，故新生儿尤其是早产儿用药必须注意剂量易小，间隔时间要延长。

5. 先天遗传因素　有遗传病史的患儿对某些药物有先天性异常反应，特别是家族中有药物过敏史者更需要慎用某些药物。

（二）药物选择

小儿用药应根据年龄、病种和病情特点慎重选择，同时还要考虑小儿对药物的特殊反应及药物的远期影响。

1. 抗生素　小儿容易患感染性疾病，故常用抗生素等药物。在使用此类药物时既要注意药理作用，更要重视其毒副作用，如对肾脏的毒性作用、对造血功能的抑制等。此外，长期使用抗生素可导致二重感染，即真菌和耐药菌感染。

2. 退热药　小儿在患病的过程中多有发热，应选用退热效果好、毒副作用小的药物，同时注意使用剂量不宜过大；用药的过程中，护理人员要注意观察患儿的反应，特别是体温和出汗的情况。6个月以下的婴儿慎用退热药，尽量采用物理方法降温。

3. 镇静止惊药　若患儿高热、烦躁不安、剧咳等，可给予镇静药；发生惊厥时可用苯巴比妥、水合氯醛、地西泮等镇静止惊药，但应注意观察，防止发生呼吸抑制。

4. 镇咳止喘药　婴幼儿一般不用镇咳药，多口服祛痰药或使用雾化吸入，使分泌物稀释后咳出。哮喘患儿提倡局部吸入 β_2 受体激动类药物，必要时也可用茶碱类，但新生儿、小婴儿慎用。

5. 止泻药与泻药　对腹泻患儿不主张使用止泻药，通常用口服补液疗法来防治脱水和电解质紊乱，同时可以适当使用一些保护肠黏膜的药物，或者辅以含双歧杆菌或乳酸杆菌的制剂来调节肠道的微生态环境。小儿便秘多采用调整饮食或使用开塞露、甘油栓等通便方法，不主张使用泻药，以免引起水、电解质紊乱。

6. 肾上腺皮质激素　在使用过程中必须高度重视其副作用，如较长期使用可抑制骨骼生长，影响水、电解质平衡及蛋白质、脂肪代谢等。注意水痘患儿禁用激素，以防加重病情。

7. 新生儿、早产儿用药　由于新生儿、早产儿的肝、肾等代谢功能均不成熟，因此在使用一些药物时易引起毒副作用，故应慎重。

二、给药方法

小儿给药的方法应根据患儿病情、年龄及药物的代谢特点等选择适宜的给药途径、次数和剂型，在选择给药途径时应尽量选用患儿和家长容易接受的方式，尽可能减少对患儿的不良影响。

（一）口服法

口服给药是最常用、方便且经济和较安全的给药方法。通常婴幼儿用糖浆、水剂、冲剂等较好，片剂可研碎后以少量温开水充分溶解或加糖水服用；年长儿可训练并鼓励其自己服药；给小婴儿喂药时注意将头抬高或抱起，并用滴管或注射器抽吸药液后滴入婴儿口中；若用小勺喂药，则应慢慢从嘴角灌入；为防止呛咳或药吐出，可用拇指及示指按压其两颊，使上下颌分开，再将匙留在上下牙之间，直到将药咽下为止。需要注意的某些药物如地高辛，服用前要检测心率，当心率＜120 次/min 时不能给药，服药之后还需要注意观察药物的毒副作用。

（二）注射法

注射给药其药效作用迅速，药物吸收率较高，但同时可增加感染的危险，毒副作用出现也较重较快，此外，注射给药可造成疼痛，且肌内注射次数过多可造成臀部肌肉挛缩。特别需要注意2岁以下婴幼儿应选择臀中肌和臀小肌注射，因其臀大肌尚未发育好，注射时有损伤坐骨神经的危险。除此之外，新生儿特别是早产儿，由于肌肉组织少，肌内注射可造成局部硬结或由于局部药物蓄积而产生"储库效应"，所以，新生儿应尽量避免肌内注射，特别是多次注射。小儿静脉注射通常只在抢救时用，新生儿最好应用微量泵。

（三）静脉输液

静脉输液是儿科治疗疾病的一种常用手段，尤其是在抢救危重患儿时，可迅速有效地给药，但小儿尤其是新生儿血管管腔小，且缺乏皮下脂肪的保护，常会发生静脉药液外渗现象，因此，在输液过程中应密切观察，勿使药液外渗，同时注意输液速度及输液量。

（四）外用药

以软膏为多，也可用水剂、混悬剂、粉剂等。使用时要防止小儿用手抓、摸药物而误入眼、口等引起意外。

（五）其他方法

雾化吸入较常用，小儿灌肠法则较少使用，可用缓释栓剂；含剂、漱剂年长儿可应用。

三、药物剂量的计算

小儿因年龄、体重、个体差异等，用药剂量更需比成人准确。通常可按以下方法计算：

（一）按体重计算

按体重计算是最常用、最基本的计算方法：

$$每天（次）剂量＝患儿体重（kg）×每天（次）每千克体重所需药量$$

需连续应用数天的药物，如抗生素、维生素等，要按每天剂量计算，再分2～3次服用；而临时对症用药如退热、催眠药等，则需按每次剂量计算。患儿体重应以实际测得值为准，年长儿如按体重计算已超过成人量，则以成人量为上限。

（二）按体表面积计算

此法较按年龄、体重计算更为准确，因其与基础代谢、肾小球滤过率等生理活动的关系更为密切。小儿体表面积可按以下公式计算：

$$<30\ kg\ 小儿体表面积（m^2）＝体重（kg）×0.035＋0.1$$
$$>30\ kg\ 小儿体表面积（m^2）＝[体重（kg）－30]×0.02＋1.05$$

（三）按年龄计算

比较简单易行，用于不需剂量十分精确的药物，如营养类药物等。

（四）按成人剂量折算

此法一般仅用于未提供小儿剂量的药物，计算剂量都偏小，故不常用，计算公式为：

$$小儿剂量＝成人剂量×小儿体重（kg）/50$$

综上所述，采用上述任何一种方法计算的剂量，都必须与患儿具体情况相结合，才能得出比较准确的药物用量。如新生儿或婴儿肾功能较差，一般药物剂量宜偏小，但对新生儿耐受较强的药物如苯巴比妥，则可适当增大用量；重症患儿用药剂量宜比轻症患儿大；须通过血脑屏障发挥作用的药物，如治疗化脓性脑膜炎的磺胺类药或青霉素类药物剂量也应相应增大。给药途径、目的不同，剂量也不同，如静脉给药剂量较口服剂量小。

四、药物治疗中的护理原则

（一）严格按医嘱准确给药

医嘱必须准确、完整、清晰且有医师本人的签名。护理人员在执行过程中对医嘱有任何疑问，都应询问清楚后方可给药，且不可盲目执行或擅自更改医嘱，这是安全给药的前提。此外，护士一般不执行口头医嘱，遇有紧急情况，如抢救或手术过程中医师下口头医嘱时，执行护士应先复诵一遍，确认无误后方可执行，事后应让医师及时补写医嘱并签名。

（二）严格执行查对制度

护理人员在执行药疗的过程中必须认真负责，务必做到"五个准确"：药物、剂量、途径、时间、患儿准确，并严格执行查对制度，即"三查七对"；此外，对药物的质量、有效期等也要严格检查。

（三）安全正确用药

准确掌握给药时间、方法，了解药物的半衰期，以维持有效的血药浓度和发挥最大药效。药物备好后应及时分发，避免久置后引起药物污染或药效降低，发药时应给予相应的用药指导。对易引起过敏反应的药物，使用前应了解过敏史，必要时做过敏试验，结果阴性才可使用；两种以上药物联合使用时，一定要注意药物的配伍禁忌，这也是安全给药的保证。

（四）观察用药反应

给药后护理人员要密切观察患儿的疗效以及可能出现的不良反应，如有异常应立即通知医师，给予及时处理。此外，护士发药时应看着患儿服用后才可离开，以免发生小儿误服或不服等情况；肌内注射时对于婴幼儿和不合作患儿可采用"三快法"，即进针、推药、拔针均快，以免发生意外；婴幼儿静脉穿刺后一定要固定好，必要时给予一定约束，同时注意观察有无输液反应和药物不良反应。

第三节　液体疗法

一、小儿体液平衡的特点

体液是人体的重要组成部分，保持体液平衡是维持机体正常新陈代谢的必需条件。小儿由于脂肪较少，故体液占体重的比例较高。此外，由于小儿发育尚未成熟，且调节功能极易受疾病和外界环境的影响，故水、电解质和酸碱平衡紊乱在儿科临床中极为常见。

（一）体液的总量与分布

体液包括细胞内液与细胞外液，其中细胞外液主要包括血浆和间质液。小儿血浆和细胞内液量的比例与成人相近，但间质液的比例较高，且年龄越小，体液总量越多。不同年龄段人体的体液分布见表5-1。新生儿早期，常有体液的迅速丢失，可达体重的5%或更多，即所谓生理性体重下降。

表 5 - 1　　　　　　　　　　　不同年龄段人体的体液分布（占体重的%）

| 年龄 | 总量 | 细胞外液 | | 细胞内液 |
		血浆	间质液	
足月新生儿	78	6	37	35
1 岁	70	5	25	40
2～14 岁	65	5	20	40
成人	55～60	5	10～15	40～45

（二）体液的电解质组成

细胞内液和细胞外液的电解质成分有很大不同。细胞外液的电解质以 Na^+、Cl^-、HCO_3^- 等为主，其中 Na^+ 占阳离子总量的 90%，对维持细胞外液的渗透压起着重要作用；而细胞内液的电解质却以 K^+、Mg^{2+}、HPO_4^{2-} 和带负电荷的蛋白质为主，其中 K^+ 大部分处于解离状态，维持着细胞内液的渗透压平衡。

新生儿的电解质中 K^+、Cl^-、HPO_4^{2-} 及乳酸偏高，而 Na^+、Ca^{2+}、HCO_3^- 偏低。

（三）水代谢的特点

健康小儿尽管每天的水和电解质摄入量有很大的波动，但机体内体液和电解质的含量却保持着相对的稳定，即水的摄入量大致等于排泄量。

1. 水的需要量　水的需要量与新陈代谢、摄入热量、食物性质、经肾排出溶质量、不显性失水、活动量及环境温度等有关。小儿因生长发育快、活动量大、机体新陈代谢旺盛等原因使得水的需要量大，交换率快，通常年龄愈小，每天需水量愈多。此外，小儿由于呼吸频率快，其不显性失水较成人多。不同年龄小儿每天水的需求量见表 5 - 2。

表 5 - 2　　　　　　　　　　　　小儿每天水的需要量

年龄	需水量（mL/kg）
<1 岁	120～160
1～3 岁	100～140
4～9 岁	70～110
10～14 岁	50～90

2. 水的排出　机体主要通过肾脏排出水分，其次为经皮肤和肺的不显性失水和消化道排水，另有极少量的水储存在体内供新生组织增长需要。小儿排泄水的速度较成人快，且年龄愈小，出入量相对愈多，如婴儿每天水的交换量约等于细胞外液量的 1/2，而成人仅为 1/7；婴儿体内水的交换率比成人快 3～4 倍，这就造成婴儿对缺水的耐受力差，比成人更易发生脱水，尤其是新生儿和早产儿要特别注意检查不显性失水量。

3. 水平衡的调节　肾脏是唯一能调节细胞外液容量与成分的重要器官，而小儿的体液调节功能相对不够成熟，正常情况下水分的排出主要靠肾脏的浓缩和稀释功能来完成。由于小儿在排泄同量溶质时所需的水量较成人多，尿量也相对较多，因此，当入水量不足或失水量增加时，易导致肾脏浓缩能力下降而发生代谢产物滞留和高渗性脱水；此外，新生儿出生

1周后肾脏稀释能力虽可达成人水平，但由于肾小球滤过率低，水的排泄速度较慢，若摄入水量过多，易导致水肿和低钠血症。另外年龄愈小，肾脏排钠、排酸、产氨能力也愈差，易发生高钠血症和酸中毒。

二、水、电解质和酸碱平衡紊乱

（一）脱水

脱水是指水分摄入不足或丢失过多所引起的体液总量尤其是细胞外液量的减少，脱水时除丧失水分外，尚有钠、钾和其他电解质的丢失。

1. 脱水的程度　脱水的程度常以丢失液体量占体重的百分比来表示，通常将脱水程度分为轻度、中度和重度脱水。轻度脱水：表示有 3%～5% 的体重减少或相当于 30～50 mL/kg 体液丢失；中度脱水：表示有 5%～10% 的体重减少或相当于 50～100 mL/kg 体液丢失；重度脱水：表示有 10% 以上的体重减少或相当于 100～120 mL/kg 体液丢失。此外，患儿的脱水程度还可根据前囟、眼窝的凹陷与否、皮肤弹性、循环情况和尿量等临床表现综合分析判断。

2. 脱水的性质　脱水的性质常常反映了水和电解质的相对丢失量，临床常根据血清钠进行评估。等渗性脱水时水和电解质成比例丢失，血清钠维持在 130～150 mmol/L；低渗性脱水时电解质的丢失大于水的丢失，血清钠<130 mmol/L；高渗性脱水时水的丢失多于电解质的丢失，血清钠>150 mmol/L。临床上以等渗性脱水最为常见，其次为低渗性脱水，高渗性脱水较少见。

3. 临床表现　等渗性脱水的临床表现视脱水的轻重而异，其具体表现见表 5-3。

表 5-3　　　　　　　　　　　　　　　　等渗性脱水的临床表现

	轻　度	中　度	重　度
精神	稍差略有烦躁	委靡、烦躁	表情淡漠、昏睡甚至昏迷
泪液	少	明显减少	无
尿量	稍减少	明显减少	少尿或无尿
皮肤	稍干燥、弹性尚可	干燥、弹性差	干、弹性很差
口唇黏膜	略干	干燥	极干燥
眼窝、前囟	稍凹陷	明显凹陷	深凹陷
血循环	好	不好	有休克症状

注：应防止对严重营养不良患儿脱水程度估计过重。

发生低渗性脱水时，初期患儿可无口渴的症状，除一般脱水现象外，多有四肢厥冷、皮肤发绀、血压下降、尿量减少等休克症状；严重低钠者可发生脑水肿，甚至惊厥和昏迷。当低渗性脱水伴有酸中毒时常有深大呼吸；伴有低血钾时可出现无力、腹胀、麻痹性肠梗阻或心律失常；伴有低血钙、低血镁时可出现肌肉抽搐、惊厥和心电图的异常等。

高渗性脱水，水从细胞内转移至细胞外，使细胞内外的渗透压达到平衡，其结果是细胞内容量降低。由于细胞内缺水，患儿常有剧烈口渴、高热、烦躁不安、肌张力增高，甚至发生惊厥，脱水后肾脏负担明显增加，若脱水继续加重，将导致氮质血症。

（二）钾代谢异常

钾是细胞内液的主要阳离子，任何可降低细胞完整性的状况都可影响钾的平衡。人体正常血清钾的浓度是 3.5～5.0 mmol/L，它在传递神经冲动，促进细胞代谢，维持正常心率、酸碱平衡等方面起着重要作用。

1. 低钾血症　当血清钾浓度低于 3.5 mmol/L 时称为低钾血症。引起的主要原因有：钾的摄入量不足（如长期禁食或进食过少等），胃肠道丢失过多（如呕吐、腹泻、胃肠吸引、外科引流），肾脏排出过多，钾在细胞内外分布异常等。

（1）临床表现：低钾血症的临床表现不仅与血钾的浓度有关，而且与缺钾发生的速度有着直接关系。主要表现为：神经肌肉兴奋性减低，精神委靡，反应低下，躯干和四肢肌肉无力，腱反射减弱或消失，严重者出现弛缓性瘫痪。此外，常出现心律失常，重症者血压降低、多尿等，心电图可见 T 波低平或倒置，S-T 段下降，Q-T 间期延长，出现 U 波。

（2）治疗：主要为补钾，一般每天可给钾 3 mmol/kg，严重低钾者可给 4～6 mmol/kg。通常以静脉输入的方式补钾，但静脉补钾时应精确计算补充的速度与浓度，特别要注意见尿补钾，同时监测血清钾水平，有条件者给予心电监护。当然，若患儿病情允许，口服缓慢补钾更为安全；此外，应积极寻找造成低钾的原因并对症治疗，防止钾的进一步丢失。

2. 高钾血症　血清钾>5.5 mmol/L 时称为高钾血症。其主要原因有：摄入过多（如输入过多库血、输入含钾溶液速度过快或浓度过高等）、排出减少（如肾衰竭、肾上腺皮质功能低下等）、细胞内钾转移至细胞外（大量溶血、缺氧、酸中毒等）。

（1）临床表现：神经肌肉兴奋性降低、精神委靡、嗜睡、心音减弱、恶心、呕吐等；心电图出现高耸的 T 波，PR 间期延长，P 波低平增宽，QRS 明显增宽。

（2）治疗：高血钾有心搏骤停的危险，故应积极处理。首先应积极去除造成高血钾的原因，同时注意隐性钾的来源；此外，可用 10% 葡萄糖酸钙和 5% 碳酸氢钠缓慢静脉注射，还可采用离子交换树脂、血液或腹膜透析等治疗措施。

（三）酸碱平衡紊乱

正常情况下，人体内的水和电解质通过机体的内在调节保持着动态平衡，但在疾病、外伤等因素下可出现水、电解质紊乱。

机体在代谢过程中会不断产生酸性和碱性物质，但其通过体内的缓冲系统以及肺、肾的调节作用会使体液 pH 维持在 7.35～7.45。正常儿童血 pH 值与成人一样，其范围稍宽。但当肺呼吸功能障碍使 CO_2 的排出过少或过多，血浆中 H_2CO_3 的量增加或减少时可引起酸碱平衡紊乱，即呼吸性酸中毒或碱中毒；因代谢紊乱使血浆中 H_2CO_3 的量增加或减少而引起的酸碱平衡紊乱，则为代谢性酸中毒或碱中毒；出现酸碱平衡紊乱后，机体可通过肺、肾调节使 HCO_3^- / H_2CO_3 的比值维持在 20∶1，即 pH 维持在正常范围内，称代偿性代谢性（或呼吸性）酸中毒（或碱中毒）；如果 HCO_3^- / H_2CO_3 的比值不能维持在 20∶1，即 pH 低于或高于正常范围，则称为失代偿性代谢性（或呼吸性）酸中毒（或碱中毒）。常见的酸碱失衡为单纯型（呼吸性酸中毒、呼吸性碱中毒、代谢性酸中毒、代谢性碱中毒），有时亦可出现混合型。

1. 代谢性酸中毒　所有代谢性酸中毒均为细胞外液酸的产生过多或碳酸氢盐的丢失，前者常见于酮症酸中毒，后者常发生于腹泻、小肠瘘管引流时等。

（1）临床表现：根据血浆 HCO_3^- 的值可将酸中毒分为轻度（18～13 mmol/L）、中度

（13～9 mmol/L）和重度（＜9 mmol/L）。轻度酸中毒症状不明显，仅呼吸稍快；中度酸中毒可出现呼吸深长、口唇樱红、恶心、呕吐、疲乏无力、烦躁不安，进而嗜睡、昏迷；重度酸中毒时心率转慢、血压下降、心律失常、心力衰竭，甚至出现生命危险。婴儿因呼吸代偿功能较差，呼吸改变不典型，往往只有精神委靡、拒食和面色苍白等表现。

（2）治疗要点：积极去除病因，改善循环、呼吸和肾脏功能，恢复机体的调节作用。轻度酸中毒经补液后，随着循环和肾脏功能的改善，即能恢复；中度及重度酸中毒则需另给碱性溶液才能纠正。

2. 代谢性碱中毒　由于体内 H^+ 的减少或 HCO_3^- 增多所致，如长期呕吐或胃液引流导致的氢和氯的丢失；摄入或输入过多的碳酸氢盐等。

（1）临床表现：轻度可无明显症状，典型者呼吸变浅、烦躁、谵语、嗜睡，严重时昏迷；当碱中毒致游离钙降低时，可引起抽搐；有低血钾时，可出现相应的临床症状。血气分析见血浆 pH 值增高，$PaCO_2$ 和 HCO_3^- 增高；典型的病例尿呈碱性。

治疗要点：去除病因；停用碱性药物，纠正水、电解质平衡失调，静脉滴注生理盐水，重症者给予氯化铵静脉滴注；若碱中毒时同时存在低钠、低钾和低氯血症，必须在纠正碱中毒时同时纠正这些离子的紊乱。

3. 呼吸性酸中毒　本症原发于呼吸系统紊乱，引起肺泡 PCO_2 增加所致。

（1）临床表现：呼吸困难、气促、发绀、胸闷、头痛等；酸中毒加重时可有嗜睡、谵妄、昏迷等。

（2）治疗要点：主要应针对原发病进行治疗，必要时应用人工辅助通气。

4. 呼吸性碱中毒　是以肺泡通气过度致 PCO_2 降低、pH 值升高为特征的低碳酸血症。

（1）临床表现：呼吸深快、肌张力增高、手足搐搦等。

（2）治疗要点：积极治疗原发病，改善呼吸功能，有手足搐搦时应补充钙剂。

三、常用溶液及配制

常用溶液包括非电解质和电解质溶液 2 类。

（一）非电解质溶液

主要用于补充水分和部分热量，常用的有 5％葡萄糖溶液和 10％葡萄糖溶液，其中前者为等渗液，后者为高渗液。由于两种溶液输入体内后不久，葡萄糖就被氧化成水和 CO_2 或转变成糖原储存于肝内，不能起到维持血浆渗透压的作用，故均视为无张力溶液。

（二）电解质溶液

主要用于补充水分、电解质和纠正酸碱失调。

1. 生理盐水（0.9％氯化钠溶液）　为等渗溶液，但输入过多可使血氯增高，可能会加重酸中毒，因 Na^+ 含量与血浆（142 mmol/L）相仿，而 Cl^- 含量则高于血浆（103 mmol/L）1/3。

2. 复方氯化钠溶液　除含氯化钠外，还含有与血浆含量相同的 K^+ 和 Ca^{2+}，也是等渗溶液。其作用及缺点与生理盐水基本相同，但大量输入时不会产生稀释性低血钾和低血钙。

3. 碱性溶液　主要用于纠正酸中毒，调节酸碱平衡失调。

（1）碳酸氢钠溶液：可以直接增加缓冲碱，故可迅速纠正代谢性酸中毒，在紧急抢救严重代谢性酸中毒时，可不稀释直接静脉滴注，但多次使用后可使细胞外液渗透压升高。5％

碳酸氢钠为高张溶液，1.4％碳酸氢钠溶液为等张溶液。

（2）乳酸钠溶液：显效较慢，休克、缺氧、肝功能不全、新生儿及乳酸潴留性酸中毒者不宜使用。1.87％乳酸钠为等张液，11.2％乳酸钠溶液为高张溶液。

4. 氯化钾溶液　用于纠正低钾血症，补充生理需要和异常丢失的钾，制剂为10％或5％溶液，静脉输液时需稀释成0.2％~0.3％溶液使用，不可直接静脉推注，因有发生心肌抑制的危险。

（三）混合溶液

将几种溶液按一定比例配成不同的混合液体，以互补其不足，从而更适合不同情况下液体疗法的需要，几种常用混合液的组成及简易配制如下（表5-4）。

表5-4　　　　　　　　　　　几种常用混合液的简易配制

混合溶液	张力	5％或10％葡萄糖溶液（mL）	10％氯化钠溶液（mL）	5％碳酸氢钠溶液（或11.2％乳酸钠溶液）（mL）
1：1溶液	1/2	500	20	
3：2：1溶液	1/2	500	15	24（15）
3：4：2溶液	2/3	500	20	33（20）
4：1溶液	1/5	500	10	
2：1等张含钠液	1	500	30	47（30）
1：2溶液	1/3	500	15	

1. 1：1溶液　1份5％葡萄糖溶液与1份0.9％氯化钠溶液的混合溶液，其渗透压约为血浆的一半，即1/2张，1：1液适合于对单纯性呕吐和继续丢失液量的液体补充。简易配制方法为：5％或10％葡萄糖溶液500 mL加入10％氯化钠溶液20 mL即可。

2. 3：2：1液　即3份10％葡萄糖溶液、2份0.9％氯化钠溶液和1份1.87％乳酸钠（或1.4％碳酸氢钠）溶液的混合溶液。其简易配制方法为：5％或10％葡萄糖溶液500 mL加入10％氯化钠溶液15 mL及5％碳酸氢钠溶液24 mL（或11.2％乳酸钠溶液15 mL），其张力为1/2张。

3. 3：4：2液　是3份10％葡萄糖溶液、4份0.9％氯化钠溶液和2份1.87％乳酸钠（或1.4％碳酸氢钠溶液）的混合溶液，总份数为9，其中电解质（有渗透压作用的）占6份，所以是6/9张，简化为2/3张。主要用于补充以丢失的液体量（即累积损失量）。简易配制方法：用5％或10％葡萄糖溶液500 mL加10％氯化钠溶液20 mL及5％碳酸氢钠33 mL（或11.2％乳酸钠溶液20 mL）。

4. 4：1溶液　4份10％葡萄糖溶液与1份0.9％氯化钠溶液的混合溶液，总份数是5，即为1/5张（约相当于血浆渗透压的1/5），多作为婴儿时期维持生理需要的维持液。因新生儿肾功能尚不健全，对氯化钠的负荷量较小，故用1/5张溶液为佳。4：1液的简易配制方法：5％或10％葡萄糖溶液500 mL加入10％氯化钠溶液10 mL即可。

5. 2：1等张含钠液　即2份0.9％氯化钠溶液与1份1.87％乳酸钠（或1.4％碳酸氢钠）溶液的混合溶液。2：1等张含钠液简易配制方法：5％或10％葡萄糖溶液500 mL加

10%氯化钠溶液 30 mL 及 5%碳酸氢钠溶液 47 mL（或 11.2%乳酸钠溶液 30 mL）。

6. 1：2 液 即 1 份 0.9%氯化钠溶液与 2 份 5%葡萄糖溶液的混合溶液，总份数是 3，即为 1/3 张。其简易配制方法为：5%或 10%葡萄糖溶液 500 mL 加 10%氯化钠溶液 15 mL 即可。

 知识链接

口服补液盐（oral rehydration salts，ORS）

ORS 是世界卫生组织推荐的一种简单、经济、有效的口服补液方法，主要用于急性腹泻合并脱水的轻、中度患儿的治疗，通常用于补充累积损失量和继续丢失量两部分，补充累积损失量时，需要根据脱水程度和体重正确估计给液量，补液的速度取决于脱水速度；对伴有循环衰竭的重度脱水患儿应首先采用静脉补液，待循环好转后，改为口服。

ORS 的配方目前有多种，如氯化钠 3.5 g，碳酸氢钠 2.5 g，氯化钾 1.5 g，无水葡萄糖 20 g，加蒸馏水或温（凉）开水至 1000 mL；另一配方是以枸橼酸钠 2.9 g 代替碳酸氢钠，此方可以用沸水配制。2006年 3 月 23 日世界卫生组织和联合国儿童基金会（UNICEF）宣布了补液盐的新配方，即：氯化钠 2.6 g、氯化钾 1.5 g、枸橼酸钠 2.9 g、无水葡萄糖 13.5 g，加水至 1000 mL。与标准 ORS 比较，新配方减少了氯化钠和葡萄糖的含量，使 Na^+ 的浓度由原先的 90 mol/L 降至 75 mol/L，葡萄糖溶液浓度由原先的 110 mol/L 降至 75 mol/L，总渗透压由 310 mol/L 降至 245 mol/L，这一新配方将更易于机体迅速吸收其中的营养成分，减少静脉输液的必要性，易于治疗非霍乱急性腹泻儿童的相关病症且无须住院。

此外，根据联合国儿童基金会和世界卫生组织的建议，口服补液治疗应与适当的喂养方式相结合，在急性腹泻发作期间，补充锌（每天 20 mg 锌，持续 10～14 天）和不间断的母乳喂养将能更好地预防脱水并减少蛋白质和热量的消耗。

口服补液盐虽有许多优点，但也不能滥用。服用时应小量多次，4～6 小时内服完所需补液量，注意新生儿、肾功能不全、休克及明显腹胀患儿不宜应用。

四、液体疗法及护理

（一）液体疗法

液体疗法的目的在于纠正水、电解质和酸碱平衡紊乱，恢复机体的正常生理功能，它包含补充生理需要量、累积损失量和继续丢失量。

通常补液的原则是：根据脱水程度的轻重，确定补液总量；根据脱水性质，确定补液种类。补液时，一般先快后慢，先浓后淡，先盐后糖，见尿补钾，但高渗脱水患儿输液速度要适当减慢。

1. 补充生理需要量 生理需要量包括热量、液体量和电解质需要量。正常生理需要量可按每代谢 418 kJ（100 kcal）能量需 100～150 mL 水计算；年龄越小需水相对越多，也可按简易计算表 5-5 计算。

表 5-5　　　　　　　　　　　　　生理需要量简易计算表

体　重	每天需液量（mL）
<10 kg	100 mL/kg
11～20 kg	1000＋超过 10 kg 体重数×50 mL/kg
>20 kg	1500＋超过 20 kg 体重数×20 mL/kg

电解质的需求变化很大，平均钾、钠、氯的消耗量为 2～3 mmol/418 kJ（2～3 mmol/100 kcal）。生理需要量应尽可能口服补充，不能口服或不足者可以静脉滴注 1/4～1/5 张含钠液，同时给予生理需要量的钾；发热、呼吸增快的患儿应适当增加进液量；营养不良者应注意能量和蛋白质的补充；必要时用部分或全静脉营养。

2. 补充累积损失量　累积损失量是指自患病到补液时所丢失的水和电解质的总量。补液量通常根据脱水程度及性质来补：即轻度脱水补液 30～50 mL/kg，中度 50～100 mL/kg，重度 100～120 mL/kg；低渗性脱水补 2/3 张含钠液，等渗性脱水补 1/2 张含钠液，高渗性脱水补 1/3～1/5 张含钠液。补液的速度取决于脱水程度，原则上应先快后慢，对伴有循环障碍和休克的重度脱水患儿应首先扩容，在 30～60 分钟内快速输入等渗含钠液（生理盐水或 2∶1 液），其余累积损失量补充常在 8～12 小时内完成，循环改善及出现排尿后及时补钾；无须扩容的患儿，累积损失量要在 8～12 小时内输入。

3. 补充继续丢失量　继续损失量是指补液开始后继续丢失的液体量。在开始补充累积损失量后，腹泻、呕吐、胃肠引流等损失大多继续存在，以致体液继续丢失，如不予以补充，将导致新的累积损失。补充继续损失量一般用 1/3 张、1/2 张含钠液，原则是失多少，补多少。

（二）护理

1. 补液前

（1）了解患儿病情，准备好输液时所需的药品、液体、输液器等，并熟练掌握正确的配液方法及注意事项。

（2）严格执行查对制度并注意药物的配伍禁忌。

（3）向患儿及家长耐心解释补液的目的及注意事项，以取得配合；对年幼儿可用玩具、图片、语言等安慰，以减轻他们的紧张和恐惧。

（4）认真评估患儿血管，根据补液目的、时间、溶液和药物的性质、年龄、病情合理选择血管，同时注意小儿静脉和动脉的鉴别。

2. 补液时

（1）严格无菌操作。

（2）妥善固定进针点，婴幼儿可给予适当约束。

（3）严格掌握补液速度，必要时使用输液泵。

（4）密切观察患儿生命体征变化，若有低钾、低钙、酸中毒等表现时应及时报告医师并配合纠正。

（5）加强巡视，及时发现输液反应及药物不良反应。

自学指导

【重点难点】

1. 儿科药物治疗的特点、给药方法、药物剂量的计算方法、药疗的护理原则。

2. 小儿体液平衡的特点；水、电解质和酸碱平衡紊乱。

3. 常用溶液及配制方法。

【考核知识点】

1. 小儿药物剂量的计算及药疗的护理原则。

2. 常用溶液及配制方法。

【复习思考题】

1. 请问 3：2：1 混合溶液、4：3：2 混合溶液、2：1 混合溶液的张力及成分各是什么？

2. 请配制 250 mL 2：3：1 混合溶液并列出配方。

3. 低钾的临床表现有哪些？补钾时应该注意什么？

4. 患儿，男，9 个月。腹泻 2 天，稀水便 7～8 次/d；呕吐 2 次，为胃内容物；食欲差；烦躁。前囟眼窝凹陷，四肢尚温，口唇干燥，皮肤弹性差，腹软。查体：体温 38 ℃，呼吸 32/min，心率 120/min。

请问：

(1) 该患儿的主要护理诊断及护理措施各是什么？

(2) 如何对患儿家长进行健康教育？

〔闫 兰〕

第六章

住院儿童及常见症状的护理

【学习目标】

1. 掌握:

（1）住院患儿的护理和健康评估。

（2）儿科常见症状的护理。

2. 熟悉:

（1）小儿入院护理常规。

（2）小儿出院指导。

3. 了解:

（1）护理人员在儿童入院时的职责。

（2）小儿出院准备。

【自学时数】2学时。

　　患病和住院对儿童及其家庭来说是一种危机，由于其日常的生活环境、健康状况和作息时间均发生改变，而且儿童处理应激事物的应对能力十分有限，因此，儿童尤其是低龄儿童特别容易受到这一危机的危害。

第一节　住院儿童的护理

　　住院儿童的护理常规按患儿住院程序分为入院护理、住院期间的护理和出院护理。

一、入院护理

（一）护理人员在儿童入院时的职责

　　理解儿童患病住院对患儿及其家庭的影响，在入院时为其提供必要的信息及情感上的支持。帮助患儿和家长做好入院的准备工作，包括用物和精神的准备。对家长不要采取批评、指责的态度，以免给其带来更大的压力。言语温和、态度亲切和蔼、工作认真负责以取得患儿与家长的信任，使患儿获得安全感和舒适。

（二）入院常规护理

1. 接到新患儿住院通知后，护理人员应立即安排好床位，对危重患儿应备好各种用物、抢救器械及药品，有条件的病房安置在重症监护室。如果是新生儿时，应调节好暖箱的温度与湿度等。

2. 做好入院介绍。介绍病房情况，如环境、作息时间、探视制度、陪伴制度以及工作人员如主管医师、护士长、护士等。护理人员接待新入院患儿和家长时应仪表端庄，热情服务，尽量满足新入院患儿心理和生理上的需求。指导患儿（年长儿）和家长留取常规标本的方法、时间及注意事项。

3. 准备医疗和护理病历各一份，收集患儿健康资料，测量体温、脉搏、呼吸、血压及其他生命体征，并进行全面健康评估（详见"住院期间的护理"）。

4. 做好清洁护理，若病情允许，给患儿沐浴或擦浴，更换衣服，剪指、趾甲等。

5. 危重患儿应首先进行治疗和抢救，待病情稳定后再进行其他方面的护理。

（三）健康评估

小儿处在生长发育的动态变化过程中，无论心理还是生理方面均不成熟，在评估小儿健康状况时，要掌握小儿的心身特点，运用多学科的知识，以获得全面、正确的主、客观资料，为制订护理方案打下良好的基础。同时，还需要根据快速变化的病情，及时采取相应的护理措施，并不断评估其效果，以进一步制订护理方案。

1. 健康史的采集　健康史可由患儿、家长、其他照顾者及医师的叙述获得，这对护理计划的正确制订起着重要的作用。其内容为：

（1）一般情况：包括患儿姓名、乳名、性别、年龄、入院日期、病史叙述者、父母或抚养人姓名、通信地址、联系电话等。年龄一项，患儿越小越应询问确切；新生儿要求记录天数，婴儿记录月龄，年长儿记录到几岁几个月。

（2）现病史：指到医院就诊的主要原因。按症状出现的先后顺序，了解发病的时间、经过、症状特点、检查治疗情况等。

（3）既往健康状况：①出生情况。新生儿及小婴儿应重点询问，包括第几胎、第几产、是否足月，母孕期情况及生产方式，出生时体重、身长、有无窒息等。②喂养情况。婴幼儿尤其是有营养缺乏症或消化功能紊乱者，应重点询问。包括喂奶的种类、添加辅食的情况、断奶的时间等，年长儿应注意询问有无偏食、吃零食等不良饮食习惯。③生长发育情况。常规了解患儿的体格、语言、动作、认知及神经精神方面的发育情况，在幼儿园或学校的学习状况、与同伴间的关系等。④预防接种情况。各种疫苗是否按时接种，接种后有无不良反应等。⑤基本生活习惯。包括饮食、睡眠、排泄、清洁卫生习惯及自理情况。

（4）对住院的反应：是否了解住院的原因，对医院环境能否适应，对治疗能否主动配合，对医护人员是否信任及住院对家庭的影响等。

注意事项：收集健康史的护士要态度和蔼，取得对方的信任。采取耐心听取与重点提问相结合的方法，注意倾听，不轻易打断家长的述说，根据需要给予必要的提示和引导；对年长儿可让其补充叙述病情，以获得准确的、完善的资料，为护理提供可靠的依据。病情危重时，边重点简要询问边检查抢救，以免耽误救治，详细询问可在病情稳定后再进行。

2. 体格检查

（1）一般情况：发育及营养状况，面容、神态，对外界刺激的反应，体位、步态，哭声，语言的流畅、清晰程度及患病后的情绪反应等。

（2）一般测量：包括体温、脉搏、呼吸、血压、身长、体重，必要时测量头围等。

（3）皮肤及毛发：皮肤颜色、弹性、温度、湿润度，有无皮疹、瘀点、色素沉着；毛发颜色、光泽，有无干枯等。

（4）淋巴结：常规检查枕部、颈部、耳前后、颌下、腋窝、腹股沟等部位的浅表淋巴结。注意大小、数目、软硬度，有无粘连及压痛。

（5）头部：头颅大小、形状、囟门情况；眼睑有无浮肿、结膜有无充血、巩膜有无黄染、瞳孔大小及对光反射；鼻腔有无分泌物、鼻翼有无扇动、鼻窦有无压痛、呼吸是否通畅；口腔黏膜有无溃疡或麻疹黏膜斑，扁桃体及咽后壁有无充血；外耳道有无分泌物、乳突有无红肿及压痛等。

（6）颈部：外观是否正常，有无斜颈，活动是否自如，气管位置是否居中，颈静脉有无怒张，甲状腺的大小情况。

（7）胸部：胸廓是否对称；肺部：呼吸频率及节律、有无呼吸困难、触觉语颤有无改变、叩诊有无异常浊音或鼓音等；心前区有无隆起、心尖冲动位置、心界大小、有无震颤、心率、心律、心音强度、有无杂音。

（8）腹部：腹壁有无静脉曲张，有无脐疝，能否见到蠕动波或肠型；触诊腹壁紧张程度如何，有无压痛或肿痛；叩诊有无移动性浊音；听诊肠鸣音是否正常；新生儿注意脐部有无出血、分泌物等。

（9）外生殖器与肛门：外生殖器有无畸形，男孩有无隐睾、鞘膜积液、包茎、疝气，女孩阴道有无异常分泌物；肛门有无畸形、肛裂及直肠脱垂。

（10）脊柱与四肢：有无畸形、压痛，活动有无障碍；肌张力有无改变；有无反甲等。

（11）神经反射：生理反射是否正常存在，如腹壁反射、提睾反射等，有无病理反射；新生儿需另外检查如拥抱反射、吸吮反射等一些先天性反射。

3. 注意事项　根据小儿年龄及所需检查部位决定应采取的体位姿势，较小婴儿可由父母抱于胸前，横坐在父母腿上等；护士手要温暖，态度和蔼、动作轻柔，避免过强的刺激造成小儿哭闹；检查前可先让小儿熟悉一些检查用品，以解除其防御、惧怕甚至抗拒的心理状态；根据小儿年龄特点及耐受程度，视具体情况适当调整检查顺序，如检查小婴儿时，先检查心肺，最后检查口腔、咽部；对重症病例，先重点检查生命体征及与疾病有关的部位，边检查边抢救，全面的体检待病情稳定后再进行，以免耽误救治。

二、住院期间的护理

（一）一般护理

患儿住进医院，护理人员应对患儿进行护理评估，并提供基础护理。

1. 饮食护理　正在断奶的婴儿在住院期间应暂时停止断奶，继续喂哺母乳，待恢复健康后再断奶。非母乳喂养患儿按医嘱正确配送饮食，并记录进餐情况，能下地活动的患儿在护士协助下可集体进餐，以提高食欲。同时，经常征求患儿及家长对营养师的意见，经常和营养师取得联系，反映患儿进餐的情况，以协助营养师不断调整膳食。

2. 休息和睡眠　急性病、重症患儿入院后应卧床休息；慢性病及恢复期的患儿，可按病情分级护理。除病情严重外，勿过分限制其活动。可根据情况为患儿制定活动日程。在患儿睡眠时间内尽量避免治疗和检查等，保证患儿的休息和睡眠。

3. 病室清洁　室内定时通风换气，每天 2～3 次，每次 30 分钟。根据患儿不同年龄保持室内适宜的温湿度。一般病室每天用紫外线消毒 1 次或用食醋熏蒸 1 次。病室桌面、床栏、椅、床头柜等均以消毒剂擦拭为主，地面采用消毒剂湿拖，每天 4 次。对死亡患儿应进行终末处理。

4. 个人清洁　根据病情及季节为患儿擦浴或沐浴，夏季每天 1～2 次，冬季每周 1～2 次。每周给患儿剪指、趾甲 1 次。坚持晨、晚间护理，嘱患儿饭前便后洗手。患儿的衣着、被褥经常更换，在阳光下曝晒，保持清洁。

5. 给药的护理　按医嘱正确给药，严格执行查对制度。口服药一定要送到床边，协助患儿服下。静脉给药要加强巡视观察，发现问题及时处理。

6. 基础护理　监测体温、脉搏、呼吸、血压，新入院患儿每天测量 4 次；危重患者每天测 6 次；1 周测体重 1 次；新生儿、早产儿 1 周测 2 次。重点交班要做到：口头、书面、床边三交班，特别注意清点病区患者总数。危重及死亡患儿及时通知其家长。

7. 健康教育　针对患儿不同年龄、不同疾病对患儿及家长进行疾病知识的宣教，如病因、预防、治疗、护理、营养、康复等知识的讲述。采用各种不同的宣教方式，让患儿及家长完全理解相关内容。

8. 严格遵守消毒隔离制度　感染患儿和非感染的患儿分开收治，以免交叉感染。

9. 促进生长发育、满足教育需求　为患儿提供适当、有益的活动和游戏，减少不良刺激，如分离性焦虑、疼痛等，使其生长发育的潜能得到最大发展。对学龄儿童应帮助其完成学业，并促使其与同学和学校保持联系。

10. 治疗性游戏　当游戏起到应对恐惧和忧虑的作用时称为治疗性游戏。其作用是评估儿童对疾病的了解程度和知识，以及对儿童进行护理干预。常用的方法包括讲故事、绘画、听音乐、用玩偶游戏以及进行具有情节、戏剧性的游戏。治疗性游戏可帮助护士接近患儿，并解释病因，提供治疗护理过程及自我保健知识等，同时，使患儿表达恐惧、焦虑和幻想等负性情绪。护士应根据患儿年龄、病情选择适当的游戏与玩具。

11. 保证患儿住院期间的安全　水、电、暖气设备都要有安全防护措施，并认真执行各种安全防范措施，保证患儿免遭意外伤害，如对新生儿应注意防止包被蒙头过严、哺乳姿势不当、乳房堵塞新生儿口鼻造成新生儿窒息；对婴幼儿和年长儿应防止吸入（接触）异物、中毒、跌伤、触电、烫伤等。

（二）心理护理

患病住院无论对小儿生理还是心理都会造成很大影响。疾病的痛苦、陌生的环境和人、有限的活动空间与时间、服药注射等一系列治疗，会使小儿处于生理、心理、社会的应激状态，这种影响的大小、强弱，与所患疾病的严重程度及所处的生活环境有密切关系。护理人员要了解每个住院患儿的心理反应，有的放矢地进行护理，以帮助小儿尽快适应医院生活。

1. 不同年龄阶段住院小儿的心理护理　小儿住院后的心理反应，与其个人的年龄、所患的疾病及生活经历（散居、入托或上学等）都有密切关系。现将住院患儿的心理特点及护理按不同年龄期分述如下：

（1）婴儿期：婴儿期是小儿身心发育最快的时期，对住院的心理反应随月龄的增加而有明显差别。①5 个月以前的患儿，如能够及时满足其生理需要，入院后一般比较平静，较少哭闹，即使与母亲分离，心理反应也不太明显，但容易因缺乏外界有益的刺激，感知觉和动作方面的发育受到一定影响。护理人员应尽其可能多与患儿接触，给予抚摸、怀抱、微笑，在护理中与患儿建立感情。同时多提供适当的颜色、声音等感知觉的刺激，协助患儿进行全身或局部的动作训练，维持患儿正常的发育。②6个月后婴儿开始认生，对抚育者尤其对母亲的依恋性越来越强。住院后反应强烈，对陌生环境与人持拒绝态度，多以哭闹表示与亲人分离的痛苦。护士应特别注意应给患儿初次留下较好的印象，使小儿产生安全感。向家长了解患儿住院前的生活习惯，把患儿喜爱的玩具或物品放在床旁，同时呼唤其乳名，使患儿感到熟悉和亲切。通过耐心、细致的护理，使其对护士从逐渐熟悉到产生好感；在日常的护理中耐心主动，增加小儿的信任感，逐渐使小儿对护理人员表示友好。

（2）幼儿期：幼儿对父母及其他亲人的爱护与照顾有着亲身体验，住院后的心理变化比婴儿更加强烈。如为无陪伴医院或父母因故不能陪伴患儿，幼儿常常认为住院是父母对自己的惩罚，因而产生疑虑；对医院的陌生环境感到害怕；对住院限制自己的活动产生不满情绪；同时受语言表达与理解能力的限制，在表达需要、与他人交往上出现困难，感到苦恼；担心自身安全受到威胁；担心遭到父母的抛弃等。各种心理反应，使患儿拒绝接触医护人员。具体表现为3个阶段：① 反抗（protest）。哭闹，采用打、踢、咬等各种反抗行为，拒绝护士的照顾，企图逃跑，寻找父母。②失望（despair）。对回家或找到父母感到没有希望，情绪抑郁，不愿说话，对周围的一切事物不感兴趣。常以吮手指、抱紧自己的用物等行为方式以得到慰藉，也可出现退行性行为。③否认（denial）。住院时间长的患儿可进入此阶段。把对父母的思念压抑下来，克制自己的情感，无可奈何地遵守医院的日程安排和治疗护理等要求，能与周围人交往，能接受护士对自己的照顾，以满不在乎的态度对待父母来院探望或离去。

有人陪护的小儿以上3个阶段的心理反应不突出，主要表现为拒绝医护人员，刚到床前就搂住母亲大哭不止，使相关检查、注射等治疗护理更加困难。

护士应采取的心理护理措施是：①有责任护士负责护理患儿。了解患儿表达需要和要求的特殊方式，护理中尽可能接近患儿原有的生活习惯，使其感到亲切。以患儿能够理解的语言讲解医院的环境、生活安排。②有意识地多与患儿沟通。运用沟通技巧，多与患儿交谈，鼓励其谈论自己喜欢的事情，并注意倾听，以促进患儿语言能力的发展，防止因住院使小儿在语言方面的发育迟缓，同时也使小儿获得情感上的满足。③对患儿行为方面的护理。允许患儿以哭闹的方式发泄自己的不满情绪，对患儿入院后出现的反抗予以理解；不当众指责患儿的退行性行为，而是在病情允许时努力帮助其恢复；为患儿创造表现其自主性的机会，如自己洗手、吃饭等，满足其独立行动的愿望。

（3）学龄前期：主动控制和调节自己行为的能力逐渐增强。他们住院存在的主要的心理问题仍然是：分离性焦虑，惧怕陌生环境，怀疑被父母遗弃，担心身体的完整性因疾病或治疗受到破环。但表现较温和，如悄悄哭泣、难以入睡、不能按时按量吃饭等，能把情感和注意更多地转移到游戏、绘画等活动中，来控制和调节自己的行为。

心理护理的重点是：①重视患儿入院时的介绍。介绍病房环境及同病室的其他小病友，使之尽快熟悉环境、同伴，帮助其减轻陌生感。以患儿容易理解的语言，解释所患的疾病、治疗护理的简要过程及其必要性，使患儿清楚疾病和住院治疗不会对自己的身体构成威胁。②根据患儿的病情组织适当的游戏活动。用讲故事、做游戏、看电视、绘画等方法，使患儿参与愉快的活动，忘记痛苦烦恼，发泄恐惧心理，减少焦虑情绪。也可组织一些治疗性的游戏，分别扮演医护等不同角色，模拟打针、手术等操作，在游戏中较好地理解治疗护理的方法及意义，帮助患儿表达、发泄情感，并促进患儿主动遵守各项制度，配合医护工作。③鼓励患儿参加一些力所能及的工作。在病情允许时，鼓励患儿适当地自我照顾，使患儿看到自己的作用，以帮助自己树立自信心。

（4）学龄期：此阶段小儿的日常生活已从游戏为主转为学校学习为主，学校生活在他们心目中占有相当的位置。接触的范围更广，能更好地控制自己，住院与父母暂时分离并不是焦虑的主要原因，而是与学校、同学分离。主要的心理反应为：与同学分离，感到孤独；耽误了学习，担心会落后；对疾病缺乏了解，害怕病情恶化、自己会残疾或死亡；比较注意医护人员查房时的表现、动作、讨论等，以此作为对自己病情的估计；因怕羞而不愿配合体格检查；唯恐因自己住院给家庭造成严重的经济负担而感到内疚。由于此阶段患儿自尊心较强、独立性增加，尽管心理活动很多，但表现比较隐匿，努力做出若无其事的样子来掩盖内心的恐慌，所以更需要关怀。

心理护理应注意：①和患儿交谈。要与患儿开诚布公地交谈，介绍有关病情、治疗和住院的目的，解除患儿疑虑，取得患儿信任，密切护患关系。②帮助患儿与学校保持联系。鼓励患儿给同学打电话等，允许同学来医院探视，交流学习情况，使之感觉到自己仍是集体的一员，仍属于学校。③组织学习活动，增强战胜疾病的信心。在与患儿共同计划一天生活安排时，一定要包括学习内容，鼓励患儿每天定时坚持学习，使其保持信心。这意味着疾病可以"治疗"，并可回到学校，不致因住院而荒废学业。④关心患儿。注意听取患儿的意见，并尽量满足他们合理的要求，对患儿进行体格检查及各项操作时，要采取必要的措施维护其自尊。提供自我护理的机会，发挥他们独立自主的能力，引导他们情绪稳定地接受治疗。

2. 住院临终患儿的心理护理　临终患儿心理反应与其对死亡的认识有关。影响因素包括对疾病的理解、家长的情绪和举动、目前身体痛苦的程度、年龄、性格等。

婴幼儿尚不能理解死亡，因此，应允许其家长守护在身边做一些力所能及的护理及适当的照顾，使患儿在濒死时，其父母和最喜爱的玩具能陪伴在身边。

学龄前小儿对死亡的概念仍不清楚，他们认为死亡是暂时的，像睡觉一样，不知道死后不能复生。还会把死亡与自己的不良行为联系起来，认为死亡是对不良行为的一种惩罚。而呼吸困难、疼痛等疾病痛苦使他们难以忍受，护理人员应采取措施尽量减少临终患儿的痛苦，操作时稳、准、轻、快；应及时满足其心理、生理需要，如父母的陪伴、搂抱等，以耐心、细致的护理服务支持患儿。

学龄小儿开始认识死亡及其后果，但10岁前的小儿并不理解死亡的真正意义，不能将死亡与自己直接联系起来。病痛的折磨及与亲人的分离使他们难以忍受。10岁以后，小儿对死亡有了和成人相似的概念，逐渐懂得死亡是生命的终结，是普遍存在且不可逆的，自己也不例外，并把死亡和痛苦联系起来，因此，惧怕死亡及死亡前的痛苦。护士进行心理护理时要认真面对患儿提出的死亡问题并给予回答，但因小儿性格的不同，避免预期小儿死亡的时间，随时观察患儿情绪的变化，使其从最爱的人那里得到支持与鼓励，帮助其平静地度过余下的日子。

患儿死后，护士要理解、同情家长的痛苦心情，在劝解、安慰家长的同时，尽量满足家长在患儿身边多停留一些时间等要求；医院应安排僻静的场所，让家长发泄内心的悲痛。

三、出院护理

（一）出院准备

当患儿病情稳定后，护理人员就应开始评估儿童和家庭对出院的准备，包括家庭是否具有对儿童照顾的知识和能力，需要哪些支持，以及社区健康服务资源等。出院计划需在住院期间尽早完成，以便帮助患儿和家长掌握必要的护理知识，如促进患儿的休息与睡眠、保证充足的营养、用药方法、病情观察等。回家后仍需特殊护理的患儿，护理人员应教授相应的护理技术，如鼻管喂食、注射胰岛素、化验尿糖、压疮护理等，使家长学会如何促进儿童恢复健康。

（二）出院指导

医师决定患儿可以出院时，应即刻通知家长。为其准备出院所带药品，指导用药方法，安排定期复诊时间，并与家长共同复习出院后所需的护理知识和技术，家长掌握后方可出院。

患儿出院后，床单位做终末消毒处理。

第二节　儿科常见症状的护理

发　　热

发热（fever）是一种炎性反应的临床表现，是患儿常见的症状。体温超过正常范围称为发热。正常小儿直肠温度波动在 36.5 ℃～37.5 ℃。由于小儿新陈代谢旺盛、体温调节功能差，体温常常变化不定。另外，很多因素可以直接影响体温，如高温环境、饮食、运动后、新生儿及未成熟儿哭闹、过分保暖、情绪激动等，都可以使体温暂时性升高，但其波动范围为 0.5 ℃～1 ℃。

【病因】

小儿发热的病因复杂，热型不规则，加之近年来抗生素和皮质激素的早期应用，使热型也随之受到影响。

1. 感染性发热　各种病原体如细菌、病毒、支原体、原虫、真菌引起的感染，均能使体温升高。发热常见原因有呼吸道感染、尿路感染、败血症、伤寒、结核等。急性发热中以上呼吸道感染最多见；长期低热以结核病、慢性尿路感染等常见。

2. 非感染性疾病

（1）自身免疫性疾病：风湿热、类风湿病、川崎病、幼年性类风湿病、系统性红斑狼疮、结节性多动脉炎、皮肌炎、血清病、药物热等。

（2）肿瘤：如白血病、恶性淋巴瘤、神经母细胞瘤、恶性组织细胞增生症、肾母细胞瘤等。

（3）产热过多：如甲状腺功能亢进、惊厥或癫痫持续状态、组织损伤后大血肿、骨折等。

（4）散热障碍：如大面积烫伤造成的汗腺缺乏、广泛性皮炎、大量失水及失血等。

（5）体温调节功能失常：如大脑发育不全、暑热症、脑瘤、脑损伤等直接损害体温调节中枢而使体温调节功能发生障碍引起发热。

【临床表现】

发热是机体的一种防御反应。临床上肛温＞37.8 ℃、口腔温度＞37.5 ℃、腋下温度＞37.4 ℃为发热；凡肛温在37.8 ℃～38.5 ℃为低热；超过39 ℃为高热；超过41.5 ℃为超高热。临床上持续发热超过2周以上称为长期发热。发热可使消化液分泌减少，酶活性降低，影响消化吸收功能，自身蛋白分解增加，造成负氮平衡。长期发热可使机体各种调节功能受累，如高热使婴幼儿大脑皮质兴奋性增强，引起烦躁、哭闹、惊厥。长期高热可使机体代谢增快，耗氧量增加，心率增快，心脏负担加重。体温超过40 ℃并持续较长时间时，不仅可引起惊厥，还可产生永久性脑损伤，留下神经系统后遗症等。因此必须祛除病因，给予降温及对症处理。

1. 发热的过程及表现

（1）体温上升期：患儿常表现为畏寒、皮肤苍白、无汗，皮肤温度下降，个别患儿可出现寒战，继之体温上升。如体温迅速上升（数小时内达高峰为骤升），多见于链球菌性肺炎、败血症等。如体温逐渐上升（数日内达高峰为渐升），见于伤寒等。

（2）高热持续期：患儿表现为颜面潮红、皮肤灼热、口唇干燥、呼吸和脉搏加快、尿量减少。此期持续数小时、数天甚至数周。

（3）退热期：此期患儿表现为大量出汗和皮肤温度降低。有的患儿表现为体温急剧下降，骤然退至正常；有的患儿则表现为体温缓慢下降，逐渐退至正常。体温下降时，由于出汗丧失大量水分，体弱患儿和心血管疾病患儿易出现血压下降、脉搏细数、四肢厥冷等循环衰竭的症状，应严密观察，及时处理。

2. 热型　某些发热性疾病具有独特的热型，常见的热型有稽留热（如大叶性肺炎）、弛张热（如风湿热）、不规则热（如流行性感冒、恶性肿瘤）等。

3. 发热程度及持续时间　凡腋温在37.5 ℃～38.0 ℃为低热，38.1 ℃～39.0 ℃为中度热，39.1 ℃～41.0 ℃为高热，超过41.0 ℃为超高热，持续发热2周以上者为长期发热。

4. 伴随症状　起病急，高热伴寒战，多属化脓性细菌感染（如大叶性肺炎、败血症等）；发热伴有皮疹多见于某些急性传染性疾病（如麻疹、风疹、水痘、猩红热、伤寒等）；急性白血病或重症感染时，常伴有皮下出血或牙龈、鼻腔出血；发热伴有单发或多发关节红、肿、痛，可见风湿热及结核病等；发热同时伴有淋巴结增大及肝（脾）增大者，可见传染性单核细胞增多症、病毒性肝炎等。

【护理措施】

1. 一般护理

（1）卧床休息，保持室内环境安静，温度适中，空气新鲜，每天通风4次。

（2）加强皮肤护理，出汗后及时擦干汗液，更换内衣及被单。

（3）婴儿包被不宜裹得过紧，以利散热。

（4）加强营养，给予清淡、易消化的高蛋白和高热量流质或半流质饮食。

（5）保证充足水分的摄入，鼓励患儿多饮水，必要时遵医嘱静脉补充液体。

（6）加强口腔护理。

2. 降温措施

（1）物理降温：①冰袋降温法。将冰袋置于头部、颈部、腹股沟等大血管浅表处，常采用化学冰袋或自制冰袋，因化学冰袋重量轻，不易破裂，易被患儿接受。②温水浴。水温以高于患儿体温 1 ℃为宜。③冰盐水灌肠。采用冰生理盐水 100 mL 灌肠。注意，采用此方法时患儿血压应正常。④头部冷湿敷。将毛巾以冷水或冰水浸湿后拧至半干（以不滴水为宜），敷于头部，10～15 分钟更换一次。⑤擦浴法。将浸有 30%～50%乙醇的小毛巾拧至半干后，按顺序擦颈部两侧、上肢、腋窝、腹股沟、下肢等处，擦至皮肤发红即可。国内有护理人员观察发现，温度为 41 ℃～43 ℃的乙醇擦浴效果优于传统的乙醇擦浴。近年来国外有关护理学者对此方法持有异议，认为擦浴退热浪费了护理时间且作用不持久；但在国内因其能快速退热，减少高热惊厥的发生，因而仍广泛应用。新生儿不宜采用乙醇擦浴。新生儿高热时采用敞包、喂温开水、行温水浴或进行环境温度调节等降低。⑥静脉降温法。国内有护理研究者采用中枢性高热静脉降温法，取得显著效果。其方法为：将患儿需要常规输入的液体置于冰箱中，待液体温度降至 0 ℃～10 ℃时取出，用保温套保温，然后按静脉输液法将液体输入患儿体内。⑦医用冰毯降温法。简单方便，可减轻护理工作量，降温效果好。

（2）药物降温：根据医嘱给予退热药口服或安乃近溶液滴鼻，每次 1～2 滴（6 个月以前小儿慎用）。新生儿不用退热药。

（3）联合降温：国外有护理学者提出退热药结合"冷围巾"降温效果好，患者感觉舒适。

（4）注意事项：①采用物理降温时，注意观察患儿的耐受能力，根据患儿的个体情况调整降温措施。②有下列情况者禁用乙醇擦浴：有出血倾向的皮疹、皮肤出血点及瘀斑和皮肤损害的患儿，出血性疾病等患儿禁忌乙醇擦浴，以免加重出血。③对胸前区、腹部、足心等冷敏感区域，不宜擦浴，以免引起不良反应。④采取降温措施时，最好置热水袋于足心，以减少脑组织充血，促进足部的血液循环，增加散热，增进舒适度。

3. 病情观察 采取降温措施 30 分钟后监测患儿的体温变化，同时密切观察患儿的脉搏、呼吸及血压变化，并注意观察有无激惹兴奋现象，以防止惊厥的发生。同时密切观察患儿有无体温骤降的现象，如大汗淋漓、面色苍白、四肢厥冷等虚脱现象，以便及时处理。做好准确记录。

婴儿哭闹

哭闹（crying）是婴幼儿缺乏语言的表达能力，常以哭闹的形式来表示生理需要和疾病不适。

【病因】

哭闹的原因很多，大多数哭闹为非疾病因素引起，只有少数由疾病所致。一般分为生理性哭闹和病理性哭闹。

1. 生理性哭闹 包括情绪变化、饥饿感、口渴、排便、排尿、疲倦困乏、鼻塞、断奶、冷热湿痒感、衣服过紧、被褥过重、生活规律颠倒、蚊虫叮咬等。

2. 病理性哭闹 任何疾病引起的疼痛和不适都可使小儿哭闹。最常见的为腹痛、头痛、维生素 D 缺乏病，其次是感染、新生儿疾病、颅内出血、皮肤病、内分泌及代谢紊乱性疾病、中毒等。

【临床表现】

1. 生理性哭闹的特点 哭声洪亮、婉转、时间短，间歇期面色红润、精神好，去除原因或分散其注意力后可即停止并活泼如常。如因饥饿引起哭闹时，常可见到吸吮、觅食、啃手动作。不少小儿需要睡眠时哭声低、表现较烦躁、双眼时闭时睁。目前独生子女更为常见的是在睡前要边抱边摇，给予哄拍，唱着或哼着小调甚至含奶头才能入睡等坏习惯。因刺痛或蚊子叮咬常可引起阵发性号啕大哭。尿湿尿布和排便后患儿出现哭闹，更换尿布后哭闹停止。

2. 病理性哭闹的临床特点 哭声剧烈且呈持续性或反复性。用饮水、进食、玩玩具、听音乐等方法都不能止哭，此时应考虑是病理性哭闹，应予以观察。外耳道疖肿或中耳炎时，患儿因耳痛哭闹，不断摆头、打头，不让触及患部。新生儿中枢神经系统感染或颅内出血时，常表现为高调声、脑性尖叫。腹痛患儿多出现阵发性哭闹，哭声尖锐、嚎叫常提示剧痛；出现两手捧腹或两腿蜷曲甚至翻滚时常提示腹痛严重，应观察腹痛部位、腹肌是否紧张以及伴随的症状。急腹症患儿如肠套叠可引起阵发性剧烈尖叫，并伴有呕吐、面色苍白、血便等。鼻腔内分泌物堵塞，因呼吸不畅，特别是在吃奶时和夜间引起烦躁哭闹，哭声断续和张嘴呼吸。哭声微弱、呻吟者病情多严重。

【护理措施】

1. 保持室内阳光充足，空气新鲜，通风良好，温湿度适宜，使患儿舒适。

2. 给患儿提供舒适的护理，按需喂奶，及时更换尿布，保证充足的睡眠，养成良好的生活习惯。

3. 密切观察患儿哭闹的声调、表情、哭闹持续时间，以及伴随的症状。发现异常尽早与医师联系，及时诊断和处理。

4. 当哭闹的原因未明时，禁止使用镇静药物，以免延误病情。

<h2 style="text-align:center">呕　吐</h2>

呕吐（vomitting）是各种原因引起的食管、胃、肠管呈逆蠕动，并伴有腹肌强力性收缩，迫使胃内容物从口、鼻腔涌出的一种症状。是小儿常见症状之一，严重呕吐甚至使患儿呈呼吸暂停的窒息状态（如发绀的出现等）；若护理不当，会导致呕吐物吸入而引起窒息；若反复发作，可能是严重疾病的表现，甚至引起脱水、电解质紊乱等。

【病因】

1. 消化道疾病

（1）消化道机械性梗阻：如新生儿先天性消化道闭锁或狭窄、婴儿期至儿童期肠套叠、后天性肠扭转以及其他原因引起的肠梗阻。

（2）消化道感染：如胃炎、胃肠炎、阑尾炎等，由于炎症刺激而引起反射性呕吐。

2. 消化道外疾病：如各种感染引起的消化功能异常、颅内疾患（脑炎、脑膜炎、脑肿瘤等）所致的颅内压增高而引起喷射性呕吐，各种神经、精神因素以及各种中毒引起的呕吐等。

【临床表现】

呕吐的类型分 3 型：①溢乳。②普通呕吐。③喷射性呕吐。要注意观察呕吐时的主要临床特点与呕吐的性状、呕吐量的多少、呕吐的性质、出现的时间、呕吐与饮食的关系以及呕吐伴随的症状。

1. 呕吐出现时间　如新生儿喂第 2 口奶后出现呕吐，多提示病变在贲门以上；第 2 次喂奶后出现呕吐多提示胃和十二指肠的病变；溃疡病并发部分幽门梗阻时，常在喂奶后 6～12 小时呕吐。

2. 呕吐物性质　呕吐物以乳汁或黏液为主的梗阻常发生在食管；呕吐物以乳凝块为主的梗阻常发生在十二指肠胆总管开口以上；粪性呕吐物见低位器质性肠梗阻；血性呕吐物或呕血见于食管静脉曲张破裂、急性胃炎、食管炎、消化性溃疡等，含黄色黏液或咖啡色液体多与咽下羊水、母血或新生儿出血症有关。

3. 不同年龄段的呕吐要加以分析

（1）新生儿期：呕吐如为吞入较多羊水所致常无其他表现。幽门肥大性狭窄患儿从新生儿晚期开始出现喷射状呕吐，呕吐为乳凝块，无胆汁，于右上腹可触及硬块。

（2）婴儿期：临床上因喂养不当所致呕吐多见。婴儿胃贲门括约肌松弛，哺乳量过多、乳头过大或过小、喂奶后立即平卧或过早翻动小儿以及喂奶前剧烈哭闹，使其吸入过多空气，这些原因都可致患儿喂奶后有少量乳汁反流入口腔自口角溢出，这是溢乳，不属病态现象。婴儿期常见的急腹症——肠套叠可伴剧烈哭闹、面色苍白、呕吐频繁、腹部有包块、便血等。

（3）儿童期：凡是消化道疾病或消化道外疾病都可引起呕吐。

【护理措施】

1. 护理

（1）患儿发生呕吐时应立即解开患儿衣扣，给予侧卧体位，以防呕吐物误吸而引起窒息或吸入性肺炎。彻底清除患儿口、鼻腔呕吐物，必要时床旁备吸痰器。

（2）记录呕吐的次数、量及性状。必要时留标本送检。

（3）给患儿喂奶、喂药时要耐心、细心，喂完后竖抱拍背，并给予右侧卧位。

（4）呕吐后立即清洗口腔，被污染的衣物及时更换。

（5）新生儿如吞入羊水引起呕吐，可用 1‰苏打水洗胃。

（6）中毒患儿应遵医嘱给予洗胃。

2. 呕吐观察

（1）观察呕吐方式：喷射状或非喷射状。

（2）呕吐出现时间：与饮食的关系。

（3）呕吐物性质：胃内容物、含有胆汁或咖啡渣样物等。

（4）呕吐次数及呕吐量。

（5）发现伴随的症状和阳性体征：如发热、头痛、腹痛、脱水征、脑膜刺激征、腹部包块，立即报告医师进行处理。

腹　　痛

腹痛（abdominalpain）是小儿常见症状之一，又是急腹症的主要表现。除腹部疾患引起外，腹部外疾病也可出现腹痛。对临床表现做出动态观察有利于做出正确诊断。此外，腹痛需及时诊治，以免延误病情，造成严重后果。

【病因】

引起腹痛的疾病可归纳为以下3类：

1. 腹腔内器质性病变

（1）炎症：胆囊炎、胰腺炎、阑尾炎、坏死性肠炎、梅克尔憩室炎、肝炎、肝脓肿等。

（2）梗阻：肠套叠、肠粘连、嵌顿疝、肠梗阻等。

（3）穿孔、破裂：肠穿孔、胃十二指肠溃疡穿孔、脾破裂等。

2. 腹腔外疾病　大叶性肺炎、风湿热、过敏性紫癜、带状疱疹等。

3. 胃肠功能紊乱　由于肠蠕动异常或肠痉挛引起腹痛，如婴儿阵发性腹痛，可能与喂养不当，吞咽大量的空气所致胃肠胀气，表现出阵发性哭闹。

【临床表现】

小儿腹痛很复杂，要注意观察疼痛的部位、性质、程度来明确诊断。

1. 部位　非器质性疾病腹痛发生在脐周或定位不清；右上腹偏近剑突处疼痛考虑胆道蛔虫、肝炎、胆囊炎；脐周疼痛多怀疑肠蛔虫症、肠炎，其次为早期阑尾炎。

2. 性质　可为绞痛、阵发性和持续性疼痛。阵发性腹痛伴固定的局限性压痛及腹肌紧张时，多为腹内器官局限性炎症，如阑尾炎、胰腺炎、胆囊炎等。腹部绞痛多见于肠套叠、嵌顿疝等。钝痛则多见于消化性溃疡。肝脓肿表现为持续性钝痛。持续性腹痛伴全腹压痛、肌紧张和腹胀、肠鸣音减弱或消失，多为腹膜炎表现。

3. 程度　腹痛较轻患儿常流露痛苦表情，坐立不安，哭闹；疼痛严重的患儿面色苍白、大汗淋漓、翻滚不停；胆道蛔虫、过敏性紫癜、胰腺炎等常出现剧烈的疼痛。其次要观察腹痛发作时间，起病急，病程短，多系外科疾病。反复慢性腹痛有3种类型：功能性、器质性和精神性。如是器质性腹痛，要及时诊断，及时治疗；如是功能性和精神性腹痛（腹痛癫痫、肠痉挛、精神性腹痛等），其特点为腹痛较轻，持续时间不长，长期发作不影响患儿的营养状态及生活，观察患儿数小时以上，腹部检查无肠鸣音亢进，腹部平软、无压痛、腹肌紧张等。为了早期诊断腹痛的病因，腹痛伴随的症状（呕吐、排便、腹泻、发热、便血等）在鉴别诊断中起重要意义。如出现疼痛后无排便、无肛门排气、呕吐频繁，应考虑肠梗阻；急性胃肠炎可伴呕吐和腹泻；消化性溃疡出血患儿粪便呈柏油样等。对于腹痛患儿，首先要区别是腹腔内还是腹腔外病变，应果断作出病变的定位、定性、定因诊断。特别是急腹症有时很难准确诊断疾病的来源，而长时间观察会延误病情，可行剖腹探查术。

【护理措施】

1. 卧床休息，协助患儿采取舒适的体位。

2. 由于婴儿不能诉说腹痛，不能准确表达腹痛部位、性质，只能用啼哭、蜷曲肢体来表达，责任护士应密切观察患儿的面色、哭闹的特点、体位的改变与腹痛的程度，进行动态观察，掌握腹痛的特点，了解腹痛的性质、部位、程度、持续时间，以及结合患儿腹部特征，做出综合分析，怀疑外科急腹症时应立即报告医师进行处理。

3. 在病情允许下保证摄入量，给患儿提供易消化、富于营养的流质饮食。

4. 怀疑急腹症的患儿应先禁食，遵医嘱静脉补液，腹痛诊断不清时慎用镇静镇痛药。

5. 剧烈疼痛的患儿因疼痛难忍翻滚，容易坠床，应上栏床架，保护患儿安全，以免发生意外。

6. 去除病因后疼痛还不能缓解的，应遵医嘱给予镇痛解痉药。常用阿托品、哌替啶等。

7. 胃肠功能紊乱的患儿可行腹部热敷；腹胀患儿给予肛管排气；严重者遵医嘱给予胃肠减压，同时针对病因进行处理。

腹　　胀

腹胀（flatulence）主要是由肠腔内积气、积液所致。腹胀可以是生理性的，也可以是病理原因造成的，如胃肠胀气、腹腔积液及腹腔肿瘤等。

【病因】

1. 机械性肠梗阻　多见于外科疾病如肠套叠、肠扭转、肠梗阻等，使近端肠腔内积气，液体吸收和排泄阻碍引起腹胀。

2. 功能性肠胀气　主要因自主神经功能紊乱，使消化功能失调。

（1）饮食不当：肠内消化吸收功能紊乱，经细菌发酵，产生过多气体所致。

（2）严重感染：如败血症、肺炎及坏死性小肠炎等。也可因细菌毒素作用引起中毒性肠麻痹所致腹胀。

（3）小儿巨结肠：由于肠道远端痉挛梗阻，可使全部结肠扩张，且回盲瓣功能不全，结肠内压力传递到小肠，使小肠及结肠均扩张，全腹膨胀。

（4）低血钾、营养不良：均可使肠蠕动减弱而引起腹胀。

【临床表现】

腹胀严重者可见腹部明显膨隆，使膈肌抬高，影响呼吸及心率；腹胀的同时常出现急慢性病的有关伴随症状。腹胀伴有呕吐者常见于幽门梗阻及急性胃扩张。先天性巨结肠可表现为严重腹胀和反复出现的顽固性便秘，经灌肠后大便气体排出，腹胀可暂时缓解。机械性肠梗阻患儿可伴有阵发性剧烈腹痛、呕吐、便血，腹部可触及包块等。

【护理措施】

1. 患儿应卧床休息，给予舒适的体位。

2. 密切观察患儿腹胀的情况，如有机械性肠梗阻应转至外科尽早手术治疗。

3. 严重腹胀伴呕吐或急性坏死性肠炎患儿应遵医嘱禁食。

4. 腹胀患儿给予肌内注射新斯的明等药物促进肠蠕动，并在 20 分钟后行肛管排气以减轻腹胀。

5. 腹胀严重者施行胃肠减压，排出肠内压力。在减压过程中注意观察减压效果，每 12 小时更换储液瓶 1 次，并观察引流量及性质，认真做好记录。

厌　食

厌食（anorexia）是指较长时间的食欲降低或食欲不振，常见于急、慢性疾病，但并非厌食都意味着器质性疾病的存在。

【病因】

1. 精神因素　是小儿厌食的常见原因。生活条件优越，对独生子女的溺爱，家长过分担心孩子营养不足，采取强迫的方式，无休止地劝说、哄骗、威胁甚至打骂等，使小儿产生逆反心理，形成条件反射而拒食。小儿突然进入一个陌生环境，如入托机构、学生住读学校或住院等，学生学习负担重，情绪紧张，影响休息与睡眠等原因均可产生厌食。

2. 社会心理因素　以青少年女性多见。为追求苗条身材，盲目控制饮食；另外，不健康的心理及性格、不良的家庭环境也起到不容忽视的作用，导致神经性厌食。

3. 喂养不当或不良的饮食习惯　如偏食、挑食或吃零食，特别是没有节制地吃巧克力或甜点心等；进餐不定时，生活无规律等也可致少儿厌食。

4. 疾病因素　各种急慢性感染如肝炎、胃肠炎、胰腺炎等，咽痛、牙痛、口腔溃疡、缺铁性贫血、肠寄生虫病等均可引起厌食。

5. 药物影响　如长期服用磺胺类药、抗肿瘤药、过量维生素 A 等可致厌食。微量元素锌的缺乏也是造成厌食的原因之一。

【临床表现】

疾病和精神因素可使大脑皮质及下丘脑发生抑制，使消化酶分泌减少，胃肠肌张力降低，引起食欲缺乏。长期的食欲缺乏是出现某些慢性疾病的标志，患儿出现消瘦、营养不良、体重逐渐减轻。严重时体质逐渐虚弱，引起免疫力下降，容易发生各种感染。

【护理措施】

1. 加强观察患儿厌食的伴随症状与体征　协助医师寻找患儿厌食的原因。如果是疾病引起的厌食，要及时给予相应的治疗和护理。

2. 饮食护理

（1）养成良好的进食习惯，纠正不良生活习惯，如餐前吃零食、边吃边看电视等。对神经性厌食患儿，进食前后应监护，防患儿倒饭、诱吐等。

（2）给患儿提供轻松愉快的进食环境，尽量让患儿自己进食，进食时不要检查作业、做治疗等，以免影响患儿的情绪。家长不可强迫患儿进餐，以防造成逆反心理。

（3）让患儿自己和家长共同制定食谱，尽量选择患儿喜欢吃的食物。注意食物的色、香、味及荤素搭配以提高食欲。禁止喝含咖啡因的饮料（易降低食欲）和碳酸饮料（易致饱胀感）。

3. 心理护理　配合心理治疗，祛除强迫进食等社会心理因素，建立健康的审美观及个性，改善家庭环境，与家长进行沟通及健康宣教，促进患儿尽快康复。

血　尿

血尿（hematuria）是指尿中红细胞异常增多，是儿科临床常见症状。分为肉眼血尿和镜下血尿。正常尿液离心后对尿沉渣进行镜检时，每高倍视野不超过 2 个，24 小时尿中红细胞不超过 100 万个，反之为血尿。

【病因】

1. 肾小球性血尿　血尿来源于肾小球。
（1）原发性肾小球疾病：急性肾炎、肾炎型肾病综合征、遗传性肾性肾炎等。
（2）继发性肾小球疾病：紫癜性肾炎、狼疮性肾炎、肝豆状核变性等。
（3）单纯性血尿。
（4）剧烈运动后所致一过性血尿。
2. 非肾小球性血尿　血尿来源于肾小球以外部位的病变。
（1）泌尿系感染：肾盂肾炎、膀胱炎、泌尿系结核等。
（2）先天性或后天性尿路梗阻。
（3）药物所致肾及膀胱损伤：如感冒通、磺胺类药等。
（4）泌尿系统外伤。
（5）肾盂、膀胱、输尿管结石、肿瘤、肾囊肿、畸形等。
（6）全身疾病引起的出血：常见的有血小板减少、过敏性紫癜、白血病、再生障碍性贫血、维生素 C、维生素 K 缺乏病等。
（7）左肾静脉压迫综合征。

【临床表现】

肉眼血尿呈"洗肉水"或"烟灰水样"，有的呈鲜红色甚至混有血块。仅在显微镜下见到尿中红细胞多于正常为镜下血尿。血尿的观察首先要区别真性血尿和假性血尿。血尿颜色鲜红或暗红，混浊，振荡时呈云雾状，放置后可有少量红色沉淀，镜检可见大量红细胞，叫真性血尿。假性血尿包括以下几种：①污染血尿。邻近器官出血混入尿液，如阴道、包皮、肛门的损伤和直肠息肉等。②红色尿。某些代谢产物或药物、食物引起，镜检无红细胞，尿隐血试验阴性。另外，还要排除生理性血尿，如新生儿血尿、运动性血尿等。根据血尿与排尿关系来分析出血部位。排尿开始到终止均出现血尿为全程血尿，提示病变在肾脏或膀胱颈以上；仅在排尿开始时尿中含血为初血尿，提示病变多在前尿道；排尿终止时出现血尿为终末血尿，提示病变多在膀胱颈部、三角区或后尿道。掌握血尿伴随的症状，对早期诊断血尿患者具有重要意义。如血尿伴寒战、发热等全身感染症状多见于肾盂肾炎、肾脓肿或肾周脓肿、肿瘤等；血尿伴水肿、高血压多为肾炎、高血压肾病；血尿伴尿频、尿急、疼痛，多见于泌尿系统感染；血尿伴肾绞痛，沿尿管向下腹部、股内侧和会阴部放射，多为输尿管结石。

【护理措施】

1. 患儿卧床休息，适当运动。
2. 密切观察血压及血尿的量、性质、疼痛等病情变化，并做好记录。
3. 根据医嘱给予止血药以减少出血、预防出血。
4. 补充血容量　根据患儿血尿量的评估及时补充血容量。可静脉补液或鼓励患儿多饮水，以增加尿量，稀释血液，避免血块堵塞尿路引起疼痛和排尿困难。
5. 留取血尿样本。
6. 患儿疼痛剧烈时，遵医嘱给予镇痛药。
7. 加强心理护理　特别是肉眼血尿患儿更容易产生恐惧、紧张情绪，责任护士应体贴、关怀患儿，向患儿及家长介绍血尿有关知识，消除顾虑，鼓励其安心治疗。

便　血

便血（hematochezia）是指血液或血性粪便经肛门排出，其色为鲜红、暗红或柏油样或通过隐血试验才能验出的小量出血，均称便血。

【病因】

1. 消化道疾病　急性胃炎、食管炎、食管静脉曲张、消化性溃疡、胃黏膜脱垂症等。
2. 下消化道疾病　肛裂、肛瘘、急性肠炎、细菌性痢疾、肠套叠、急性出血性坏死性小肠炎、绞窄性肠梗阻、伤寒、副伤寒等。
3. 全身性疾病　如白血病、再生障碍性贫血、流行性出血热、钩虫病等。
4. 中毒及药物毒性作用　如细菌性食物中毒、尿毒症等；药物的毒性作用；汞、砷或化学性毒物中毒；毒蕈、棉子等有毒植物中毒。

【临床表现】

便血不仅是指下消化道出血，消化道的任何部位出血均可引起便血。上消化道出血50 mL以上可出现柏油样便；出血3 mL以上时做大便隐血试验即可出现阳性。血液的颜色取决于消化道出血的部位、出血量与血液在肠道停留的时间。便血为鲜红色时，表示出血部位低、量多、停留在肠道时间短。根据年龄的不同，常见的便血疾病也不同，如新生儿期多见于肛门擦伤；婴儿期多见于肛裂、直肠血管瘤；儿童期多见于直肠息肉、直肠脱垂。便血暗红色时，表示出血部位高、量少、停留在胃肠道时间长，如新生期多见坏死性小肠炎；婴儿期多见肥厚性幽门狭窄；儿童期多见胃十二指肠溃疡等。回盲部出血为果酱样血便或暗红色稀便，直肠以下出血表现为鲜红色等。注意应与下列情况相鉴别：

1. 假性消化道出血　在做出便血病因、部位诊断前，必须确定"便血"的诊断。
2. 饮食因素　食用过量的西瓜、杨梅、西红柿、桑葚等可以引起红色或柏油样便，隐血试验呈阴性。如果食用过多的肉类、动物肝、血等，粪便呈褐色，隐血试验阳性，但素食后立即转阴性。

3. 新生儿吞入母亲阴道血。

4. 药物因素 服用铁剂、止血丹、骨碳等粪便呈褐色或黑色，但隐血试验阴性。

【护理措施】

1. 密切观察病情变化，每1～2小时测量体温、脉搏、呼吸，特别是监测血压的变化，警惕休克的发生。

2. 绝对卧床休息，减少和消除外界不良刺激。

3. 根据患儿病情、年龄遵医嘱给予禁食。禁食结束后给予无渣、富于营养、高维生素、易消化流质或半流质饮食。少量多餐，避免食用过冷、过热和刺激性的食物。

4. 便血伴有休克者，应迅速建立静脉通道，快速补液，根据病情进行输血治疗。

5. 便秘患儿，给予缓泻剂，如液状石蜡、蓖麻油等。指导患儿多吃蔬菜水果，养成每天排便的习惯。

6. 长期便血患儿可致贫血，应给予含铁丰富的食物，如牛奶、鸡蛋、瘦肉、猪肝及新鲜蔬菜、水果等。

7. 长期便血患儿应加强肛门护理，每次大便后，用软纸轻轻擦净肛门后用温水清洗并涂上护肤油。

自学指导

【重点难点】
1. 住院患儿的健康评估。
2. 住院患儿的护理。
3. 儿科常见症状的护理。
4. 小儿入院护理常规。

【考核知识点】
1. 护理人员在儿童入院时的职责。
2. 住院患儿的健康评估。
3. 小儿入院护理常规。
4. 住院患儿的护理。
5. 儿科常见症状的护理。
6. 小儿出院准备及出院指导。

【复习思考题】
1. 怎样对患儿进行心理护理？
2. 简述发热患儿的护理。
3. 结合本章所学知识谈谈怎样才能胜任儿科护士工作。

〔肖洪玲〕

第七章

儿科护理技术

【学习目标】

1. 掌握：

(1) 儿科常用一般护理技术操作目的。

(2) 儿科常用一般护理技术操作步骤。

(3) 儿科常用一般护理技术操作注意事项。

2. 熟悉：

(1) 儿科常用协助诊断治疗护理技术操作目的。

(2) 儿科常用协助诊断治疗护理技术操作步骤。

(3) 儿科常用协助诊断治疗护理技术操作注意事项。

3. 了解：

(1) 儿科特殊穿刺的护理技术操作目的。

(2) 儿科特殊穿刺的护理技术操作步骤。

(3) 儿科特殊穿刺的护理技术操作注意事项。

【自学时数】2 学时。

　　儿科护理学是一门实践性学科，儿科护理技术是儿科护理学中最重要的一部分。儿科护理技术的优劣也是直接决定着儿科护理工作者专业素质的高低。本章将从儿科一般护理技术和常用协助诊断治疗护理技术两个方面阐述儿科护理技术。

第一节　儿科一般护理技术

一、儿童床的使用法

(一) 儿童备用床铺法

同成人。

(二) 幼儿应用更换床单法

【目的】　保持病室清洁、整齐美观；为患儿准备舒适、整洁的床铺。

【准备】

1. 护士准备　了解患儿病情和一般情况，洗手、戴口罩。
2. 物品准备　护理车、床单、被套、枕套、中单、床刷及刷套，用物按取用顺序放好。
3. 环境准备　病室内温度适宜。

【操作步骤】

1. 移开床旁桌椅，放下近侧床栏杆，能坐起的患儿可将其抱至床尾与对侧栏杆的三角区内，暂时用中单约束于床栏。不能坐起的患儿用大毛巾行全身约束，横放于床尾处。
2. 撤去脏被套，放在护理车下层，将棉胎放于床旁椅上。
3. 从床头向床尾撤床单至患儿身旁，扫净床褥，然后按铺床法铺好床头洁净的床单及中单。抱患儿到已铺好的洁净床单上，除去脏床单放于护理车下层，铺好床尾部分的床单。转至对侧同法铺好床单。
4. 解除约束，安置好体位。棉胎套好被套并盖于患儿身上，枕芯换上枕套，放于床头，拉上栏杆。床旁桌椅移回原位。

【注意事项】　操作动作应迅速、轻巧，应用节力原则，注意患儿安全，避免受凉。

二、更换尿布法

【目的】
1. 保持小儿臀部皮肤干燥、清洁。
2. 使小儿感到舒适，预防皮肤破损和尿布性皮炎。

【准备】
1. 护士准备　了解患儿诊断，观察臀部皮肤情况。全面修剪指甲，洗手。
2. 物品准备　尿布或一次性纸尿裤、尿布桶、必要时备小盆及温水、小毛巾、爽身粉、棉签。按臀部皮肤情况准备治疗用物（如软膏、抗生素）及烤灯等。
3. 环境准备　病室内温湿度适宜。

【操作步骤】
1. 携用物至床旁，放下一侧床栏，将尿布折好（一次性尿布打开包装袋），放于床边备用。揭开盖被下端，暴露小儿的下半身，打开被污染的尿布。
2. 小儿仰卧位，护士一手握住患儿的双脚并提起，露出臀部，以另一手用尿布洁净上端两角擦净会阴及臀部，并以此角盖上污染部分。
3. 取下污染尿布，将污染部分卷折在内面，暂放于床尾栏杆上。
4. 如有大便，将患儿抱起，以温水清洗臀部。一手托住患儿大腿根部及臀部，前臂及肘部护住患儿腰背部，另一手清洗臀部，用小毛巾将臀部水渍轻轻吸干，将患儿放回床上。
5. 握住患儿两脚并提起，将臀部略抬高，另一手将清洁尿布的一端垫于小儿腰骶部，根据臀部皮肤情况涂爽身粉或药物（软膏、抗生素等），放下双脚，由两腿间拉出尿布另一端并覆盖于下腹部，松紧适宜系好尿布带，一次性纸尿裤丁字形粘好。
6. 拉平衣服，盖好被子，整理床单位，拉上床档。打开污染尿布，观察大便性质（必要时留取标本送检）后放入尿布桶内。
7. 整理用物，洗手并记录。

【注意事项】
1. 尿布应选择质地柔软、透气性好、吸水力强的棉织品，或采用一次性纸尿裤，以减少对臀部的刺激。

2. 换尿布应选择在哺乳前进行，以防发生溢奶。动作轻柔、敏捷，避免过多暴露患儿。

3. 尿布包扎应松紧合适，防止因过紧而影响患儿活动，过松造成大便外溢。

4. 在更换尿布时应注意尿布不宜覆盖脐部，尤其脐带未脱落小儿，以免尿液污染脐部。

三、婴儿沐浴法

【目的】

1. 使小儿清洁、舒适。

2. 观察全身状况，协助皮肤排泄和散热。

3. 促进血液循环，活动肌肉和肢体。

【准备】

1. 护士准备　评估小儿病情、意识状态、体温、全身皮肤情况。修剪指甲，洗手。

2. 物品准备

(1) 小儿尿布及衣服、大毛巾、小毛巾被及包布、系带、面巾 1 块、浴巾 2 块。

(2) 护理盘：内备梳子、指甲剪、棉签、液状石蜡、75％乙醇、爽身粉、水温计、肥皂。

(3) 浴盆：内备 2/3 满温热水，冬季 38 ℃～39 ℃，夏季 37 ℃～38 ℃，备水时水温稍高 2 ℃～3 ℃，另外，准备一壶 50 ℃～60 ℃热水备用。

(4) 必要时准备床单、被套、枕套、磅秤等。

3. 小儿准备　喂奶前或喂奶后 1 小时进行，以防呕吐和溢奶。

4. 环境准备　关闭门窗，调节室温到 26 ℃～28 ℃。

【操作步骤】

1. 抱小儿至沐浴处，脱衣，保留尿布，用大毛巾包裹小儿全身，根据需要测体重并记录。

2. 擦洗面部　一手扶住小儿头部，另一只手用面巾擦眼（由内眦至外眦），更换面巾不同的部位以同法擦另一眼，然后擦耳，最后擦面部，禁用肥皂。用棉签清洁鼻孔。

3. 擦洗头部　抱起小儿，左手托住小儿枕部，腋下夹住小儿躯干，左手拇指和中指分别将双耳郭向前折，堵住外耳道口，以防止水流入耳内（图 7-1）。右手将肥皂涂于手掌或指腹上，洗头、颈、耳后，用清水冲洗干净后擦干，如较大婴儿，可用前臂托住小儿上身，将下半身放于护理者腿上。

4. 盆底垫一块浴巾，以免小儿滑入盆内。解开大毛巾和尿布，左手握住小儿左肩及腋窝处，使其头颈部枕于护士前臂；用右手握住小儿左腿靠近腹股沟处，使其臀部位于护士手掌上，轻轻放入水中（图 7-2）。

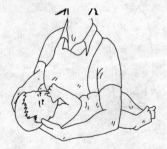

图 7-1　小儿洗头法

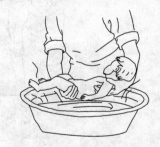

图 7-2　入盆时握持患儿方法

5. 松开右手，用另一块浴巾淋湿小儿全身，抹肥皂按顺序洗颈下、胸、腹、腋下、臂、手、会阴、臀部、腿、脚。清洗过程中，护士左手始终握紧小儿。随洗随冲净，同时，观察皮肤情况，认真清洗皮肤皱褶处如颈部、腋下、腹股沟、手、足指（趾）缝等。

6. 以右手从小儿前方握住小儿左肩及腋窝处，使其头颈部俯于护士右前臂，左手抹肥皂清洗小儿后颈及背部，以水冲净。

7. 洗毕，迅速将小儿依照放入水中的方法抱出，用大毛巾包裹全身放于床上，吸干水分，检查全身各部位，必要时用棉签蘸液状石蜡擦净女婴大阴唇或男婴包皮处污垢。

8. 为小儿穿衣、垫尿布，必要时剪指（趾）甲，盖好盖被。

9. 整理用物，洗手、记录。

【注意事项】

1. 动作轻快，注意保暖，减少暴露。

2. 勿使水或肥皂沫进入耳、眼内。

3. 不可用力清洗小儿头颈部的皮脂结痂，可涂液状石蜡浸润，待次日轻轻梳去结痂后再予以清洗。脐部有渗出物可涂聚维酮碘，尿布皮炎可用鞣酸软膏（或氧化锌软膏）。

四、约束保护法

【目的】

1. 限制小儿过于活动，以便进行诊疗。

2. 保护躁动不安的小儿，避免发生意外。

【准备】

1. 护士准备　了解患儿病情，对家长做好解释工作。

2. 物品准备

（1）全身约束：大毛巾或床单。

（2）手或足约束：约束带、绷带、衬垫。

（3）沙袋约束：2.5 kg 沙袋（用便于消毒的橡皮布缝制）、布套。

（4）肘部约束：肘部约束带、压舌板 4～5 块。

【操作步骤】

1. 全身约束法

（1）方法一（图 7-3）：

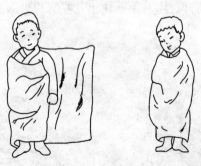

图 7-3　全身约束法一

1）折叠大毛巾（或床单），使宽度能盖住小儿由肩至脚跟部。

2）将小儿放于中间，将大毛巾（或床单）的一边紧裹小儿一侧上肢、躯干和下肢，经胸腹部至对侧腋窝处，再将大毛巾（或床单）整齐地压于小儿身下。

3）再将大毛巾另一边裹紧小儿另一侧手臂，经胸压于背下，如小儿过于活动，可用布带围绕两臂打活结系好。

（2）方法二（图7-4）：

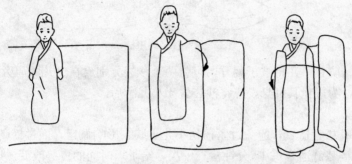

图7-4 全身约束法二

1）折叠大毛巾（或床单），使宽度能盖住小儿由肩至脚跟部。

2）将小儿放在大毛巾（或床单）一侧，以其多的一边紧紧包裹患儿的手臂，从腋下经后背到达对侧腋下拉出，再包裹对侧手臂，多余部分压至身下。

3）大毛巾（或床单）另一边包裹患儿，经胸压于背下。

2. 手足约束法（图7-5）

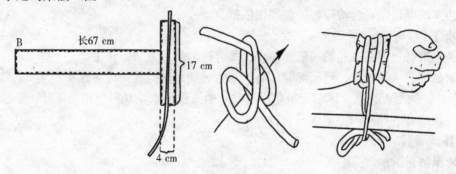

图7-5 手足约束法

用约束带的 A 端系于手腕或距小腿关节处，绷带、衬垫放于中间。B端系于床边空隙处。

3. 肘部约束法（图7-6） 将压舌板放于肘部约束带的间隔内，带的顶端覆盖于装压舌板的开口处。脱去患儿外衣，整理内衣袖子，将约束带开口端朝向手部平放在肘部，包裹肘部，系好带子，不要过紧，注意防止上下滑动，以免摩擦患儿腋窝及腕部。

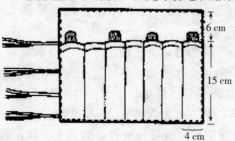

图7-6 肘部约束法

4. 沙袋约束法

(1) 需固定头部，防止转动时，两个沙袋呈"人"字形，放在头部两侧（图7-7）。

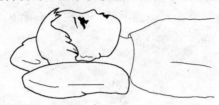

图 7-7　沙袋约束法

(2) 需保暖、防止小儿将被子踢开，可将两个沙袋分别放在小儿两肩旁的棉被处。

(3) 需侧卧，为避免其翻身，应将沙袋置于小儿背后。

【注意事项】

1. 包裹或结扎松紧适宜，避免过紧损伤小儿皮肤、影响血运，而过松则失去约束意义。

2. 保持小儿姿势舒适，每15分钟检查一次，给予短时间的姿势改变，以减轻疲劳。

3. 约束期间，随时观察约束部位皮肤颜色、温度，掌握血液循环状况。

五、一般测量法

（一）测量体温、脉搏、呼吸、血压法

【目的】

1. 通过测量体温、脉搏、呼吸、血压了解生命体征和疾病的转归情况。

2. 协助医师诊断，为治疗、护理提供依据。

【准备】

1. 护士准备　评估患儿的一般情况，选择合适的测量方法，洗手。

2. 物品准备　治疗盘、已消毒的体温计（为玻璃水银式的，应将水银甩至35℃以下）、纱布、有秒针的手表、笔、体温记录单、液状石蜡或肥皂水、儿科专用血压计、听诊器。

3. 环境准备　病室内温湿度适宜。

【操作步骤】

1. 体温测量法

(1) 口腔测量法：选择口表，将水银球端斜放于舌下热窝处，嘱患儿紧闭口腔3分钟，取出看读数，做好记录。适用于学龄小儿。

(2) 腋下测量法：解开衣服，擦干腋下，将腋表水银球斜放于腋下，帮助患儿曲臂过胸夹紧，测量7~10分钟，取出看读数，做好记录。

(3) 肛温测量法：先用液状石蜡或肥皂水润滑水银球端，插入患儿肛门3~4 cm，测量3分钟，取出看读数，做好记录。用于婴幼儿、意识清楚患儿；腹泻、肛周损伤的患儿禁忌。

条件许可时，可选择电子体温计，具有使用方便（30秒左右）、准确、迅速、安全等优点。探头外罩一次性护套，防止交叉感染。还可选择监护仪配套的电子热敏体温计。

2. 脉搏测量法　将患儿置于舒适体位，手臂放松，用示指、中指、环指端按压在桡动脉表面上，婴幼儿可测量颞动脉（太阳穴处），以准确摸到动脉搏动为准。测半分钟，将得到数据乘以2，即为每分钟脉搏数。脉搏异常者应测量1分钟；脉搏细数时，可通过心脏听诊测得；脉搏短绌时，两人同时测脉搏、心率各 1 分钟，活动后应休息 30 分钟后再测，并记录结果。

3. 呼吸测量法　脉搏测量后护士仍保留测脉搏状，观察患儿胸腹起伏次数，一般测半分钟，将得到数据乘以 2，即为每分钟呼吸次数；呼吸异常者应测量 1 分钟；危重患儿呼吸微弱时可用听诊器听呼吸音计数，还可用少量棉花纤维粘贴患儿近鼻孔边缘，观察棉花纤维扇动计数。除呼吸频率外，还应注意呼吸节律及深浅，记录结果。

4. 血压测量法　患儿平卧或坐位，解开衣服，依据患儿年龄不同选择不同宽度袖带（应为上臂长度的 2/3），方法同成人，新生儿可用简易心电监护仪测得。

【注意事项】

1. 依据患儿病情选择合适的测量方法，危重患儿可用心电监护仪测得。

2. 应在安静状态下进行。

（二）生长发育指标的测量

【目的】

1. 通过测量体重、身高、头围、胸围等指标了解小儿体格发育营养状况等重要指标。

2. 对患儿身心社会方面功能进行评估，提出护理诊断。

【准备】

1. 护士准备　评估患儿的一般情况，选择合适的测量方法，洗手。

2. 物品准备　盘式杠杆或坐式杠杆、量板或身高计、软尺等。

3. 环境准备　病室内温湿度适宜。

【操作步骤】

1. 体重测量法　晨起空腹排尿后或进食 2 小时后。只穿内衣裤，或穿衣称重时减去衣服重量。小婴儿用载重 10～15 kg 盘式杠杆秤（图 7-8），精确至 10 g；幼儿用载重 100 kg 坐式杠杆秤（图 7-9），精确至 50 g；3 岁以后用载重 100 kg 站式杠杆秤，精确至 100 g。称前必须校正秤至零点。

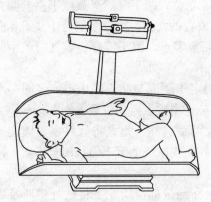

图 7-8　盘式杠杆秤测量体重

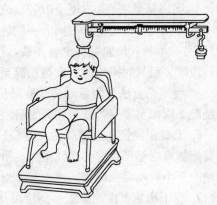

图 7-9　坐式杠杆秤测量体重

体重为身体各器官、组织及体液重量的总和。是衡量小儿体格发育和营养状况的重要指标；据此可以了解患儿病情变化；也是儿科临床计算输液量、给药剂量和奶量的依据。

2. 身长（高）测量法　3 岁以下小儿用量板卧位测身长。小儿脱帽、鞋、袜及外衣，仰卧于量板中线上，头顶接触头板，测量者一手按直小儿膝部，使其双下肢伸直紧贴量板；另一手移动足板使其紧贴小儿两侧足底并与底板相互垂直。当量板两侧数字相等时读数，精确至小数点后一位数（图7-10）。3岁以上小儿可用身高计或皮尺钉在墙上测量身高。

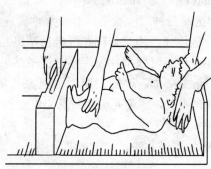

图7-10 身长测量

3. 头围测量法　用软尺测量，将软尺零点固定于被测者头部一侧眉弓上缘，再把软尺紧贴其头皮绕枕骨结节最高点及另一侧眉弓上缘回至零点，读数精确至小数点后一位数。（图7-11）。

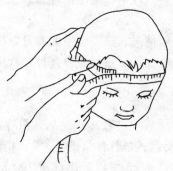

图7-11 头围测量

4. 胸围测量法　3岁以下取卧位或立位，3岁以上取立位，两手自然平放或下垂，测量者一手将软尺零点固定于被测者一侧乳头下缘（乳腺已发育的女孩，固定于胸骨中线第4肋间），另一手将软尺紧贴被测者皮肤，经两肩胛骨下缘回至零点，取平静呼、吸气时的中间数，或呼、吸气时平均数，读数精确至小数点后一位数。

5. 腹围测量法　测量时婴儿取卧位，将软尺零点固定于剑突与脐连线中点，经同一水平绕腹1周回至零点；儿童则为平脐绕腹1周，读数精确至小数点后一位数。

6. 上臂围测量法　被测者取立位、坐位或仰卧位，两手自然下垂。将软尺零点固定于上臂外侧肩峰至尺骨鹰嘴连线中点，沿该点水平将软尺轻贴皮肤绕上臂1周，回至零点，读数精确至小数点后一位数。

7. 皮下脂肪厚度测量法　测量可用小卡尺。测量者在测量部位用左手将该处皮肤及皮下脂肪捏起，捏时两手指应相距3 cm，右手拿量具，将钳板插入捏起的皮褶两边至底部钳住，测量其厚度，读数精确至小数点后一位数。测量部位如下。①上臂肱二头肌部位：肩峰与尺骨鹰嘴连线中点水平腹侧，皮褶方向应与手臂长轴平行。②背部：肩胛骨下角稍偏外侧处，皮褶方向应自下向上方向与脊柱成45°角。③腹部：锁骨中线平脐处，皮褶方向与躯干长轴平行。

【注意事项】

1. 测量体重时应注意安全性和准确性。

2. 所测得数值与前次差别较大时，应重新测量。

3. 用量板测量患儿身长时，婴幼儿易动，推动滑板时动作应轻快，并准确读数。

4. 检查室要求光线充足、安静，保持适宜的温湿度。

六、臀部护理法

【目的】 减轻患儿疼痛，促进受损皮肤康复。

【准备】

1. 护士准备　评估患儿的一般情况，洗手。

2. 物品准备　清洁尿布或纸尿裤、盛温开水的盆、小毛巾、棉签、弯盘、尿布桶、药物（氧化锌软膏等）、红外线灯或鹅颈灯。

3. 病室内温湿度适宜。

【操作步骤】

1. 轻轻掀开患儿下半身被褥，解开污湿尿布，若有大便，用温水将臀部洗干净，并用小毛巾吸干水分。

2. 用清洁柔软、吸水性好的尿布或纸尿裤垫于臀下，使臀部暴露于空气或阳光下 10～20 分钟（在适宜的气温和室温下进行）。

3. 若臀红严重者，也可用红外线灯或 25～40 W 的鹅颈灯照射臀部，灯泡距臀部患处30～40 cm，照射 10～15 分钟。

4. 局部涂以植物油或药膏。用后的棉签放在弯盘里。

5. 给患儿更换尿布或纸尿裤，拉平衣服，盖好被褥。整理用物，归还原处。

【注意事项】

1. 臀部皮肤溃破或糜烂时禁用肥皂水，清洗时用手蘸水冲洗，避免用小毛巾直接擦洗。涂抹药膏时，应使棉签贴在皮肤上轻轻滚动，不可上下涂刷，以免加剧疼痛和导致蜕皮。

2. 暴露时应注意保暖，避免受凉，一般每天 2～3 次；照射时应有护士守护，避免烫伤。

3. 保持臀部清洁干燥，重度臀红者所用尿布应煮沸、用消毒液浸泡或在阳光下曝晒以消灭细菌。

七、配乳法

【目的】 为非母乳喂养的婴儿提供适宜的食物，满足其营养需要，促进生长发育。

【用物准备】 乳瓶、瓶筐、配乳卡、床号牌、天平秤、大量杯、漏斗、搅拌棒、汤匙、消毒纱布、鲜牛乳或全脂乳粉或婴儿配方乳粉、白糖、温开水、滴管、10％乳酸溶液及广口容器。

【操作方法】

1. 普通牛乳配制法

（1）戴口罩、帽子，更换室内鞋，穿隔离衣。

（2）核对配乳卡日期、病室、床号、姓名、乳液种类、每次喂乳量及时间，计算出全天所需要的牛乳、糖及水量。

（3）称出全天所需的糖量，用量杯准确地量出所需水量及牛乳量，分别倾注于广口容器内并搅拌调匀。如为全脂奶粉，则按重量比 1：8（即 1 g 奶粉加 8 g 水）；或按容积比 1：4（即 1 匙奶粉加 4 匙水），加开水后调成乳汁，其成分与鲜牛乳相似。

（4）按小儿一天哺乳的次数排列乳瓶，挂上床号牌（床号牌上应注明床号、姓名、每次乳量及时间）。用量杯准确地量出每次的乳量，再将漏斗置于乳瓶口上，将乳液倾倒到每个瓶内，盖好瓶盖，放于瓶筐内。

（5）将装有乳汁的乳瓶及瓶筐一起置于消毒锅内，加冷水入锅，水位至乳瓶高的 2/3 处，加热煮沸后蒸 20 分钟。然后将乳瓶取出，待凉后放于冰箱内备用。

2. 酸乳配制法　牛乳中加乳酸，可使酪蛋白凝块减少，有利于消化。先将乳液煮沸消毒，冷却至 40 ℃以后，用滴管吸取所需乳酸溶液，慢慢加入，边加边搅拌，使其形成均匀而细小的凝块。酸牛乳制成后存放于冰箱，每次哺喂时再加温，不可再煮沸。

3. 脱脂牛乳配制法　将牛乳煮沸后静置于广口容器内冷却 8～12 小时，除去浮在表面的乳皮（脂肪），反复 2～3 次，即成全脱脂乳，喂前再加糖煮沸。仅可短期应用于治疗腹泻的患儿，不能作为婴儿长期应用的食品。

【注意事项】

1. 配乳用具清洁消毒后存放于橱柜中备用。

2. 认真核对配乳卡，准确计算牛乳、糖及水量。

八、喂乳法

（一）奶瓶喂养

【目的】　维持小儿生长发育需要，同时可以观察小儿病情变化。

【用物】　配奶、配奶卡、乳瓶、消毒奶嘴、一次性手帕、无菌镊子缸、记录本。

【操作步骤】

1. 衣帽整齐，洗手，戴口罩。

2. 将配奶与配奶卡核对后，温好乳液，装入奶瓶中。

3. 核对配奶卡、奶瓶上姓名、奶量、奶汁种类及床号。

4. 用镊子选择合适的消毒奶嘴，按无菌操作原则将其套在奶瓶口上。

5. 将用物携至患儿床旁，为患儿更换尿布，包裹好患儿，将一次性手帕垫至患儿下颌部，抱起患儿头部枕于护士肘臂上呈半坐位，护士坐在椅子上。抱起后不宜将患儿侧卧抬高头部，防止溢乳呛入气管。

6. 右手将奶瓶倒转，奶液一定要盖住奶瓶的颈部，先滴 1～2 滴乳液于手背上或手腕内侧测试温度及检查乳头孔大小是否合适，以温热不烫手为宜。然后将奶嘴放入患儿口中舌上，使其含住乳头吸吮。换气时，注意将乳头向口腔一侧移动，使空气经过口角间隙进入口腔，再经乳头孔进入奶瓶。

7. 哺喂完毕，用手帕轻轻擦拭患儿口周，竖着抱起患儿，轻拍背部，排出胃内气体，然后放回床上，使患儿保持右侧卧位 20～30 分钟，防止患儿呕吐。

8. 整理用物，记录奶量，冲洗奶瓶及奶嘴后煮沸消毒 10～15 分钟。

【注意事项】

1. 奶嘴的软硬与奶嘴孔的大小适宜。

2. 在哺乳过程中，不要将奶瓶颈压在患儿唇上；若奶嘴堵塞，应及时更换。

3. 患儿吸吮过急或有呛咳时，应取出奶头，休息片刻再进行哺喂。

4. 喂奶时，护理人员要集中注意力，耐心细致地观察患儿吸吮能力及奶量。如有腹胀，可适当减量以防呕吐或影响呼吸。及时擦拭嘴边流出的乳液。

5. 尽量使患儿吸尽应吃的奶量，但不可强迫，以免呕吐。

（二）滴管法

【目的】 保证吸吮及吞咽能力较弱的患儿营养需要。

【操作方法】 将用物携至患儿床旁，为患儿更换尿布，包裹好患儿，将一次性手帕垫至患儿下颌部，抱起患儿头部枕于护士肘臂上呈半坐位，护士坐在椅子上。将温热的配奶用滴管滴入患儿口中，注视患儿有吞咽动作后再滴第 2 滴，每次滴入量视患儿吞咽情况而定，乳汁切勿过多，以免呛咳。依法将配奶喂完。

【注意事项】

1. 应根据患儿吞咽情况决定滴奶速度。

2. 注意保持配奶温度。

九、小儿推拿法

【目的】 推拿又称按摩，通过推拿促进气血循行、经络通畅、神气安定、脏腑调和、祛邪治病。

【常用穴位】 前臂的常用穴位有六腑（前臂尺侧腕至肘成一直线）、天河水（前臂内侧正中腕至肘成一直线）、三关（前臂桡侧腕至肘成一直线）；手部的大肠经（食指桡侧缘，自指尖至虎口成一直线）、脾经（拇指末节螺纹面）、板门（手掌大鱼际）、内劳宫（掌中心，屈指时中指、无名指之间中点）、内八卦（在手掌面，以掌心为圆心，从圆心至中指根横纹 2/3 处为半径作圆）；背部的大椎（第 7 颈椎棘突下凹陷中）、肺俞［背部，第 3 胸椎棘突下旁开 1.5 寸（1 寸＝1/30 m，全书同）］、七节骨（第 4 腰椎至尾椎上端成一直线）、龟尾（尾椎骨端）；腹部的神阙（脐中央）、丹田（脐下 2～3 寸之间）；胸部的天突（颈部前正中线上，两锁骨中间，胸骨上窝中央）、膻中（两乳头之间连线的中点）等穴。

【常用基本手法】 按、摩、推、拿、运、揉、掐、摇八法。

1. **按法** 以指尖、指腹或掌根、掌心在一定部位或穴位上逐渐向下用力按压，手法轻重可根据病情轻重而定，掌按多用于胸腹部，临床上常与揉法配合使用。

2. **摩法** 以手掌掌面或示、中、无名指指腹附着于一定部位或穴位上，以腕关节连同前臂做顺时针或逆时针方向环形移动摩擦，多用于胸腹部，手法要轻柔，速度均匀协调，压力大小适当，频率为 120～160 次/min。

3. **推法** 有直推、旋推、分推等，直推为清为泻，用拇指桡侧或指腹，或示、中两指指腹在穴位上做直线推动；旋推为补，用拇指指腹在穴位上做旋转推动；分推是用双手拇指桡侧或指腹，或示、中两指指腹在穴位上向两侧分向推动；使用推法时手法宜柔和均匀有规律。

4. **拿法** 以拇指和示、中两指，或用拇指和其余四指对称用力，拿住选定部位，反复递增用力，主要用于四肢部位，如曲池、少海、委中等穴位。

5. **运法** 以拇指或示、中指指端，在一定穴位上做弧形或环形推动，手法宜轻不宜重，宜缓不宜急，要在体表旋绕摩擦推动，不带动深层肌肉组织，频率一般以 80～120 次/min 为宜，如运内八卦治疗咳嗽、胸闷、腹胀呕吐等症。

6. 揉法　以拇、示、中指指端，或大鱼际或掌根，吸附于一定部位上或穴位上，做顺时针或逆时针方向旋转揉动，操作时宜轻柔、均匀缓慢，如揉丹田穴，治疗腹泻、腹痛等。

7. 掐法　是强刺激手法之一，用指甲重刺穴位，掐时要逐渐用力，不要掐破皮肤，掐后轻柔局部，以缓解不适感，临床上常与揉法配合。

8. 摇法　两手捧住患儿的头部或托住患儿四肢做摇摆动作，动作要轻，手法要稳。

【操作程序】

1. 关闭病室门窗，修剪指甲，以免划伤小儿皮肤。

2. 向患儿或家属解释操作意义、目的。

3. 取适宜体位，适当暴露推拿部位，注意保暖。

4. 确定推拿部位及推拿手法。

5. 随时询问患儿的反应，根据反应及时调整或停止操作。

6. 整理床单位，协助穿衣，合理安排体位，洗手。

【注意事项】

1. 取穴位要准确，明确所选穴位与手法是否符合要求。

2. 了解患儿的感受及目标达到的程度，并按要求记录。

3. 运用推拿手法要正确，操作时动作要轻快熟练，用力均匀、柔和，禁用暴力，推拿时间合理。

4. 整个操作过程中做到耐心、细致，态度和蔼。

5. 心、肝、肺经宜清不宜补，而脾、肾经宜补不宜清。

6. 在操作时常用一些介质（姜汁、滑石粉）以滑润皮肤，提高疗效。

十、捏脊疗法

【目的】　通过对督脉（起于小腹内，下出于会阴，向后行于脊柱的内部，上达项后风府，进入脑内，上行巅顶，沿前额下行鼻柱）和膀胱经（起于内眦，交会于百会，入理联络与脑回处分开下行项后，沿着肩胛部内侧夹着脊柱到达腰部，从脊旁肌肉进入体腔，联络肾脏）的按摩，调和阴阳，通理经络，行气活血，恢复脏腑功能，防治疾病。

【准备】

1. 护士准备

（1）了解病史、诊断、生命体征及一般状况。

（2）服装、鞋帽整洁，修剪指甲，洗手、戴口罩。

2. 患儿准备　嘱患儿排尿。

3. 环境准备　关闭病室门窗，调节室温为 22 ℃～24 ℃。

【操作方法】

1. 核对患儿姓名，向患儿及家长解释捏脊的目的，以取得配合。

2. 患儿俯卧，将患儿上衣卷起露出背部。

3. 护士两手半握拳，两示指屈曲，示指中节桡侧抵于脊背皮肤之上，再以两手拇指伸向示指前方，虎口向前。

4. 以双拇指、示指合力夹住将患儿皮肤捏起，而后示指向前，拇指向后退，做翻卷动作，两手同时向前移动。

5. 自长强穴（约尾骨尖端与肛门的中点）起一直捏至大椎穴（第 7 颈椎棘突下）为止，如此反复 5 次。

6. 在捏第 3 次时，每捏 3 下，将背脊皮肤向上提起 1 次，每天 1 次，6 天为 1 疗程，休息 1 天，再进行第 2 疗程。

7. 随时观察和询问患儿的反应，及时调整或停止操作。

8. 整理床单位，协助穿衣，合理安排体位，洗手。

【注意事项】

1. 操作时动作要轻快熟练，尽量少暴露患儿的肢体，注意保暖。

2. 护理人员解释耐心、细致，态度和蔼。

3. 手法要正确、用力均匀，禁用暴力，推拿时间合理。

4. 修剪指甲，以免划伤小儿皮肤。

十一、婴儿抚触

抚触是一项全新的健康育儿方式，非常有助于新生儿的生长发育。是护理人员用双手对婴儿全身各部位皮肤、肌肉进行科学的、有规则、有次序、有手法技巧的轻柔爱抚与温和按摩，是一种简便易行、安全有效的婴儿护理方法，被认为是对婴幼儿健康最有益处、最自然的一项医疗技术，此项技术越来越受到许多医院和新生儿父母的关注与青睐。

【目的】

1. 刺激淋巴系统，促进血液循环，提高婴儿抗病能力。

2. 改善消化系统功能，促进婴儿生长发育。

3. 促进婴儿智力发育和亲子情感的交流，满足婴儿的心理需求。

【用物准备】 毛巾被、尿布、换洗的衣物和婴儿按摩油。

【操作方法】

1. 房间温暖、宁静，播放一些柔和的音乐，有助于彼此放松，将用物放至小儿床旁。

2. 操作者在操作前取下手上所佩戴的物品，并洗净双手，将手搓热，脱去小儿的衣裤，用毛巾包裹其全身。

（1）头面部抚触：将按摩油倒于手心内轻轻摩擦温暖双手。①前额：先用两手拇指在婴儿两眉间向发际交替滑动按摩，再从前额中央向两侧慢慢滑动按摩，在太阳穴处做轻轻按揉。②头部：4 个手指从婴儿前额发际向上向后滑动至耳后，示、中两指轻轻按压乳突处。③面部：用两拇指从婴儿下颌中央向面部两侧滑动，呈"微笑"状。

（2）胸部：涂上按摩油，双手分别放在两侧肋缘，右手向上滑向婴儿的右肩后复原，左手以同样方法进行，交叉循环滑动。

（3）腹部：双手交替从婴儿右向左按顺时针方向画半圆按摩腹部，在脐带结痂未脱落前不要按摩该区域。

（4）四肢：涂上按摩油，将婴儿双手下垂，操作者将双手示指和拇指弯成环状，套在婴儿手上，从上臂到手腕轻轻挤捏、搓滚，然后用手指按摩手腕，同样方法挤捏按摩婴儿的大腿、膝部、小腿至距小腿关节处。

（5）手足：涂上按摩油，先托住婴儿的手，在确保手部不受伤害的前提下，用拇指从手掌心按摩至手指，按摩手指应从指根到指尖。换手，方法同前。然后按摩距小腿关节及足部，用拇指从脚后跟按摩至脚趾，按摩每个脚趾应从趾根到趾尖。

（6）背部：将婴儿呈俯卧位（注意婴儿脸部，保持呼吸顺畅），涂上按摩油，操作者右手掌从婴儿后颈顺脊柱垂直向下推至臀裂处，双手平放背部从颈部两侧向下按摩，然后用双手指面轻轻按摩脊柱两侧的肌肉，再从颈部向骶尾部迂回运动。将一只手掌放在婴儿的臀部正上方的骶尾凹陷处，顺时针方向按摩数次。动作结束后，还可将手轻轻抵住婴儿的脚，使婴儿顺势向前爬行（注意：新生儿做 1～2 个爬行动作即可），这个动作可以舒缓背部肌肉。

（7）活动四肢：在做完全身抚触后，婴儿肌肉已完全放松时可帮助婴儿活动各关节，伸展婴儿的四肢。主要动作为上肢的伸展和交叉、下肢的伸展和交叉。

【注意事项】

1. 注意室内温度（足月儿 26 ℃～28 ℃，早产儿 28 ℃～30 ℃）和通风换气，防止受凉。

2. 时间的选择　沐浴前后、午睡及晚上睡觉前、两次进食之间均可。应在小儿不疲倦、不饥饿、不烦躁、清醒时进行。每个手法重复 6～8 次，每天按摩 1～3 次，每次 10～20 分钟。

3. 注意室内照明，避免刺激光源，防止噪声，避免影响婴儿的注意力。

4. 婴儿疲劳时，任何刺激均不适宜，婴儿应休息。待睡醒后再进行。

5. 抚触者双手要光滑、指甲要短，不戴首饰或手表，以免损伤婴儿皮肤。

6. 按摩时力度适中，动作要柔缓，密切观察小儿的变化。

十二、婴儿游泳

【目的】　促进新生儿的生长发育，提高对外界的反应能力，激发婴儿脑神经发育，增强免疫力，为提高儿童智商、情商打下良好基础。

【用物准备】　毛巾被、尿布、换洗的衣物、爽身粉、消毒液、无菌棉签、颈圈、防水护脐贴、专业婴儿游泳桶、一次性浴膜。水温控制在 38 ℃ 左右，水深以婴儿足不触及桶底为宜。

【操作方法】

1. 室内温度控制在 28 ℃，避免对流风，播放柔和的音乐。

2. 按标准手法先进行婴儿抚触。

3. 选择大小适宜的专业婴儿颈圈，并预热。

4. 在操作台上脱去婴儿衣服，裸露身体。脐带未脱落者贴防水护脐贴以防脐部被水浸湿而感染，操作时需 2 人进行。1 人扶坐起婴儿，一手托住颈背部，另一手保护前胸，另一人以轻快的速度将颈圈套住婴儿颈部，将婴儿缓慢放入水中并握其双手轻轻在水中摆动，直至婴儿紧张感消失再放手。

5. 期间护理人员引导婴儿进行被动操 5 分钟（对缺乏自主运动且较小的新生儿帮其做水中操），协助活动四肢关节；婴儿自主游泳 5 分钟。

6. 护理人员始终要与婴儿进行感情交流，与婴儿保持 1 手臂的距离看护。

7. 5～10 分钟后，1 人缓缓抱起婴儿至操作台，托其颈背部，另一人轻快地取下颈圈，用毛巾被包裹婴儿，擦干身体，消毒脐部，涂爽身粉。

8. 为婴儿穿好衣服并包裹抱回房间，注意保暖。

【注意事项】

1. 婴儿游泳法应安排由经过培训的护理人员在新生儿出生后次日至出院前且均于吃奶后 1 小时进行。

2. 检查颈圈的安全性，使用前先充好气放一晚，检验是否漏气；请勿使用电动气泵充气，避免将颈圈打爆。

3. 婴儿颈部套上专供婴儿游泳的颈圈。在套颈圈时，要检查婴儿的下颌是否垫托在预定位置，使用中须时时确保搭扣处于扣紧状态。

4. 两个把手放在上面，用于操作者控制游泳颈圈的位置，颈圈开口朝后。

5. 游泳过程中应专人看护，并注意婴儿有无异常表情反应。

第二节 协助诊断治疗护理技术

一、头皮静脉输液法

小儿头皮静脉极为丰富，分支较多，部位表浅，易于固定，因此婴幼儿静脉输液时多采用头皮静脉。常用的有额上静脉、颞浅静脉及耳后静脉（图 7-12）。

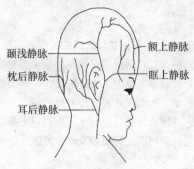

图 7-12 头皮浅静脉示意图

【目的】

1. 纠正患儿水、电解质紊乱，维持酸碱平衡。

2. 补充营养物质及热量。

3. 扩充血容量，改善微循环。

4. 静脉输入液体与药液治疗相关疾病。

【用物准备】

1. 输液器、液体及药物、治疗板、治疗车、静脉输液药物、输液架。

2. 治疗盘内备聚维酮碘、棉签、弯盘、胶布、注射器、弯盘。

3. 剃刀、毛刷、肥皂、纱布、治疗巾、玩具及约束带等。

【操作步骤】

1. 备齐用物至床旁，核对患儿姓名，再次核对药液，将输液瓶挂于输液架上，排尽空气。

2. 将枕头放在床沿，协助患儿横卧于床中央，取仰卧或侧卧位，头下垫治疗巾，必要时可用约束带。

3. 选择静脉，常用颞浅静脉、额上静脉、耳后静脉。

4. 护士立于患儿头端，仔细选择静脉，必要时顺应头发方向剃净穿刺部位毛发，备好胶布，妥善约束患儿。

5. 常规皮肤消毒，去除头皮针套，左手拇指、示指绷紧静脉两端皮肤，右手持针柄沿静脉走向与皮肤成 15°～20°角进入皮下，然后平行进入静脉，见回血后松开活塞，用胶布固定针头。

6. 调节速度，置患儿于舒适体位，记录输液时间、输液量及药物。

7. 整理用物，再次核对患儿姓名、床号、药液。

【注意事项】

1. 严格执行查对制度和无菌技术操作原则。

2. 穿刺中注意观察患儿面色及一般情况，如有异常及时处理。

3. 密切观察输液是否通畅，局部有无红肿，注意有无药物不良反应。

4. 根据患儿病情、年龄及药物性质调节输液速度。

知识链接

现在临床多采用静脉留置针（套管针），作为头皮针的换代产品。留置针操作简单，套管柔软，套管在静脉内留置时间长且不易穿破血管，能高效率保持静脉通畅，减少反复穿刺的痛苦。但存在费用多，且因小儿好动、不易合作、血管较细、弯曲较多等原因，其留置较成人易失败等缺点。套管针的穿刺方法大致同头皮针穿刺法相同，但是要注意的是，当全部外套管进入血管后，方可拔出针芯，用敷贴粘贴牢固，输液完毕用生理盐水或肝素盐水封管，并注意封管后应向家长宣教以下知识：加强看护，防止患儿不慎拔出留置针；避免碰撞、挤压和扭曲留置针。当出现针眼处发红、肿胀、硬结、渗液，应立即拔出留置针，重新更换穿刺部位。

二、股静脉穿刺术

【目的】　用于 3 岁以下小儿采集血标本。

【用物准备】　常规治疗盘、消毒用物、5 mL 注射器（必要时备头皮针）、纱布、约束带等，根据检验项目选择合适的试管，贴好标签。

【操作步骤】

1. 备齐用物至床旁。

2. 常规消毒患儿穿刺部位，并消毒护士左手示指。

3. 患儿仰卧位，助手站在患儿头端，用双肘及前臂约束患儿躯干及上肢，两手分别固定患儿两腿，使患儿大腿呈青蛙状，即外展、外旋，膝关节屈曲呈直角。操作者站在患儿足端或穿刺侧，在其腹股沟中、内1/3 交界处（图 7 - 13），以左手示指触及股动脉搏动处再次消毒穿刺点及操作者左手示指，右手持注射器在股动脉内侧 0.5 cm 处垂直穿刺，边退针边抽回血（图7-14）。

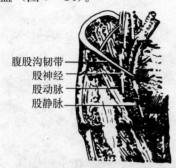

腹股沟韧带
股神经
股动脉
股静脉

图7-13 股静脉解剖位置示意图

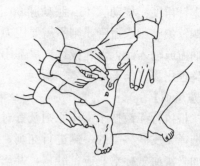

图7-14 股静脉穿刺

4. 见回血后固定针头，抽取所需血量。

5. 拔针，用纱布压迫穿刺点5分钟左右，安抚患儿，整理衣服。

6. 整理用物。

【注意事项】

1. 严格无菌操作，注意患儿反应。

2. 如抽出血液为鲜红色，则为股动脉血液，必要时停止穿刺。用纱布压紧局部10分钟，放松后仍需观察有无血肿。

三、动脉穿刺术

【目的】

1. 周围静脉穿刺困难，但需采集血标本。

2. 急救时需动脉内注药。

3. 需采集动脉血液标本做某些特殊检查。

【用物准备】 常规治疗盘、消毒用物、注射器（必要时备头皮针）、纱布、标本试管、约束带等。

【操作步骤】

1. 准备洗手、戴口罩。

2. 备齐用物携至床旁，查对床号、姓名、治疗项目等，向患者或者家属解释动脉穿刺的目的、方法和注意事项。

3. 检查注射器的包装、有效期等，再次执行查对制度，常规消毒穿刺部位皮肤及术者消毒左手中指和示指。协助患儿取合适体位，股动脉取仰卧位，下肢伸直略外展外旋（同股静脉穿刺）；桡动脉取坐位或仰卧位；肱动脉一般取仰卧位。

4. 选择穿刺点

(1) 桡动脉：从桡骨茎突向内侧中线作一水平线，以此水平线的中点作一垂直平分线，即成一"十"字，在"十"字交叉点向下约0.5 cm第1腕横纹处或第1～2腕横纹之间即为进针点。

(2) 肱动脉：在肱二头肌肌腱的内侧（肘窝向上2 cm上臂内侧），选择动脉搏动最明显处为穿刺点。

(3) 股动脉：腹股沟中、内1/3交界处，以左手示指仔细触摸动脉搏动，选择动脉搏动最明显处为穿刺点。

5. 进针角度：桡动脉 45°,肱动脉 60°,股动脉 90°。

6. 如针尖已刺入血管，则不需要用力抽拉针栓，立刻有鲜红色血液呈搏动性喷出。

7. 抽血或输入毕，迅速拔针，局部用 3～5 根消毒棉签或纱布加压按 10 分钟以上。

8. 整理用物，消毒洗手。

【注意事项】

1. 严格执行无菌技术操作原则及查对制度。

2. 选择无皮肤感染的一侧进行穿刺，如穿刺失败，不宜再于同侧穿刺。

3. 如采集血气标本，应备肝素，并防止注射器内混入空气，针头拔出后即插入橡皮塞或软木塞内，立即送检。

4. 如抽出暗红色血液，即示误入静脉，应立即拔针，加压 5 分钟以上止血。

5. 有出血倾向者穿刺时应谨慎，拔针后延长加压时间。

四、腰椎穿刺术

【目的】

1. 测量脑脊液压力或留脑脊液做化验检查，协助诊断。

2. 往脊髓腔内注射药物，作脊椎麻醉或治疗疾病。

【用物准备】

1. 无菌腰椎穿刺包　内含弯盘 1 个、腰穿针 2 根、标本瓶 3 个、小纱布 2 块、孔巾 1 块、手套 1 副。

2. 治疗盘内备有无菌用物　弯盘 1 个、小镊子 1 把、2 mL 注射器 1 支、6 号针头 1 枚、乙醇棉球、碘酊棉球。

【操作步骤】

1. 准备洗手、戴口罩。取得家长的同意并签字，向年长儿解释操作目的。

2. 带患儿至治疗室，侧卧位，脊背齐床沿，患儿双手抱膝，背部呈弓形突出（图 7-15）。

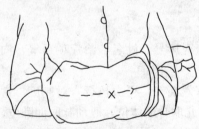

图 7-15　腰椎穿刺术体位

3. 选择穿刺点，以患儿第 3～4、第 4～5 腰椎间隙为宜，常规消毒皮肤。

4. 打开骨穿包，戴无菌手套，铺无菌孔巾，进行局部麻醉。

5. 用左手示、拇指固定好穿刺部位皮肤，右手握腰穿针垂直刺入，有突破感即至硬脊膜外腔，停止进针，拔除针芯，留脑脊液送检。如无脑脊液流出，可将腰穿针稍旋转或将针芯插入再进针少许观察。

6. 需做鞘内注射者，注完药物后将针芯插入，拔出穿刺针，消毒穿刺点，盖上无菌纱布，按压 2～3 分钟，用胶布固定。

7. 送患儿回病室，嘱家长使患儿去枕平卧 4～6 小时，颅内压高者平卧 24 小时，以防头痛。

8. 整理用物，消毒洗手。

【注意事项】

1. 局部皮肤有感染、化脓不宜穿刺。

2. 穿刺过程中，注意观察患儿的心率、脉搏、呼吸，做好抢救准备。

3. 脑脊液流出过快时，应用针芯堵住部分针孔以减慢流速，防止脑疝发生。

4. 鞘内注射时，应认真核对药物名称、剂量，放出等量的脑脊液后再注药，推药时速度要缓慢。

5. 拔针时动作应缓慢，以防脑脊液漏。

五、胸腔穿刺术

【目的】

1. 用于检查胸腔积液的性质以明确诊断。

2. 胸腔积液、气胸者，以放液及排气减压。

3. 胸腔抽脓、冲洗，向胸腔内注入药物。

【用物准备】

1. 胸腔穿刺包　内含弯盘 2 个、胸穿针 2 根、三通 1 个、带橡皮套血管钳 1 把、纱布 2 块、标本瓶 2 个、孔巾 1 块、手套 1 副。

2. 治疗盘　备有弯盘 1 个，常规消毒用物，2% 普鲁卡因 1 支，小锯 1 把，小夹子 1 个，生理盐水 200～300 mL，胶布，20 mL、5 mL 注射器各 1 支及量杯等。

【操作步骤】

1. 向家长讲明目的、方法、注意事项，取得家长的同意并签字。

2. 备齐用物，洗手戴口罩。

3. 带患儿至治疗室，协助患儿反坐靠背椅上，双手放置椅背上，头靠伏于前臂（图 7－16）。

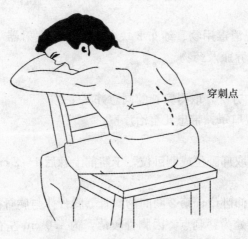

穿刺点

图 7－16　小儿胸腔穿刺部位

4. 选择穿刺点　一般采用肩胛线第 7～8 肋间。如胸腔抽气，穿刺点应在胸骨第 2 肋间锁骨中线外侧，必要时做 X 线透视或 B 超定位。

5. 常规消毒穿刺部位皮肤，打开胸穿包，戴无菌手套，铺孔巾并用小夹固定。

6. 试接胸穿针、三通管、注射器检查有无漏气，取下注射器将三通拧至不通方向。

7. 局部麻醉后，左手绷紧穿刺点皮肤，右手持针在穿刺点肋间隙沿肋骨上缘刺入，用止血钳紧贴皮肤平面固定针头，抽取脓液，留取标本。

8. 按医嘱用温盐水冲净脓液后将药物注入胸腔内并密切观察患儿反应。

9. 抽取液体或注入药物后，用无菌纱布紧压穿刺点拔针，局部压迫 5～10 分钟，用胶布加压固定。

10. 送患儿回病室，整理用物，记录抽取液体的量、性质、颜色及术中患儿情况。

【注意事项】

1. 严格无菌操作，穿刺应紧贴肋骨上缘进针，以免刺伤肋间血管和神经，每次抽液量不宜过多、过快，年长儿每次不超过 600 mL。

2. 穿刺过程中，应避免咳嗽，并密切观察患儿面色、呼吸等情况。患儿感到不适或抽出血性液体时，应停止穿刺。

3. 穿刺时动作轻柔、准确，避免反复穿刺，因多次操作易损伤肺组织。如需胸腔内注药，应确定胸穿针在胸腔后再注入药物。

4. 抽液完毕，嘱患儿卧床休息 2～3 小时，并观察患儿呼吸、脉搏、血压等情况。

5. 穿刺部位有炎症、外伤以及极度不合作者禁忌行此穿刺。

6. 正确使用三通管，避免空气进入。

六、骨髓穿刺术

【目的】

1. 抽取骨髓制成涂片做细胞学及病原学检查以明确诊断。

2. 进行骨髓内输血、输液及注入药物。

【用物准备】

1. 骨髓穿刺包　内含弯盘 1 个，骨穿针 1 根，手套 1 副，孔巾 1 块，5 mL 及 30 mL 注射器各 1 支。

2. 治疗盘　备有常规消毒用物、纱布 2 块、1～2 mL 注射器 1 支、2% 普鲁卡因 1 支、玻片等，根据需要准备培养瓶及药物。

【操作步骤】

1. 向家长讲明目的、方法，取得家长的同意并签字。

2. 备齐用物，洗手戴口罩，带患儿至治疗室。

3. 选择穿刺部位

（1）髂前上棘：患儿取仰卧位或侧卧位，于髂前上棘后 1～2 cm 较光缘处为穿刺点（图 7-17）。

（2）胸骨：患儿去枕仰卧位，第 2 肋间的胸骨（胸骨体与胸骨柄相连处）中线、胸骨角上下各 1～1.5 cm 的平坦处为穿刺点。因胸骨较薄，为 1.0 cm 左右，其后方为心房和大血管，穿刺深度一般不超过 1 cm，严防穿通胸骨发生意外。

（3）髂后上棘：患儿取俯卧位，在第 5 腰椎水平，旁开 3 cm 左右（髂后上棘较平处，图 7 - 18）。

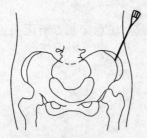 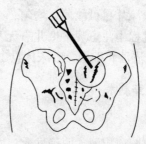

图 7 - 17 髂前上棘骨髓穿刺部位　　　图 7 - 18 髂后上棘骨髓穿刺部位

（4）胫骨：患儿取仰卧位，双腿分开，固定腿部及距小腿关节，胫骨干上 1/3 内侧垂直刺入 2～3 cm 为穿刺点（图 7 - 19）。

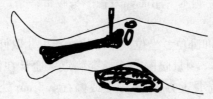

图 7 - 19 胫骨骨髓穿刺部位

（5）腰椎棘突：适用于较大儿童，采用腰穿体位，以腰椎棘突Ⅱ、Ⅲ、Ⅳ为穿刺点（图 7 - 20）。

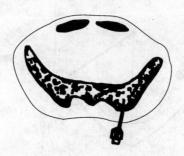

图 7 - 20 腰椎棘突骨髓穿刺部位

4. 操作者在患儿右侧，常规消毒局部皮肤，打开腰穿包，戴无菌手套，根据情况给予局部麻醉，以左手拇指和示指分开穿刺部位皮肤并按紧固定，右手持穿刺针进入骨髓，拔出针芯，将注射器接紧穿刺针，抽出骨髓，作涂片用可取 0.2～0.3 mL，作培养用取 1～3 mL。

5. 拔出穿刺针将针内骨髓液滴于玻片上，尽快涂片和送检，用无菌纱布覆盖穿刺部位，压迫 2～3 分钟，用胶布固定。

6. 送患儿回病室，整理用物，记录。

【注意事项】

1. 术前做出、凝血时间检查时，有出血倾向患者操作时应特别注意，对血友病患者禁止做骨髓穿刺。严格无菌操作，尽量做到准确抽取。

2. 抽取骨髓时，用力得当，避免混合血液，注射器与穿刺针必须干燥，以免发生溶血，影响检查结果。

3. 若一次穿刺不成功，应更换穿刺针，重新穿刺。

4. 骨髓液涂片尽可能薄、均匀。

5. 穿刺过程中注意观察患儿有无不良反应；穿刺后，注意穿刺点有无出血，嘱患儿保持穿刺点皮肤清洁、干燥，卧床休息1～2小时。

七、腹腔穿刺术

【目的】

1. 抽取腹腔内积液，明确性质，以协助诊断。

2. 腹腔抽脓、冲洗、注入药物，达到治疗作用。

3. 放出适量腹水，以减轻腹压，缓解压迫症状。

【用物准备】 同"胸腔穿刺术"用品，另备多头腹带一条。

【操作步骤】

1. 带患儿至治疗室，取仰卧位、坐位或半卧位（新生儿取仰卧位）。

2. 测量血压。暴露腹部，测量腹围，选择穿刺点。通常在髂前上棘与脐连线中外1/3交界处，或脐与耻骨连线的耻骨上方1 cm偏左或偏右1.5 cm处（图7-21）。

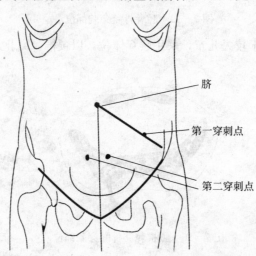

图7-21　小儿腹腔穿刺部位

3. 常规消毒穿刺部位皮肤，操作者戴手套，铺无菌孔巾，行局部麻醉。

4. 用左示、拇指固定好穿刺部位皮肤，右手持针经穿刺点缓慢刺入，有阻力消失感即已进入腹腔，根据病情决定抽取量。

5. 抽液完毕后，拔出穿刺针，按压4～5分钟。用无菌纱布覆盖，包裹腹带。

6. 整理用物，送患儿回病室，记录。

【注意事项】

1. 严格无菌操作，进针不宜太深，术前嘱患儿排空尿液，以免刺破膀胱。

2. 穿刺时要密切观察患儿一般情况、血压、脉搏和呼吸。穿刺过程中如发生病情变化或抽液过程中出现血液，应停止穿刺，进行必要的处理。

3. 穿刺放出腹水后，将预先包扎在腹部的多头腹带逐步收紧，以防腹腔内压力骤降而发生休克。一次放液量不宜过多。

4. 穿刺点应避开皮肤感染处，以免引起腹腔感染；严格掌握穿刺适应证。

八、硬脑膜下穿刺术

【目的】

1. 放出硬脑膜下的积液或积脓，降低颅内压。

2. 硬脑膜下注射药物。

3. 检查脑积液的性质，留取标本以协助诊断。

【用物准备】　无菌穿刺盒内有穿刺针（按需要准备不同型号）、血管钳、孔巾、棉球、无菌手套、剃刀，常规消毒用品；如需注入药物，应备 10 mL 注射器 2 支，6 号针头 2 个。

【操作步骤】

1. 带患儿至治疗室，小儿全身约束仰卧，剃去前囟周围头发，头端与治疗台端齐。

2. 助手站在治疗台右侧，双手拇指向上，环形扶持患儿额及枕部，两肘关节夹扶患儿躯干（图 7 - 22）。

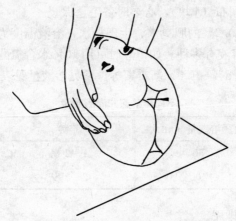

图 7 - 22　小儿硬脑膜下穿刺部位

3. 按常规消毒皮肤，操作者戴手套，铺孔巾。

4. 操作者右拇指摸准患儿前囟侧角，并用左手示指、拇指固定皮肤，右手持针在前囟侧角最外点垂直刺入 0.2～0.5 cm，有穿过硬脑膜落空感时即达到硬脑膜下腔。

5. 此时可见液体流出，取液后，将针芯插入，拔出穿刺针，局部消毒后盖以无菌纱布按压 30 分钟，然后用胶布固定。

6. 整理用物，送患儿回病室，记录。

【注意事项】

1. 颅内压增高或有脑疝症状时，禁忌穿刺。

2. 前囟门已闭的患儿或穿刺部位皮肤有化脓感染时，禁忌穿刺；需多次穿刺者，勿在同一点进针。

3. 做两侧硬脑膜下穿刺时须更换穿刺针，穿刺点不要距中线太近，以免损伤上矢状窦。

4. 硬脑膜下放液总量每次不超过 15 mL，放液速度不易过快，术后去枕平卧 24 小时。

5. 穿刺液若为脓性,避免穿刺过深引起脑组织感染。

九、婴幼儿灌肠法

【目的】

1. 刺激肠壁促进肠蠕动,软化和清除粪便。

2. 排除肠内积气,减轻腹胀。

3. 供给营养及药物。

4. 清洁肠道,为外科手术前或检查做准备。

【准备】

1. 护士准备

(1) 了解患儿病情、意识状态、合作程度、生命体征,观察肛周皮肤情况。

(2) 操作前向患儿及家长做好解释工作,洗手、戴口罩。

2. 物品准备

(1) 治疗盘:内备灌肠筒(或一次性灌肠袋)、玻璃接头、肛管、血管钳、大油布、治疗巾、弯盘、棉签、卫生纸、润滑剂、量杯、水温计。

(2) 输液架、便盆、尿布(4块),必要时备毛毯保暖。

(3) 灌肠液:0.1%~0.2%的肥皂水、生理盐水,溶液温度为39 ℃~41 ℃,用于降温时为28 ℃~32 ℃。常用溶液有多种。如镇静时可用10%水合氯醛,治疗肠道感染时,可用2%小檗碱(黄连素)或0.5%~1.0%新霉素等。常见溶液量见表7-1。

表 7-1　　　　　　　　　　　　不同年龄患儿灌肠液量

年龄	灌肠溶液量(mL)	年龄	灌肠溶液量(mL)
6个月以下	50	1~2岁	200
6个月~1岁	100	2~3岁	300

3. 患儿准备　灌肠前排尿。

4. 环境准备　关闭门窗、屏风遮挡。

【操作步骤】

1. 携用物至床旁,挂灌肠筒于输液架上,筒底距离床面30~40 cm。

2. 将枕头竖放,使其厚度与便盆高度相等,下端放便盆。

3. 将大油布及治疗巾上端盖于枕头上,下端放于便盆之下,以防止污染枕头及床单。

4. 用大毛巾包裹约束患儿双臂后使其仰卧于枕头上,臀部放在便盆上。解开尿布,如无大小便,则用尿布垫在臀部与便盆之间,两腿各包裹一块尿布分别放在便盆两侧。

5. 连接肛管并润滑前端,排尽管内气体,用血管钳夹紧橡胶管,将肛管轻轻插入直肠,婴儿2.5~4 cm,儿童5~7.5 cm,如遇有阻力,可轻轻转动肛管再插入。然后固定,再用一块尿布覆盖在会阴部之上,以保持床单的清洁。

6. 松开血管钳,使液体缓缓流入,护士一手始终扶持肛管,同时观察患儿一般状况及灌肠液下降速度。

7. 灌肠液灌入完毕,夹紧肛管,用卫生纸包裹后轻轻拔出,放入弯盘内;若需保留灌肠液，可轻轻夹紧小儿两侧臀部数分钟。

8. 协助排便，擦净臀部，取出便盆，为小婴儿系好尿布并包裹，使其舒适。

9. 整理用物、床单位，记录溶液量及排便性质。

【注意事项】

1. 根据小儿年龄选用合适的肛管和决定灌肠液量。

2. 注意保暖，避免着凉。

3. 液体流入速度宜慢，并注意观察小儿情况，如小儿疲乏，可暂停片刻后再继续，以免小儿虚脱；如小儿突然腹痛或腹胀加剧，应立即停止灌肠，并与医师联系，及时处理。

十、小儿氧气疗法

【目的】 纠正缺氧状态，促进组织细胞正常代谢。

【用物准备】

1. 氧气装置 1 套。

2. 治疗盘内备湿化瓶 1 个，瓶内放 1/2～2/3 深的蒸馏水；水杯 1 个，内有凉开水 1/2 杯，鼻导管 1～2 根（面罩或头罩）、玻璃接管、棉签、胶布、温度计、用氧巡视卡等。

【操作步骤】

1. 鼻导管给氧法

（1）携用物至床旁，对年长患儿解释吸氧的目的、方法，以取得其合作。

（2）先打开氧气管道开关，再拧开氧气流量表，检查氧气管道是否畅通，并安装好湿化瓶，调节氧流量。

（3）用湿棉签清洁患儿鼻腔，然后连接鼻导管，检查畅通后，将鼻导管前端蘸水湿润后从一侧鼻孔（或双侧）轻轻插入约 1 cm，固定鼻导管，必要时约束患儿双手。

（4）依据患儿病情调节氧流量，一般为 0.5～1 L/min。

（5）整理床单位，协助患儿取舒适体位，整理用物，记录用氧时间，填写用氧巡视卡。

2. 头罩法 适应证：将患儿头部放入有机玻璃头罩内，橡胶管接通氧气湿化瓶后通入头罩内，氧流量需 4 L/min，吸氧浓度可达 50% 左右；但要注意，应将头罩上盖掀开 1/5～1/3，既可调节头罩内温度，又可排出二氧化碳气体（图 7 - 23）。

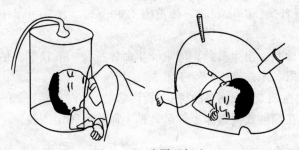

图 7 - 23 头罩吸氧法

【注意事项】

1. 用氧过程中要注意用氧安全，告诉家属应防火、防热、防震、防油，并不要自行调节氧流量。

2. 使用氧气时，应先调节氧流量，停用时应先拔出吸氧管，再关闭氧气。

3. 吸氧过程中应注意观察患儿生命体征的变化，如是否烦躁不安，缺氧状况有无缓解等，氧气装置有无漏气，是否通畅等。

4. 如需持续氧气吸入，鼻导管应每天更换 1 次。头罩吸氧每吸氧 4 小时应停 30 分钟，以防氧气罩内二氧化碳蓄积或氧气中毒。

十一、换血疗法

【目的】 换血疗法是患儿严重溶血时抢救生命的重要措施。通过换血可换出致敏红细胞和血清中的免疫抗体，阻止继续溶血；降低胆红素，防止核黄疸发生；纠正溶血导致的贫血，防止缺氧及心功能不全。

【准备】

1. 物品准备

（1）血源选择：Rh 血型不合应采用 Rh 血型与母亲相同，ABO 血型与患儿相同（或抗 A、抗 B 效价不高的 O 型）的供血者；ABO 血型不合者可用 O 型的红细胞加 AB 型血浆或用抗 A、抗 B 效价不高的 O 型血。换血量为 150～180 mL/kg 体重（约为患儿全血量的 2 倍），应尽量选用新鲜血，库血不应超过 3 天。

（2）药物：10％葡萄糖液 1 瓶、生理盐水 2 瓶、25％葡萄糖液 1 支、10％葡萄糖酸钙 1 支、利多卡因 1 支、肝素 1 支、20％鱼精蛋白 1 支、10％苯巴比妥 1 支、地西泮（安定）1 支，并按需要准备急救药物。

（3）用品：医用硅胶管 2 根（长 30 cm、口径 2 mm，前端 3 cm 内有 3 个交错的椭圆形小孔，末端的接头可与三通管相接），小手术包 1 个，注射器及针头（20 mL 的 20 副，1 mL、2 mL、5 mL 的各 3～4 副），静脉压测量管 1 支，三通管 2 个，换药碗及弯盆各 2 个，手套 2～3 副，1000 mL 搪瓷量杯 1 个，心电监护仪 1 台，远红外线辐射保温床 1 张，干燥试管数支，绷带，夹板，尿袋，皮肤消毒用物，换血记录单等。

2. 环境准备 应在手术室或经消毒处理的环境中进行，室温保持在 26 ℃～28 ℃。

3. 护士准备

（1）掌握换血指征：①母婴有 ABO 血型不合或 Rh 血型不合，产前确诊为溶血病。②出生时有胎儿水肿，明显贫血（脐带血 Hb<120 g/L）；血清胆红素在足月儿>342 μmol/L，早产儿体重在 1500 g 者>256 μmol/L，体重为 1200 g 者>205 μmol/L。③凡是有核黄疸早期症状者。

（2）了解病史，诊断、出生日龄、体重、生命体征及一般状况。估计换血过程常见的护理问题，操作前戴口罩、术前洗手、穿手术衣。

4. 患儿准备 换血前禁食 4 小时或抽空胃内容物，进行静脉输液；术前半小时肌内注射苯巴比妥钠。患儿在辐射式保暖床上仰卧，贴上尿袋，固定四肢。

【操作步骤】

1. 按常规行腹部皮肤消毒（上平剑突，下至耻骨联合，两侧至腋中线）铺巾，将硅胶管插入脐静脉，接上三通管，抽血测定胆红素及生化项目，测量静脉压后开始换血。

2. 根据患儿体重、一般情况及心功能等级，每次换血量 10～20 mL，从少量开始，逐渐增加到每次 20 mL，换血速度每分钟 10 mL。

3. 每换血 100 mL，要测静脉压 1 次，高则多抽，低则少抽，保持静脉压的稳定（一般

保持静脉压力为 $6 \sim 8$ cmH$_2$O。

4. 换血完毕后拔出脐静脉导管，结扎缝合后消毒，用纱布压迫固定。清点术中物品。

【换血后护理】

1. 术后继续蓝光照射治疗。

2. 密切观察病情，术后每 0.5 小时测心率、呼吸，2 小时血压平稳，可改为每 1 次/2 h。密切注意有无青紫、惊厥、水肿、嗜睡、肌张力低下等核黄疸早期症状；注意有无并发症（心功能不全、低血糖、低血钙、酸中毒、休克等）。若有异常，及时报告医师。若血红蛋白小于 100 g/L，可少量输血；若胆红素又大于 342 μmol/L，可考虑再次换血。

3. 一般情况良好，术后 2～4 小时可试喂糖水，无不良反应可喂奶。

4. 观察伤口有无渗血，保持局部清洁，防止感染、必要时加用抗生素。一般可在术后 4～5 天拆线。

【注意事项】

1. 物品准备齐全、有序、合理，环境及患儿准备符合要求；严格无菌操作，防止交叉感染。

2. 注射器内不能有空气，防止空气栓塞；换血过程中注射器必须经常用含肝素的生理盐水冲洗，防止凝血。

3. 在换血开始前、术中、换血结束时均需抽血标本，送检血胆红素定量，视需要检测生化项目，以判断换血效果及病情变化。

4. 换血过程中应注意为患儿保暖，密切观察全身情况及反应，注意皮肤颜色及生命体征；应详细记录每次入量、出量、累积出入量以及心率、呼吸、静脉压及用药情况等，做好心电监护。

自学指导

【重点难点】

1. 儿科常用一般护理技术操作目的。

2. 儿科常用一般护理技术操作步骤。

3. 儿科常用一般护理技术操作注意事项。

4. 儿科常用协助诊断治疗护理技术操作步骤。

5. 儿科特殊穿刺的护理技术操作步骤。

【考核知识点】

1. 儿科常用一般护理技术操作目的。

2. 儿科常用一般护理技术操作步骤。

3. 儿科常用一般护理技术操作注意事项。

4. 儿科常用协助诊断治疗护理技术操作目的。

5. 儿科常用协助诊断治疗护理技术操作步骤。

6. 儿科常用协助诊断治疗护理技术操作注意事项。

7. 儿科特殊穿刺的护理技术操作目的。

8. 儿科特殊穿刺的护理技术操作步骤。

9. 儿科特殊穿刺的护理技术操作注意事项。

【复习思考题】

1. 婴儿沐浴时应注意什么?

2. 如果遇见了一个有臀红(尿布疹)的婴儿,请你告诉其母亲该如何护理。

3. 婴儿股静脉穿刺术的部位及操作时的注意事项有哪些?

4. 小儿吸氧操作时应注意什么?

〔肖洪玲 刘 虹〕

第八章

新生儿及新生儿疾病的护理

【学习目标】

1. 掌握：

（1）新生儿分类方法，新生儿的特点及护理。

（2）新生儿窒息、新生儿缺氧缺血性脑病、新生儿颅内出血、胎粪吸入综合征、新生儿肺透明膜病、感染性肺炎、新生儿败血症、新生儿破伤风、新生儿黄疸、新生儿寒冷损伤综合征、新生儿坏死性小肠结肠炎的概念、临床表现、常用护理诊断及护理措施。

2. 熟悉：新生儿窒息、新生儿缺氧缺血性脑病、新生儿颅内出血、胎粪吸入综合征、新生儿肺透明膜病、感染性肺炎、新生儿败血症、新生儿破伤风、新生儿黄疸、新生儿寒冷损伤综合征、新生儿坏死性小肠结肠炎的相关检查及健康教育。

3. 了解：新生儿窒息、新生儿缺氧缺血性脑病、新生儿颅内出血、胎粪吸入综合征、新生儿肺透明膜病、感染性肺炎、新生儿败血症、新生儿破伤风、新生儿黄疸、新生儿寒冷损伤综合征、新生儿坏死性小肠结肠炎的常见病因及发病机制。

【自学时数】2 学时。

通过本章的学习，应熟悉新生儿的特点和命名及各种新生儿疾病的病因和发病机制，掌握正常和疾病新生儿的临床特点和护理要点，以便为日后新生儿临床护理实践奠定理论基础。

第一节 新生儿分类

新生儿（neonate）是指从生后脐带结扎到满 28 天的婴儿。此时小儿脱离母体开始独立生活，需完成多方面的生理调整以适应母体外复杂多变的生活环境。

新生儿分类有不同的方法，分别根据胎龄、出生体重、胎龄与出生体重的关系及出生后周龄等分类，具体如下：

一、根据胎龄分类

胎龄（gestational age，GA）是从最后 1 次正常月经第 1 天起至分娩时为止，通常以周表示。

1. 足月儿（full-term infant）　指 GA 满 37 周至未满 42 周的新生儿（260～293 天）。

2. 早产儿（preterm infant）　指 GA 未满 37 周的新生儿（≤259 天）。

3. 过期产儿（post-term infant）　指 GA 超过 42 周的新生儿（≥294 天）。

二、根据出生体重分类

出生体重（birth weight，BW）指出生 1 小时内的体重。

1. 正常出生体重儿（normal birth weight neonate，NBW）　指 BW 为 2500～4000 g 的新生儿。

2. 低出生体重儿（low birth weight neonate，LBW）　指 BW<2500 g 的新生儿。其中 BW<1500 g 称极低出生体重儿（very low birth weight，VLBW）；BW<1000 g 称超低出生体重儿（extremely low birth weight，ELBW）。

3. 巨大儿（giant weight neonate）　指 BW>4000 g 的新生儿。

三、根据体重和胎龄关系分类

1. 小于胎龄儿（small for gestational age，SGA）　指 BW 在同胎龄儿平均体重的第 10 百分位以下的新生儿。

2. 适于胎龄儿（appropriate for gestational age，AGA）　指 BW 在同胎龄儿平均体重第 10～90 百分位的新生儿。

3. 大于胎龄儿（large for gestational age，LGA）　指 BW 在同胎龄儿平均体重第 90 百分位以上的新生儿（图 8-1）。

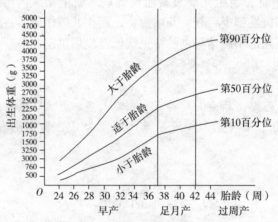

图 8-1　新生儿胎龄与出生体重的百分位曲线

四、根据出生后周龄分类

1. 早期新生儿（early newborn）　指出生后 1 周以内的新生儿，也属于围生儿。其发病率和死亡率在整个新生儿期最高，应特别加强监护和护理。

2. 晚期新生儿（late newborn）　指出生后第 2 周至第 4 周末的新生儿。

五、高危新生儿

高危新生儿（high risk neonate）指已发生或有可能发生危重情况而需要特殊监护的新

生儿。包括以下几种情况：

1. **异常妊娠史**　如母亲有糖尿病、妊娠高血压综合征、感染、先兆子痫、阴道流血、吸烟、酗酒史，母亲既往有习惯性流产、死胎、死产史，母亲为 Rh 阴性血型等。

2. **异常分娩史**　如手术产儿、各种难产及母亲分娩过程中使用镇静和止痛药物史等。

3. **异常出生史**　如窒息，各种先天性畸形，早产儿，双胎或多胎产儿，小于胎龄儿，巨大儿，有已明确或尚未明确疾病的新生儿。

第二节　新生儿的特点及护理

一、正常足月儿特点及护理

正常足月儿（normal term infant）是指胎龄满 37～42 周，出生体重在 2500 g 以上，无任何畸形或疾病的活产婴儿。

【正常足月儿的特点】

1. **外观特点**　正常足月新生儿体重在 2500 g 以上（平均 3000 g），身长在 47 cm 以上（平均 50 cm），哭声响亮，胎毛少，肌肉有一定张力，四肢屈曲，皮肤红润，皮下脂肪丰满，耳郭软骨发育好，耳舟成形、直挺，指（趾）甲达到或超过指（趾）尖，双足足底有较多的足纹，头发分条清楚，乳晕清楚，乳头突起，乳房可扪到结节，男婴睾丸降入阴囊，女婴大阴唇覆盖小阴唇。

2. **生理特点**

（1）呼吸系统：胎儿在宫内依靠母体通过胎盘得到氧气和排出二氧化碳，虽有微弱的呼吸运动，但不需要肺的呼吸。分娩后新生儿在第一次吸气后紧接着啼哭，肺泡张开。由于呼吸中枢发育不成熟，呼吸节律常不规则，频率较快，40～45 次/min。由于新生儿胸腔较小，胸廓呈圆桶状，肋间肌薄弱，胸廓运动较浅，主要靠膈肌运动，以腹式呼吸为主。

（2）循环系统：胎儿出生后血液循环发生巨大变化。①胎盘-脐血循环终止。②肺循环阻力下降，肺血流量增加。③回流至左心房血量明显增多，体循环压力上升。④卵圆孔、动脉导管功能性关闭，部分新生儿出生后前几天心前区可闻及生理性杂音。新生儿心率快，波动范围大，为 100～150 次/min，平均 120～140 次/min。活动或吃奶后心率可加快。血压平均为 70/50 mmHg。

（3）消化系统：新生儿的胃呈水平位，贲门括约肌发育较差，幽门括约肌发育较好，易发生溢乳和呕吐。消化道面积相对较大，肠管壁较薄，通透性高，有利于营养物质的吸收，但肠腔内毒素和消化不全产物也容易进入血液循环，引起中毒症状和过敏现象。除胰淀粉酶外，足月儿其余消化酶已足够消化蛋白质及脂肪，因此不宜过早喂淀粉类食物。

胎便由胎儿肠道分泌物、胆汁及咽下的羊水等组成，呈糊状，为墨绿色。一般出生后12 小时内开始排泄，3～4 天排完，如超过 24 小时还未见胎粪排出，应排除肛门闭锁或其他消化道畸形。

新生儿肝内葡萄糖醛酰转换酶的量及活力不足，是新生儿生理性黄疸及对多种药物解毒能力低下的主要原因。

（4）泌尿系统：新生儿一般在生后 24 小时内排尿，如超过 48 小时仍未排尿，应查找原因。肾小球滤过率低，浓缩功能差，不能迅速有效地处理过多的水和溶质，易发生水肿或脱水。同时排磷功能较差，牛乳喂养儿易出现低钙血症。

（5）血液系统：由于胎儿期处于相对缺氧状态，故红细胞数和血红蛋白量较高，新生儿出生时红细胞数为 $(5.0\sim7.0)\times10^{12}/L$，血红蛋白量 $150\sim210$ g/L，以后逐渐下降。血红蛋白中胎儿血红蛋白占 $70\%\sim80\%$，5 周后降至 55%，随后逐渐被成人型血红蛋白取代。新生儿出生时白细胞数较高，第 1 天平均为 $18\times10^9/L$，第 3 天开始下降；分类中以中性粒细胞为主，$4\sim6$ 天与淋巴细胞相近，以后淋巴细胞占优势。血小板数与成人相似。由于胎儿肝脏维生素 K 储存量少，凝血因子 Ⅱ、凝血因子 Ⅶ、凝血因子 Ⅸ、凝血因子 Ⅹ 活性较低。

（6）神经系统：新生儿脑相对较大，占体重的 $10\%\sim20\%$（成人仅 2%）。脊髓相对较长，大脑皮质兴奋性低，睡眠时间长，觉醒时间一昼夜仅为 $2\sim3$ 小时。大脑对下级中枢抑制较弱，且锥体束、纹状体发育不全，常出现不自主和不协调动作。出生时已具备多种暂时性原始反射，如觅食反射、吸吮反射、拥抱反射、握持反射和交叉伸腿反射。正常情况下，上述反射生后数月自然消失。此外，正常足月儿也可出现年长儿的病理性反射如克氏征（Kernig 征）、巴宾斯基征（Babinski 征）和佛斯特征（Chvostek 征）等，腹壁和提睾反射不稳定。

（7）免疫系统：新生儿非特异性和特异性免疫功能均不成熟。皮肤黏膜屏障功能差，网状内皮系统和白细胞的吞噬作用较弱，血清补体较低；脐残端未完全闭合，细菌易进入血液；血-脑屏障发育未完善，易患细菌性脑膜炎。胎儿可通过胎盘从母体获得免疫球蛋白 IgG，故新生儿对某些传染病如麻疹等具有免疫力而不易感染，而免疫球蛋白 IgA 和 IgM 则不能通过胎盘传给新生儿，易发生呼吸道和消化道感染。

（8）体温：新生儿体温调节中枢发育不完善，皮下脂肪较薄，体表面积相对较大，容易散热。寒冷时无寒战反应而靠棕色脂肪化学产热。

新生儿在环境温度过低时，易造成体温低下或寒冷损伤综合征；而环境温度过高时，通过皮肤蒸发和出汗散热，造成血液浓缩，可使体温增高，出现脱水热。

中性温度（neutral temperature），又称适中温度，是指能维持正常体核温度和皮肤温度的最适宜环境温度，在此温度下，人体耗氧量最小，新陈代谢率最低，蒸发散热也少。不同胎龄、不同日龄的新生儿，其中性温度不同（表 8-1）。一般来说，胎龄和日龄越小，所需中性温度越高。

表 8-1　　　　　　　　　　　不同出生体重新生儿的中性温度

出生体重（kg）	中性温度			
	35 ℃	34 ℃	33 ℃	32 ℃
1.0	初生 10 天内	10 天以后	3 周以后	5 周以后
1.5		初生 10 天内	10 天以后	4 周以后
2.0		初生 2 天内	2 天以后	3 周以后
>2.5			初生 2 天内	2 天以后

（9）热能、水和电解质需要量：新生儿基础热量消耗为 209 kJ/kg（50 kcal/kg），每天

总热量需 418～502 kJ/kg（100～120 kcal/kg）。新生儿体液总量占体重的比例为 65%～75%（成人为 55%～60%），新生儿每天液体需要量为：第 1 天为 60～80 mL/kg，第 2 天 80～100 mL/kg，第 3 天以后为 100～140 mL/kg。足月儿每天钠需要量为 1～2 mmol/kg；出生 10 天后钾的需要量为 1～2 mmol/(kg·d)。

3. 常见几种特殊生理状态

(1) 生理性体重下降：参见第二章第二节"生长发育"相关内容。

(2) 生理性黄疸：参见本章第九节"新生儿黄疸"相关内容。

(3) 乳腺肿大：无论男婴或女婴，在生后 3～5 天内均可出现乳腺肿大，如蚕豆或核桃大小，可有乳汁分泌。主要由于母体孕期分泌黄体酮和催乳素经胎盘传至胎儿体内所致。一般 2～3 周消退，切忌挤压，以免感染。

(4) 假月经：部分女婴生后 5～7 天可见阴道流少许血性分泌物，持续 2～3 天，系因妊娠后期母体雌激素进入胎儿体内，生后突然中断，形成类似月经的出血。一般不必处理。

(5) 口腔内改变：在口腔上腭中线及齿龈部位，有黄白色、米粒大小的小颗粒，是由上皮细胞堆积或黏液腺分泌物积聚所致，俗称"上皮珠"和"马牙"，数周后可自行消退；两侧颊部各有一隆起的脂肪垫，有利于吸吮乳汁。两者均属正常现象，不可挑破，以免发生感染。

【护理评估】

1. 健康史　了解孕母及孕期有无异常，询问生产过程及产后新生儿的保暖、喂养、护理和消毒隔离措施是否得当。

2. 身体状况　评估新生儿的一般情况、神志、反应、生命体征、皮肤黏膜及大小便情况有无异常。

3. 心理社会因素　新生儿父母是否了解新生儿的特点及护理知识，是否知道如何抱孩子、喂养、洗澡、穿衣、换尿布等，以及家人对新生儿的情绪反应有无异常。

【主要护理诊断/合作性问题】

1. 有体温改变的危险　与体温调节中枢发育不完善，不能适应外界环境温度的变化，或与生后保暖、喂养不当有关。

2. 有窒息的危险　与新生儿溢奶、呕吐有关。

3. 有感染的危险　与新生儿免疫功能低下及皮肤黏膜屏障功能不完善有关。

4. 知识缺乏（家长）　家长缺乏正确喂养及护理新生儿的知识。

【护理措施】

1. 维持体温稳定

(1) 环境：新生儿应安置在阳光充足、空气流通的朝南区域，避免空气对流，室内备有空调和空气净化设备，保持室温在 22 ℃～24 ℃，相对湿度在 55%～65%。

(2) 保暖：新生儿娩出后应立即揩干全身，用温暖的毛毯包裹。根据实际情况选择相应保暖措施，如应用婴儿暖箱、辐射式新生儿抢救台、添加包被、头戴绒布帽、热水袋、母体胸前怀抱和母体"袋鼠"怀抱等。接触新生儿的手、仪器、物品等均应预热。进行治疗和护理操作时注意保暖，不要过分暴露新生儿。

2. 母婴同室　母婴同室有利于促进乳母乳汁分泌及母子情感连接，提倡"三早"（早接触、早吸吮、早开奶）及按需哺乳。

3. 保持呼吸道通畅

（1）新生儿娩出后，开始呼吸前，应立即清除口、鼻腔的黏液及羊水，保持呼吸道通畅，以免引起吸入性肺炎或窒息。

（2）新生儿保持合适的体位，如仰卧时避免颈部前屈或过度后仰；俯卧时，头偏向一侧，专人看护，防止窒息。

（3）避免物品阻挡新生儿口、鼻部或压迫其胸部。经常检查鼻腔是否通畅，及时清理鼻腔分泌物。

4. 预防感染

（1）建立消毒隔离制度和完善清洗设施：接触新生儿前后要洗手或涂抹消毒液，避免交叉感染。室内应采用湿式清洁，最好给予空气净化。每月对空气、物品及工作人员的手等进行监测。工作人员严格无菌操作，对患病或带菌者应暂时调离新生儿室。

（2）加强皮肤护理：体温稳定后，每天可沐浴，以达到清洁皮肤和促进血液循环的目的，同时检查脐带、皮肤完整性及有无感染等。新生儿衣服应柔软，棉布制作，宽松舒适，避免纽扣、装饰品等硬物。尿布可用清洁、吸水性强的软棉布或纸尿裤，以防皮肤擦伤而感染。注意眼睛、鼻腔、外耳道、口腔的清洁护理。每次大便后及时更换尿布，同时用温开水清洗臀部，拭干，必要时涂抹消毒植物油，以防尿布皮炎。

（3）脐带护理：一般新生儿娩出后 1～2 分钟内无菌结扎脐带，脐带脱落前应注意脐部纱布有无渗血，保持敷料干燥，避免被尿液污染。脐带脱落后应注意脐窝有无渗出物，可涂 95% 乙醇保持干燥。有脓性分泌物时，可先用 3% 过氧化氢溶液清洗，然后涂 2% 碘酊，并用 75% 乙醇脱碘。若有肉芽形成，可用 5%～10% 硝酸银溶液点灼。

5. 合理喂养　正常足月新生儿生后半小时就可以吸乳，尽早吸乳可预防新生儿低血糖，并有利于维持体温，鼓励按需哺乳。喂奶前可试喂糖水，排除消化道畸形。喂奶后应竖抱小儿并轻拍背部，然后取右侧卧位。防止溢乳和呕吐引起窒息。人工喂养者，奶具专用并消毒。

6. 日常观察和记录　严密观察新生儿的面色、哭声、精神状态、皮肤、体温、呼吸、脉搏、奶量、睡眠及大小便等，发现异常情况及时给予相应处理。

7. 预防接种　参见第三章第三节"计划免疫"相关内容。

【健康教育】

1. 为促进母婴感情的建立，提倡母婴同室和母乳喂养。尽早让新生儿吸乳，给予皮肤接触，促进感情交流，使新生儿得到良好的身心照顾。

2. 指导家长进行正确的喂养及护理方法，介绍预防接种等相关知识。

3. 护理人员应了解对新生儿进行筛查的相关项目，如先天性甲状腺功能减退症、苯丙酮尿症和半乳糖症等，以便对可疑者进行筛查。

二、早产儿特点及护理

【早产儿的特点】

1. 外观特点　早产儿体重大多低于 2500 g，身长不足 47 cm，哭声低，颈肌软弱，四肢肌张力低下，皮肤薄、红嫩，皮下脂肪少，胎毛多。头发短而软，部分胎龄偏小的新生儿头发呈短绒状，分条不清。耳郭软、耳舟不清楚，乳晕不清，乳腺结节不明显，女婴大阴唇不能遮盖小阴唇，男婴睾丸未降或未全降，指（趾）甲软，未达指（趾）尖，足底纹理少。

2. 生理特点

（1）呼吸系统：与正常足月儿比较，早产儿呼吸中枢更不成熟，表现为呼吸浅快而不规则，在呼吸过程中，易发生呼吸暂停。由于早产儿肺发育不成熟和缺少表面活性物质，尤其是35周以下的早产儿容易发生肺透明膜病。

（2）循环系统：早产儿心率快，血压较足月儿低。在某些病理情况下，易出现血容量不足和低血压。又因为毛细血管脆弱，缺氧时易导致出血。如新生儿患缺氧缺血性脑病时，常发生颅内出血。

（3）消化系统：早产儿吸吮能力弱，吞咽功能不完善，贲门括约肌松弛，胃容量小，易出现溢乳、呛奶及乳汁吸入气管等。早产儿各种消化酶不足，胆酸分泌较少，对脂肪的消化吸收能力不足，在缺氧、缺血、高渗透压奶配方喂养情况下易发生坏死性小肠结肠炎。另外，早产儿的胎粪形成较少和肠蠕动乏力，易出现胎粪延迟排出。

早产儿肝脏不成熟，葡萄糖醛酰转换酶活性不足，黄疸持续时间长且易发生高胆红素血症，又由于血-脑屏障不完善，高胆红素血症时容易出现胆红素脑病损伤脑组织。此外，早产儿肝内糖原储存量少，蛋白质合成不足，易发生低血糖和低蛋白血症。由于肝功能不完善，肝内维生素K依赖凝血因子的合成少，易发生出血症。

（4）血液系统：早产儿出生几天后外周血红细胞数和血红蛋白下降快，易出现贫血，白细胞计数较低，为$(6\sim8)\times10^9/L$，血小板量较足月儿略低，加之维生素K储存不足，致凝血因子缺乏，故易引起出血，常见危及生命的血液系统疾病为肺出血和颅内出血。

（5）泌尿系统：早产儿肾脏功能不成熟，易发生水、电解质紊乱。肾小管对醛固酮反应低下，排钠分数高，易发生低钠血症。因抗利尿激素缺乏，故尿的浓缩功能较差。另外，由于早产儿肾葡萄糖阈值低，静脉输葡萄糖速度过快时易发生糖尿。同时，肾小管排酸能力较差，在用普通牛奶喂养时，因酪蛋白含量高，可发生晚期代谢性酸中毒。

（6）神经系统：神经系统的功能和胎龄有关，胎龄越小，功能越差。觉醒程度低，嗜睡，肌张力低下，吞咽、吸吮、眨眼、觅食、对光等反射均不敏感，拥抱反射不完全。

（7）免疫系统：早产儿皮肤娇嫩，屏障功能弱，从母体获得的免疫球蛋白IgG相对较足月儿少，各种补体水平较足月儿更低，故易发生各种感染。

（8）体温：早产儿体温调节功能更不完善，棕色脂肪含量少，体表面积相对较大，皮下脂肪少，易散热，易发生低体温，同时，汗腺发育不成熟，缺乏寒冷发抖反应，因此，早产儿的体温易随环境温度的改变而变化，且常因寒冷导致新生儿寒冷损伤综合征的发生。

【护理评估】

1. 健康史　了解患儿的胎次、胎龄、母亲孕期健康状况、胎儿发育情况及家族史等。

2. 身体状况　评估患儿的体重、外观特征是否符合胎龄，生命体征有无异常，神经系统反应及各系统的功能状况。

3. 心理、社会状况　住院期间应评估家长对患儿目前状况的心理承受能力、对预后的了解程度、治疗的态度、经济状况等。出院后应评估家长对早产儿特点及护理相关知识的了解，护理操作的熟悉程度，喂养情况及母乳喂养的成功率。

【主要护理诊断/合作性问题】

1. 体温过低　与体温调节中枢发育不成熟及产热储备力不足有关。

2. 不能维持自主呼吸　与呼吸中枢和肺发育不成熟有关。

3. 营养失调，低于机体需要量　与吸吮、吞咽、消化吸收功能差有关。

4. 有感染的危险　与皮肤黏膜屏障功能较差及免疫功能发育不成熟有关。

5. 潜在并发症　硬肿症、出血等。

6. 知识缺乏（家长）　与家长缺乏正常喂养及护理早产儿的知识有关。

【护理措施】

1. 维持体温恒定　早产儿需要的中性温度一般为 32 ℃～36 ℃，相对湿度在 55％～65％。胎龄体重越小的早产儿所需要的中性温度越高。一般需要放置在暖箱或远红外辐射床保暖，根据患儿出生体重和日龄调节暖箱温度。体温低或不稳定的婴儿不宜沐浴。

2. 维持有效呼吸　注意呼吸的节律和频率，一旦出现呼吸暂停时间大于 20 秒，而且伴发绀和心率减慢者，应立即给予弹足底、托背等刺激呼吸，必要时吸氧。反复出现呼吸暂停者，可遵医嘱给予氨茶碱，必要时给予人工气囊或气管插管辅助呼吸。早产儿有缺氧症状者一般主张间断低流量给氧，通过经皮氧饱和度监测或血气分析，随时调整吸氧浓度，SaO_2 85％以下给氧浓度 30％～40％，维持氧饱和度 85％～95％，勿超过 95％。氧气浓度过高，吸氧时间过长，可引起支气管、肺发育不良和（或）早产儿视网膜病，导致严重后果。

早产儿咳嗽反射较弱，黏液在气管内不易咳出，易引起呼吸道阻塞，出生后应及时清除呼吸道的分泌物，随时保持呼吸道通畅。备好氧气、吸痰器、新生儿复苏囊、喉镜、气管插管和急救药品等，若发生异常，可及时进行抢救。对于胎龄过小且已发生或有发生新生儿肺透明膜病倾向的患儿，可遵医嘱气管内滴入肺泡表面活性物质。

3. 合理喂养

（1）喂养方式：尽早开奶，以防止低血糖发生。根据早产儿的生活能力，选择不同的喂养方式以保证营养及水分的供给。有吸吮、吞咽能力者直接喂哺母乳或奶瓶喂养，吸吮能力不足而吞咽能力尚可的早产儿可用滴管或小勺喂养，吞咽、吸吮能力均不足者可给予鼻饲喂养。喂奶后患儿宜取右侧位，注意观察有无溢奶、呕吐及青紫的发生。

（2）乳类的选择：首选母乳喂养，如因患儿监护等不方便哺乳或患儿吸吮无力者，可将母乳挤出以滴管、小勺或鼻饲喂养。对于不会吞咽和吸吮的早产儿可采用胃管间歇或持续喂养。胃管间歇喂养时应在每次喂奶前检测上一次残余的奶量和性质。持续胃管喂养可用输液泵将一定量奶在一定时间内缓慢注入，每 3～4 小时检测一次残余奶量，残余奶量不应超过 1 小时给予的喂养量，这种喂养方法比较适合那些特别小和不能耐受一次较大量注入的早产儿。如确无母乳者，可给予人乳库的奶喂养或早产儿专用配方奶喂养。

4. 集中护理与观察病情　护理人员应营造安静幽暗的环境，给予舒适的体位，各种护理操作尽可能集中进行，以利于早产儿神经行为的发展。早产儿潜在并发症多，病情变化快，会出现呼吸暂停等危及生命的情况，临床护理中除应用监护仪监测体温、脉搏、呼吸等生命体征外，还应观察患儿面色、哭声、精神反应、吃奶情况、四肢末梢温度、大小便等，注意监测血糖以早期发现低血糖及高血糖情况。严格记录出入量、体重增长情况。静脉输液的早产儿一定要注意观察输液量及液体速度，强调用输液泵，一般每天所需液体应在 24 小时之内均匀滴入。

5. 预防感染　严格执行消毒隔离制度，强化医护人员的洗手制度及暖箱等器具的清洁消毒，防止交叉感染。

6. 补充维生素及铁剂　出生 3 天内应及时补充维生素 K_1，每天 0.5~1 mg 肌内注射，连用 3 天以预防新生儿出血症；出生 2~4 周给予维生素 D，每天 400~800 U，以预防佝偻病；早产儿宜在出生后 2 个月左右补充铁剂预防缺铁性贫血。

【健康教育】

1. 母亲因为婴儿早产往往会产生忧郁、焦虑甚至罪恶感等心理反应，应给予心理辅导，帮助其树立照顾婴儿的信心。

2. 向家长介绍护理早产儿的知识，指导家长掌握日常护理技能如沐浴、喂奶、更换尿布等。

3. 指导家长做好新生儿疾病筛查及预防接种。

4. 向家长说明出院后要定期随访的重要性，定期检查眼底、智力、生长发育等。

5. 指导家长按时补充维生素 D 制剂及铁剂以预防佝偻病和贫血。

第三节　新生儿窒息

新生儿窒息（asphyxia of newborn）指婴儿出生后无自主呼吸或呼吸抑制，而导致低氧血症、高碳酸血症和代谢性酸中毒。是新生儿死亡和儿童伤残的重要原因之一。

【病因与发病机制】

窒息的本质是缺氧，凡能使血氧浓度下降的任何因素均可引起窒息。

1. 孕母因素　①母亲如患严重贫血、心脏病、高血压等。②胎盘因素如前置胎盘、胎盘早剥或胎盘老化等。③母亲吸烟或被动吸烟、吸毒等。④母亲年龄≥35 岁或<16 岁以及多胎妊娠等。

2. 分娩因素　①如胎头过大或母亲骨盆过小、胎位不正等。②高位产钳助产、胎头吸引不顺利等。③产程中麻醉药、镇痛药和催产药使用不当等。④脐带绕颈、打结、过长、扭转、过短等。

3. 胎儿因素　①早产儿或巨大儿。②宫内感染。③羊水或胎粪吸入致使呼吸道阻塞。④先天性畸形如呼吸道梗阻畸形、先天性心脏病等。

【病理生理】

缺氧初期，出现呼吸深快，随即转为呼吸抑制和反射性心率减慢，即原发性呼吸暂停（primary apnea）。因血液重新分布（潜水反射），此时肌张力存在，血压稍升高，伴有发绀。此阶段如能及时给氧或予以适当刺激，即可恢复自主呼吸。若缺氧持续存在，则出现喘息样呼吸，心率继续减慢，血压下降，肌张力消失，呼吸运动减弱，最终出现一次深度喘息而进入继发性呼吸暂停（secondary apnea）。如无外界正压呼吸帮助，可致死亡。临床上有时难以区分原发性和继发性呼吸暂停，为不延误抢救，均可按继发性呼吸暂停处理。

缺氧导致血 PaO_2 及 pH 降低，$PaCO_2$ 升高。由于低氧血症和酸中毒，引起体内血液重新分布，以保证生命器官（心、脑、肾上腺等）血液供应，继之血流失代偿，重要脏器血供减少，导致缺氧缺血性损害。窒息尚可引起低血糖、低钙血症、低钠血症等代谢改变。

【临床表现】

1. 胎儿缺氧（宫内窒息）　早期有胎动增加，胎心率≥160 次/min；晚期则胎动减少，甚至消失，胎心率<100 次/min；羊水被胎粪污染。

2. 新生儿窒息　Apgar 评分（表 8-2）是临床评价出生窒息程度经典而简易的方法。①评估时间：分别于生后 1 分钟、5 分钟和 10 分钟进行。②评估内容：包括皮肤颜色（appearance）、心率（pulse）、对刺激的反应（grimace）、肌张力（activity）和呼吸（respiration）5 项指标。③评估标准：每项 0～2 分，总共 10 分。8～10 分为正常，4～7 分为轻度窒息，0～3 分为重度窒息。④评估意义：1 分钟评分反应窒息严重程度，5 分钟和 10 分钟评分有助于判断复苏效果及预后。

目前认为单独的 Apgar 评分不应作为评估低氧或产时窒息以及神经系统预后的唯一指标，特别是早产儿或存在其他严重疾病者。出生时加做脐血血气分析可提高判断窒息程度的正确性。

表 8-2　　　　　　　　　　　　　　　　新生儿 Apgar 评分法

体征	评分标准			评分	
	0	1	2	1 分钟	5 分钟
皮肤颜色	青紫或苍白	躯干红，四肢青紫	全身红		
心率（次/min）	无	<100	>100		
弹足底或插鼻管反应	无反应	有些动作，如皱眉	哭，喷嚏		
肌张力	松弛	四肢略屈曲	四肢活动好		
呼吸	无	慢，不规则	正常，哭声响		

3. 多脏器受损症状　缺氧缺血可造成多器官受损：①中枢神经系统。缺氧缺血性脑病和颅内出血。②呼吸系统。胎粪吸入综合征，肺透明膜病和肺出血。③心血管系统。持续性肺动脉高压、缺氧缺血性心肌损害、心力衰竭、心源性休克、DIC 等。④泌尿系统。急性肾衰竭及肾静脉血栓形成等。⑤消化系统。应激性溃疡、坏死性小肠结肠炎及黄疸加重或时间延长等。⑥代谢方面。高血糖或低血糖、低钙及低钠血症等。

【辅助检查】

1. 出生前　可通过羊膜镜了解羊水混入胎便程度，或胎头露出宫口时取头皮血进行血气分析，以评估宫内缺氧程度。

2. 出生后　应检测动脉血气、血糖、电解质、血肌酐、尿素氮和胆红素等生化指标。

【治疗要点】

1. 预防和治疗孕母疾病　若预测胎儿存在宫内缺氧，根据孕母情况酌情辅助分娩，加快产程；分娩前应做好充分复苏准备，包括人员、技术和仪器物品的准备。

2. 生后立即进行复苏及评估　采用国际公认的 ABCDE 复苏方案。A（airway）清理呼吸道；B（breathing）建立呼吸；C（circulation）维持正常循环；D（drugs）药物治疗；E（evaluation）评价。其中 A 是根本，B 是关键，E 则贯穿于整个复苏过程中。呼吸、心率和皮肤颜色是窒息复苏评价的三大指标。应遵循评估→决策→措施程序，如此循环往复，直至完成复苏。并严格按照 A→B→C→D 步骤进行复苏，其步骤不能颠倒。

3. 复苏完成后根据机体代谢紊乱及器官功能损害情况给予相应治疗。合并吸入性肺炎者给予抗生素治疗。

【护理评估】

1. 健康史　评估窒息程度，了解母亲孕期健康史，有无影响胎盘血流灌注的疾病，及分娩过程和母亲的用药情况。

2. 身体状况　按 Apgar 评分评估心率、呼吸、肌张力、皮肤颜色和对刺激的反应情况，复苏完成后根据临床表现及实验室检查结果评估器官损害及代谢紊乱情况。

3. 心理社会评估　了解家长对本病的知识及对患儿病情的了解程度，对患儿治疗预后的担心和焦虑程度，以及对后遗症康复治疗和护理方法的了解程度。

【主要护理诊断/合作性问题】

1. 自主呼吸受损　与吸入羊水、气道分泌物导致低氧血症和高碳酸血症有关。
2. 体温过低　与缺氧、产热少、环境温度低等有关。
3. 潜在并发症　肺出血、心力衰竭、呼吸衰竭等。
4. 焦虑　与病情危重及预后不良有关。
5. 有感染的危险　与患儿机体免疫功能低下、污染的羊水及胎粪吸入有关。

【护理措施】

1. 复苏　必须争分夺秒，由产、儿科医师、护士、助产师及麻醉师共同合作进行。根据 ABCDE 复苏原则，具体复苏步骤和程序如下：

(1) 最初评估：出生后立即用数秒钟快速评估 4 项指标：①是否为足月儿？②羊水清否？③有无呼吸或哭声？④肌张力好吗？如以上任何 1 项为"否"，则进行以下初步复苏。

(2) 初步复苏步骤：①保暖。娩出后立即置于预热的辐射暖箱。②减少散热。用温热干毛巾快速揩干全身。③摆好体位。肩垫高，头略后仰。④清理呼吸道。娩出后立即吸净口、鼻、咽黏液，先吸口腔，再吸鼻腔黏液。⑤触觉刺激：拍打足底 2 次或摩擦背部以诱发自主呼吸。以上步骤要求在 30 秒内完成。

(3) 气囊面罩正压人工呼吸：最初的几次正压人工呼吸需要 $30\sim40\ cmH_2O$，以后维持在 $20\ cmH_2O$，频率为 $40\sim60$ 次/min（胸外按压时为 30 次/min），以心率增加接近正常、胸廓起伏、听诊呼吸音均正常为宜。

(4) 胸外心脏按压：如无心率或气管插管正压通气 30 秒后，心率持续 <60 次/min，应同时进行胸外心脏按压。用双拇指或中示指按压胸骨体下 1/3 处，频率为 90 次/min（每按压 3 次，正压通气 1 次），按压深度为胸廓前后径的 1/3。

(5) 遵医嘱给药：①1：10000 肾上腺素。脐静脉导管内或气管导管内注入，剂量为 $0.3\sim1\ mL/kg$，5 分钟后可重复一次。②扩容剂。给药 30 秒后，如心率 <100 次/min，并有血容量不足表现时，给予生理盐水，剂量为每次 $10\ mL/kg$，于 10 分钟以上静脉缓慢输注。大量失血时，需输入与新生儿交叉配血阴性的同型血。③碳酸氢钠。对充分通气后合并

严重代谢性酸中毒患儿，可给予5%碳酸氢钠3～5 mL/kg，加等量5%葡萄糖液，缓慢静脉推注（>5～10分钟）。④纳洛酮。每次0.1 mg/kg，静脉或气管内注入，间隔0.5～1小时可重复1～2次。其母产前4～6小时有注射麻醉药史的新生儿母亲疑有吸毒史或持续使用美沙酮的新生儿不可用纳洛酮，否则会导致新生儿严重惊厥。

2. 复苏后的监护　复苏完成后患儿绝对安卧、延迟开奶，注意保暖。监测生命体征、尿量、肤色等。密切观察病情变化，如神志、哭声、前囟、瞳孔、肌张力、神经反射和有无抽搐等，观察药物反应，认真做好护理记录。

3. 预防感染　复苏过程应严格无菌操作，有羊水、胎粪污染或羊水吸入者应给予抗生素治疗。

【健康教育】

1. 向家长介绍新生儿窒息的相关知识，及时告知家长患儿的病情、抢救情况及可能出现的并发症。

2. 对即将出院的患儿，根据患儿病情介绍随诊及康复治疗的情况，指导家长对患儿进行感知、视听、语言和动作的训练，如视听刺激、做婴儿被动操、抚触等。

第四节　新生儿缺氧缺血性脑病

新生儿缺氧缺血性脑病（hypoxic-ischemic encephalopathy，HIE）是指各种围生期因素引起的部分或完全缺氧、脑血流减少或暂停，导致胎儿或新生儿的脑损伤所致的一类疾病。HIE是引起新生儿急性死亡和慢性神经系统损伤的主要原因之一。

【病因与发病机制】

缺氧是发病的核心，其中围生期窒息是最主要的病因。此外，出生后心脏病变、肺部疾患及严重贫血也可引起HIE。

1. 脑血流改变　当缺氧缺血为部分性或慢性（不完全性窒息）时，体内血液重新分配（全身血液分流），以保证心、脑的血液供应；如缺氧继续存在，这种代偿机制失效，脑血流灌注减少，出现第2次血流重新分配（脑内血液分流），以保证代谢最旺盛的部位，如脑干、丘脑和小脑的血供。但大脑半球血流减少，导致大脑前、中、后动脉的边缘带（矢状旁区及其下白质）受损。如缺氧缺血为急性完全性（完全性窒息），则上述代偿机制不会发生，脑损伤最容易发生在代谢最旺盛的部位。脑组织损害的高危性称为选择性易损区，足月儿的易损区在大脑矢状旁区；早产儿的易损区位于脑室周围白质区。缺氧和酸中毒可使脑血管的自主调节功能障碍，形成"压力被动性脑血流"。当血压增高时，脑血流过度灌注，导致颅内血管破裂出血；当血压下降时，脑血流减少，引起缺血性脑损伤。

2. 脑组织代谢改变　缺氧时，由于脑组织无氧酵解增加，组织中乳酸堆积，能量急剧减少甚至衰竭，出现一系列使脑组织及细胞死亡的瀑布样反应，如细胞膜上钠-钾泵、钙泵功能异常，氧自由基生成增多等，最终导致细胞水肿、凋亡和坏死。

【临床表现】

本病主要表现为意识障碍和肌张力低下。根据意识、肌张力、原始反射改变、有无惊厥、病程及预后等，临床上分为轻、中、重3度（表8-3）。

1. 轻度　一般在生后24小时内症状最明显，以后逐渐减轻。患儿无意识障碍，呼吸平稳，肌张力无异常，一般不出现惊厥。主要表现为兴奋、易激惹，下颌或肢体可出现颤抖，拥抱反射活跃或正常，前囟平，脑电图及影像学检查无明显改变。3天内上述症状消失，预后良好。

2. 中度　症状在生后24～72小时内表现明显，表现为嗜睡，反应迟钝，肌张力减低，肢体自发动作减少，病情较重者出现惊厥，拥抱、吸吮反射减弱。前囟张力正常或稍高，瞳孔缩小，对光反应迟钝。足月儿上肢肌张力减退较下肢重，表明病变累及矢状窦旁区；早产儿表现为下肢肌张力减退较上肢重，则是因脑室周围白质软化所致。病情恶化者嗜睡程度加深甚至昏迷，反复抽搐。脑电图检查可见癫痫样波或电压改变，影像学检查常发现异常。部分患儿可留有后遗症。

3. 重度　以初生至72小时内症状最明显，常处于昏迷状态，惊厥频繁发作，反复出现呼吸暂停。肢体自发动作消失，四肢松软，前囟张力高，拥抱、吸吮反射消失，瞳孔不等大或瞳孔放大，对光反应差，心率减慢。脑电图及影像学检查明显异常，脑干诱发电位异常。重度患儿大多预后不良，死亡率高，存活者多留有神经系统后遗症。

急性损伤、病变在两侧大脑半球者，症状常发生在生后24小时内，其中50％～70％可发生惊厥，特别是足月儿。惊厥最常见的表现形式为轻微发作型或多灶性阵挛型，严重者为强直型，同时有前囟隆起等脑水肿症状体征。病变在脑干、丘脑者，可出现中枢性呼吸衰竭、瞳孔缩小或扩大、顽固性惊厥等脑干症状，常在24～72小时病情恶化或死亡。少数患儿在宫内已发生缺血缺氧性脑损伤，出生时Apagar评分可正常，多脏器受损不明显，但生后数周或数月逐渐出现神经系统受损症状。

表8-3　　　　　　　　　　　　　　　HIE临床分度

临床表现	分度		
	轻 度	中 度	重 度
意识	过度兴奋	嗜睡、迟钝	昏迷
肌张力	正常	减低	松软
拥抱反射	稍活跃	减弱	消失
吸吮反射	正常	减弱	消失
惊厥	无	常有	多见
中枢性呼吸衰竭	无	有	明显
瞳孔改变	无	缩小	不对称或扩大
前囟张力	正常	稍饱满	饱满、紧张
病程及预后	症状在72小时内消失，预后好	症状在14天内消失，可能有后遗症	症状可持续数周，病死率高，存活者多有后遗症

【辅助检查】

1. 血清磷酸肌酸激酶脑型同工酶（creatine kinase，CPK-BB）　正常值<10 U/L，脑组织受损时升高。

2. 神经元特异性烯醇化酶（neuron-specific enolase，NSE）　正常值<6 μg/L，神经元受损时血浆中此酶活性升高。

3. 腰椎穿刺　无围生期窒息史，需要排除其他疾病引起的脑病时可行腰椎穿刺，应行脑脊液常规、生化及脑特异性肌酸激酶检测。

4. 影像学检查　对确定病变部位与范围、有无颅内出血和出血类型有价值，并可为进一步随访、观察病变恢复情况提供客观依据。主要包括头颅 B 超、CT、MRI 检查。

5. 脑电图　可客观地反映脑损害程度、判断预后，并有助于惊厥的诊断。在生后 1 周内检查，表现为脑电活动延迟、异常放电及背景活动异常等。

【治疗要点】

1. 支持疗法

（1）维持良好通气换气功能：保持 PaO_2 为 50～70 mmHg，PCO_2<40 mmHg。

（2）维持正常血压：低血压可用多巴胺，也可同时加用多巴酚丁胺升压。

（3）维持血糖在正常高值。

2. 控制惊厥　首选苯巴比妥，负荷量 20 mg/kg，于 15～30 分钟静脉滴入。若不能控制惊厥，1 小时后再加用 10 mg/kg；12 小时后给维持量，每天 5 mg/kg。顽固性抽搐者加用地西泮，每次 0.1～0.3 mg/kg 静脉滴入。

3. 治疗脑水肿　每天液体总量不超过 60～80 mL/kg。颅内压增高时首选呋塞米，每次 1 mg/kg，静脉注射；严重者可用 20％甘露醇，每次 0.25～0.5 g/kg，静脉推注，每 4～6 小时 1 次。一般不主张使用糖皮质激素。

4. 亚低温治疗　采用人工诱导方法使体温下降 2 ℃～4 ℃，以减少脑组织的基础代谢，保护神经细胞。降温方法可采用全身性或选择性头部降温，前者能迅速、稳定地降低脑部温度，但易出现新生儿硬肿症；而后者能避免其缺点，且能发挥脑保护作用。目前亚低温治疗 HIE 仅适用于足月儿，早产儿尚不宜采用。

【护理评估】

1. 健康史　包括出生前患儿在母体内有无胎动加快、胎心率增加等病史。了解患儿分娩史及产程中用药史；出生时有无产程延长、羊水污染及了解 Apgar 评分结果等。了解新生儿的复苏过程。评估出生后有无心、肺、脑等严重疾病。

2. 身体状况　评估患儿有无意识障碍及肌张力低下，原始反射是否能引出，是活跃还是减弱；出生后有无惊厥发生，自主呼吸情况如何，有无呼吸暂停，检查瞳孔对光反射情况等。

3. 心理社会状况　评估家长对该病的认知程度及心理状态，有无焦虑、恐惧或其他不良情绪反应。

【主要护理诊断/合作性问题】

1. 自主呼吸受损　与缺氧缺血致呼吸中枢损害有关。
2. 潜在并发症　颅内压升高。
3. 有废用综合征的危险　与缺氧缺血导致的神经系统后遗症有关。

【护理措施】

1. 给氧　保持呼吸道通畅，根据患儿病情选择合适的给氧方式。呼吸暂停过于频繁时，采用机械通气并做好相关护理。

2. 监护　严密监测患儿的呼吸、血压、心率、血氧饱和度等，注意观察患儿的神志、肌张力、瞳孔、前囟张力等的变化。若有脑疝征兆，应及时报告医师并做好抢救准备。

3. 亚低温治疗的护理

(1) 降温：采用循环水冷却法进行选择性头部降温，起始水温保持 10 ℃～15 ℃，直至体温降至 35.5 ℃时开启体部保暖，头部采用覆盖铝箔的塑料板反射热量。脑温下降至 34 ℃时，保持这一体温时间应控制在 30～90 分钟，否则将影响效果。

(2) 维持：使头颅温度维持在 34 ℃～35 ℃，由于头部温度降低，体温亦会相应下降，易引起新生儿硬肿症的发生，因此在亚低温治疗的同时必须注意保暖。可给予远红外或热水袋保暖，但要注意在保暖的同时要保证亚低温的温度要求。使用远红外保暖时，将肤温探头放置于腹部，肤温控制设定在 35 ℃～35.5 ℃；使用热水袋保暖时，使热水袋的水温维持在 50 ℃左右，注意及时更换。

(3) 复温：复温宜缓慢，时间 >5 分钟，保证体温上升速度不能超过 0.5 ℃/h。

(4) 监测：在亚低温治疗过程中，给予持续的动态心电监护、肛温监测、呼吸监测及血压监测，同时密切观察患儿的面色、反应及末梢循环情况。

4. 早期康复干预　0～2 岁的小儿，其脑处于快速发育的灵敏期，可塑性极强，因此对 HIE 患儿及早开始康复训练如视听刺激、皮肤感觉刺激、前庭运动刺激等可促进脑结构和功能的代偿，有利于促进脑功能的恢复和减少后遗症。干预的方案应个别化，指导家长根据患儿主要的功能障碍去训练，以取得最佳效果。

【健康教育】

耐心细致地解答病情，取得家长的理解和配合，指导家长掌握康复干预的措施，坚持定期随访。

第五节　新生儿颅内出血

新生儿颅内出血（intracranial haemorrhage of the newborn）是新生儿期最严重的脑损伤，主要由缺氧或产伤引起，病死率高，存活者常留有神经系统后遗症。近年来，随着产科技术的发展和早产儿存活率的提高，本病的出血类型有所改变，表现为硬膜下出血的发生率降低和早产儿脑室内出血人数的增加。

【病因】

1. 早产　尤其是胎龄 32 周以下的早产儿，在脑室周围的室管膜下及小脑软脑膜下的颗粒层均存在胚胎生发基质（germinal matrix，GM）。GM 的血管网供血源自大脑前动脉中动脉和颈内动脉，其血管壁仅有一层内皮细胞，缺少胶原和弹力纤维支撑。这些血管壁的内皮细胞富含线粒体，耗氧量大，对缺氧十分敏感，易发生血管壁破裂出血。此处小静脉系统呈"U"字形回路汇入大脑 Galen 静脉，由于这种走向特殊，使得血流速度明显变慢，容易发生梗死，小静脉栓塞后使毛细血管压力增高，血管破裂造成出血。32 周以后 GM 逐渐退化，因此，足月儿脑室内出血少见。

2. 血流动力学异常　低氧、高碳酸血症可损害脑血流的自主调节功能，形成压力被动性脑血流，当动脉压力升高时，可引起毛细血管破裂出血；当动脉压力降低时，可引起毛细血管缺血性损伤而出血。此时压力的波动可直接作用于末端毛细血管，使其破裂而出血；低氧、高碳酸血症可引起脑血管扩张，静脉淤滞，因压力增高而引起栓死和出血。

3. 外伤　主要为产伤所致。如胎位不正、产程延长等导致胎儿头部过分受压，或使用高位产钳、胎头吸引器、急产、臀牵引等机械性损伤均可使天幕、大脑镰撕裂和脑表浅静脉破裂而导致硬膜下出血。

4. 其他　①新生儿患有维生素 K 缺乏或其他出血性疾病。②母亲患原发性血小板减少性紫癜或妊娠期使用苯妥英钠、苯巴比妥、利福平等药物可引起新生儿血小板或凝血因子减少。③脑血管畸形。④不适当输入碳酸氢钠、葡萄糖酸钙、甘露醇等高渗溶液，可导致毛细血管破裂。

【临床表现】

新生儿颅内出血的临床表现与出血部位和出血量有关，轻者可无症状，大量出血者可在短期内死亡。

1. 常见的症状与体征　①颅内压增高：前囟隆起、血压增高、抽搐、角弓反张、脑性尖叫等。②呼吸改变：增快、减慢、不规则或呼吸暂停。③神志改变：激惹、嗜睡，严重者可昏迷。④眼征：凝视、斜视、眼球上转困难、眼球震颤等。⑤瞳孔：不等大和对光反应消失。⑥肌张力：增高、减弱或消失。⑦其他：不明原因的苍白、黄疸和贫血。

2. 出血类型　主要分为以下 5 种临床类型。

（1）脑室周围-脑室内出血（periventricular-intraventricular haemorrhage，PVH-IVH）：是新生儿颅内出血中常见的一种类型。多见于胎龄小于 32 周，体重低于 1500 g 的早产儿，胎龄越小，发病率越高，是引起早产儿死亡的主要原因之一。大多发生在出生后 72 小时内，常表现为呼吸暂停、嗜睡和拥抱反射消失。室管膜下出血发生越早，危害越大。因 GM 的神经元及胶质细胞的成熟和迁移过程受害，以后将影响脑的发育。

（2）硬膜下出血（subdural hemorrhage，SDH）：是产伤性颅内出血最常见的类型，多见于足月巨大儿。近年来由于产科技术的提高，其发生率已明显下降。出血量少者可无症状；出血明显者一般在出生 24 小时后出现惊厥、偏瘫和斜视等神经系统症状。严重的天幕、大脑镰撕裂和大脑表浅静脉破裂可在出生后数小时内死亡。存活者数月后可发生硬脑膜下积液。

（3）原发性蛛网膜下腔出血（primary subarachnoid haemorrhage，SAH）：出血原发部位在蛛网膜下腔内，不包括硬膜下、脑室内或小脑等部位出血后向蛛网膜下腔扩展。SAH与缺氧、酸中毒、产伤有关，多见于早产儿。由于出血原因常为缺氧引起蛛网膜下的毛细血管内血液外渗，而非静脉破裂，故大多数出血量少，无临床症状，预后良好。典型表现是生后第 2 天出现抽搐，但发作间歇表现正常；极少数大量出血病例可在短期内死亡。腰椎穿刺可见血性脑脊液。

（4）脑实质出血（intraparenchymal haemorrhage，IPH）：多因小静脉栓塞后使毛细血管压力增高、破裂而出血。由于出血部位和量不同，临床症状有很大差异。如出血部位在脑干，早期可发生瞳孔变化、呼吸不规则和心动过缓等，前囟张力可不高。主要后遗症为脑性瘫痪、癫痫和精神发育迟缓。由于支配下肢的神经传导束邻近侧脑室，向外依次为躯干、上肢、面部神经的传导束，因此下肢运动障碍较多见。

（5）小脑出血（cerebellar hemorrhage，CH）：小脑软脑膜下和小脑叶也存在 GM 层，多见于胎龄小于 32 周的早产儿。神经系统症状主要表现为脑干症状，如频繁呼吸暂停、心动过缓、角弓反张等，可在短时间内死亡。预后较差。

【辅助检查】

1. 脑脊液检查　可与其他引起中枢神经系统症状的疾病相鉴别，但病情危重时不宜进行。脑脊液检查镜下可见皱缩红细胞，蛋白含量明显升高。

2. 头颅影像学检查　有助确诊，可提示出血部位和范围，有助于判断预后。头颅 B 超对颅脑中心部位病变分辨率高，因此成为脑室周围-脑室内出血的特异性诊断手段，应为首选，并在生后 3～7 天进行，1 周后动态监测。但蛛网膜下隙、颅后窝和硬膜外等部位出血时 B 超检查不易发现，需行 CT、MRI 以确诊。

【治疗要点】

1. 止血　可选择使用新鲜冷冻血浆、维生素 K_1、酚磺乙胺、血凝酶等。

2. 控制惊厥　选用苯巴比妥、地西泮等。

3. 降低颅内压　可用呋塞米（速尿），每次 0.5～1 mg/kg，每天 2～3 次静脉注射。对中枢性呼吸衰竭者可用小剂量甘露醇，每次 0.25～0.5 g/kg，每 6～8 小时 1 次，静脉注射。

4. 脑积水治疗　乙酰唑胺可减少脑脊液的产生，每天 50～100 mg/kg，分 3～4 次口服；梗阻性脑积水可行脑室-腹腔分流术。

【护理评估】

1. 健康史　评估母亲孕期的健康状况、胎动情况，患儿出生时是否难产、有无窒息等。

2. 身体状况　评估患儿的一般状态包括体温、神志、精神反应情况等，注意有无呕吐、尖叫、双目凝视、呼吸节律改变、发绀；检查瞳孔是否改变、肌张力及前囟饱满程度等。

3. 心理社会状况　评估家长对本病严重性及预后的认识。家长是否能接受患儿可能致残的结果；家长的心理状态，如是否出现悲伤、抑郁、焦虑、恐惧等心理反应。

【主要护理诊断/合作性问题】

1. 潜在并发症   颅内压增高。
2. 自主呼吸受损   与颅内出血导致呼吸中枢受损有关。
3. 有窒息的危险   与惊厥、昏迷有关。
4. 体温调节无效   与体温调节中枢受损有关。
5. 营养失调，低于机体需要量   与吸吮反射减弱及呕吐有关。
6. 焦虑（家长）   与知识缺乏、担心患儿预后有关。

【护理措施】

1. 严密观察病情变化   注意患儿的意识状态、呼吸、脉搏、体温、肌张力、瞳孔、前囟张力、头围的变化。仔细观察有无易激惹、有无惊厥发生，若有脑疝征兆，应及时报告医师并做好抢救准备。

2. 保持绝对静卧   抬高头部，减少噪声，尽可能避免搬动和刺激，将治疗和护理操作集中进行，动作轻柔，以防止加重颅内出血。

3. 合理用氧   及时清除呼吸道分泌物，保持呼吸道通畅，根据患儿病情选择合适的给氧方式，维持血氧饱和度在85%～95%即可。呼吸衰竭或频繁发作的呼吸暂停需采取人工辅助呼吸并做好相关护理。

4. 维持体温稳定   体温过高时给予物理降温，体温过低时用辐射式新生儿抢救台、暖箱或热水袋保暖，注意防止烫伤。

5. 合理喂养   根据病情选择适当的喂养方式。病情较重者延迟喂奶至生后72小时，禁食期间遵医嘱静脉补充营养，液体量应控制在每天60～80 mL/kg，输液速度宜慢。病情稳定后再喂乳，喂乳时不应抱起，吸吮力差者采用滴管或鼻饲。

【健康教育】

1. 向家长解释病情的严重程度及本病的预后情况，给予家长必要的心理支持及安慰，鼓励家长坚持治疗，定期随访。

2. 有吸氧史的早产儿出院后应定期检查眼底，并建议家长尽早去有条件的医院进行新生儿行为神经测评。

3. 对已出现后遗症的患儿，鼓励并指导家长尽早对患儿进行肢体功能训练和智力开发，以促进患儿各项功能的恢复。

第六节   胎粪吸入综合征

胎粪吸入综合征（meconium aspiration syndrome，MAS）是由胎儿在宫内或产时吸入混有胎粪的羊水，而导致以呼吸道机械性阻塞及化学性炎症为主要病理特征，以生后出现呼吸窘迫为主要表现的临床综合征。多见于足月儿或过期产儿。据文献报道，分娩时羊水混入胎粪的发生率为5%～15%，但其中仅5%～10%发生MAS；而MAS中10%～20%的患儿并发气胸，5％的患儿可死亡。

【病因与病理生理】

1. 胎粪吸入　胎儿在宫内或分娩过程中出现缺氧，其肠道及皮肤血液量减少，继之迷走神经兴奋，最终导致肠壁缺血痉挛，肠蠕动增加，肛门括约肌松弛而排出胎粪。同时缺氧使胎儿产生呼吸运动（喘息），将胎粪吸入气管内或肺内，或在胎儿娩出建立有效呼吸后，将胎粪吸入肺内。也有学者根据早产儿很少发生羊水混有胎粪，而过期产儿发生率高于35％这一现象，推断羊水混有胎粪也可能是胎儿成熟的标志之一。

2. 不均匀呼吸道阻塞和化学性炎症　MAS的主要病理变化是由于胎粪的机械性阻塞所致。

（1）肺不张：部分肺泡因其小气道被较大胎粪颗粒完全阻塞，其远端肺泡内气体吸收，引起肺不张，使肺泡通气/血流降低，导致肺内分流增加，从而发生低氧血症。

（2）肺气肿：黏稠胎粪颗粒不完全阻塞部分肺泡的小气道，则形成"活瓣"，吸气时小气道扩张，使气体能进入肺泡，呼气时因小气道阻塞，气体不能完全呼出，导致肺气肿，致使肺泡通气量下降，引起CO_2潴留。若气肿的肺泡破裂，则发生肺气漏，如间质气肿、纵隔气肿或气胸等。

（3）正常肺泡：部分肺泡的小气道可无胎粪，但该部分肺泡的通换气功能均可代偿性增强。由此可见，MAS的病理特征为不均匀呼吸道阻塞，即肺不张、肺气肿及正常肺泡同时存在，其各自所占的比例决定患儿临床表现的轻重。

因胆盐是胎粪组成成分之一，故胎粪吸入除引起呼吸道的机械性阻塞外，也可刺激局部引起化学性炎症，进一步加重通换气功能障碍。胎粪尚有利于细菌生长，故MAS也可继发细菌感染。

此外，近年来有文献报道，MAS时Ⅱ型肺泡上皮细胞受损和肺表面活性物质减少，但其结论尚需进一步研究证实。

3. 肺动脉高压　严重缺氧和混合性酸中毒导致肺小动脉痉挛，甚至血管平滑肌肥厚（长期低氧血症），导致肺动脉阻力增加，右心压力增加，发生卵圆孔水平右向左分流；肺血管阻力的持续增加，使肺动脉压超过体循环动脉压，从而导致已功能性关闭或尚未关闭的动脉导管发生导管水平的右向左分流，即新生儿持续肺动脉高压（persistent pulmonary hy-pertension of newborn，PPHN）。上述变化将进一步加重低氧血症及混合性酸中毒，并形成恶性循环。

【临床表现】

1. 吸入混有胎粪的羊水　是诊断MAS的前提。①分娩时可见羊水混入胎粪。②患儿皮肤、脐带和指、趾甲床留有胎粪污染的痕迹。③口、鼻腔吸引物中含有胎粪。④气管插管时声门处或气管内吸引物中可见胎粪（即可确诊）。

2. 呼吸系统表现　患儿症状轻重与吸入羊水的物理性状（混悬液或块状胎粪等）和量的多少密切相关。若吸入少量或混合均匀的羊水，可无症状或症状轻微；若吸入大量混有黏稠胎粪羊水者，可致死胎或生后不久死亡。常于生后数小时出现呼吸急促（>60次/min）、发绀、鼻翼扇动和吸气性三凹征等呼吸窘迫表现，少数患儿也可出现呼气性呻吟。体格检查可见胸廓前后径增加，早期两肺有鼾音或粗湿啰音，以后出现中、细湿啰音。如呼吸窘迫突然加重，并伴有呼吸音明显减弱，应怀疑气胸的发生。

3. PPHN　多发生于足月儿，在有文献报道的 PPHN 患儿中，有 75% 其原发病是 MAS。重症 MAS 患儿多伴有 PPHN。主要表现为严重的发绀，其特点为：当 $FiO_2 > 0.6$ 时，发绀仍不缓解；哭闹、哺乳或躁动时发绀加重；发绀程度与肺部体征不平行（发绀重，体征轻）。部分患儿在胸骨左缘第 2 肋间可闻及收缩期杂音，严重者可出现休克和心力衰竭。

严重 MAS 可并发红细胞增多症、低血糖、低钙血症、HIE、多器官功能障碍及肺出血等。

【辅助检查】

1. 实验室检查　血气分析：pH 值及 PaO_2 降低，$PaCO_2$ 增高；血常规、血糖、血钙和相应血生化检查；气管内吸引物及血液的培养。

2. X 线检查　两肺透亮度增强且伴有节段性或小叶肺不张，也可仅有弥漫性浸润影或并发纵隔气肿、气胸等。临床统计尚发现，部分 MAS 患儿胸片改变不与临床表现成正比，即胸片严重异常者临床症状却很轻；胸片轻度异常甚或基本正常的，其临床症状反而很重。

3. 超声检查　彩色 Doppler 超声检查有助于 PPHN 的诊断。

【治疗要点】

1. 促进气管内胎粪排出　为促进气管内胎粪排出，可采用体位引流、拍叩和震动胸部等方法。对病情较重且生后不久的 MAS 患儿，可气管内插管后进行吸引，胎粪黏稠者也可气管内注入 0.5 mL 生理盐水后再行吸引，以减轻 MAS 的病变程度及预防 PPHN 发生。此外，动物实验结果表明，即使胎粪进入气道 4 小时后，仍可将部分胎粪吸出。

2. 对症治疗

（1）氧疗：维持 PaO_2 为 60～80 mmHg 或 $TcSO_2$ 90%～95% 为宜。若患儿已符合上机标准，应尽早机械通气治疗。

（2）纠正酸中毒：①纠正呼吸性酸中毒。可经口、鼻或气管内插管吸引，保持呼吸道通畅，必要时进行正压通气。②纠正代谢性酸中毒。纠正缺氧，改善循环，在保证通气的前提下予以碱性药物治疗。

（3）维持正常循环：出现低体温、苍白和低血压等休克表现者，应用血浆、全血、5% 清蛋白或生理盐水等进行扩容，同时静脉滴注多巴胺和（或）多巴酚丁胺等。

（4）其他：①限制液体入量。严重者常并发脑水肿、肺水肿或心力衰竭，应适当限制液体入量。②抗生素。不主张预防性使用抗生素，但对继发细菌感染者，应根据血、气管吸引物细菌培养及药敏结果应用抗生素。③肺表面活性物质。目前有应用其治疗 MAS 的临床报道，但病例数较少，确切疗效尚有待证实。④预防肺气漏。机械通气时，PIP 和 PEEP 不宜过高，以免引起气胸等。⑤气胸治疗。应紧急胸腔穿刺抽气，可立即改善症状，然后根据胸腔内气体的多少，可反复胸腔穿刺抽气或行胸腔闭式引流。⑥其他。保温、镇静，保证热量供应，维持血糖和血钙正常等。

3. PPHN 治疗　去除病因至关重要。

（1）碱化血液：是治疗 PPHN 经典而有效的方法之一。采用人工呼吸机进行高通气，以维持动脉血气正常：pH 值 7.45～7.55，$PaCO_2$ 25～35 mmHg，PaO_2 80～100 mmHg 或

$TcSO_2$ 96%～98%，从而降低肺动脉压力。

但应注意，低碳酸血症可减少心搏量和脑血流量，特别是增加了早产儿脑室周围白质软化的发生机会，PPHN治疗中应避免造成过度的低 $PaCO_2$。此外，静脉应用碱性药物如碳酸氢钠，这对降低肺动脉压也有一定疗效。

（2）血管扩张药：静脉注射妥拉唑啉虽能降低肺动脉压，但也会引起体循环压相应或更严重下降，鉴于妥拉唑啉可使肺动脉和体循环压同时下降，其压力差较前无明显改变甚或加大，非但不能降压，反而可能增加右向左分流，故目前临床已很少应用。近年来，磷酸二酯酶抑制药如西地那非（sildenafil）等，可选择性扩张肺血管，被试用于新生儿PPHN，已取得一定疗效。

（3）一氧化氮吸入（inhaled nitric oxide，iNO）：NO是血管舒张因子，由于iNO的局部作用，使肺动脉压力下降，而不影响动脉血压，故也是PPHN治疗的选择之一。近年来的临床试验也表明，iNO对部分病例有较好疗效。

（4）其他：在PPHN的治疗中，有报道肺表面活性物质能使肺泡均匀扩张，降低肺血管阻力；关于是否应用激素及CPAP治疗尚存在争议；液体通所尚在试验中；高频震荡通气取得一定效果；体外膜肺（ECMO）对严重MAS（并发PPHN）疗效较好，但价格昂贵，对人员及设备要求较高。

【主要护理诊断/合作性问题】

1. 清理呼吸道无效　与胎粪吸入有关。
2. 气体交换受损　与呼吸道阻塞、通气障碍等有关。
3. 潜在并发症　气胸、心力衰竭。

【护理措施】

1. 保持呼吸道通畅　及时有效地清除吸入物，维持正常通气功能。①合适的体位：松解衣领及包被，抬高肩部，使头微后仰，保持呼吸道开放。②有效的胸部物理治疗（CPT）：MAS应用此氧疗法必须配合切实有效的CPT。完整的CPT包括根据病变所占肺段的支气管走向做体位引流、有效的叩击、震颤和电动吸引等，有利于疏导梗阻物，使呼吸道内胎粪松动排出，改善肺不张。

2. 合理用氧　根据病情选择合适的给氧方式，维持 SaO_2 在85%～95%为宜。

3. 密切观察病情　由于MAS易发生气漏，因而在治疗过程中要密切观察病情，警惕发生张力性气胸。如发现患儿突然烦躁、青紫、心率加快、血压及 SaO_2 下降，应高度怀疑张力性气胸，及时报告医师予以X线检查、诊断性穿刺，并急行胸腔闭式引流。持续监测生命体征、PaO_2、PCO_2 等。治疗过程中如出现持续高碳酸血症或持续肺动脉高压，必须及时改用机械通气，以免延误治疗时机。

4. 加强局部皮肤护理，防止感染　保持床单位整洁、干燥，保持头部皮肤清洁。对病情许可者入院时即予清洗全身污染的胎粪，用干毛巾擦拭皮肤，并做到勤翻身，避免局部受压时间过长。

【健康教育】

1. 向家长讲解胎粪吸入综合征的有关知识，及时让家长了解患儿的病情，以取得其理解和配合。

2. 指导家长掌握保持患儿正确舒适的体位的相关方法，并注意按时更换卧位。

3. 指导家长正确使用胸部物理治疗方法。

4. 定期进行健康检查并按时预防接种。

第七节　新生儿肺透明膜病

新生儿肺透明膜病（hyaline membrane disease，HMD）又称新生儿呼吸窘迫综合征（respiratory distress syndrome，RDS）。由于缺乏肺表面活性物质（pulmonary surfactant，PS）而引起，表现为生后不久出现进行性加重的呼吸困难和呼吸衰竭，多见于早产儿。

【病因与发病机制】

1. 病因

（1）早产：是肺表面活性物质不足或缺乏的最主要因素。PS于孕18～20周开始产生，缓慢增加，35～36周达肺成熟水平。早产儿胎龄愈小，发病率愈高：胎龄36周者仅5％，32周者为25％，28周者达70％，24周者超过80％。

（2）糖尿病母亲娩出的婴儿（infant of diabetic mother，IDM）：由于血中高胰岛素能拮抗肾上腺皮质激素对PS合成的促进作用，故HMD的发生概率比正常儿增加5～6倍。

（3）肺灌流不足：PS的合成还受体液pH值、体温和肺血流量的影响，因此，围生期窒息、低体温、前置胎盘、胎盘早剥和母亲低血压等所致的胎儿血容量减少，都会诱发HMD。

（4）剖宫产婴儿：因减除了正常分娩时子宫收缩使肾上腺皮质激素分泌增加而促进肺成熟的作用，所以HMD的发生率也较高。

2. 发病机制　PS覆盖在肺泡表面，可降低肺泡表面张力，防止呼气末肺泡萎陷，保持功能残气量（functional residual capacity，FRC），稳定肺泡内压，减少液体自毛细血管向肺泡渗出。由于PS缺乏，肺泡表面张力增加，呼气末FRC明显减少，肺泡逐渐萎陷，肺顺应性降低，吸气时做功增加也难以使肺泡充分扩张，潮气量和肺泡通气量减少，导致缺氧和CO_2潴留，从而引起代谢性和呼吸性酸中毒。缺氧及混合性酸中毒使肺毛细血管通透性增加，液体漏出，肺间质水肿和纤维蛋白沉着于肺泡表面形成嗜伊红透明膜，加重气体弥散障碍，加重缺氧和酸中毒，而缺氧和酸中毒又会进一步抑制PS的合成，形成恶性循环，病情进展非常迅速。

【临床表现】

出生时多正常。生后2～6小时（严重者生后即刻）出现呼吸窘迫，具体表现有：①呼吸急促。为增加肺泡通气量，代偿潮气量减少，呼吸频率>60次/min。②鼻翼扇动。是为增加呼吸道横截面积，减少气流阻力。③呼气性呻吟。是由于呼气时声门不完全开放，使肺内气体潴留产生正压，防止肺泡萎陷。④吸气性三凹征。是呼吸辅助肌参与的结果，以满足增加的肺扩张压需要。⑤发绀。反映氧合不足，常提示动脉血中还原血红蛋白>50 g/L。呼吸窘迫呈进行性加重是 HMD 的特点。严重时表现为呼吸浅表、呼吸节律不整、呼吸暂停及四肢松弛。由于呼气时肺泡萎陷，体格检查可见胸廓扁平；因潮气量小，听诊呼吸音减低，肺泡有渗出时可闻及细湿啰音。

随着病情的逐渐好转，由于肺的顺应性改善，肺动脉压力降低，易出现动脉导管重新开放。表现为喂养困难、呼吸暂停、水冲脉、心率增快或减慢、心前区搏动增强、胸骨左缘第 2 肋间可听到收缩期或连续性杂音。

HMD 通常于生后第 2～3 天病情严重，72 小时后明显好转。并发颅内出血及肺炎者病程较长。若出生 12 小时后出现呼吸窘迫，一般不考虑本病。

【辅助检查】

1. 血气分析 PaO_2 和 pH 下降、PCO_2 升高，碳酸氢根减低是 HMD 的常见改变。

2. PS 测定 PS 的主要成分为磷脂。其中磷脂酰胆碱（即卵磷脂，lecithin）是起表面活性作用的重要物质。此外还含有鞘磷脂（sphingomyelin），其含量较恒定，所以羊水或气管吸引物中的 L/S（lecithin/sphingomyelin）值可作为判断胎儿或新生儿肺成熟度的重要指标。L/S≥2 提示"肺成熟"，1.5～2 为"可疑"，>1.5 为"肺未成熟"。

3. 泡沫试验 将出生 6 小时以内患儿胃液（代表羊水）1 mL 加 95％乙醇 1 mL，振荡15 秒，静置 15 分钟后沿管壁有多层泡沫，表明 PS 多，可除外 HMD；无泡沫表明 PS 少，可考虑为 HMD；两者之间互为可疑。

4. X 线检查 胸片表现较特异，是目前确诊 HMD 的最佳手段。早期两肺野普遍呈透过度降低，可见均匀细小颗粒的斑点状阴影（肺泡萎陷与肺不张）和网状阴影（过度充气的细支气管和肺泡管）。晚期由于肺泡内无空气，萎陷的肺泡互相融合形成实变，气管及支气管仍有空气充盈，故可见清晰透明的支气管充气征。重者呈白肺（white out），双肺野均呈白色，肺肝界及肺心界均消失。

【治疗要点】

目的是保证通换气功能正常，待自身 PS 产生增加，HMD 得以恢复。机械通气和 PS 是治疗该病的重要手段。

1. 纠正缺氧 根据患儿病情可予头罩吸氧、鼻塞持续呼吸道正压（continuous positive airway pressure，CPAP）吸氧、气管内插管机械呼吸。

2. 支持治疗 包括保温、保证液体和营养的供应、纠正酸中毒等。

3. PS 替代疗法 应用外源性肺表面活性物质以迅速提高肺内该物质的含量，一旦确诊，力争生后 24 小时内经气管插管注入肺内。可明显降低 HMD 病死率及气胸发生率，同时可改善肺顺应性和通换气功能，降低呼吸机参数。根据所用 PS 的不同，其剂量及重复给药的间隔时间亦不相同（6 小时或 12 小时）。视病情轻重，可予以 2～4 次。

4. 治疗动脉导管未闭 ①严格限制入液量，并给予利尿药，尽可能减少液体的摄入，减少血液从降主动脉分流到肺动脉，以减少肺内液体的积聚。此外，利尿药尚有利于减轻心脏的前负荷。②若仍不关闭，可静脉注射吲哚美辛（前列腺素合成酶抑制药），前列腺素 E 是胎儿及生后初期维持动脉导管开放的重要物质，前列腺素合成酶抑制药可以减少前列腺素 E 的合成，有助于导管关闭。静脉注射吲哚美辛剂量为每次 0.2 mg/kg，首次用药后 12、36

小时再各用 1 次，共 3 次。③用药无效时考虑手术结扎。

【护理评估】

1. 健康史　评估患儿生后出现呼吸窘迫的时间，生产时是否顺利，出生时有无窒息，为何种生产方式，是否为早产儿，其胎龄评估与预产期推算的宫内发育时间是否相符等。

2. 身体状况　评估患儿的呼吸状况，如是否有进行性呼吸困难、呼吸不规则、呼吸暂停、发绀等。早产儿出生后 24 小时内应进行胎龄评估。

3. 辅助检查　了解血气分析、X 线检查、羊水 L/S 值及泡沫试验结果。

4. 心理社会状况　评估家长对本病及其预后的认知程度及心理状态等。

【主要护理诊断/合作性问题】

1. 低效性呼吸形态　与 PS 缺乏导致的肺不张有关。

2. 气体交换受损　与 PS 缺乏导致的肺透明膜形成有关。

3. 有感染的危险　与患儿抵抗力低下有关。

4. 营养失调　低于机体需要量，与摄入量不足有关。

5. 潜在并发症　动脉导管未闭。

6. 体温过低　与早产儿体温调节功能差、产能量少有关。

【护理措施】

1. 氧疗　维持 PaO_2 50～70 mmHg 和 $TcSO_2$ 85％～93％为宜。保持呼吸道通畅，及时清除患儿口、鼻、咽部分泌物，分泌物黏稠时可给予雾化吸入后吸痰，根据患儿病情选择合适的给氧方式。①头罩给氧：应选择大小适宜的头罩型号，头罩过小不利于 CO_2 排出，头罩过大，易引起氧气外溢。头罩给氧氧流量必须＞5 L/min，以免呼出气体在头罩内被重复吸入，导致 CO_2 蓄积。②CPAP：目的是使有自主呼吸的患儿在整个呼吸周期中都接受高于大气压的气体，能使肺泡在呼气末保持正压，由于呼气末增加了气体存留，因此 FRC 增加，防止了呼气时肺泡萎陷，改善了肺氧合，并能减少肺内分流；CPAP 多适用于轻、中度 HMD 患儿，若其 $TcSO_2$ 或 PaO_2 已符合上呼吸机指征者，应尽早给予机械通气治疗。③气管内插管用氧：若使用 CPAP 后病情仍无好转，应采用间歇正压通气（IPPV）及呼气末正压呼吸（PEEP）。

2. 保温　将患儿放置在自控式暖箱内或辐射式抢救台上，保持皮肤温度在 36.5 ℃，肛温在 37 ℃。环境温度维持在 22 ℃～24 ℃，相对湿度在 55％～65％。

3. 预防感染　HMD 患儿多为早产儿，住院时间较长，抵抗力较差，极易发生院内感染，因此，做好消毒隔离工作至关重要。

4. 保证营养供给　吸吮无力、不能吞咽者可用鼻饲法或静脉补充营养。

5. 严密观察病情　监测体温、呼吸、心率、经皮测氧分压，并随时进行评估，及时准确地填写护理记录单。

【健康教育】

使家长了解该病的发病机制、危险性、治疗情况及预后，向家长解释病情的转归，为其提供心理支持，以减轻焦虑情绪并使其理解和配合治疗。

第八节　新生儿感染性疾病

感染性肺炎

感染性肺炎是新生儿期的常见疾病，可发生在宫内、分娩过程中或出生后，称产前、产时或出生后感染性肺炎，可由细菌、病毒、衣原体、真菌等不同的病原体引起，病死率可达5%～20%。

【病因】

1. 宫内感染性肺炎　又称先天性肺炎，感染途径有：①上行感染。胎膜早破，细菌如大肠埃希菌、克雷伯菌、李斯特菌、B组β溶血性链球菌或原虫（弓形虫）、支原体等从阴道上行感染污染羊水，导致胎儿感染。胎膜早破时间越长，感染的概率越高。②血行感染。病原体由母体通过胎盘至胎儿循环，然后到达肺组织，一般以病毒为主，如巨细胞病毒、风疹、水痘、单纯疱疹、柯萨奇病毒等，也可由李斯特菌、肺炎链球菌、梅毒螺旋体、弓形虫原虫等引起。

2. 分娩过程中感染性肺炎　①胎膜早破。②产程延长时胎膜通透性增高，产道内细菌可通过未破的胎膜上行污染羊水后再感染胎儿。③胎儿吸入了产道中污染的血性分泌物而发生肺炎。病原体有细菌、沙眼衣原体、巨细胞病毒、单纯疱疹病毒。早产、滞产、产道检查过程中更易诱发感染。

3. 出生后感染性肺炎　①呼吸道感染：病原体经飞沫传播由上呼吸道向下至肺，亦可为鼻腔内原来带有的金黄色葡萄球菌在抵抗力降低时（如受凉、上呼吸道感染后）下行引起感染。②血行感染：病原体经血液循环至肺组织，常为败血症的一部分。③医源性感染：由于医用器械吸痰器、雾化器、气管插管、供氧面罩等消毒不严，或呼吸机使用时间过长，或通过医务人员的手传播病原体等引起感染性肺炎。病原体以金黄色葡萄球菌、大肠埃希菌多见。近年来机会致病菌如克雷伯菌、表皮葡萄球菌、假单胞菌、枸橼酸杆菌等感染增多。病毒则以呼吸道合胞病毒、腺病毒多见，广谱抗生素使用过久易发生假丝酵母菌性肺炎。

【临床表现】

1. 宫内感染性肺炎　发病早，多在生后24小时发病，出生时常有窒息史，复苏后可有气促、呻吟、口吐白沫、呼吸困难，体温不稳定，反应差。肺部听诊呼吸音粗糙、减低或可闻及湿啰音；严重者可出现呼吸衰竭、心力衰竭、DIC、休克或持续肺动脉高压，血行感染者多为间质性肺炎，缺乏肺部体征，而表现为黄疸、肝脾大和脑膜炎等多系统受累。

2. 分娩过程中感染性肺炎　发病需经过潜伏期再发病，一般在出生后数天至数周发病，如衣原体感染在生后3～12周发病，细菌感染在生后3～5天发病，Ⅱ型疱疹病毒感染多在生后5～10天发病。表现为体温不稳定、呛奶、发绀、吐沫、三凹征等。

3. 产后感染性肺炎 表现为发热或体温不升（早产儿或重症者多见）、精神委靡、呛奶、气促、鼻翼扇动、发绀、吐沫、三凹征等。肺部体征早期常不明显，胸式呼吸增强是新生儿肺炎的体征之一，病程中双肺亦可出现细湿啰音。呼吸道合胞病毒性肺炎可表现为喘息，肺部听诊可闻及哮鸣音。病情严重者可表现为明显的呼吸困难、呼吸暂停；亦可表现为反应低下、面色青灰、呼吸不规则、腹胀等。

【辅助检查】

1. 血液检查 细菌感染者白细胞总数多增高，以中性粒细胞增高为主；病毒感染者、早产儿、体弱儿白细胞总数升高不明显。

2. X线检查 胸片可显示肺纹理增粗，可见点片状阴影，可融合成片。可有肺不张、肺气肿改变。金黄色葡萄球菌肺炎X线检查可见肺大泡。

3. 病原学检查 取血液、气管分泌物、鼻咽部分泌物等进行细菌培养、病毒分离和血清特异性抗体检查有助于病原学诊断。

【治疗要点】

1. 呼吸道管理 及时洗净口鼻分泌物，保持呼吸道通畅。体位引流，定期翻身、拍背。有低氧血症时给予氧疗。

2. 控制感染 细菌性肺炎早期合理应用抗生素，衣原体肺炎首选红霉素，单纯疱疹病毒性肺炎可选用阿昔洛韦，巨细胞病毒性肺炎可选用更昔洛韦。

3. 对症和支持治疗 纠正酸中毒，有心力衰竭者使用洋地黄药物。

【护理评估】

1. 健康史 了解母亲孕期有无呼吸、生殖及其他系统感染史，有无胎膜早破，羊水是否混浊；询问新生儿有无宫内窘迫，出生时有无窒息史，有无吸入胎粪、羊水或乳汁史，生后有无感染史。患儿有无反应差、吃奶减少、呛奶、发热、口吐白沫、发绀、呼吸暂停等情况。

2. 身体状况 注意评估呼吸频率及节律、心率、体温，观察患儿精神反应情况，有无鼻翼扇动、发绀、呼吸困难等。听诊呼吸音有否改变，肺部可否听到细湿啰音。

3. 心理社会状况 了解患儿家长心理社会状况，尤其当患儿病情较重甚至出现严重的并发症需要住院治疗时，常使其家长陷入恐惧和焦虑中，应给予心理支持。重点评估患儿家长有无焦虑及其程度，以及对治疗的态度和承受能力。

【主要护理诊断/合作性问题】

1. 清理呼吸道无效 与吸入羊水、胎粪，咳嗽反射功能不良及无力排痰有关。
2. 气体交换受损 与肺部炎症有关。
3. 有体温改变的危险 与患儿感染和环境温度变化有关。
4. 潜在并发症 心力衰竭、呼吸衰竭、DIC、休克等。

【护理措施】

1. 保持呼吸道通畅　及时有效清除呼吸道分泌物，分泌物黏稠者应采用雾化吸入，以湿化气道，促进分泌物排出。加强呼吸道管理，定时翻身、叩背、体位引流。

2. 合理用氧，改善呼吸功能　根据患儿病情和血氧监测情况选择鼻导管、面罩或头罩等不同方式给氧；重症并发呼吸衰竭者，给予正压通气。

3. 维持正常体温　体温过高时给予打包散热、温水浴等降温；体温过低者给予保暖。

4. 密切观察病情　注意液体量不宜过多、输液速度宜慢，保证抗生素及其他药物有效进入体内，严密观察药物毒副作用。当患儿心率突然加快，呼吸急促，肝脏在短期内增大时，提示合并心力衰竭，应及时与医师取得联系，并给予吸氧、控制液体量和速度，遵医嘱给予强心、利尿药等。当患儿突然出现呼吸困难、青紫明显加重时，可能合并气胸或纵隔气肿，应做好胸腔闭式引流的准备，配合医师穿刺及术后护理。

【健康教育】

1. 向家长讲解本病的知识及护理要点，指导喂养，避免呛奶及乳汁吸入气管。

2. 宣传孕期保健知识，防止感染。

3. 新生儿出生后及时清理呼吸道，避免吸入羊水等。

4. 出生后注意加强护理，避免交叉感染。

新生儿败血症

新生儿败血症（neonatal septicemia）是指新生儿期病原菌侵入血液循环并在血液中生长、繁殖，产生毒素并发生全身炎症反应综合征。常见的病原体为细菌，也可为真菌、病毒或原虫等。早期临床症状和体征不典型为其临床特点，是新生儿时期常见严重疾病，可引起严重的并发症，发病率及病死率亦相对较高。本节主要阐述细菌性败血症。

【病因与发病机制】

1. 自身因素　新生儿非特异性及特异性免疫功能均不成熟，易致感染。

（1）屏障功能差：主要因为皮肤黏膜柔嫩易损伤；脐残端未完全闭合，细菌易进入血液；感染；呼吸道纤毛运动差，胃液酸度低，胆酸少，杀菌力弱，消化道黏膜通透性高，有利于细菌侵入血液循环。同时，新生儿尤其是早产儿血-脑屏障不完善，感染后易患细菌性脑膜炎。

（2）免疫活性物质低：IgA、IgM 不能通过胎盘获得；血清补体浓度低，机体对某些细菌抗原的调理作用差；备解素、纤维结合蛋白、溶菌酶含量低，吞噬和杀菌能力不足，早产儿尤甚；单核细胞产生粒细胞-集落刺激因子（G-CSF）、白细胞介素 8（IL-8）等细胞因子的能力低下。

（3）免疫活性细胞功能不成熟：中性粒细胞产生及储备均少，趋化性及黏附性低下；单核-吞噬细胞系统的吞噬作用弱。由于未接触过抗原，T 细胞处于初始状态，产生细胞因子低下，对未来特异性抗原应答差；巨噬细胞、自然杀伤细胞活性低。

（4）炎症不易局限：由于白细胞的调理、趋化及吞噬等功能差，因此新生儿被细菌感染后易致全身性感染。

（5）应激作用对免疫功能的影响：胎儿出生后由于要适应外界独立生活，机体经常处于应激状态，应激状态下（如缺氧、酸中毒、高胆红素血症）免疫系统的杀菌力下降。

2. 病原菌　引起新生儿败血症的主要病原菌随不同地区和年代而异，我国大部分地区以金黄色葡萄球菌及大肠埃希菌等革兰阴性杆菌为主要致病菌。近年来随着 NICU 的发展，由于小胎龄、低体重早产儿存活率的提高和各种侵入性医疗技术在临床的广泛应用，由表皮葡萄球菌、铜绿假单胞菌、克雷伯菌、肠杆菌等机会致病菌，产气荚膜梭菌、厌氧菌以及耐药菌株所致的感染有增多趋势。

3. 感染途径　新生儿败血症可发生在出生前、出生时及出生后。

（1）出生前感染：出生前感染与孕妇感染有关，母亲孕期有感染灶（如子宫内膜炎），细菌可通过胎盘血行感染胎儿；胎膜早破使羊水污染，细菌可经过血行或直接感染胎儿。

（2）出生时感染：出生时感染与胎儿通过产道时被细菌感染有关，常见原因有婴儿吸入或吞咽了产道中被污染的羊水；胎膜早破、产程延长造成细菌上行；产钳助产时，皮肤破损，细菌侵入血液循环引起感染；分娩过程中消毒不严引起的感染。近年来医源性感染有增多趋势。

（3）出生后感染：是新生儿感染的主要途径。细菌从脐部、呼吸道、破损的皮肤黏膜、消化道侵入血液，其中以脐部最多见。各种导管插管破坏皮肤黏膜后，细菌侵入血液循环而导致医源性感染。

【临床表现】

多数新生儿败血症感染灶不明显，早期症状不典型，易被忽略。出生后 7 天内出现症状者称为早发型败血症；7 天以后出现者称为迟发型败血症。早期表现为精神反应低下，食欲不佳，哭声减弱，体温异常，低热或中等度热，病理性黄疸。重症病情发展较快，可表现为体温不升，迅速出现精神委靡、嗜睡、面色欠佳及病理性黄疸的加重。消化系统表现为腹胀、腹泻、呕吐、肝脾大，严重者表现为中毒性肠麻痹；皮肤黏膜可见出血点，甚至有弥散性血管内凝血。呼吸系统尤其原发病是肺炎或其他部位感染波及肺部时，往往表现为呼吸急促或憋气、反应低下、面色苍白、呛奶、口吐白沫；并发化脓性脑膜炎时表现为精神委靡、嗜睡、烦躁不安、哭声高尖、前囟膨出甚至惊厥发作。早产儿缺乏以上体征，常表现为"五不"，即不吃、不哭、不动、体重不增、体温不升；面色青灰，常伴有硬肿、休克及出血倾向。

少数患儿随病情进展，全身情况急骤恶化，很快发展为循环衰竭或呼吸衰竭，酸碱平衡紊乱，弥散性血管内凝血，抢救不及时可危及生命。

【辅助检查】

1. 外周血常规　正常新生儿白细胞计数波动范围较大，计数增高诊断意义不大，计数降低往往提示严重感染尤其是革兰染色阴性细菌的感染。若白细胞总数 $<5.0\times10^9/L$，中性粒细胞中杆状核细胞所占比例 $\geqslant0.2$，粒细胞内出现中毒颗粒或空泡，血小板计数 $<100\times10^9/L$，有诊断价值。

2. 病原学检查

（1）细菌培养：①培养。应争取在用抗菌药物前做血培养，同时做药敏试验。抽血时必须严格消毒，同时做 L 型细菌和厌氧菌培养可提高阳性率。血培养阳性可确诊败血症，阴性结果不能排除败血症。②感染灶的细菌培养。根据临床可能感染部位选择脑脊液、尿、咽拭子、呼吸道分泌物、脐残端、皮肤感染部位等合适标本做细菌培养。若在呼吸道分泌物、脐残端、脑脊液、皮肤感染部位的分泌物、尿液等标本中培养出与血培养一致的结果，则临床诊断意义更大。

（2）病原菌抗原检测：采用对流免疫电泳（CIE）、酶联免疫吸附试验（ELISA）、乳胶颗粒凝集（LA）等方法检测血、脑脊液、尿中致病菌抗原；应用基因诊断方法如质粒分析、核酸杂交、聚合酶链反应等方法用于鉴别病原菌的生物型和血清型，有利于寻找感染源。

3. C-反应蛋白　有细菌感染时 C-反应蛋白值可增高，有助于早期诊断，治疗有效则其值迅速下降。

4. 其他　疑有脑膜炎时做脑脊液检查；疑有泌尿系统感染时可做尿常规检查；疑有肺部感染时做胸片检查。

【治疗要点】

1. 抗感染　选择合适的抗生素，并早期、足量、全程、静脉联合给药。未明确病原菌以前，可结合当地菌种流行病学特点和耐药菌株情况选择两种抗生素联合使用；病原菌明确后可根据药敏试验选择用药；药敏试验提示不敏感但临床有效者暂不换药，一般疗程至少 10～14 天，有并发症者应治疗 3 周以上。

2. 支持、对症治疗　保暖，给氧，纠正酸中毒，保持水、电解质平衡；治疗原发病，如脐炎或皮肤感染，注意局部病灶的处理；如肺炎，加强呼吸道管理，注意翻身、拍背、体位引流；必要时输新鲜血浆、鲜血或丙种球蛋白。

3. 免疫疗法　输新鲜血浆或全血以增强机体抵抗力，重症患儿也可考虑交换输血，交换输血不仅可使循环内的细菌或内毒素稀释或部分释放出，还可输入抗体。中性粒细胞绝对数减少者，可输注粒细胞及应用粒细胞集落刺激因子（G-CSF）。重症患儿也可适当应用静脉丙种球蛋白，既可增加抗体，也可封闭抗体的 F_c 端受体以减轻免疫反应及免疫反应造成的组织损伤。

【护理评估】

1. 健康史　了解孕母有无生殖系统、呼吸系统感染史，有无宫内窘迫、产时窒息、胎膜早破等，新生儿生后有无羊水吸入史，羊水有无胎粪污染，新生儿有无感染接触史，有无少吃、少哭、少动等异常表现。

2. 身体状况　评估患儿生命体征、面色、反应，有无感染灶，特别是脐部和皮肤有无破损或化脓；有无黄疸、肝脾大、腹胀、休克和出血倾向等。早产儿有无皮肤硬肿。

3. 心理社会状况　评估家长对本病的了解程度、护理新生儿知识的掌握程度，评估家长担心焦虑或恐惧的程度。

【主要护理诊断/合作性问题】

1. 体温调节无效　与感染有关。
2. 皮肤完整性受损　与脐炎、皮肤感染有关。
3. 营养失调，低于机体需要量　与拒奶、吸吮无力、摄入量不足有关。
4. 潜在并发症　化脓性脑膜炎、DIC 等。

【护理措施】

1. 积极查找病原菌　根据患儿可能感染部位，在使用抗生素之前做病灶部位及血液细菌培养。采集血培养标本时应在体温上升时采集，以提高培养阳性率。取血量应＞2 mL，并严格执行无菌技术操作原则，尽量避免选择股静脉，因此处污染概率较其他部位大。

2. 维持体温恒定

（1）降温：当体温过高时，可调节室温、散开包被，或应用温水浴等物理方法降温。新生儿不宜用退热药、乙醇擦浴等方式降温。体温波动较大时，每 1～2 小时测体温 1 次，物理降温后半小时复测。

（2）保暖：体温过低或体温不升者可放入暖箱，早产儿宜放入中性温度下的暖箱中。重症患儿宜放入远红外辐射抢救台以便监护和抢救。

3. 备好氧气、吸痰器　新生儿败血症患儿常拒食或呕吐，部分患儿可因肺部感染、电解质紊乱、血液黏滞度增加等原因产生组织缺氧，应及时吸氧，并根据患儿缺氧程度调节氧流量，及时清除口腔或鼻腔分泌物，保持呼吸道通畅。

4. 保证营养供给　坚持母乳喂养，按需哺乳，少量多次喂养。不能进食者用鼻饲喂养（可鼻饲收集的新鲜母乳），也可配合部分静脉高营养。每天称体重，观察喂养及体重增长情况。

5. 有效控制感染　使用抗生素时，一定要新鲜配制，保持静脉输液通畅，确保疗效；同时注意药物的毒性作用。患败血症时输液时间长，故应有计划地选择血管，用静脉留置针以减少穿刺次数，保护血管。

6. 清除感染灶　及时处理局部感染灶，如脐炎、脓疱疮、皮肤破损等，促进病灶早日愈合，防止感染蔓延扩散。脐炎可先用 3% 过氧化氢溶液清洗，再用 0.2%～0.5% 的聚维酮碘棉签擦拭；皮肤脓疱疹时先用 75% 的乙醇消毒，再用无菌针头刺破，拭去脓液后涂抗生素软膏。

7. 预防交叉感染　严格执行无菌操作及消毒隔离制度，患儿均应注意隔离，接触患儿前后要洗手，预防交叉感染。

8. 严密观察病情　加强巡视，注意观察生命体征变化，严重者需专人护理。观察内容包括神志、面色、食欲、体温、呼吸、循环、前囟张力、皮肤出血点等，及时发现化脓性脑膜炎、肺炎、中毒性肠麻痹的早期征象。如患儿面色青灰、皮肤发花、四肢厥冷、脉搏细弱、皮肤有出血点等，应考虑感染性休克或 DIC，应立即与医师联系，积极处理，必要时专人守护。

【健康教育】

1. 指导家属正确喂养和护理新生儿，保持皮肤、黏膜的清洁卫生。

2. 注意保护皮肤、黏膜、脐部免受感染或损伤。

3. 嘱咐家长细心观察新生儿吃、睡、动等方面有无异常表现，尽可能及早发现轻微的感染征兆。当患儿有感染灶如脐炎、口腔炎、皮肤脓肿或呼吸道感染时应及时就诊，妥善处理，以防感染扩散。

4. 应对住院患儿的家长做好心理护理，讲解与败血症有关的病因、治疗、预后、预防的知识，解释使用抗生素治疗需要较长时间，以取得家长的理解。

5. 出院患儿应叮嘱按时复查病情，若患儿出现精神、食欲、体温改变等症状，应及时就诊。

新生儿破伤风

新生儿破伤风（neonatal tetanus）是指破伤风梭菌侵入脐部并产生痉挛毒素而引起以牙关紧闭和全身肌肉强直性痉挛为特征的急性感染性疾病。随着我国城乡新法接生技术的应用和推广，本病发病率已明显降低。

【病因与发病机制】

破伤风梭菌为革兰阳性厌氧菌，其芽胞抵抗力强，普通消毒剂无效。破伤风梭菌广泛存在于土壤、尘埃和粪便中，当用该菌污染的器械断脐或包扎时破伤风梭菌即进入脐部，包扎引起的缺氧环境更有利于破伤风梭菌繁殖。其产生的痉挛毒素沿神经干、淋巴液等传至脊髓和脑干运动神经核，与中枢神经组织中神经节苷脂结合，使后者不能释放抑制性神经介质（甘氨酸、氨基丁酸），引起全身肌肉强烈持续收缩。此毒素也可兴奋交感神经，引起心动过速、血压升高、多汗等。

【临床表现】

潜伏期3~14天，多为生后4~7天发病，故本病又有"七日风"的俗称。潜伏期愈短、病情愈重、病死率也愈高。早期症状为哭闹、口张不大、吃奶困难，如用压舌板压舌时，用力愈大、张口愈困难，有助于早期诊断。随后发展为牙关紧闭、面肌紧张、口角上牵、呈"苦笑"面容，伴有阵发性双拳紧握，上肢过度屈曲，下肢伸直，呈角弓反张状。呼吸肌和喉肌痉挛可引起青紫、窒息。痉挛发作时患儿神志清楚为本病的特点，任何轻微刺激即可诱发痉挛发作。经合理治疗1~4周后痉挛逐渐减轻，发作间隔时间延长，能吮乳，完全恢复需2~3个月。病程中常并发肺炎和败血症。

【治疗要点】

1. 抗毒素　只能中和游离破伤风毒素，对已与神经节苷脂结合的毒素无效，因此愈早用愈好。破伤风抗毒素（TAT）1万~2万 IU 肌内注射或静脉滴注，3000 IU 脐周注射，用前须做皮肤过敏试验；或破伤风免疫球蛋白（TIG）500 IU 肌内注射，TIG 血浓度高，半衰期长达 30 天，且不会发生过敏反应，但价格较昂贵。

2. 止痉药　控制痉挛是治疗成功的关键。

（1）地西泮：首选，每次 0.3～0.5 mg/kg，缓慢静脉注射，5 分钟内即可达有效浓度，但半衰期短，不适合做维持治疗，4～8 小时 1 次。

（2）苯巴比妥钠：首次负荷量为 15～20 mg/kg，缓慢静脉注射；维持量为每天 5 mg/kg，分 4～8 小时 1 次，静脉注射。可与地西泮交替使用。

（3）10% 水合氯醛：剂量每次 0.5 mL/kg，胃管注入或灌肠，常作为发作时临时用药。

3. 抗生素　青霉素每天 20 万 U/kg，或头孢菌素、甲硝唑，静脉滴注，7～10 天，可杀灭破伤风梭菌。

【护理评估】

1. 健康史　了解分娩过程是否采取新法接生，有无严格消毒，出生后脐部护理方法是否得当，有无感染接触史等。

2. 身体状况　评估患儿神志、面色、肌张力、吮乳情况等。

3. 心理社会状况　评估家长对本病的了解程度以及评估家长担心焦虑或恐惧的程度。

【主要护理诊断/合作性问题】

1. 有窒息的危险　与喉肌痉挛有关。

2. 有受伤的危险　与抽搐有关。

3. 清理呼吸道无效　与不能咳出分泌物有关。

4. 营养失调，低于机体需要量　与咀嚼肌痉挛致吞咽障碍、喂养困难有关。

5. 组织完整性受损　与破伤风梭菌感染脐部残端有关。

6. 体温过高　与骨骼肌痉挛致产热增加、感染有关。

【护理措施】

1. 注射破伤风抗毒素（T. A. T）中和血液中游离的外毒素。使用前须做皮试，皮试阴性后，再注射或静脉滴入 1 万～2 万 IU。对于过敏患儿，可使用脱敏注射法。

2. 单独放置，专人看护，房间要求遮光、隔音。保持室内绝对安静、空气新鲜、温湿度适宜、光线稍暗，避免任何声、光等不良刺激，各种治疗及护理应在镇静药发挥最大作用时集中进行，操作时动作要轻、细、快，静脉输液使用留置套管针，减少对患儿的刺激。

3. 控制痉挛，遵医嘱静脉给予地西泮、苯巴比妥、水合氯醛，严禁药液外渗，尤其是地西泮，可引起局部组织坏死。

4. 正确处理脐部，用消毒剪刀剪去残留脐带远端并重新结扎，近端用 3% 过氧化氢或 1∶4000 高锰酸钾清洗局部后，涂以 2% 碘酊。保持脐部清洁、干燥。脐部严重感染或脐周脓肿应清创引流。接触伤口的敷料须焚烧处理。

5. 患儿处于骨骼肌痉挛状态，易发热、出汗，适当打开包被降温，及时擦干汗渍，保持皮肤清洁干燥。

6. 密切观察患儿，详细记录病情变化，尤其是用镇静药后第 1 次痉挛发生时间、强度、大小、抽搐持续和间隔时间，痉挛发生时患儿面色、心率、呼吸及血氧饱和度的改变。发现异常，立即通知医师并做好抢救准备。

7. 保持呼吸道通畅，在治疗过程中，镇静药物应用剂量较大，易在体内蓄积，引起呼吸停止而导致患儿死亡。应将抢救物品如氧气、吸引器、气管插管或气管切开用物准备齐全并放置在患儿床前。发作频繁，有缺氧表现者，应选用头罩间断给氧。病情好转时，缺氧改善后应及时停止用氧，避免氧疗并发症的发生。

8. 保证营养，病初应禁食，给予静脉营养以保证热能供给。病情好转可用滴管或小匙耐心、细致地经口喂养，训练患儿吸吮及吞咽功能，同时做好口腔护理，尤其在发病早期，患儿往往处于禁食或鼻饲喂养期，口唇常干裂，应涂液状石蜡等保持滋润。

【健康教育】

1. 推广新法接生　新法接生的基础是"三洁"，即手洁、消毒阴部皮肤和使用消毒脐带剪。通过下述方式可实现"三洁"：①在医院或乡卫生院分娩，严格进行科学接生，即助产全过程应进行无菌操作。②在家中由接受过培训的接生人员进行新法接生。③在家中应用消毒产包进行新法接生。

2. 高危育龄期妇女或妊娠期妇女实施破伤风类毒素免疫预防。

3. 对患儿家长讲授有关育儿知识，宣传优生优育好处、父母应尽的义务、孩子应享有的权利等。

第九节　新生儿黄疸

新生儿黄疸（neonatal jaundice）是新生儿期由于血中胆红素在体内积聚引起的皮肤、巩膜及其他器官黄染的现象。其原因复杂，可分为生理性黄疸及病理性黄疸两大类。病理性黄疸严重者可导致胆红素脑病，部分患儿留有神经系统后遗症，甚至引起死亡。

【新生儿胆红素代谢特点】

1. 胆红素生成过多　胆红素是血红素的分解产物，新生儿每天生成的胆红素约为成人的 2 倍以上，原因主要为：

（1）红细胞数量过多：胎儿在宫内处于低氧环境，红细胞代偿性增多，出生后建立了自主呼吸，氧分压提高，过多的红细胞被破坏，产生较多胆红素。

（2）新生儿红细胞寿命短（早产儿低于 70 天，足月儿约 80 天，成人为 120 天），且血红蛋白的分解速度是成人的 2 倍，形成胆红素的周期短。

（3）旁路胆红素来源多：如来源于肝脏和其他组织中的血红素及骨髓红细胞前体较多，这也是造成胆红素产生多的原因之一。

2. 胆红素代谢不利于清除

（1）刚娩出的新生儿可有不同程度的酸中毒，导致白蛋白与胆红素联结的数量减少；早产儿血中白蛋白的量偏低，均影响胆红素的转运。加之新生儿肝脏缺乏 Y 和 Z 蛋白，肝细胞对间接胆红素的摄取能力受限制。另外，肝酶系统发育不完善，肝内葡萄糖醛酰转换酶等酶的量和活性不足，使胆红素的结合能力受限。

(2) 新生儿出生 2 小时内肠道内无菌，开奶后逐渐建立正常菌群，故不能将胆红素还原成粪胆原、尿胆原排出体外；同时由于新生儿肠腔内 β-葡萄糖醛酸酶活性较高，能很快使进入肠道内的结合胆红素水解成非结合胆红素而被肠黏膜重吸收，经门静脉达肝脏，构成特殊的新生儿肠肝循环。

上述特点决定新生儿摄取、结合、排泄胆红素的能力仅为成人的 1%～2%，因此，很容易出现黄疸。

【新生儿黄疸的分类】

1. 生理性黄疸　大部分新生儿在出生后 2～3 天出现黄疸，4～5 天达高峰，足月儿在 2 周内消退，早产儿可延迟到 3～4 周消退。黄疸期间患儿一般情况好，实验室检查，肝功能正常，仅表现为血清非结合胆红素增多，但一般足月儿不超过 205 $\mu mol/L$，早产儿不超过 257 $\mu mol/L$，称为生理性黄疸。

2. 病理性黄疸

(1) 病理性黄疸的特点：①出现早。出生后 24 小时内出现黄疸。②黄疸程度重。足月儿血清胆红素大于 205 $\mu mol/L$，早产儿大于 257 $\mu mol/L$，或每天上升超过 85 $\mu mol/L$。③黄疸持续时间长。黄疸消退延迟，足月儿超过 2 周未消退，早产儿超过 4 周未消退。④黄疸退而复现。新生儿生理性黄疸消退后在新生儿后期或出生 1 个月后复又出现，部分呈进行性加重趋势。

凡具有以上特点之一时，则应考虑病理性黄疸。

(2) 病理性黄疸的病因：分为感染性和非感染性两大类。

1) 感染性：①新生儿肝炎。大多因病原体通过胎盘传给胎儿或通过产道时被感染，以病毒感染为主，巨细胞病毒最常见，其他还有风疹病毒、单纯疱疹病毒、乙型肝炎病毒、弓形虫等。常在生后 1～3 周缓慢起病。表现为生理性黄疸持续不退甚至进行性加重，部分病例表现为黄疸退而复现，同时伴有厌食、呕吐、尿色深黄、体重不增、肝大。②新生儿败血症及其他感染。主要由于细菌毒素加快红细胞破坏及损坏肝细胞所致，除黄疸外临床表现还可见反应低下、体温不升，往往可见感染灶。

2) 非感染性：①新生儿溶血病。②母乳性黄疸。原因尚不明确，目前认为可能与母乳中 β-葡萄糖醛酸苷酶活性过高，使胆红素在肠腔内重吸收增加有一定关系。其特点为：血清中非结合胆红素超过生理性黄疸峰值，婴儿一般状况良好，未发现引起黄疸的其他原因。停母乳喂养 3 天，黄疸消退或胆红素下降 50% 以上即可确定诊断。③胆道闭锁。可发生在肝外（胆总管、肝胆管）或肝内胆管闭锁。目前认为与宫内病毒感染有关，部分可能是胎儿肝炎的结果。是引起新生儿期阻塞性黄疸的重要原因。多于生后 2 周出现黄疸且进行性加重，尿色深，粪便呈灰色或淡黄色，逐渐变为白色，肝脏进行性增大，血清中结合胆红素升高。④胎粪排出延迟。由于胎粪排出延迟，可使胆红素肠肝循环增加而加重黄疸。⑤代谢性和遗传性疾病。红细胞葡萄糖-6-磷酸脱氢酶（G-6-PD）缺陷症，红细胞丙酮酸激酶缺陷症，遗传性球形红细胞增多症，α_1 抗胰蛋白酶缺乏症，半乳糖血症等。⑥药物性黄疸。如磺胺类药、水杨酸盐、维生素 K 等可影响胆红素代谢，使生理性黄疸加重或延迟消退。⑦其他。如头颅血肿，甲状腺功能减退症等。

【治疗要点】

1. 找出引起黄疸的病因并给予相应的治疗。

2. 给予蓝光治疗，降低血清胆红素。

3. 有胎粪延迟排出的给予通便治疗；尽可能早开奶以促进肠道菌群的建立，刺激肠蠕动以利于排便，亦可给予口服肠道微生态调节剂，减少胆红素的肠肝循环。

4. 保护肝脏，避免使用对肝脏有损害，可能引起溶血及黄疸的药物。

5. 早期应用肝酶诱导药苯巴比妥和尼可刹米，必要时输血浆和白蛋白，防止胆红素脑病的发生。

6. 控制感染，保暖，纠正缺氧、低血糖、脱水，维持水、电解质酸碱平衡。

新生儿溶血病

新生儿溶血病（hemolytic disease of the newborn）是指母、婴血型不合引起的新生儿同族免疫性溶血，一般仅发生在胎儿与新生儿早期，是引起新生儿重症黄疸的原因之一。人类的血型系统有 29 种，虽然有多种系统可发生新生儿溶血病，但临床以 Rh、ABO 血型系统的血型不合引起的溶血病常见。

【病因与发病机制】

胎儿由父亲遗传获得母体所不具有的血型抗原，通过胎盘进入母体，刺激母体产生相应的血型抗体，此抗体（IgG）又经胎盘进入胎儿循环，与红细胞上的相应抗原结合（致敏红细胞），上述致敏红细胞在单核-吞噬细胞系统内被破坏，引起溶血。

1.ABO 溶血病　主要发生在母亲为 O 型血而胎儿为 A 型或 B 型血时。

（1）40%～50% 的 ABO 溶血病可发生在第 1 胎。其原因为：O 型血的母亲在第 1 胎妊娠前，已受到自然界 A 或 B 血型物质（某些植物、革兰阴性细菌、寄生虫、疫苗等）的刺激，产生了抗 A 或抗 B 抗体（IgG）。故怀孕后这类抗体通过胎盘进入胎儿体内可引起溶血。

（2）在母婴 ABO 血型不合中，仅 1/5 的新生儿发生 ABO 溶血病。其原因为：①胎儿红细胞的抗原性强弱不同，导致抗体产生量的多少各异。②血浆及组织中存在的 A 和 B 血型物质，可与来自母体的抗体结合，使血中的抗体减少，而不发生溶血。

2.Rh 溶血病　Rh 溶血病主要发生在母亲 Rh 阴性，胎儿 Rh 阳性的情况下。Rh 血型系统共有 6 种抗原，即 D、E、C、c、d、e（目前 d 抗原未测出，只是推测），其中 D 抗原最早被发现且抗原性最强，故 Rh 溶血病中以 RhD 溶血病最为常见。传统上将具有 D 抗原者称为 Rh 阳性，缺乏 D 抗原者称为 Rh 阴性。中国人绝大多数为 Rh 阳性。

（1）Rh 溶血病一般不发生在第 1 胎，因自然界无 Rh 血型物质，Rh 抗体只能由人类红细胞 Rh 抗原刺激产生。Rh 血型不合时，在妊娠末期或临产时，Rh 阳性胎儿血（>0.5～1 mL）进入母血中，引起初发免疫反应，产生 IgM 抗体，以后虽可产生少量 IgG，但胎儿已经娩出。若再次妊娠（与第 1 胎 Rh 血型相同），孕期可有少量（>0.05～0.1 mL）胎儿血进入母血，可迅速发生次发免疫，产生大量 IgM 抗体并通过胎盘进入胎儿体内，导致胎儿溶血。既往输入过 Rh 阳性血的 Rh 阴性母亲，第 1 胎即可发生 Rh 溶血病。极少数 Rh 阴性母亲虽未曾接触过 Rh 阳性血，但其第 1 胎也可发病，可能的原因为 Rh 阴性孕妇的母亲为 Rh 阳性血，其母怀孕时已使孕妇致敏，即外祖母学说。

（2）由于母亲对胎儿红细胞 Rh 抗原的敏感性不同，即使是抗原性最强的 RhD 血型不合，也仅有 1/20 发病。

【临床表现】

本病的临床症状是由溶血所致，症状的轻重和母亲产生的 IgG 抗体量、抗体与胎儿红细胞结合程度和胎儿代偿能力有关。Rh 溶血病症状较重，严重者甚至死胎。

1. 胎儿水肿　患儿全身水肿，苍白，皮肤瘀斑，胸腹腔积液，心音低钝，心率快，呼吸困难，肝脾大，严重者为死胎。部分胎儿出现早产，如不及时治疗，常于生后不久即死亡。此种类型一般见于 Rh 溶血症。

2. 黄疸　胎儿胆红素主要通过母体代谢，因而出生时常无黄疸，脐血胆红素很少超过 119 μmol/L（7 mg/dL），出生后 24 小时内出现黄疸并迅速加深，黄疸出现早、上升快是 Rh 溶血病的特点。血清胆红素以非结合胆红素为主，于出生后第 3～4 天血清胆红素可超过 342 μmol/L（20 mg/dL）。

3. 贫血　程度不一，贫血轻重与红细胞破坏的程度一致，严重者可出现心力衰竭。部分未进行换血治疗的 Rh 溶血患儿在生后 2～6 周时发生明显贫血，称为晚发性贫血。与 Rh 血型抗体在体内持久存在且继续发生溶血有关。

4. 肝脾大　与髓外造血有关，增大程度不一，胎儿水肿者肝脾大常较明显。

5. 胆红素脑病　新生儿尤其是早产儿血-脑脊液屏障不够完善，通透性较大，血清胆红素尤其是非结合胆红素（脂溶性）升高时易通过血-脑脊液屏障而引起中枢神经系统损伤。临床分为 4 期：警告期、痉挛期、恢复期和后遗症期。多于生后 4～7 天出现症状，早期表现为嗜睡，吸吮力减弱，肌张力减低，拥抱反射减弱等，如不及时治疗，很快出现尖叫、双眼凝视、惊厥、肌张力增高等症状。严重者可出现死亡，存活者常遗留有手足徐动症、眼球运动障碍、听觉障碍、牙釉质发育不良、智力落后等后遗症。

【辅助检查】

1. 血常规及血清胆红素　红细胞计数、血红蛋白降低，网织红细胞显著增高，有核红细胞增多。血清胆红素增高，以非结合胆红素为主。

2. 血型　母子血型同时检查；若母为 Rh 阴性，子为 Rh 阳性，要考虑 Rh 血型不合。母为 O 型，子为 A 型或 B 型，应考虑 ABO 血型不合。

3. 血清学检查　在母子体内检测到血型特异性免疫抗体，是确诊本病的依据。包括婴儿红细胞直接抗人球蛋白实验、红细胞抗体释放试验及婴儿血清游离抗体（抗 A 或抗 B 的 IgG 抗体）检查。

【治疗要点】

极少数重症 Rh 溶血症胎儿需在宫内开始接受治疗，以减轻病情、防止死胎。绝大多数溶血症的治疗在出生后进行。

1. 出生前的治疗　可采用孕妇血浆置换术、宫内输血和考虑提前分娩。

2. 出生后的治疗

(1) 光照疗法：若其母既往曾产下溶血病需要换血的患儿，胎儿水肿型或出生前接受过产前溶血病治疗的新生儿，出生后应立即接受光疗。也可作为换血前或换血后降低胆红素的治疗措施。

(2) 换血疗法：适用于出生后胆红素上升速度快的严重溶血症患儿。

(3) 药物治疗：输血浆、白蛋白以减少游离胆红素，预防胆红素脑病的发生；静脉注射大剂量丙种球蛋白以达到免疫封闭减少溶血的目的；纠正酸中毒等。

(4) 纠正贫血：早期血清胆红素很高，贫血严重者需交换输血；晚期若患儿贫血严重，伴心率加快、气急或体重不增时应适量输血。

【护理评估】

1. 健康史　了解其母孕期有无感染病史，了解母亲血型，有无输血、流产史；询问患儿胎次、血型、黄疸出现时间、进展情况；询问其兄、姊有无新生儿期黄疸及胆红素脑病病史，是否接受过换血治疗等。了解患儿出生后有无感染史，喂养情况、胎粪排出早晚，有无家族遗传性、代谢性疾病；有无应用磺胺、水杨酸盐、维生素 K 等药物病史。

2. 身体状况　观察患儿有无黄疸，黄疸程度，参考化验单胆红素数值及直接、间接胆红素数值分析患儿胆红素增高的原因，观察患儿胆红素上升及下降的动态变化过程，血红蛋白值有无下降。检查患儿有无贫血、水肿、肝脾大，评估患儿精神、反应及心功能情况，早期发现心力衰竭的症状和体征。分析母婴血型、血清抗体、胆红素升高值及血红蛋白下降程度。

3. 心理社会状况　了解患儿家长对黄疸的病因、性质及预后的认识程度。

【主要护理诊断/合作性问题】

1. 潜在并发症　胆红素脑病、心力衰竭。
2. 知识缺乏　患儿家长缺乏有关新生儿溶血病方面的相关知识。

【护理措施】

1. 一般护理

(1) 保暖及输液：因地制宜应用不同方式保暖，遵照医嘱输注葡萄糖及碱性液体，避免低体温、低血糖、酸中毒、脱水等影响胆红素与白蛋白的结合度，而使游离状态胆红素浓度增高。

(2) 喂养：出生后提早喂养，可刺激肠蠕动，促进胎粪排出，同时有利于肠道正常菌群的建立；如无胎粪排出或延迟，应予灌肠处理，促进大便及胆红素排出，减少胆红素的肠肝循环。黄疸期间患儿常表现为吸吮无力、纳差，应耐心喂养，按需调整喂养方式，如少量多次、间歇喂养等，保证奶量摄入。

2. 病情观察

(1) 评估黄疸程度：根据患儿皮肤黄染的部位和范围，判断黄疸程度、黄疸进展情况，也可对新生儿进行经皮胆红素监测。一般来说，溶血性黄疸为阳黄，色鲜亮，呈杏黄、橙黄色等。根据自然光线下肉眼观察，黄疸程度可分为轻、中、重 3 度。①轻度：

患儿只表现为颜面部皮肤黄染，躯干部及四肢皮肤黄染不明显。②中度：除颜面部皮肤黄染外，躯干部、四肢皮肤亦黄染，但肘膝关节以下皮肤黄染不明显。③重度：全身皮肤黏膜黄染明显，颜面部、躯干部、四肢皮肤均黄染，且患儿肘膝关节以下包括手、足心皮肤亦出现黄染。

（2）严密观察病情：观察患儿体温、脉搏、呼吸，尤其进行蓝光照射时，应密切观察患儿皮肤黏膜及黄疸消退情况，如果患儿溶血严重，应积极做好换血治疗的术前准备工作。观察患儿精神反应状态、神经系统症状和体征，以早期发现胆红素脑病。注意观察患儿呼吸、心率变化情况，以及时发现心力衰竭表现。

3. 预防胆红素脑病的护理

（1）加强支持治疗：做好保暖、喂养、纠正酸中毒等护理工作，以减少胆红素的肠肝循环及利于胆红素代谢。按医嘱输入清蛋白，以利于胆红素与清蛋白结合，减少胆红素脑病的发生。注意调整输液速度，切忌快速输入高渗性药物，以免血-脑脊液屏障暂时开放，使已与清蛋白联结的胆红素进入脑组织。纠正酸中毒输注 5% 的碳酸氢钠时应予以稀释。

（2）做好蓝光疗法的护理：非结合胆红素在蓝光、白光等光线照射下可水解为水溶性的结合胆红素排出体外，如果为蓝光单面光疗，应注意为患儿翻身、变换体位，以利于不同部位皮肤均得到蓝光照射。蓝光照射时可出现发热、腹泻、皮疹等不良反应，多不严重，可继续光疗。蓝光还可分解体内核黄素，故光疗时注意适当补充维生素 B_2；同时，光疗也可使机体不显性失水增加，亦需注意水分的补充。

（3）换血疗法：换血疗法是用胆红素浓度正常的成人的血替换患儿的血液，借以除去患儿体内的大量胆红素、被敏感化的红细胞及与溶血相关的抗体成分。该手术危险性大，主要用于严重的新生儿溶血症非结合胆红素迅速升高者，护士应协助医师做好换血前的用品、环境、药物准备，协助术中操作及换血后的护理。

（4）观察病情：如患儿出现拒食、嗜睡、肌张力减退等胆红素脑病的早期表现，应立即通知医师，做好抢救准备。

【健康教育】

1. 指导孕母预防和治疗感染性疾病，避免新生儿肝炎、胆道闭锁、败血症的发生。如可能存在母子血型不合，应做好产前检查及孕妇预防性服药。向患儿家长讲解黄疸的病因、严重性、预后及可能出现的后遗症，并给予心理上的安慰。

2. 若临床考虑母乳性黄疸，嘱可停母乳 3 天，待黄疸消退后继续母乳喂养。若怀疑 G-6-PD 缺陷者，母亲哺乳期间注意不能吃蚕豆及其制品、也尽量不服用具有氧化作用的药物（如磺胺类药、阿司匹林等），以防急性溶血的发生。

3. 黄疸较重尤其发生核黄疸者，建议家长尽早带孩子到有条件的医院进行新生儿行为神经测定。

4. 对可能留有后遗症者，建议家长早期对患儿进行康复治疗和训练，向家长讲解功能训练和智能开发的重要性。

【光照疗法】

1. 操作目的　治疗各种原因引起的新生儿高胆红素血症。光照治疗（phototherapy）是一种通过荧光灯照射治疗新生儿高胆红素血症的辅助疗法。主要作用是使 4Z, 15Z-胆红素转变成 4Z, 15E-胆红素异构体和光红素异构体,从而易于从胆汁和尿液中将其排出体外。

2. 操作前准备

(1) 评估患儿日龄、体重、生命体征、精神状态;黄疸的范围和程度、胆红素检查结果。清洁皮肤、剪指甲、戴眼罩、脱衣裤,全身裸露,长条尿布遮盖会阴、肛门、男婴阴囊处。

(2) 护士须衣帽整洁、修剪指甲、洗手、戴口罩、戴墨镜。

(3) 用物准备:

1) 光疗箱:波长 425～475 nm 蓝光灯管。

2) 遮光眼罩。

(4) 调节室内温湿度。光疗箱放在干净、温湿度变化小、无阳光直射处。

3. 操作步骤

(1) 清洁光疗箱及灯管,接通电源,检查线路及灯管亮度,温湿度适中。

(2) 患儿戴眼罩,放入已预热好的光疗箱中,灯管与患儿皮肤距离 33～50 cm。记录开始照射的时间。

(3) 使患儿皮肤均匀受光,每 2 小时更换体位 1 次。

(4) 每小时测体温 1 次,保持体温在 36 ℃～37 ℃。

(5) 符合出箱条件(血清胆红素＜171 μmol/L)时停止光疗。出箱前将患儿衣被预热,切断电源,除去眼罩,抱回病床。

(6) 记录。

4. 注意事项

(1) 掌握光疗箱的性能及出入箱条件。

(2) 光疗过程中,注意患儿眼罩有无脱落,注意皮肤有无破损。

(3) 注意患儿沐浴后不要擦爽身粉,以免影响光疗效果。

(4) 注意患儿有无发热、皮疹、腹泻、青铜症等光疗不良反应。

(5) 保持灯管及反射板的清洁,每天擦拭,防止灰尘影响光照强度。禁用乙醇擦洗光疗箱的有机玻璃。夏季为避免箱温过高,光疗箱应放置于空调病房内。

(6) 灯管使用 300 小时后光能量输出减少 20%,使用 900 小时后减少 35%,因此灯管使用时间超过 1000 小时必须更换。

【换血疗法】

参见第七章第二节"协助诊断治疗护理技术"相关内容。

第十节　新生儿寒冷损伤综合征

新生儿寒冷损伤综合征(neonatal cold injure syndrome),简称新生儿冷伤。系新生儿期由于寒冷和(或)多种原因引起的皮肤和皮下组织水肿、变硬,同时伴有低体温及多器官功能受损，也称为新生儿硬肿症，严重患儿常并发肺出血而死亡。

【病因与病理生理】

寒冷、早产、感染和窒息为主要原因，某些疾病可造成和加剧硬肿症的发生，低体温及皮肤硬肿可进一步引起多器官功能损害。

1. 寒冷和保温不足　新生儿尤其是早产儿的生理特点是发生低体温和皮肤硬肿的重要原因。①体温调节中枢不成熟。环境温度低时，其增加产热和减少散热的调节功能差，使体温降低。②体表面积相对大，皮下脂肪层薄，血管丰富，易于失热。③躯体小，总液体含量少，体内储存热量少，对失热的耐受能力差。④棕色脂肪储存少，尤其是早产儿。由于新生儿缺乏寒战反应，寒冷时主要靠棕色脂肪代偿产热，因而代偿能力有限。⑤皮下脂肪中饱和脂肪酸含量高，其熔点高，低体温时易于凝固出现皮肤硬肿。

2. 某些疾病影响　肺炎、败血症、新生儿肺透明膜病、先天性心脏病、坏死性小肠结肠炎等使能源物质消耗增加、热量摄入不足，加之缺氧致使能源物质的氧化产能发生障碍，故产热能力不足，即使在正常散热的条件下，也可出现低体温和皮肤硬肿。严重的颅脑疾病也可抑制尚未成熟的体温调节中枢，使其调节功能进一步下降，造成机体散热大于产热，出现低体温，甚至皮肤硬肿。

3. 多器官功能损害　低体温及皮肤硬肿可使局部血液循环淤滞，引起缺氧和代谢性酸中毒，导致皮肤毛细血管壁通透性增加，出现水肿。如低体温持续存在和（或）硬肿面积扩大，缺氧和代谢性酸中毒加重，可进一步引发多器官功能损害。

【临床表现】

多发生在寒冷季节，但因严重感染、重度窒息等因素引起者在夏季亦可发生。出生后1周内发生的较多，早产儿、低出生体重儿发病率相对较高。发病早期表现为患儿进食差甚至拒乳，肢体发凉，反应差，哭声低。逐渐出现皮肤硬肿及各器官功能损害的临床表现。

1. 一般表现　患儿反应低下，吮乳无力或拒乳，哭声低弱，活动量减少，部分患儿出现呼吸暂停现象。严重者出现"三不"现象，即不吃、不哭、不动。

2. 低体温　体核温度（肛门内5 cm处温度）常降至35 ℃以下，重症＜30 ℃，低体温时常伴有心率减慢。新生儿腋窝处含有较多棕色脂肪，寒冷时产热使局部温度较高。临床上可以根据腋窝与肛温差值作为棕色脂肪产热状态的指标。

3. 皮肤硬肿　凡有皮下脂肪积聚的部位均可发生硬肿，其特点是受累部位的皮肤紧贴于皮下组织，不能移动，部分颜色紫红，有水肿者压之有轻度凹陷。硬肿发生常呈对称性，其发生的顺序依次为：小腿→大腿外侧→整个下肢→臀部→面颊→上肢→全身。硬肿范围可按头颈部20%，双上肢18%，前胸及腹部14%，背及腰骶部14%，臀部8%，双下肢26%计算。严重硬肿可妨碍关节活动，胸部受累可致呼吸困难。

4. 多器官功能损害　呼吸和心率缓慢、心音低钝、少尿。严重时可出现休克、弥散性血管内凝血（DIC）、急性肾衰竭和肺出血等多器官功能衰竭（MOF）。

5. 病情分度　根据临床表现，可将病情分为轻、中、重度（表8-4）。

表 8-4   新生儿寒冷损伤综合征的病情分度

分度	肛温	腋、肛温差	硬肿范围	全身情况及器官功能改变
轻度	≥35 ℃	>0	<20%	一般情况尚好
中度	<35 ℃	≤0	25%~50%	精神反应差、器官功能低下
重度	<30 ℃	<0	>50%	休克、DIC、肺出血、急性肾衰竭

【治疗要点】

1. 复温　复温是低体温患儿治疗的关键，其目的是在体内产热不足的情况下，通过提高环境温度（减少失热或外加热），以恢复和保持正常体温。复温原则是逐步复温，循序渐进。轻中度患儿可于 6～12 小时内恢复正常体温。重症患儿一般要求 12～24 小时内使患儿体温恢复至正常。复温过程中，密切监测患儿的心率、呼吸、血压及血气等情况。

2. 补充热量和液体　供给充足的热量有助于复温和维持正常体温。

3. 合理用药　合理应用抗生素，预防和治疗感染；及时纠正酸中毒和代谢紊乱，休克时扩容纠酸及应用血管活性药物（多巴胺、酚妥拉明或山莨菪碱）；DIC 高凝状态时考虑用肝素治疗。

4. 肺出血的处理　重症患儿应逐步缓慢复温以免引起肺出血；一旦发生肺出血，应及早气管内插管进行正压通气治疗及应用止血药。

【护理评估】

1. 健康史　了解患儿胎龄、母亲分娩史及 Apgar 评分情况、出生体重、感染史、喂养及保暖等情况。

2. 身体状况　观察患儿反应是否低下，监测体温、脉搏、呼吸、心率、尿量变化，观察皮肤颜色，评估硬肿面积及程度，分析血气、血生化、胸部 X 线检查等结果。根据临床表现及辅助检查结果评估各脏器功能有无损害，有无 DIC 及肺出血发生的可能性。

3. 心理社会状况　了解家长对本病病因、性质、护理、预后知识的了解程度，评估家长对患儿疾病的认识情况，家长的经济承受能力及情绪反应情况。

【主要护理诊断/合作性问题】

1. 体温过低　与新生儿体温调节功能不足、寒冷、早产、感染、窒息等因素有关。

2. 皮肤完整性受损　与皮肤硬肿，局部血液循环不良有关。

3. 有感染的危险　与皮肤黏膜屏障功能低下有关。

4. 营养失调，低于机体需要量　与吸吮无力，热能摄入不足有关。

5. 潜在并发症　肺出血、DIC。

6. 知识缺乏　患儿家长缺乏正确保暖及育儿知识。

【护理措施】

1. 积极复温　若肛温>30 ℃，腋、肛温差≥0 ℃，提示患儿棕色脂肪产热较好。足月儿一般可包裹温暖并加用热水袋保暖，置于 25 ℃～26 ℃的室温环境下，使体温升至正常；

早产儿置于已预热至中性温度的温箱中，一般在 6～12 小时内恢复正常体温。对于肛温 ＜30 ℃，腋、肛温差＜0 ℃的重度患儿，提示棕色脂肪已耗尽，自身产热不足，需依靠外加热来恢复体温。应将患儿置于比体温高 1 ℃～2 ℃的温箱中开始复温，监测肛温、腋温，并每小时提高温箱 1 ℃；亦可酌情采用辐射式新生儿抢救台或恒温水浴法复温，使患儿体温在12～24 小时内恢复正常。

2. 合理喂养　根据患儿情况选择喂养方式，轻症能吸吮者可经口喂养，吸吮无力者用滴管、鼻饲或静脉营养。必须严格控制输液量及输液速度，最好用输液泵，按 3～5 mL/(kg·h)给予。

3. 预防感染　严格消毒隔离。未感染的硬肿症患儿应与感染患儿分开，防止交叉感染。

4. 观察病情　监测体温、呼吸、心率、血压、尿量、血气，观察硬肿程度及有无出血征象，随时对患儿进行评估，详细记录护理单，备好抢救药品和设备，一旦病情发生突变，及时与医师取得联系进行救治。对于重症患儿如面色突然发青、发灰，鼻腔流出或喷出粉红色泡沫样液体，提示患儿可能已经发生肺出血，应立即将患儿头偏向一侧，及时吸出呼吸道分泌物，保持呼吸道通畅，报告医师及时抢救，在抢救过程中避免挤压患儿胸部，以免加重出血。

【健康教育】

向家长介绍硬肿症发生的相关知识，及时反馈患儿病情变化，介绍有关保暖、喂养、预防感染、计划免疫等育儿知识，鼓励母乳喂养。

第十一节　新生儿坏死性小肠结肠炎

新生儿坏死性小肠结肠炎（neonatal necrotizing enterocolitis，NEC）是以腹胀、呕吐和便血为主要临床表现，以肠壁囊样积气和门静脉充气征为 X 线特征的新生儿肠道疾病。90％发生于早产儿，病情严重，其病死率高达 50％左右。

【病因与发病机制】

目前有关其确切机制尚不清楚，多认为与下列因素有关。

1. 早产儿胃肠道功能不成熟　胃酸分泌少，胃肠动力差，消化酶活力不足，消化道黏膜通透性高，消化吸收能力及局部免疫反应低下。故不适当的喂养方式、感染及肠壁缺氧缺血等诸因素，均可导致肠道损伤而引发 NEC。

2. 肠黏膜缺氧缺血　机体缺氧缺血时将重新分配全身血液，以保证心、脑等重要脏器的血液供应，而此时肠系膜血管收缩、肠道血流可减少至正常值的 35％～50％，若肠黏膜缺血持续存在或缺血后再灌注发生，如围生期窒息、严重呼吸暂停、严重心肺疾病、休克、脐动脉插管、低体温、红细胞增多症等，均可导致肠黏膜损伤而发生 NEC。

3. 感染　发生败血症或肠道感染时，细菌及其毒素可直接损伤肠道黏膜，或通过激活免疫细胞产生多种细胞因子，如血小板活化因子、白介素及肿瘤坏死因子等，从而导致肠黏膜受损伤。

此外，因肠道内细菌的过度繁殖而造成的肠管胀气也会导致肠道黏膜损伤。较常见的细菌有大肠埃希菌、梭状芽胞杆菌、铜绿假单胞菌、沙门菌、克雷伯菌、产气荚膜杆菌等。病毒和真菌也可引发本病。

4. 其他 摄入渗透压过高（＞460 mmol/L）的配方乳、渗透压较高的药物如维生素 E、茶碱、吲哚美辛等，使大量液体由血管渗入肠腔，可减少肠黏膜的血流灌注。此外高渗乳或高渗液也可直接损伤尚未发育成熟的肠黏膜而发生 NEC。

【病理】

好发部位为回肠远端及近端升结肠。肠道病变范围轻重悬殊，轻者仅数厘米，重者可累及全胃肠道，但十二指肠较少受累。主要病理变化是肠腔充气，黏膜呈斑片状或大片坏死，肠壁有不同程度的积气、出血及坏死。严重时整个肠壁全层坏死并伴发穿孔。

【临床表现】

本病多见于早产儿。大多在生后 2 周内（2～12 天）发病，极低出生体重儿可延迟至 2 个月。病初可表现为体温不升、呼吸暂停、心动过缓、拒乳及嗜睡等，同时（或）继之出现不同程度的胃潴留、腹胀、呕吐、腹泻及血便等。体格检查可见腹壁发红、肠型、腹部压痛，肠鸣音减弱或消失。严重者常并发败血症、肠穿孔和腹膜炎等。最后发展为呼吸衰竭、休克、DIC 而死亡。

【辅助检查】

腹部 X 线摄片对诊断本病有重要意义。主要表现为麻痹性肠梗阻、肠壁间隔增宽、肠壁积气、门静脉充气征，重者肠襻固定（肠坏死）、腹水（腹膜炎）和气腹（肠穿孔）。肠壁积气和门静脉充气征为本病的特征性表现。严重者常伴有外周血中性粒细胞及血小板减少，代谢性酸中毒和（或）呼吸性酸中毒，休克及 DIC 等，故血气分析、血常规、C-反应蛋白、血培养及 DIC 的监测对判定病情尤为重要。此外，大便潜血试验及培养也不容忽视。

【治疗要点】

1. 禁食 疑似患儿禁食 3 天，确诊病例禁食 7～10 天，重症禁食 14 天或更长。待其临床表现好转，腹胀消失，大便潜血试验结果转阴后可逐渐恢复进乳。恢复喂养要从水开始，再试喂糖水、稀释奶，以后根据病情逐步增大稀释奶浓度。

2. 胃肠减压 禁食期间需进行胃肠减压。

3. 抗感染 依据细菌培养及药敏试验结果选择敏感抗生素。若细菌不明时可用氨苄西林、哌拉西林钠或第 3 代头孢菌素；如为厌氧菌，首选甲硝唑。疗程 7～10 天，重症 14 天或更长。

4. 支持疗法和其他治疗 禁食期间应予以静脉营养维持水、电解质平衡及能量需求，液体量 120～150 mL/kg，热能从 209 kJ/kg（50 kcal/kg）开始，逐渐增加至 418～503 kJ/kg（100～120 kcal/kg）。并注意补充必需氨基酸、必需脂肪酸和维生素。有凝血机制障碍时可输新鲜冷冻血浆或冷沉淀。出现休克时给予抗休克治疗。

5. 外科治疗 明显腹膜炎时可考虑手术，肠穿孔时应立即手术。

【护理评估】

1. 健康史　了解患儿胎龄、出生体重、母亲分娩史、窒息史、感染史、喂养史等情况。

2. 身体状况　观察患儿反应是否低下，监测体温、脉搏、呼吸、心率变化，分析腹部 X 线检查、血气、血常规、C-反应蛋白、血培养等结果。根据临床及辅助检查结果评估有无 DIC 及休克的发生。

3. 心理社会状况　了解家长对本病的了解程度，评估家长对患儿疾病的认识情况、担心和焦虑程度等。

【主要护理诊断/合作性问题】

1. 排便异常　与肠道感染、缺血、坏死有关。

2. 疼痛　腹痛与肠道坏死、感染有关。

3. 有体液不足的危险　与腹泻、呕吐、禁食、胃肠减压有关。

4. 营养失调，低于机体需要量　与腹泻、呕吐、长期禁食有关。

5. 潜在并发症　休克、DIC。

【护理措施】

1. 详细记录体温、脉搏、呼吸、血压、神志、尿量的变化，观察肢端温度及皮肤有无瘀斑。密切注意肠鸣音的变化、腹部体征、腹痛症状，以及大便的性质、次数及量。一旦患儿出现面色发灰，精神委靡，四肢发凉，脉搏细弱，应立即通知医师，并迅速建立静脉通路。

2. 患儿一般需禁食，胃肠减压 5～10 天，重症者可延长至 14 天或更长。腹胀消失，粪便潜血试验转阴，患儿有觅食表现，可试喂少量 5‰葡萄糖水。喂 2～3 次后若无腹胀、呕吐，可开始喂流质饮食，由少量稀释奶开始，情况良好可加量，逐渐过渡到半流质饮食、少渣饮食，直至恢复到高热量、高蛋白、低脂肪的正常饮食。在禁食期间，应静脉补充能量、电解质及水分。在恢复饮食的过程中，要密切观察病情变化。

3. 患儿可取侧卧位或半坐卧位，以减轻腹部张力，缓解疼痛。腹胀明显者可进行肛管排气、胃肠减压等。一般不主张使用止痛药。

【健康教育】

1. 向家长介绍新生儿坏死性小肠结肠炎的相关知识，以取得家长的理解和配合，减轻家长的心理负担。

2. 指导家长合理选择喂养方式，宣传母乳喂养的好处，早产儿尽量选择母乳或早产儿配方奶。指导家长正确喂养的方法。

自学指导

【重点难点】

1. 新生儿分类方法。

2. 正常足月儿、早产儿的特点及护理。

3. 新生儿窒息、新生儿缺氧缺血性脑病、新生儿颅内出血、胎粪吸入综合征、新生儿肺透明膜病、感染性肺炎、新生儿败血症、新生儿破伤风、新生儿黄疸、新生儿寒冷损伤综合征、新生儿坏死性小肠结肠炎的病因、发病机制、治疗要点。

4. 新生儿窒息、新生儿缺氧缺血性脑病、新生儿颅内出血、胎粪吸入综合征、新生儿肺透明膜病、感染性肺炎、新生儿败血症、新生儿破伤风、新生儿黄疸、新生儿寒冷损伤综合征、新生儿坏死性小肠结肠炎的临床表现、护理诊断和护理措施。

【考核知识点】

1. 新生儿分类方法。

2. 正常足月儿及早产儿的护理。

3. 新生儿窒息、新生儿缺氧缺血性脑病、新生儿颅内出血、胎粪吸入综合征、新生儿肺透明膜病、感染性肺炎、新生儿败血症、新生儿破伤风、新生儿黄疸、新生儿寒冷损伤综合征、新生儿坏死性小肠结肠炎的临床表现、护理诊断和护理措施。

【复习思考题】

1. 新生儿如何分类？

2. 新生儿颅内出血的常见症状有哪些？

3. 新生儿胆红素的代谢特点有哪些？

4. 新生儿生理性和病理性黄疸各有哪些特点？

5. 新生儿肺透明膜病的临床特点是什么？

6. 新生儿寒冷损伤综合征有哪些临床表现？如何复温？

〔崔　杰〕

第九章

营养障碍性疾病患儿的护理

【学习目标】

1. 掌握：

(1) 营养不良患儿的临床表现、护理诊断及护理措施。

(2) 维生素 D 缺乏病患儿的临床表现、护理诊断及护理措施。

2. 熟悉：

(1) 营养不良患儿的病因、发病机制、治疗要点。

(2) 维生素 D 缺乏病患儿的病因、发病机制、治疗要点。

(3) 维生素 A、维生素 B_1、维生素 C 缺乏病患儿的临床表现、护理措施。

3. 了解：

(1) 维生素 A、维生素 B_1、维生素 C 缺乏病患儿的病因、发病机制、治疗要点。

(2) 锌缺乏、碘缺乏症患儿的临床表现、治疗要点及预防。

【自学时数】1 学时。

营养障碍性疾病为儿科常见病，本章着重介绍了营养不良、维生素 D 缺乏病的病因、发病机制、临床表现、治疗要点、护理诊断、护理措施；简单介绍了维生素 A 缺乏病、维生素 B_1 缺乏病、维生素 C 缺乏病、碘缺乏及锌缺乏症患儿的病因、临床表现、治疗要点及护理措施。

第一节　蛋白质-热能营养不良

蛋白质-热能营养不良（protein-energy malnutrition，PEM）是由于缺乏能量和（或）蛋白质所造成的一种营养缺乏症，多见于 3 岁以下婴幼儿。临床上以体重减轻、皮下脂肪减少、渐进性消瘦或水肿为特征，常伴有各个器官不同程度的功能紊乱。临床上分为 3 型：以能量供应不足为主的消瘦型；以蛋白质供应不足为主的水肿型；介于两者之间的消瘦-水肿型。

【病因与病理生理】

1. 病因

(1) 长期摄入不足：喂养不当是导致婴幼儿营养不良的重要原因。母乳不足或人工喂养调配不当；不恰当断奶；未及时添加辅食；长期以淀粉类食品为主；不良生活习惯等。

（2）消化吸收障碍：消化系统解剖或功能异常及消化系统慢性疾病均可影响食物的消化吸收。

（3）需要量增多：生长发育快速时期、各种急慢性传染病的恢复期均可因需要量增多而造成需要量相对不足。

（4）消耗量过大：长期慢性消耗性疾病如糖尿病、大量蛋白尿、恶性肿瘤等使蛋白质消耗或丢失过多。

2. 病理生理

（1）新陈代谢异常：①蛋白质。由于蛋白质摄入不足或蛋白质丢失过多，体内处于负平衡状态，当血清蛋白浓度<40 g/L、清蛋白浓度<20 g/L 时，便可发生低蛋白性水肿。②脂肪。机体动员脂肪以补充能量不足，故血清胆固醇浓度降低；由于脂肪代谢主要在肝内进行，当体内脂肪消耗过多，超过肝脏代谢能力时，可导致肝脏脂肪浸润及变性。③糖类。由于食物不足，使糖原储存不足，常有血糖偏低。④水、盐代谢。由于脂肪大量消耗，使细胞外液容量增加，可进一步加剧低蛋白血症而呈现水肿。PEM 时 ATP 合成减少，影响细胞膜上钠泵的运转而使钠在细胞内潴留，细胞外液一般为低渗状态，患儿易出现低渗性脱水、酸中毒、低血钾、低血钙和低血镁。⑤体温。热量不足，皮下脂肪较薄造成散热快、血糖降低以及氧耗量、脉率和周围循环血量减少等，可能是造成体温偏低的因素。

（2）各系统功能低下：①消化系统。由于消化液和酶的分泌减少，消化酶活性降低，胃肠蠕动功能减弱，导致消化吸收功能低下，易发生腹泻、呕吐。②循环系统。重度营养不良者，心脏收缩力减弱，心排出量减少，血压偏低，脉细弱。③泌尿系统。肾小管重吸收功能降低，造成尿量增多而使比重下降。④神经系统。精神抑制、表情淡漠、反应迟钝、记忆力减退、条件反射不易建立。⑤免疫功能。非特异性免疫功能及特异性免疫功能均明显降低，易并发各种感染。

【临床表现】

体重不增是最早出现的症状，随后体重下降，病情持久时身高也会低于正常值。皮下脂肪逐渐减少以致消失。皮下脂肪的消耗首先累及腹部，其次为躯干、臀部、四肢，最后是面颊部；腹部皮下脂肪层厚度是判断营养不良程度的重要指标之一。随着病情发展，临床症状逐步加重，并逐渐出现全身各系统的功能紊乱和生化代谢改变，可伴有各种急、慢性感染、维生素缺乏症状及缺铁性贫血。临床上根据各种症状的程度，将营养不良分为 3 度（表 9-1）。

表 9-1　　　　　　　　　　　婴幼儿不同程度营养不良的特点

项　　目	Ⅰ度（轻度）	Ⅱ度（中度）	Ⅲ度（重度）
体重低于正常均值	$15\%\sim25\%$	$25\%\sim40\%$	40%以上
腹部皮下脂肪厚度	$0.8\sim0.4$ cm	<0.4 cm	消失
身长	正常	低于正常值	明显低于正常
消瘦	不明显	明显	皮包骨样
皮肤	干燥	干燥、苍白	苍白、干燥、无弹性，可出现瘀点

续表

项　目	Ⅰ度（轻度）	Ⅱ度（中度）	Ⅲ度（重度）
肌张力	正常	降低、肌肉松弛	低下、肌肉萎缩
精神状态	正常	烦躁不安	委靡、反应低下，抑制和烦躁交替出现

根据患儿体重及身高减少情况，营养不良分型如下：

1. 体重低下型　体重低于同年龄、同性别参照人群值的均数减 2 个标准差，高于或等于均数减 3 个标准差为中度；低于均值减 3 个标准差为重度。此指标主要反映患儿有慢性或急性营养不良。

2. 生长迟缓型　身高（长）低于同年龄、同性别参照人群均数的 2 个标准差，但高于或等于均数减 3 个标准差为中度；低于均数减 3 个标准差为重度。此指标主要反映过去或长期慢性营养不良。

3. 消瘦型　体重低于同性别、同身高参照人群值的均值减 2 个标准差，但高于或等于均值减 3 个标准差为中度；低于均值减 3 个标准差为重度。此指标主要反映近期、急性营养不良。

【辅助检查】

血浆清蛋白浓度下降是营养不良最突出的表现。血糖、胆固醇下降，血浆牛磺酸和必需氨基酸降低，血清淀粉酶、脂肪酶、胆碱酯酶、转氨酶、碱性磷酸酶等活力均下降。

【治疗要点】

尽早发现，早期治疗，采取综合性治疗措施，包括调整饮食及补充营养物质；祛除病因，治疗原发病；控制继发感染；促进消化和改善代谢功能；治疗并发症。

【护理评估】

1. 健康史　了解小儿喂养史、饮食习惯和生长发育情况，有无喂养不合理及不良饮食习惯；有无消化道畸形和功能异常，有无急慢性疾病。

2. 身体状况　测量身高、体重并与同龄、同性别的健康小儿正常标准比较，了解精神状态、测量皮下脂肪厚度，判断有无营养不良及其程度。

3. 心理、社会状况　了解家庭经济情况及父母对小儿疾病的态度，父母对疾病的性质、发展、预后、预防的认识。

【护理诊断】

1. 营养失调，低于机体需要量　与能量、蛋白质摄入不足和（或）需要、消耗过多有关。

2. 有感染的危险　与机体免疫功能低下有关。

3. 生长发育迟缓　与营养物质缺乏、不能满足生长发育需要有关。

4. 潜在并发症 营养性缺铁性贫血、低血糖、维生素 A 缺乏症。

5. 知识缺乏 患儿家长缺乏营养知识及合理喂养知识。

【护理措施】

1. 饮食管理 提倡科学育儿，鼓励母乳喂养，及时添加辅食。根据患儿病情，制订饮食调整计划。其原则是：由少到多、由稀到稠、由单一到多样化、循序渐进，逐渐增加饮食，直至小儿恢复到正常饮食、营养改善为止。

（1）能量的供给：①轻度营养不良患儿维持原膳食，从每天 250～330 kJ/kg（60～80 kcal/kg）开始，逐渐递增至 585 kJ/kg（140 kcal/kg）。②中、重度营养不良患儿能量从每天由 165～230 kJ/kg（45～55 kcal/kg）开始，逐步少量添加；若消化吸收能力较好，可逐步增加到每天 500～727 kJ/kg（120～170 kcal/kg），并按实际体重计算所需能量。待体重与身长比例基本接近正常时，逐步恢复供给正常生理需要量。

（2）食物的选择：补充高热量、高蛋白、高维生素及富含微量元素的食物。蛋白质摄入量从每天 1.5～2.0 g/kg 开始，逐渐增加至 3.0～4.5 g/kg，过早给予高蛋白食物可引起腹胀和肝大。

（3）促进消化，改善食欲：遵医嘱给予胃蛋白酶、胰酶和 B 族维生素口服，以助消化；给予蛋白同化类固醇制剂如苯丙酸诺龙肌内注射，以促进蛋白质的合成并增加食欲；胰岛素皮下注射以提高食欲。

2. 预防感染 保持皮肤清洁干燥，做好口腔和眼部的清洁护理；生活环境舒适卫生，做好保护性隔离措施，防止交叉感染。

3. 病情观察 密切观察患儿尤其是重度营养不良患儿的病情变化，观察患儿有无面色苍白、神志不清、脉搏减慢、呼吸暂停、体温不升等自发性低血糖表现，一旦发现病情变化，应及时报告医师并配合抢救。

【健康教育】

宣传科学育儿知识，加强婴幼儿营养指导，包括母乳喂养、混合喂养和人工喂养的具体方法。纠正偏食、挑食、吃零食的不良饮食习惯。加强体格锻炼，合理安排生活，保证充足睡眠。防治传染病，按时预防接种。定期测量体重，做好生长发育的监测工作。

第二节 维生素 D 缺乏病

维生素 D 缺乏病是一种小儿常见病，系因体内维生素 D 不足引起全身性钙、磷代谢失常，从而引起一系列症状和体征。包括维生素 D 缺乏性佝偻病和维生素 D 缺乏性手足搐搦。

维生素 D 缺乏性佝偻病

维生素 D 缺乏性佝偻病（rickets of vitamin D deficiency）是由于儿童体内维生素 D 缺乏导致钙、磷代谢失常，使正在生长的骨骺端软骨板不能正常钙化，造成以骨骼病变为主要特征的一种慢性营养性疾病。主要见于 2 岁以下婴幼儿，为我国儿科重点防治的四病之一。

【病因与发病机制】

1. 病因

（1）日光照射不足：是维生素 D 缺乏的主要原因。体内维生素 D 的主要来源为皮肤内 7-脱氧胆固醇经波长为 296～310 mm 的紫外线照射，转化为维生素 D_3。紫外线常被普通玻璃、烟雾、尘埃等遮挡或吸收；或居住在北方，因寒冷时间长，日照时间短，小儿缺乏户外活动，均可引起内源性维生素 D 缺乏。

（2）维生素 D 摄入不足：无论是母乳还是牛乳其含量均较少，若不及时补充维生素 D 强化食品或药物，可引起维生素 D 缺乏。

（3）生长过速：婴幼儿生长发育速度快，需要维生素 D 较多，佝偻病发病率高，尤其是早产或双胎婴儿，体内储存的维生素 D 不足，而出生后生长速度快，更易发生佝偻病。

（4）疾病因素：多数胃肠道或肝胆疾病会影响维生素 D 的吸收。

（5）药物影响：长期服用抗惊厥药物可使体内维生素 D 不足。

2. 发病机制　维生素 D 缺乏性佝偻病可以看成是机体为维持正常血钙水平而对骨骼造成的损害。维生素 D 缺乏造成肠道吸收钙、磷减少，导致血钙、血磷下降。血钙下降刺激甲状旁腺功能代偿性亢进，甲状旁腺素（PTH）分泌增加以动员骨骼钙释放出使血清钙浓度维持在正常或接近正常的水平；但 PTH 同时也抑制肾小管重吸收磷，使尿磷排出增加，血磷降低，血液中钙磷乘积小于 40，使骨骼钙化受阻，成骨细胞代偿增生，局部骨样组织堆积，从而形成骨骼病变和一系列佝偻病症状体征和血生化改变。

【临床表现】

本病好发于 3 个月至 2 岁的小儿。主要表现为生长中骨骼发生病变、肌肉松弛和一系列非特异性神经精神症状。重症佝偻病患儿还可有消化和心肺功能障碍，并可影响智能发育和免疫功能等。临床上分期如下：

1. 初期　多见于 3 个月左右的小儿。最早出现烦躁不安、易激惹、夜啼、夜惊等神经精神症状。常伴有与季节室温无关的多汗，尤其是头部多汗而刺激头皮，使婴儿常摇头擦枕，形成枕秃。

2. 激期　激期除有上述非特异性神经精神症状外，主要表现为骨骼改变、运动功能及智力发育迟缓。

（1）骨骼改变：常见于正处于生长发育中的骨骼。①头部：3～6 个月患儿可见颅骨软化，重者用手压枕部或顶骨后方有乒乓球感；7～8 个月患儿可因顶骨与额骨隆起形成方颅；前囟增宽且闭合延迟；乳牙萌出迟，牙釉质缺乏并易患龋齿。②胸部：胸部畸形常见于 1 岁左右小儿。肋骨与肋软骨交接处膨大成串珠状，可触及或看到，称为佝偻病串珠，以第 7～第 10 肋最明显；因肋骨变软，膈肌附着处的肋骨受牵拉而内陷，形成一条沿肋骨走向的横沟，称为郝氏沟；第 7、第 8、第 9 肋骨与胸骨相连处软化内陷，只是胸骨柄前凸，成鸡胸；如胸骨下缘内陷形成漏斗胸。③脊柱与骨盆：重症佝偻病患儿因久坐可有脊柱后弯或侧弯；脊柱弯曲可伴有骨盆畸形，形成扁平骨盆。④四肢：6 个月以上小儿腕、踝部肥厚的骨骺形成钝圆形环状隆起，称佝偻病手镯或脚镯；小儿开始走路后，因下肢负重，可见下肢弯曲形成严重膝内翻（"O"形腿）或膝外翻（"X"形腿）。

（2）运动功能发育迟缓：患儿全身肌肉松弛，肌张力低下，韧带松弛，表现为头颈软弱无力，坐、立、行等运动功能发育落后；腹肌张力下降致腹部膨隆如蛙腹。

（3）精神发育迟缓：重症患儿脑发育受累，表情淡漠，语言发育迟缓，条件反射形成缓慢；免疫力低下，容易感染，贫血常见。

3. 恢复期　患儿临床症状和体征逐渐减轻或消失，肌张力恢复。

4. 后遗症期　多见于3岁以后。临床症状消失，仅遗留不同程度的骨骼畸形。

【辅助检查】

初期血钙正常或稍低，血磷降低，钙磷乘积值稍低（30～40）；碱性磷酸酶正常或增高；X线检查骨骼无明显异常。

激期血钙稍降低，血磷明显降低，钙磷乘积值常低于30，碱性磷酸酶增高；X线检查可见长骨骨骺膨大，临时钙化带模糊或消失，呈毛刷状或杯口样改变；骨骺软骨明显增宽，骨质疏松，可有骨干弯曲或青枝骨折。

恢复期血钙、血磷、碱性磷酸酶恢复正常；X线检查骨骺异常明显改善。

后遗症期血生化及X线检查正常。

【治疗要点】

本病治疗的目的在于控制病情，防止骨骼畸形。

1. 维生素D治疗　治疗以口服维生素D为主，同时配合日照与合理营养。各期治疗方法如下。

（1）初期：维生素D口服，每天1000～2000 IU。

（2）激期：维生素D口服，每天2000～4000 IU。合并自发性骨折或严重骨质疏松等极重病例可适当加大维生素D用量，但每天用量不超过10000 IU，1个后恢复预防量。有并发症无法口服者可肌内注射维生素D_3 20万～30万 IU，2～3个月后给预防量。

（3）恢复期：夏季多晒太阳；冬季一次口服或肌内注射维生素D_3 10万～20万 IU；或者每天给予维生素D预防量口服。

（4）后遗症期：加强锻炼，骨骼畸形者采取主动或被动运动矫正，严重畸形者考虑行外科手术矫形。

2. 钙剂治疗　以食补为主，钙剂只是补充食物中钙摄入不足，一般可给葡萄糖酸钙、乳酸钙、碳酸钙、氯化钙等，每次0.5～1 g，每天2～3次，与维生素D配合使用。

【护理评估】

1. 健康史　了解小儿户外活动、生长发育情况、辅食添加情况，有无户外活动过少、生长发育过速、没有及时添加含维生素D丰富的食物或补充维生素D。

2. 身体状况　评估小儿的生长发育情况，注意骨骼有无发育异常。

3. 心理、社会状况　了解父母对小儿疾病的态度，父母对疾病的性质、发展、预后、预防的认识程度。

【护理诊断】

1. 营养失调，低于机体需要量　与日光照射不足和维生素 D 摄入不足有关。
2. 潜在并发症　骨骼畸形、骨折。
3. 有感染的危险　与免疫功能低下有关。
4. 知识缺乏　与患儿家长缺乏佝偻病的预防及护理知识有关。

【护理措施】

1. 户外活动　指导家长带小儿定期户外活动，直接接受阳光照射。生后 2~3 周即可带婴儿进行户外活动，尽量多暴露皮肤。夏季应避免太阳直射，可在阴凉处活动，冬季不能隔玻璃窗照射，应开窗让紫外线透过。

2. 合理喂养　提倡母乳喂养，指导家长按时添加富含维生素 D 的辅食，如鱼肝油、动物肝脏、蛋黄等。

3. 遵医嘱给予维生素 D 制剂，注意维生素 D 过量的中毒表现，如遇过量，立即停服维生素 D。

4. 预防骨骼畸形和骨折　提供舒适的环境，不要让患儿坐、站、走的时间过长。对重症患儿护理动作要轻柔，以免发生骨折。对已有骨骼畸形者可采取主动和被动运动的方法矫正。恢复期可鼓励小儿做俯卧、抬头、展胸运动有利于矫正鸡胸；给予小儿下肢内侧或外侧肌群按摩，有助于矫正"O"形腿或"X"形腿。

5. 预防感染　重症佝偻病患儿因免疫功能降低，易患各种呼吸道、消化道感染。应严格各项护理操作，避免交叉感染。

【健康教育】

1. 预防佝偻病　孕妇和乳母需加强营养，添加富含维生素 D、钙、磷和蛋白质的食物，多晒太阳。宣传母乳喂养，新生儿出生 2 周后开始每天给予维生素 D 400 IU，早产儿、双胎儿生后 2 周开始每天补充维生素 D 800 IU，3 个月后改为 400 IU，不能口服者，也可肌内注射维生素 D_3 10 万~20 万 IU。小儿合理喂养，及时添加辅食；经常户外活动，多晒太阳。

2. 防止佝偻病复发　坚持合理饮食，多户外活动及口服维生素 D 预防量。

维生素 D 缺乏性手足搐搦

维生素 D 缺乏性手足搐搦又称佝偻病性手足搐搦或佝偻病低钙惊厥。多见于 6 个月以内的小婴儿。主要是因维生素 D 缺乏，血中钙离子浓度降低导致神经肌肉兴奋性增高，出现惊厥、喉痉挛或手足搐搦等症状。

【病因与发病机制】

发病的直接原因是血清钙离子降低，导致神经肌肉兴奋性增高。正常血钙浓度为 2.25~2.27 mmol/L。维生素 D 缺乏时，血钙下降而甲状旁腺不能代偿性分泌增加，使血钙浓度进一步下降，当总血钙浓度低于 1.75~1.88 mmol/L 或钙离子浓度下降至 1.0 mmol/L 以下时，即可出现上述症状。

维生素 D 缺乏时，机体出现甲状旁腺功能低下的原因尚不清楚，诱发本病的因素有：①春季接触阳光过多，或在使用维生素 D 治疗时，骨脱钙减少，肠吸收钙相对不足，而骨骼已加速钙化，大量钙沉积于骨而致血钙暂时下降，诱发本病。②人工喂养儿食用含磷过高的奶制品，导致高血磷、低血钙症状。③当合并发热、感染、饥饿时，组织细胞分解释放磷，使血磷增加，抑制 25-(OH) D 转化为 $1,25-(OH)_2D$，致钙离子浓度下降，可出现低钙性抽搐。此外，血清钙离子水平还受血 pH 值影响，pH 值增高，钙离子浓度降低，故合并酸中毒经纠正酸中毒治疗后，血 pH 值上升，患儿出现低血钙性搐搦。

【临床表现】

本病临床表现主要为惊厥、喉痉挛发作、手足抽搐，并有不同程度的激期佝偻病表现。

1. 典型发作

（1）惊厥：多见于小婴儿。表现为突然发生四肢抽动，两眼上翻，面肌颤动，神志不清。发作时间持续数秒到数分钟，发作时间持续久者可有发绀。发作停止后意识恢复，因精神委靡而入睡，醒后活泼如常。发作次数可数天 1 次至每天数次至数十次。一般不发热，发作轻时仅有短暂的眼球上窜和面肌抽动，神志清楚。

（2）手足搐搦：多见于较大婴儿、幼儿。突发双手腕部屈曲、四肢伸直、拇指内收紧贴掌心，足肌肉痉挛呈弓状、距小腿关节僵直、足趾向下弯曲，呈"芭蕾舞足"。

（3）喉痉挛：主要见于 2 岁以下小儿。表现为喉部肌肉、声门突发痉挛，出现呼吸困难，吸气性喉鸣。有时可突然发生窒息而猝死。

以上 3 种症状中以无热性惊厥最常见。

2. 隐匿型 没有典型发作的症状，可通过刺激神经肌肉引出下列体征。

（1）面神经征：以手指尖或叩诊锤轻击患儿颧弓与口角间的面颊部，引起眼睑和口角抽动者为阳性，新生儿可呈假阳性。

（2）陶瑟征：以血压计袖带包裹上臂，使血压维持在收缩压与舒张压之间，5 分钟之内该手出现痉挛症状为阳性。

（3）腓反射：以叩诊锤骤击膝下外侧腓骨小头上腓神经处，引起足向外侧收缩者为阳性。

【辅助检查】

血钙降低（低于 1.75～1.88 mmol/L）或离子钙低于 1.0 mmol/L，而血磷正常或升高，尿钙阴性。

【治疗要点】

迅速控制惊厥及喉痉挛，补充钙剂，急性期后给予维生素 D 治疗。

【护理评估】

1. 健康史 了解小儿饮食习惯、户外活动情况、生长发育情况。
2. 身体状况 评估小儿维生素 D 缺乏情况、注意手足搐搦的发作情况。

3. 心理、社会状况　了解父母对患儿疾病的性质、发展、发作时紧急处理、疾病预防的认识。

【护理诊断】

1. 有窒息的危险　与惊厥、喉痉挛发作有关。
2. 营养失调，低于机体需要量　与维生素 D 缺乏有关。
3. 有受伤的危险　与惊厥、手足搐搦有关。

【护理措施】

1. 保持呼吸道通畅　惊厥及喉痉挛发作时，立即就地抢救，将患儿头偏向一侧，舌头拉出口外，清除口鼻分泌物，保持呼吸道通畅，吸氧；对已出牙的小儿，应在上、下牙齿之间垫牙垫，避免舌咬伤，必要时气管内插管或气管切开。

2. 控制惊厥、喉痉挛　遵医嘱立即使用镇静药和钙剂。①镇静药：可用 10％水合氯醛，每次 40～50 mg/kg，保留灌肠；或地西泮，每次 0.1～0.3 mg/kg，肌内或静脉注射。②钙剂：常用 10％葡萄糖酸钙 5～10 mL 加 10％～25％的葡萄糖液 10～20 mL 缓慢静脉注射，并监测心率，以免血钙骤升，发生呕吐甚至心脏停搏；避免药液外渗，不可皮下或肌内注射，以免造成局部坏死。

3. 补充维生素 D　症状控制后按医嘱补充维生素 D。

4. 避免受伤　及时拉上床栏，周围用棉质护围保护，以防惊厥时造成外伤；选用软质材料制作的玩具，营造安全环境。

【健康教育】

指导家长合理喂养，合理安排小儿日常生活，坚持每天有一定时间户外活动，遵医嘱补充维生素 D，适量补充钙。教会家长面对惊厥、喉痉挛发作时的处理方法，如使患儿平卧，松开衣领，颈部伸直，头后仰，以保持呼吸道通畅，同时立即呼叫医护人员。

 知识链接

◆-◆

维生素 D 中毒

长期服用大剂量维生素 D，或短期内反复多次注射大剂量维生素 D，或对维生素 D 敏感者可致中毒。发病机制主要是由于过量维生素 D 引起持续高钙血症，继而钙盐沉积于各器官组织，影响其功能。

维生素 D 中毒多在用药后 1～3 个月出现，早期表现为厌食、烦躁不安、哭闹。继之出现呕吐、腹泻或顽固性便秘，体重下降。患儿嗜睡、表情淡漠。也可出现惊厥、高血压等症状。由于大量钙由肾脏排出，使肾小管变性坏死，加上肾钙化，后期及严重病例表现为多饮、多尿、夜尿增多，甚至脱水、酸中毒、慢性肾衰竭。长期慢性中毒，可引起组织器官的钙化，影响体格和智力的发育。

实验室检查血清钙增高，大于 3 mmol/L，碱性磷酸酶降低。X 线检查可见长骨干骺端临时钙化带致密，增宽＞1 mm。

维生素 D 中毒治疗要点：

1. 立即停用维生素 D 制剂和钙剂，限制钙盐和富含钙的食物摄入。

2. 降血钙。可用呋塞米静脉注射，以加速钙排泄。口服泼尼松、氢氧化铝、依地酸二钠以减少肠黏膜对钙的吸收。亦可试用降钙素皮下或肌内注射。

3. 注意保持水及电解质平衡。

预防：严格掌握维生素 D 的用量，必要时先检查血清钙、磷、碱性磷酸酶水平，再决定是否需用维生素 D。

※第三节　其他维生素缺乏病

维生素是维持身体健康所必需的物质，多数不能在体内合成，必须从食物中摄取。虽然机体对维生素的需要量很少，但缺乏时，可引起维生素缺乏症。

维生素 A 缺乏病

维生素 A 缺乏病是因体内缺乏维生素 A 而引起的以眼和皮肤病变为主的全身性疾病，多见于 1～4 岁小儿；最早的症状是暗适应差，眼结合膜及角膜干燥，以后发展为角膜软化且有皮肤干燥和毛囊角化，故又称夜盲症、眼干燥症、角膜软化症。

维生素 A 以两种形式存在，即视黄醇和胡萝卜素，两者皆为脂溶性。视黄醇存在于动物的内脏、乳汁和蛋黄内；胡萝卜素主要来自植物，黄红色植物水果中如胡萝卜、南瓜、柿子、香蕉等含量最多。

维生素 A 的主要功能：①构成视觉细胞内的感光物质，维持暗光下的视觉功能。②维持细胞膜的稳定性，保持皮肤及黏膜上皮细胞的完整与健全。③促进骨骼与牙齿的正常生长。④增强机体免疫功能及屏障系统抗病能力。⑤维持生殖系统正常功能。

【病因】

1. 摄入不足　乳儿断奶后，若长期单用米糕、面糊、稀饭、脱脂牛乳等食品喂养，又不加富含维生素 A 的肝、蛋黄、鱼肝油等，则可造成维生素 A 缺乏症。

2. 需要量和消耗量增加　早产儿维生素 A 储备不足，而且生长发育快，对脂肪的消化吸收功能差，易发生维生素 A 不足。结核、麻疹、肺炎、恶性肿瘤等疾病因消耗增加，可发生维生素 A 缺乏。

3. 吸收利用障碍　慢性腹泻、肠结核等可影响维生素 A 的吸收；先天性胆道闭锁、慢性肝炎影响维生素 A 在肠道的吸收和在肝内的代谢；甲状腺功能减退症、糖尿病影响维生素 A 的转运和利用。

【临床表现】

1. 眼部症状　最早的症状是在暗环境下视物不清；若不仔细检查，容易忽略。经数周至数月后，结膜与角膜逐渐失去光泽，患儿畏光，自觉眼干不适，经常眨眼。贴近角膜两旁的结膜干燥而起皱褶，角质上皮堆积形似泡沫样白斑，称结膜干燥斑，又称毕脱斑。继而角膜干燥、混浊，发生白翳而软化。病情进展，角膜可发生溃疡，在数天至数周内出现坏死、穿孔，终致失明。

2. 皮肤表现　皮肤干燥，角化增生、脱屑。抚摸时有鸡皮疙瘩或粗沙样感觉，四肢伸侧及肩部最为显著，指（趾）甲多纹，失去光泽，易折裂。

3. 其他表现　呼吸道及泌尿道上皮增殖和角化，易致呼吸道和泌尿道感染。婴幼儿可见体格发育迟缓。

【治疗要点】

1. 改善饮食、祛除病因。

2. 维生素 A 治疗　早期轻症给予维生素 A 制剂口服，每天 2.5 万～5 万 IU，分 2～3次服用。重症或消化吸收障碍者给予维生素 AD 注射液 0.5～1 mL，每天深部肌内注射 1次，一般注射 2～3 次后症状可明显好转，以后根据情况改口服浓缩制剂。

3. 眼病局部疗法　应常用硼酸溶液洗涤，或用抗生素眼药（如金霉素或红霉素眼膏等）以控制感染。

【护理诊断】

1. 营养失调，低于机体需要量　与维生素 A 摄入不足和（或）吸收障碍有关。
2. 有感染的危险　与维生素 A 缺乏病所致免疫功能降低以及角膜溃疡有关。

【护理措施】

1. 调整饮食　供给含维生素 A 丰富的饮食，如加用牛乳、卵黄、肝类以及富有胡萝卜素的食物。

2. 补充维生素 A　遵医嘱给予维生素 A 口服或肌内注射，注意观察用药效果，防止中毒。

3. 保护眼睛　护理眼部时要小心，滴药时将拇指置于眼眶上缘，轻轻上提眼睑，切不可压迫眼球，以防造成角膜穿孔。

4. 预防感染　注意保护性隔离，预防感染发生。

【健康教育】

指导家长合理喂养，注意合理补充维生素 A，及时治疗感染、腹泻及其他慢性消耗性疾病。

维生素 B_1 缺乏病

维生素 B_1 缺乏病又称脚气病，是因缺乏维生素 B_1（又称硫胺素）所致，临床上以消化系统、神经系统和心血管系统的相关症状为主。

维生素 B_1 为水溶性，主要来源于食物，在谷类、坚果、动物内脏、蛋类及酵母中含量丰富，母乳中含量较少，谷类多存在于外胚层（糠、麸）中，故精制时易丢失，淘米过度可致损失，煮饭加碱时亦可遭破坏。

维生素 B_1 缺乏，主要引起糖代谢障碍，能量生成不足，导致血中丙酮酸和乳酸堆积，使主要由葡萄糖供能的神经、心脏、脑组织结构和功能发生改变，出现相应的症状和体征。

【病因】

1. 摄入不足　膳食中维生素 B_1 含量不足为常见原因。乳母膳食中缺乏维生素 B_1，且单纯母乳喂养未加辅食，婴儿即可患病；长期食用精制米、面；淘米、煮饭、烹调过程中维生素 B_1 丧失、破坏易患本病。

2. 吸收障碍　慢性消化功能紊乱、长期腹泻等易引起吸收障碍，导致维生素 B_1 缺乏。

3. 需要量增加　小儿生长发育迅速，需要量相对较多；长期发热、感染、手术后、甲状腺功能亢进等，因代谢旺盛、消耗增加，对维生素 B_1 的需要量亦增加，若不及时补充，易引起维生素 B_1 缺乏。

【临床表现】

婴儿多为急性发病，以神经系统为主者称脑型；出现心功能不全者称心型；以水肿症状显著者称水肿型。年长儿则以水肿和多发性周围神经炎为主要表现。

1. 消化系统症状　常有厌食、呕吐、腹胀、腹泻或便秘、体重减轻等。

2. 神经系统症状　早期有烦躁、夜啼，继而神志淡漠、喂食呛咳、吸乳无力、眼睑下垂、全身软弱无力、深浅反射减弱甚至消失，嗜睡，严重者惊厥、昏迷，可引起死亡。年长儿以多发性周围神经炎为主，先有双下肢对称性感觉异常、腓肠肌触痛，进而感觉减退，以致消失，病情进展可出现上行性弛缓性瘫痪。

3. 心血管系统症状　婴幼儿常突发心力衰竭，表现为气促、烦躁、尖叫、呛咳、出冷汗、发绀、心率加快，出现奔马律、心音低钝，心脏扩大，双肺布满湿啰音，肝大，重症迅速死亡。

【治疗要点】

应同时给患儿及乳母补充维生素 B_1，进行相关治疗。轻症每天小儿 $15\sim30$ mg，乳母 100 mg，持续服用 1 个月。重症或消化道功能紊乱者应肌内注射维生素 B_1 10 mg，两天后改为口服，连用数周。

【护理诊断】

1. 营养失调，低于机体需要量　与维生素 B_1 摄入不足和（或）吸收障碍有关。

2. 潜在并发症　心功能不全、惊厥发作。

【护理措施】

1. 改善营养　供给含维生素 B_1 丰富的食品，婴儿及时添加辅食。乳母补充维生素 B_1。

2. 补充维生素 B_1　遵医嘱给予维生素 B_1 制剂口服或肌内注射 。

3. 观察病情　对重症患儿注意观察神志、呼吸、心率、脉搏等变化，出现心力衰竭时应及时抢救。

【健康教育】

指导孕母、乳母加强营养，合理喂养小儿，合理安排膳食，及时添加辅食，多食粗杂粮，改进烹调方法，培养小儿良好的饮食习惯。

维生素 C 缺乏病

维生素 C 缺乏病又称坏血病，是由于长期缺乏维生素 C 导致的全身性疾病。以骨骼障碍和出血为主要表现。

人体所需维生素 C 来自食物，新鲜蔬菜、水果、母乳中维生素 C 含量很高。只要膳食和烹调合理，一般不会缺乏。牛奶中含量少，食物加热烹调过程中维生素 C 损失很大，故人工喂养儿如不及时添加含维生素 C 较丰富的辅食，容易出现相应症状。

维生素 C 具有氧化还原能力，在体内的生理功能有：①参与和调节体内大量氧化还原过程及羟化作用。②促使红细胞成熟和血红蛋白的合成。③促进胶原蛋白的合成。④参与肾上腺皮质激素、免疫抗体和神经递质的合成。

【病因】

1. 摄入不足　牛乳中的维生素 C 含量仅为人乳的 1/4，经过煮沸等处理，其维生素 C 含量所剩无几，因此，人工喂养儿如不及时补充新鲜蔬菜、水果或偏食，可造成摄入不足。

2. 需要增加和消耗增加　生长过快、患感染及消耗性疾病时，机体对维生素 C 的需要增加，易出现相关疾病。

3. 吸收利用障碍　消化功能紊乱、慢性腹泻可影响维生素 C 的吸收和利用。

【临床表现】

本病多见于 6 个月至 2 岁小儿。

1. 一般症状　起病缓慢，最初表现为食欲缺乏，体重减轻，四肢乏力，烦躁不安等。

2. 出血症状　常见皮肤瘀斑、牙龈出血及肿胀、牙齿松动。病情严重者可出现便血、尿血、关节腔出血及颅内出血。

3. 骨骼症状　常出现骨膜下出血及骨骼脱位。常见于股骨远端和胫骨近端。出血部位肿胀、压痛。患肢取固定位，不愿挪动，呈假性瘫痪。

【辅助检查】

X 线检查可见长骨干骺端临时钙化带变密、增厚，普遍性骨质稀疏，并可引起骨折及骨骺分离、移位。血清维生素 C 浓度降低（正常值为 5～14 mg/L）。尿中维生素 C 排出量减少（正常值为 20～40 mg/d）。毛细血管脆性试验阳性。

【治疗要点】

大量补充维生素 C 进行治疗：轻症每天给予维生素 C 100～300 mg，口服，连用 2～3 周；胃肠道功能障碍和重症患儿每天给予 500～1000 mg 静脉注射，4～5 天后改口服，每天

300～500 mg，口服。

【护理诊断】

1. 营养失调，低于机体需要量　与维生素 C 摄入不足和（或）吸收障碍有关。
2. 疼痛　与骨膜下出血、关节出血有关。
3. 躯体移动障碍　与骨膜下出血致运动肢体疼痛有关。

【护理措施】

1. 改善营养　供给含维生素 C 丰富的食品。注意烹调方法，避免过多破坏食物中的维生素 C。及时添加辅食。
2. 补充维生素 C　遵医嘱给予维生素 C 口服或静脉注射。
3. 减轻疼痛　保持安静、少动。护理时动作轻柔，避免不必要时移动患肢。
4. 观察病情　注意观察神志、呼吸、血压、脉搏及瞳孔变化，及时发现颅内出血先兆。
5. 预防感染　注意口腔卫生，避免牙龈出血部位继发感染。

【健康教育】

指导乳母多食含维生素 C 丰富的食物；指导家长合理喂养小儿，按时添加果汁、蔬菜，改进烹调方法，纠正小儿偏食、挑食习惯。

 知识链接

维生素 A 过多病

维生素 A 摄入过多可引起中毒。维生素 A 一次剂量超过 30 万 IU 可引起小儿急性中毒，婴幼儿每天摄入 5 万～10 万 IU 且超过 6 个月时可引起慢性中毒。

【临床表现】
急性中毒症状一般于用药后 6～8 小时至 1～2 天出现，表现为食欲减退、烦躁或嗜睡、呕吐、前囟隆起、眼震颤、视盘水肿等颅内压增高的症状和体征；年长儿可诉头痛，由于脑脊液分泌过多、吸收障碍所致。慢性中毒出现较缓慢，早期表现为烦躁、食欲减退，可有低热、多汗，之后出现转移性骨痛，软组织肿胀、有压痛、无红热，多见于四肢长骨，皮肤瘙痒、干燥、脱屑、皲裂等，常伴有颅内压升高的症状和体征，偶有肝脾大及出血倾向。

【治疗要点】
本病一旦确诊，立即停止使用维生素 A。

【预防】
应用浓缩鱼肝油或维生素 A 制剂时，不可超过需要量。必须用大剂量维生素 A 时，严格限制用药时间。加强用药管理，维生素 AD 制剂应放置远离小儿可取之处，以防误服。

胡萝卜血症

胡萝卜血症为患者过多食用胡萝卜素含量丰富的食品而引起的皮肤发黄。

【临床表现】

患者有较长时间大量服用胡萝卜素含量丰富的食物史（橘子、胡萝卜等）。皮肤黄染而巩膜不黄染是最重要的特征。多见于角质层厚的掌跖部及皮脂腺丰富部位，如颜面、鼻翼、鼻唇沟、口周、眼睑。严重者除巩膜和黏膜外全身皮肤皆呈橙黄色。无自觉症状；如无基础疾病，一般情况良好。病程呈慢性经过，原因去除后，数月可消失。

【治疗要点】

纠正基础疾病，无须特殊治疗，停用胡萝卜素含量丰富的食品后，短期内可自行消退。

【预防】

勿过多食用胡萝卜素含量丰富的食品。饮食应该力求均衡，食品应多样化。

※第四节　微量元素缺乏症

微量元素是指含量占人体体重的 0.01% 以下，在适宜的低浓度条件下有重要生物学作用的一些元素。每种微量元素对促进机体生长发育、调节身体功能，维持人体一些重要的新陈代谢都是十分必要的。一旦缺乏这些必需的微量元素，人体就会出现疾病，甚至危及生命。

锌缺乏症

锌是人体必需的微量元素之一，小儿锌缺乏可致生长发育迟缓，食欲减退，重者免疫功能下降。

【病因】

1. 摄入不足　食物中含锌不足为锌缺乏的主要原因。母乳及牛乳中含锌量不能满足婴儿需要，谷物中锌的生物利用度低，致使长期单纯乳类或谷类食物喂养的婴儿易发生锌缺乏。年长儿偏食、挑食易导致锌不足。
2. 吸收障碍　脂肪泻、肠道感染等引起吸收障碍，导致缺乏锌。
3. 需要量增加　生长发育迅速的婴儿、营养不良恢复期对锌需要量相对较多。
4. 丢失过多　烧伤、手术、多汗、慢性失血等使锌丢失过多。

【临床表现】

锌缺乏可致多种生理功能紊乱。患儿有食欲降低、异食癖、乏力、精神抑郁。免疫功能下降，易发生各种感染，尤其是呼吸道感染。患儿伤口愈合缓慢，常出现口腔溃疡。缺锌妨碍核酸蛋白质的合成和分解代谢酶的活性，导致小儿的生长发育迟缓，严重者可出现侏儒症。

【治疗要点】

祛除病因；给予含锌量丰富的食物；口服锌制剂，常用葡萄糖酸锌，剂量为 0.5～

1.0 mg/(kg·d)，连服 2～3 个月。

【护理诊断】

1. 营养失调，低于机体需要量　与锌摄入不足、吸收障碍、丢失增多、需要量增加有关。
2. 有感染的危险　与锌缺乏致免疫功能低下有关。
3. 生长发育迟缓　与锌缺乏影响核酸和蛋白质合成有关。

【护理措施】

1. 改善营养　供给含锌丰富的食物如肝、鱼、瘦肉等，合理添加辅食，让小儿养成良好的饮食习惯，不挑食、偏食。
2. 避免感染　室内通风良好，温湿度适宜，防止感染。

【健康教育】

告知家长小儿缺锌的原因，积极预防和治疗相关疾病。

碘缺乏症

碘缺乏是一种分布较广泛的地方病，除了挪威、冰岛等少数国家，世界其他各国都不同程度地受到缺碘的威胁。

【病因与发病机制】

食物和饮水中缺碘是根本原因。碘的主要功能是合成甲状腺素，缺碘使甲状腺素合成障碍，从而影响生长发育。

【临床表现】

临床表现取决于碘缺乏的程度、持续时间和患病的年龄。胎儿期缺碘可致早产、畸形及死产；新生儿缺碘导致甲状腺功能低下；儿童和青春期缺碘可引起地方性甲状腺肿、地方性甲状腺功能减低症及单纯性聋哑。长期轻度缺碘患儿可出现轻度智力低下、运动及语言发育迟缓，体格生长落后。

【辅助检查】

血 T_3、T_4 降低、TSH 升高；尿碘降低；X 线骨片示骨龄延迟。

【治疗要点】

给予含碘较丰富的食物；给予碘剂、甲状腺素制剂。

【护理诊断】

1. 营养失调，低于机体需要量　与碘摄入不足有关。

2. 生长发育改变　与碘缺乏影响甲状腺素合成有关。

3. 知识缺乏　患儿家长缺乏营养知识及小儿喂养知识。

【护理措施】

1. 改善营养，多吃含碘量丰富的海产品如海带、紫菜。缺碘地区采用碘化食盐、碘化水。

2. 补充碘剂、甲状腺素制剂　遵医嘱服用复方碘溶液及甲状腺素制剂。

【健康教育】

让家长了解导致患儿缺碘的原因，正确选择含碘丰富的食物。

自学指导

【重点难点】

1. 蛋白质-热能营养不良的病因、临床表现、护理诊断、护理措施。

2. 维生素 D 缺乏病的病因、发病机制、临床表现、护理诊断、护理措施。

3. 维生素 A 缺乏病、维生素 B_1 缺乏病、维生素 C 缺乏病的临床表现、护理措施。

【考核知识点】

1. 蛋白质-热能营养不良的病因、临床表现、治疗要点、护理措施。

2. 维生素 D 缺乏病的病因、临床表现、治疗要点、护理措施、健康教育。

【复习思考题】

1. 营养不良患儿的临床特点是什么？如何进行分度？

2. 中、重度营养不良的患儿如何供给能量？

3. 患儿，男，7 个月，以"多汗、易惊 3 个月"为主诉就诊。患儿系母孕 35 周早产，11 月份出生，人工喂养，至今未添加辅食。体格检查：T 36.3 ℃，P108 次/min，R 30 次/min，体重 5.5 kg。发育正常，营养中等，神志清楚，方颅，枕秃（＋），前囟 1.5 cm，平坦。颈软，胸廓肋缘外翻，双肺呼吸音清，未闻及干、湿啰音。心音有力，律齐。血生化：Na^+ 135 mmol/L，K^+ 4.0 mmol/L，Ca^{2+} 1.2 mmol/L，ALP 300 U/L。X 线检查：尺、桡骨正位片显示临时钙化带消失，骨质明显疏松。临床诊断：维生素 D 缺乏性佝偻病。

请问：

(1) 该患儿属于维生素 D 缺乏性佝偻病的哪一期？依据是什么？

(2) 列出该患儿主要的护理诊断及护理措施。

(3) 该患儿出院时，请你为患儿家长进行健康指导。

〔潘兰霞〕

第十章

消化系统疾病患儿的护理

【学习目标】

1. 掌握：

（1）口腔炎的定义、临床表现、治疗要点、主要护理诊断、措施及健康教育。

（2）小儿腹泻的定义、病因、临床表现、治疗要点、主要护理诊断、护理措施及健康教育、液体疗法。

2. 熟悉：

（1）小儿消化系统解剖生理特点。

（2）口腔炎、小儿腹泻的常用辅助检查要点。

（3）胃食管反流、肠套叠的临床表现、主要护理诊断及护理措施。

3. 了解：消化系统常见疾病的病因与发病机制、诊断要点。

【自学时数】2 学时。

消化系统疾病是小儿的常见病、多发病，由于小儿生长发育迅速，对各种营养物质的需求较多，但消化功能尚不完善，因此极易出现消化功能紊乱，发生各种消化系统疾病，从而影响营养物质的消化吸收，造成营养不良，甚至影响小儿的生长发育，也可造成机体抵抗力下降而发生各种感染。

第一节　小儿消化系统的解剖生理特点

一、口腔

口腔是消化道的起始端，具有吸吮、咀嚼、吞咽、消化、味觉、感觉及语言等功能。足月新生儿出生时吸吮和吞咽功能已发育较好，而早产儿吸吮和吞咽功能均较差。新生儿及婴幼儿口腔黏膜薄嫩，血管丰富，涎腺不发达，故唾液分泌少而致口腔黏膜干燥，因此容易发生损伤和局部感染。3 个月以下小儿唾液中淀粉酶含量不足，故不宜喂淀粉类食物；3～4 个月时唾液分泌开始增多，5～6 个月时明显增多。由于婴儿口底浅，不能及时吞咽所分泌的全部唾液，故常发生生理性流涎。

二、食管

新生儿和婴儿的食管呈漏斗状，由于腺体缺乏、弹力组织和肌层不发达、食管下端贲门括约肌发育不成熟，因此控制能力差，常发生胃食管反流，一般在 8～9 个月以上时症状消失。

三、胃

婴儿胃呈水平位，开始直立行走后逐渐变为垂直。由于贲门和胃底部肌张力低，而幽门括约肌发育较好，加上吸奶时常吞咽过多空气，故易发生幽门痉挛而出现溢奶或呕吐。小儿胃黏膜的腺体和杯状细胞较少，盐酸和各种酶的分泌比成人少且活性低，故消化功能差。胃容量新生儿为 30～60 mL，1～3 个月为 90～150 mL，1 岁为 250～300 mL，5 岁为 700～850 mL，而成人约为 2000 mL，故小儿年龄越小，胃容量越小，需要的喂养次数越多；由于哺乳后不久幽门即开放，胃内容物逐渐流入十二指肠，故实际哺乳量常超过上述胃容量。胃排空时间因食物种类不同而异：稠厚含乳凝块较大的乳汁排空慢，如水需 1.5～2 小时，母乳需 2～3 小时，牛乳需 3～4 小时。早产儿由于胃排空慢，易发生胃潴留。

四、肠

小儿肠管相对比成人长，一般为身长的 5～7 倍，黏膜血管丰富，小肠绒毛发育较好，故利于消化吸收。由于肠肌层发育差，肠系膜柔软而长，黏膜下组织松弛，升结肠与后壁固定差，肠活动度大，故易发生肠扭转和肠套叠。早产儿由于肠蠕动协调能力差，故易发生粪便滞留、胎粪延迟排出，严重者可发生功能性肠梗阻；由于肠乳糖酶活性低，故易发生乳糖吸收不良。由于小儿肠壁薄，通透性高，屏障功能差，故肠内毒素、消化不全产物及过敏原易通过肠黏膜吸收进入体内，引起全身感染或变态反应性疾病。

五、肝

小儿年龄越小，肝脏相对越大。婴幼儿肝脏在右肋缘下 1～2 cm 可触及，6 岁以后则不易触及。由于婴儿肝脏结缔组织发育较差，血管丰富，肝细胞再生能力强，因此不易发生肝硬化。但肝功能不成熟，故易受不利因素影响，在缺氧、感染、中毒等情况下易发生肝细胞肿胀、脂肪浸润、变性坏死、纤维增生而肿大，从而影响其正常生理功能。婴儿胆汁分泌较少，故对脂肪的消化吸收功能较差。

六、胰腺

胰腺分泌胰岛素及胰液，胰岛素调节糖代谢，胰液中含有各种消化酶，与胆汁及小肠的分泌物共同参与对蛋白质、脂肪及糖类的消化。小儿出生后 3～4 个月胰腺发育较快，胰液分泌量也随之增多；6 个月以内胰淀粉酶活性较低，1 岁才接近成人；由于婴幼儿胰脂肪酶及胰蛋白酶的活性均较低，故对脂肪和蛋白质的消化吸收功能较差。婴幼儿的胰液及其消化酶的分泌易受炎热天气及各种疾病的影响而被抑制，从而发生消化不良。

七、肠道细菌

胎儿消化道内无细菌，出生后数小时细菌很快从口、鼻、肛门侵入胃肠道，主要分布在结肠及直肠。肠道菌群组成受食物成分影响，如单纯母乳喂养儿以双歧杆菌为主；人工喂养儿和混合喂养儿肠道内的大肠埃希菌、嗜酸杆菌、双歧杆菌及肠球菌所占比例几乎相等。正常菌群对侵入肠道的致病菌有一定的拮抗作用，而婴幼儿肠道正常菌群脆弱，易受许多内外因素影响致菌群失调，发生消化功能紊乱。

八、健康小儿粪便

由于小儿大脑皮质功能发育不完善，进食时常易引起胃-结肠反射，产生便意，因此排便次数多于成人，每天1~7次；大便的颜色和软硬度受食物成分的影响而有所不同。

1. 胎粪　是由胎儿肠道脱落的上皮细胞、消化液及吞咽的羊水组成。呈墨绿色、糊状、黏稠、无臭味，多数在出生后12小时内开始排出，2~3天后逐渐过渡为黄色糊状便。若出生后24小时内无胎粪排出，应注意有无肛门闭锁等消化道畸形。

2. 母乳喂养儿粪便　呈金黄色均匀糊状，偶有细小乳凝块，无臭味，呈酸性反应（pH 4.7~5.1），每天排便2~4次，一般在添加辅食后次数减少。

3. 人工喂养儿粪便　呈淡黄色，较干稠，含有较大乳凝块，有臭味，呈中性或碱性反应（pH 6~8），每天排便1~2次，易发生便秘。

4. 混合喂养儿粪便　与人工喂养儿相似，但较黄、软，添加谷类、蛋、肉、蔬菜、水果等辅食后，粪便性状逐渐接近成人，每天排便1次左右。

第二节　口腔炎

口腔炎（stomatitis）是指口腔黏膜的炎症，若病变仅局限于舌、齿龈、口角，亦可分别称为舌炎、齿龈炎和口角炎。本病多见于婴幼儿。可单独发病或继发于急性感染、腹泻、营养不良、维生素 B 或维生素 C 缺乏等全身性疾病之后。感染大多数由病毒、细菌和真菌引起，食具消毒不严及不注意口腔卫生或各种疾病导致机体抵抗力下降等因素均可导致口腔炎的发生。现将常见的几种口腔炎分述如下。

鹅 口 疮

鹅口疮（thrush, oral candidiasis）又称雪口病，由白假丝酵母菌感染所致。多见于新生儿和婴幼儿，营养不良、腹泻、长期使用广谱抗生素或激素的患儿尤易患此病。新生儿可经产道感染或因哺乳时乳头及乳具不洁而感染。

【临床表现】

口腔黏膜表面覆盖白色乳凝块样片状物，略高于黏膜表面。最常见于颊黏膜，其次是舌、齿龈、上腭，重症可蔓延到咽、喉、食管、气管等处。可融合成片，不易拭去，强行擦拭剥离后，局部黏膜变得潮红、粗糙，可伴有溢血。患处不痛，故不流涎、不影响进食，一般无全身症状。重症患儿可出现低热、拒食、吞咽困难。取少许白膜放在玻璃片上加 10% 氢氧化钠溶液 1 滴在显微镜下观察，可见真菌的菌丝和孢子。

【治疗要点】

用 2% 碳酸氢钠溶液于哺乳前后清洁口腔；局部涂抹 10 万～20 万 U/mL 制霉菌素鱼肝油混悬溶液，每天 2～3 次；同时可口服肠道微生态制剂，以纠正肠道菌群失调，抑制真菌生长。

疱疹性口腔炎

疱疹性口腔炎（herpetic stomatitis）由单纯疱疹病毒 1 型感染所致。多见于 1～3 岁小儿，传染性强，可在卫生条件较差的托幼机构引起小流行。

【临床表现】

起病时有发热，体温可达 38 ℃～40 ℃，齿龈红肿，触之易出血，1～2 天后在口腔黏膜上出现单个或成簇的小疱疹，直径约为 2 mm，周围有红晕，疱疹迅速破溃后形成浅表溃疡，表面覆盖黄白色膜样渗出物，多个小溃疡可融合成较大溃疡。常见于齿龈、颊黏膜、舌、口唇、唇周皮肤和口角，有时可累及软腭和咽部。由于疼痛明显，患儿可出现拒食、流涎、烦躁，颌下淋巴结肿大、有压痛。病程 1～2 周，体温在 3～5 天后可恢复正常，淋巴结肿大 2～3 周后可消退。

本病注意与疱疹性咽峡炎相鉴别，后者多由柯萨奇病毒引起，常发生在夏秋季，疱疹主要在咽部和软腭，有时也可见于舌但不累及齿龈和颊黏膜。

【治疗要点】

保持口腔清洁，多饮水，进食流质食物或软食，禁用刺激性食物和药物。局部可涂碘苷抑制病毒，喷洒西瓜霜和冰硼散可促进溃疡愈合及减轻疼痛；可进行全身抗病毒治疗。疼痛严重者进食前在局部涂抹 2% 利多卡因；为预防继发感染，可涂 2.5%～5% 金霉素鱼肝油。发热者用物理或药物降温，有继发感染者可用抗生素治疗。

口腔炎的护理

【护理评估】

1. 健康史　了解患儿有无不适当的擦拭口腔或饮食过热史；有无乳具、食具消毒不严或乳母乳头不洁史；有无急性感染、营养不良、腹泻等全身疾病史；有无长期应用广谱抗生素和糖皮质激素史等。

2. 身体状况　评估患儿是否有发热、哭闹、流涎、拒食等症状。观察患儿口腔黏膜局部表现，注意口腔炎发生的部位、范围、颜色、有无水疱、溃疡或白色乳凝块样物，有无颌下淋巴结肿大。

3. 心理社会状况　评估家长是否由于患儿因口腔疼痛不能顺利进食出现焦虑。

【主要护理诊断/合作性问题】

1. 口腔黏膜改变　与口腔黏膜感染有关。
2. 疼痛　与口腔黏膜炎症、溃疡有关。
3. 体温过高　与口腔黏膜感染有关。

【护理措施】

1. 口腔护理　鼓励患儿多饮水，进食后漱口，以保持口腔黏膜湿润和清洁。对于流涎者，及时清除分泌物，保持皮肤清洁干燥，避免引起皮肤湿疹和糜烂。用 2% 碳酸氢钠溶液或 3% 过氧化氢溶液清洁口腔后涂药，年长儿可用含漱剂。

2. 正确涂药　局部用药时为了确保达到目的，涂药前应首先将纱布或干棉球放在颊黏膜腮腺管口处或舌系带两侧，以隔断唾液；然后用干棉球将病变部位表面吸干后再涂药；涂药后嘱患儿闭口 10 分钟，然后取出纱布或棉球，避免立即漱口、饮水或进食。

3. 饮食护理　供给高热量、高蛋白、高维生素的温凉流质或半流质饮食，避免摄入刺激性食物。对于因疼痛影响进食者，进食前可在局部涂抹 2% 利多卡因。对于不能进食者，可静脉补充或给予肠道外营养，以保证能量与液体的供给。患儿使用的食具应注意煮沸消毒或压力灭菌消毒。

4. 发热护理　密切观察体温变化，当体温超过 38.5 ℃时，给予松解衣被、放置冷水袋或冰袋等物理降温，必要时给予药物降温。

【健康教育】

向家长及患儿介绍口腔炎的相关知识，指导家长及患儿清洗口腔和局部涂药的方法及注意事项。保证食具专用，做好清洁消毒工作，注意隔离。纠正小儿吮指、用力或粗暴擦伤口腔等不良习惯，培养患儿进食后漱口、早晚刷牙的卫生习惯。宣传均衡营养对提高机体抵抗力的重要性，避免偏食、挑食，培养良好的饮食习惯，注意营养不良及腹泻等疾病的治疗。

第三节　小儿腹泻

小儿腹泻（infantile diarrhea）又称腹泻病，是由多病原、多因素引起的以大便次数增多及大便性状改变为特征的一组临床综合征，严重者可致脱水、酸碱失衡和电解质紊乱。是儿科的常见病、多发病。6 个月～2 岁婴幼儿发病率较高，1 岁以内者约占半数。一年四季均可发病，但以夏秋季节发病率最高。是造成小儿营养不良、生长发育障碍的主要原因之一。也是我国小儿重点防治的"四病"之一。

【病因】

1. 易感因素

（1）消化系统发育不成熟：由于胃酸和消化酶分泌不足，消化酶活性低，故对食物质和量变化的耐受性差。

（2）生长发育快：所需营养物质较多，且婴儿食物以液体为主，故进入的量较多，消化道负担较重。

（3）机体防御功能差：由于胃酸偏低，胃排空较快，对进入胃内细菌的杀灭能力较弱；加上婴儿血清免疫球蛋白及胃肠道分泌型 IgA（SIgA）较低，因此对感染的防御能力差。

（4）肠道菌群失调：新生儿出生后尚未建立正常肠道菌群，由于改变饮食使肠道内环境改变或因滥用抗生素等导致肠道菌群失调，使正常菌群对入侵肠道的致病菌的拮抗作用减弱或消失，均可引起肠道感染。

（5）人工喂养：由于不能从母乳中获得 IgA、乳铁蛋白、巨噬细胞和粒细胞等抗肠道感染的成分，加上食物和食具极易被污染，故人工喂养儿肠道感染发生率明显高于母乳喂养儿。

2. 感染因素

（1）肠道内感染：可由病毒、细菌、真菌和寄生虫等引起，尤其以病毒和细菌多见。①病毒感染：寒冷季节婴幼儿腹泻 80％由病毒感染引起，尤以轮状病毒最为常见，其次为星状和杯状病毒、埃可病毒和柯萨奇病毒等。②细菌感染（不包括法定传染病）：以致腹泻大肠埃希菌为多见，可分为 5 组，分别为致病性大肠埃希菌（EPEC）、产毒性大肠埃希菌（ETEC）、侵袭性大肠埃希菌（EIEC）、出血性大肠埃希菌（EGEC）和黏附-集聚性大肠埃希菌（EAEC）；其次为空肠弯曲菌、耶尔森菌属和沙门菌属等。③真菌感染：以白假丝酵母菌为多见，其次为曲菌和毛霉菌等。④寄生虫感染：以蓝氏贾第鞭毛虫、阿米巴原虫和隐孢子虫等为多见。

（2）肠道外感染：如中耳炎、上呼吸道感染、肺炎、泌尿系统感染或皮肤感染时，可由于发热、感染原释放的毒素、抗生素治疗、直肠局部激惹（膀胱感染）作用而并发腹泻症状，也可因病原体（主要是病毒）同时感染肠道而发生腹泻。

另外，滥用抗生素也可引发腹泻。肠道外感染时由于长期大量使用广谱抗生素可致肠道菌群失调，肠道正常菌群减少，则耐药的金黄色葡萄球菌、变形杆菌、铜绿假单胞菌、难辨梭状芽胞杆菌或白假丝酵母菌等可大量繁殖，引起药物较难控制的肠炎，有学者称之为抗生素相关性腹泻。

3. 非感染因素

（1）饮食因素：①喂养不当。如喂养不定时、食物的成分或量不适宜，或过早喂淀粉类或脂肪类食物等均可引起腹泻。②过敏。如对牛奶或大豆（豆浆）过敏或不耐受而引起腹泻。③原发性或继发性双糖酶（主要为乳糖酶）缺乏或活性降低，导致肠道对糖的消化吸收不良而引起腹泻。

（2）气候因素：由于天气突然变冷使腹部受凉，可致肠蠕动增加；天气过热使消化液分泌减少或口渴饮奶过多，都可导致消化功能紊乱而发生腹泻。

【发病机制】

腹泻发生的机制包括：肠腔内存在大量不能被吸收的具有渗透活性的物质为渗透性腹泻；肠腔内电解质分泌过多为分泌性腹泻；炎症所致的液体大量渗出为渗出性腹泻；肠道运

动功能异常为肠道功能异常性腹泻等。但临床上不少腹泻是由多种机制共同作用的结果。

1. 感染性腹泻 病原微生物多由污染的食物或水进入消化道，也可通过污染的手、玩具、日用品或带菌者传播。当机体的防御功能下降、微生物的数量较多以及毒力较强时则可发生腹泻。

（1）病毒性肠炎：病毒侵入肠道后，使小肠绒毛细胞受损，则小肠黏膜回吸收水、电解质能力下降，导致肠液在肠腔内大量积聚而发生腹泻；同时，发生病变的肠黏膜细胞分泌双糖酶不足且活性降低，使肠腔内的糖类消化不全而积滞在肠腔，被肠道内细菌分解成小分子的短链有机酸，致使肠液的渗透压增高，另外，微绒毛的破坏亦可造成葡萄糖钠耦联转运机制障碍，进一步造成水和电解质的丧失，加重腹泻。

（2）细菌性肠炎：①肠毒素性肠炎。产生肠毒素的各种细菌感染可引起分泌性腹泻，如霍乱弧菌、产毒性大肠埃希菌等，主要通过其产生的肠毒素抑制肠道对水和电解质的吸收，促进肠腺分泌增加，使小肠液量增多，当超过结肠的吸收限度时即可发生水样腹泻。②侵袭性肠炎。各种侵袭性细菌感染可引起渗出性腹泻，如志贺菌属、沙门菌属、侵袭性大肠埃希菌、空肠弯曲菌、耶尔森菌等，可直接侵入小肠或结肠肠壁，使黏膜充血、水肿、炎症细胞浸润而出现渗出和溃疡等病变，由于结肠病变不能充分吸收肠液，从而导致腹泻。由于肠壁炎症性病变，患侵袭性肠炎时患儿排出含有大量白细胞和红细胞的菌痢样粪便。另外，某些致病菌还可同时产生肠毒素，故也可发生水样腹泻。

2. 非感染性腹泻 主要是由于饮食不当引起。当摄入食物的成分或量不适宜并超过消化道的承受能力时，食物就不能被充分消化吸收而积滞于小肠上部，使肠腔内酸度降低，有利于肠道下部细菌上移和繁殖，使食物发酵和腐败，由其分解产生的短链有机酸可使肠腔内的渗透压升高，并协同腐败毒性产物刺激肠壁使肠蠕动增加而发生腹泻，严重者可发生脱水和电解质紊乱。当毒性产物吸收进入血液，可出现不同程度的中毒症状。

【临床表现】

腹泻按病程分为急性腹泻（病程在 2 周以内）、迁延性腹泻（病程在 2 周至 2 个月）、慢性腹泻（病程大于 2 个月）；按病情分为轻型腹泻、重型腹泻。不同病因引起的腹泻有相似的临床表现，同时又各具特点。

1. 腹泻的共同临床表现

（1）轻型腹泻：多由饮食因素或肠道外感染引起。起病可急可缓，以胃肠道症状为主，可有食欲缺乏，偶有溢奶或呕吐，大便次数增多，一般每天 10 次以内，量不多，稀薄或带水，呈黄色或黄绿色，有酸味，常见白色或黄白色奶瓣和泡沫，一般无脱水及全身中毒症状，多在数天内痊愈。

（2）重型腹泻：多由肠道内感染引起。起病常较急，除有较重的胃肠道症状外，还有明显的水、电解质和酸碱平衡紊乱及全身中毒症状。①胃肠道症状。腹泻频繁，每天大便十余次至数十次，多为黄绿色水样或蛋花汤样便，量多，可有少量黏液；常伴有呕吐（严重者可吐咖啡色样物）、腹痛、腹胀、食欲缺乏等。②水、电解质和酸碱平衡紊乱症状。主要有脱水、代谢性酸中毒、低钾血症、低钙及低镁血症。③全身中毒症状。发热，体温可达 40 ℃，烦躁不安或精神委靡、嗜睡甚至昏迷、休克等。

2. 几种常见肠炎的临床特点

(1) 轮状病毒肠炎：轮状病毒是秋冬季小儿腹泻最常见的病原菌，又称秋季腹泻。多见于 6 个月～2 岁的婴幼儿，起病急，常伴有发热和上呼吸道感染症状，无明显全身中毒症状；病初即出现呕吐，大便次数和量增多，呈黄色或淡黄色、水样或蛋花汤样便，无腥臭味，常并发脱水、酸中毒及电解质紊乱。大便镜检偶见白细胞。本病为自限性疾病，自然病程 3～8 天。近年报道轮状病毒感染可侵犯多个脏器，如中枢神经系统、心肌等。

(2) 产毒性细菌所致肠炎：多发生在夏季。潜伏期 1～2 天，起病较急，主要症状为呕吐、腹泻，大便呈蛋花汤样或水样，混有黏液，严重者可有发热，水、电解质和酸碱平衡紊乱。大便镜检无白细胞。本病为自限性疾病，自然病程 3～7 天或较长。

(3) 侵袭性细菌所致肠炎：全年均可发病，潜伏期长短不等。起病急，腹泻频繁，呈黏液脓血便，有腥臭味，常伴有恶心、呕吐、腹痛和里急后重，可出现严重的全身中毒症状如高热、意识障碍甚至休克。临床症状与细菌性痢疾相似，需做大便培养以鉴别。大便镜检有大量白细胞及数量不等的红细胞，粪便细菌培养可找到相应的致病菌。其中空肠弯曲菌肠炎多见于夏季，常侵犯空肠和回肠，有脓血便，剧烈腹痛，易被误诊为阑尾炎；耶尔森菌小肠结肠炎多见于冬春季节，可引起淋巴结肿大，也可发生肠系膜淋巴结炎，严重者可导致肠穿孔和腹膜炎，症状可与阑尾炎相似；鼠伤寒沙门菌小肠结肠炎，夏季高发，多见于 2 岁以下婴幼儿，易在儿科病房暴发流行，可排深绿色黏液脓便或白色胶冻样便，有特殊臭味。

(4) 出血性大肠埃希菌肠炎：大便次数增多，开始为黄色水样便，后转为血水便，有特殊臭味，伴腹痛，大便镜检有大量红细胞，常无白细胞。

(5) 抗生素诱发性肠炎：由于大量使用广谱抗生素使肠道菌群紊乱，使肠道内耐药的金黄色葡萄球菌、某些梭状芽胞杆菌或白假丝酵母菌等大量繁殖而引起肠炎。以体弱儿、长期使用肾上腺皮质激素或免疫功能低下者多见。①金黄色葡萄球菌性肠炎大便为暗绿色，量多、有黏液，少数为血便，伴有全身中毒症状甚至休克，大便镜检有大量脓细胞和成簇的革兰染色阳性球菌，培养有葡萄球菌生长，凝固酶阳性。②假膜性小肠结肠炎是由梭状芽胞杆菌引起，大便呈黄绿色水样便，可有毒素致肠黏膜坏死所形成的伪膜排出，引起大便带血，也可出现脱水、酸中毒和电解质紊乱，伴有腹痛、腹胀和全身中毒症状，甚至发生休克。对疑似病例可进行结肠镜检查，大便厌氧菌培养、组织培养法检测细胞毒素以协助诊断。③真菌性肠炎多由白假丝酵母菌引起，大便次数增多，呈黄色稀便，泡沫较多带有黏液，有时可见豆腐渣样细块（菌落），常伴鹅口疮，大便镜检有真菌孢子和菌丝。

3. 迁延性腹泻和慢性腹泻　病因复杂，多与营养不良和急性期治疗不彻底有关。以人工喂养、营养不良儿为多见，表现为腹泻迁延不愈，病情反复，大便次数和性状不稳定，严重时可出现水、电解质紊乱。由于营养不良儿患腹泻易迁延不愈，腹泻又加重营养不良，两者互为因果，形成恶性循环，最终导致免疫功能低下，继发感染，出现多脏器功能异常。

【辅助检查】

1. 大便常规检查　肉眼检查大便的性状如外观、颜色、有无黏液脓血等；大便镜检有无脂肪球、白细胞、红细胞等。

2. 病原学检查　细菌性肠炎大便培养可检出致病菌；病毒性肠炎可做病毒分离等检查；真菌性肠炎大便镜检可见真菌孢子和菌丝。

3. 血液生化检查　可有血清钾、钙降低，根据血钠高低判断脱水性质；根据血气分析结果判断酸碱失衡的性质和程度。

知识链接

生理性腹泻

生理性腹泻多见于 6 个月以内婴儿。外观虚胖，常有湿疹，生后不久就出现腹泻，但除大便次数增多外，无其他症状，食欲好，生长发育正常，添加辅食后大便可逐渐转为正常。近年相关研究发现，此类腹泻可能为乳糖不耐受的一种特殊类型。

【治疗要点】

调整饮食，纠正水、电解质紊乱和酸碱平衡紊乱，合理用药，控制感染，预防并发症。

1. 调整饮食　强调继续进食，根据患儿病情、消化吸收功能、平时的饮食习惯等进行合理调整，以满足生理需要，补充因疾病消耗的营养成分，缩短病程。

2. 纠正水、电解质和酸碱平衡紊乱　口服补液盐（ORS）用于腹泻时预防脱水及纠正轻、中度脱水；中、重度脱水、吐泻严重或腹胀患儿需要静脉补液，遵循补液原则：先盐后糖、先浓后淡、先快后慢、见尿补钾、见酸补碱、见惊补钙，根据脱水的程度、性质确定补液总量、补液种类和补液速度，即"三定"（定量、定性和定时）。

3. 药物治疗

（1）控制感染：水样便腹泻患儿（约占 70%）多为病毒及非侵袭性细菌所致，一般不用抗生素，但如伴有明显中毒症状，尤其是重症患儿、小婴儿等应合理选用抗生素；黏液脓血便患儿（约占 30%），多为侵袭性细菌引起，应根据临床特点，针对病原菌先经验性选用抗生素，再根据治疗效果、大便细菌培养和药敏试验结果进行调整。如大肠埃希菌肠炎可选用氨苄西林、头孢菌素、卡那霉素、环丙沙星、红霉素、复方磺胺甲噁唑等；抗生素诱发性肠炎应立即停用原使用的抗生素，根据症状可选用万古霉素、新青霉素、抗真菌药等。

（2）微生态疗法：有助于恢复肠道正常菌群的生态平衡，拮抗病原菌，控制腹泻，常用双歧杆菌、嗜酸乳杆菌等制剂。

（3）肠黏膜保护剂：能维护和修复其屏障功能，维持肠细胞的吸收和分泌功能，吸附病原体和毒素，抵御病原菌的侵袭，如蒙脱石粉。

（4）对症治疗：腹泻避免用止泻药，防止增加毒素的吸收；呕吐严重者可肌内注射氯丙嗪或针刺足三里等；腹胀明显者可肌内注射新斯的明或肛管排气；如为低钾引起，可静脉补钾。

（5）补充锌剂：世界卫生组织建议，对于急性腹泻患儿应给予口服元素锌，6 个月以上患儿每天 20 mg，6 个月以下患儿每天 10 mg，疗程为 10～14 天。

4. 预防并发症　迁延性、慢性腹泻常伴营养不良或其他并发症，必须采取综合治疗措施。积极寻找并治疗引起病程迁延的原因；切忌滥用抗生素，避免引起顽固性菌群失调；给予营养治疗，补充微量元素和维生素，必要时给予要素饮食甚至静脉营养；应用微生态制剂和肠黏膜保护剂；另外还可配合中药、推拿、针灸治疗等。

【护理评估】

1. 健康史　了解患儿喂养史，如喂养方式，人工喂养者询问乳品种类、冲调浓度、喂哺次数及量、添加辅食及断乳情况；有无不洁饮食史及食物过敏史；有无腹部受凉或天气过热饮水过多；有无上呼吸道感染、肺炎、泌尿系统感染等肠道外感染疾病史；有无长期使用广谱抗生素和糖皮质激素史等。

2. 身体状况　评估患儿生命体征如神志、体温、脉搏、呼吸、血压等；腹泻开始时间，大便次数、量、性状、颜色、气味；是否伴有发热、呕吐、腹胀、腹痛、里急后重等；评估脱水程度、性质，有无低钾、低钙或低镁血症，有无代谢性酸中毒；检查肛周皮肤有无发红、溃烂。

3. 相关检查　大便常规、病原学检查及血液生化检查等。

4. 心理社会状况　评估家长的心理状态及对疾病的认知程度，是否缺乏小儿喂养及护理知识；评估患儿家庭居住环境、经济状况、卫生习惯、家长的文化程度等。

【主要护理诊断/合作性问题】

1. 体液不足　与腹泻、呕吐致体液丢失过多和摄入不足有关。

2. 体温过高　与肠道感染有关。

3. 有皮肤完整性受损的危险　与大便次数增多刺激臀部皮肤有关。

4. 营养失调，低于机体需要量　与腹泻、呕吐致体液丢失过多和摄入不足有关。

5. 潜在并发症　代谢性酸中毒、低钾血症等。

【护理措施】

1. 调整饮食　合理安排饮食，以减轻胃肠道负担，但限制饮食过严或禁食过久易造成营养不良、酸中毒，影响生长发育，故腹泻患儿除严重呕吐者暂禁食 4～6 小时（不禁水）外，均应继续进食。母乳喂养者继续哺乳，暂停辅食，可减少每次哺乳量，缩短间隔时间；人工喂养者，可给米汤、稀释的牛奶、酸奶或其他代乳品；年长儿可给予半流质食物如粥、面条等，少量多餐。病毒性肠炎多有双糖酶缺乏，对重症病例应暂停乳类喂养，改用豆制代乳品、发酵奶或去乳糖配方奶粉以减轻腹泻，缩短病程。随着病情的稳定和好转逐渐过渡到正常饮食，腹泻停止后逐渐恢复营养丰富的饮食，可每天加餐 1 次，共 2 周。

2. 控制感染　保持病室清洁卫生，严格执行消毒隔离制度，感染性腹泻和非感染性腹泻患儿要分室收住，防止交叉感染；食具要专用消毒，患儿的尿布和便盆要清洁消毒，护理患儿前后要洗手。

3. 补液方法及护理

（1）补液前的准备：迅速做好补液前的各项准备工作，包括全面了解患儿的病情。做好家长和患儿的解释工作以取得配合；准备好所用液体。

（2）补液过程中注意事项：①按医嘱安排好 24 小时的液体总量，遵循"补液原则"分期分批输入。②严格掌握输液的浓度和速度，有条件的最好使用输液泵。准确记录 24 小时液体出入量。③密切观察病情。注意观察生命体征、脱水情况、酸中毒及有无低钾、低钙、低镁血症（当脱水酸中毒纠正后更容易出现）。④补充碱性液体时注意勿漏出血管外，以免引起局部组织坏死。

4. 发热的护理 密切观察体温变化，体温过高时，给予乙醇或凉水擦浴、头枕冰袋等物理降温，多饮水，注意擦干汗液，及时更换汗湿的衣服，必要时药物降温。

5. 皮肤护理（尿布皮炎的护理） 选用吸水性强的柔软布类尿布，避免使用不透气塑料布或橡胶布，勤更换，用后洗净置太阳下暴晒；每次便后用温水清洗臀部并擦干或吸干，以保持皮肤清洁干燥；局部皮肤发红处涂以 5％鞣酸软膏或 40％氧化锌油并按摩片刻，促进局部血液循环；局部皮肤发红有渗出或溃疡者，可采用暴露疗法或灯光照射，每次 20～30 分钟，使局部皮肤保持干燥，促进创面愈合。

6. 密切观察病情

（1）观察大便情况：观察并记录大便次数、量、颜色、性状，及时送检；采集标本时注意取有黏液脓血的部分。做好动态比较，为治疗和制订输液方案提供可靠依据。

（2）监测生命体征：注意有无发热、烦躁、嗜睡及休克等全身中毒症状。

（3）观察水、电解质和酸碱平衡紊乱症状：如脱水的程度和性质，代谢性酸中毒、低钾、低钙血症等表现。

【健康教育】

1. 向家长介绍腹泻的相关知识 指导家长使用 ORS 液；服用微生态制剂时注意水温要低于 40 ℃，最好与抗生素间隔服用；使用蒙脱石散时要用 50 mL 温水化开，不要过稠或过稀。

2. 指导合理喂养 大力提倡母乳喂养，避免在夏季和生病时断奶，按时逐步添加辅食，防止饮食结构突然变动。注意饮食卫生，食物要新鲜，食具要定时消毒，培养小儿饭前便后洗手的卫生习惯。

3. 加强体育锻炼，提高机体抵抗力；注意气候变化，防止受凉或过热；避免长期滥用广谱抗生素。

第四节 胃食管反流

胃食管反流（gastroesophageal reflux，GER）是指胃内容物，包括从十二指肠流入胃内的胆盐和胰酶等反流至食管甚至口咽部。分生理性和病理性两种。生理性 GER 几乎每个健康小儿都会发生，主要是由于小儿食管下端括约肌（lower esophageal sphincter，LES）发育不成熟或神经肌肉协调功能差而导致，往往出现在日间进餐时或进餐后，又称"溢乳"；病理性 GER 是由于 LES 的功能障碍和（或）与其功能有关的组织结构异常，以致 LES 压力低下而引发，常发生于睡眠、仰卧位及空腹时。长期反流导致的反流性食管炎、支气管及肺部并发症，营养不良、贫血等引起的一系列临床症状和并发症，称为胃食管反流病（gastroesophageal reflux disease，GERD）。由于随着直立体位时间和固体饮食的增多，60％的患儿到 2 岁时症状可自行缓解，部分患儿可持续到 4 岁以后。脑性瘫痪、唐氏综合征以及其他原因所致的发育迟缓患儿，GER 发病率较高。

【病因与发病机制】

1. 抗反流屏障功能低下 ①LES压力降低：是引起GER的主要原因。正常吞咽时，由于LES反射性松弛，压力下降，通过食管蠕动将食物推动进入胃内，然后压力又恢复到正常水平，并出现一个反应性的压力增高以防止食物反流；当胃压力和腹内压升高时，LES会发生反应性主动收缩使其压力超过增高的胃内压，起到抗反流作用。如因某种因素使LES正常功能发生紊乱，LES短暂性松弛导致胃内容物反流入食管。②LES周围组织作用减弱或缺陷：如缺少腹腔段食管，致腹压升高时不能传导压力至LES使之收缩以达到抗反流作用；小婴儿的食管角较大（由食管和胃贲门形成的夹角，即His角，正常为30°～50°）；膈肌食管裂孔的钳夹作用减弱；膈食管韧带和食管下段黏膜瓣的解剖结构存在器质性或功能性病变以及胃内压、腹内压增高等，均可破坏正常的抗反流功能。

2. 食管廓清能力降低 正常情况下，食管廓清能力是依靠食管的推动性蠕动、唾液的冲洗、对酸的中和作用、食物的重力作用和食管黏膜细胞分泌的碳酸氢盐等多种因素共同完成对食管反流物的清除而发挥作用的。当食管蠕动减弱、消失或出现病理性蠕动时，食管清除反流物的能力下降，有害反流物质在食管内的停留时间延长，增加了对黏膜的损伤。

3. 食管黏膜的屏障功能破坏 反流物中的某些成分，如胃酸、胃蛋白酶以及十二指肠反流入胃的胆盐和胰酶使食管黏膜的屏障功能受损，引起食管黏膜炎症。

4. 胃、十二指肠功能失常 如胃排空能力低下，使胃内容物及其压力增加，当胃内压增加超过LES压力时可使LES开放；如胃容量增加，又会导致胃扩张，致使贲门食管段缩短，使其抗反流屏障功能降低；如十二指肠病变时，幽门括约肌关闭不全则导致十二指肠胃反流。

【临床表现】

食管上皮细胞暴露于反流的胃内容物中是产生相关症状和体征的主要原因。

1. 呕吐 为新生儿和婴幼儿最常见的症状。约85%的患儿于生后第1周即出现呕吐，另有10%的患儿于生后6周内出现。多数发生在进食后，也可发生于夜间或空腹时；呕吐程度轻重不一，可表现为溢乳、反刍或吐泡沫，严重者可呈喷射状呕吐；呕吐物为胃内容物，有时含少量胆汁。年长儿以反胃、反酸、嗳气等症状多见。

2. 反流性食管炎 常见症状：①烧灼感。俗称烧心，见于能表达的年长儿，位于胸骨下端，饮用酸性饮料症状可加重，服用抗酸剂症状减轻。②咽下疼痛。婴幼儿表现为喂食困难、烦躁、拒食。年长儿诉咽下疼痛，如并发食管狭窄，则出现严重呕吐和持续性咽下困难。③呕血和便血。食管炎严重者可发生糜烂或溃疡，出现呕血或黑便，甚至发生缺铁性贫血。

3. Barrette食管 由于慢性GER，食管下端的鳞状上皮被增生的柱状上皮所代替，则抗酸能力增强，但更易发生食管溃疡、狭窄和腺癌。溃疡较深者可发生食管气管瘘。

4. 食管外症状

(1) 呼吸系统表现：反流物可直接或间接反复引发呼吸道感染、吸入性肺炎、难治性哮喘、早产儿窒息或呼吸暂停及婴儿猝死综合征等。

(2) 营养不良：主要表现为体重不增和生长发育迟缓，贫血。

（3）其他表现：如声音嘶哑、中耳炎、鼻窦炎、反复口腔溃疡、龋齿等。部分患儿可出现精神神经症状，包括：①Sandifer 综合征。为病理性 GER 患儿呈现一种类似斜颈样的特殊"公鸡头样"保护性姿势，以期保持气管通畅或减轻胃酸反流所致的疼痛，同时伴有杵状指、蛋白丢失性肠病及贫血。②婴儿哭吵综合征。表现为易激惹、夜惊、进食时哭闹等。

【辅助检查】

GER 临床表现复杂且缺乏特异性，仅凭临床表现有时难以与其他引起呕吐的疾病相鉴别，也难以区分是生理性还是病理性 GER，因此要选择必要的辅助检查以明确诊断。

1. 食管钡餐造影 可判断食管的形态、运动状况、钡剂的反流和食管与胃连接部的组织结构；观察有无食管裂孔疝等先天性疾患以及严重病例的食管黏膜炎症改变。

2. 食管 pH 值动态监测 将微电极放置在食管括约肌的上方，24 小时连续监测食管下端 pH 值，如有酸性 GER 发生，则 pH 值下降。并通过计算机分析，可反映 GER 的发生频率、时间、反流物在食管内停留的状况，以及反流与活动、临床症状之间的关系，根据评分标准，可区分生理性与病理性反流，是目前最可靠的诊断方法，还可用于诊断症状不典型的患儿以及区分碱性 GER 和十二指肠胃食管反流。

另外，可做食管动力功能检查、食管内镜检查及黏膜活检、胃-食管放射性核素显像以及超声检查。

【治疗要点】

包括体位、饮食（见护理措施）、药物和手术治疗。

1. 药物治疗

（1）促胃肠动力药：①多巴胺受体拮抗药。如多潘立酮（吗丁啉），常用剂量为每次 $0.2\sim0.3$ mg/kg，每天 3 次，饭前半小时及睡前口服。②通过乙酰胆碱起作用的药物。如西沙必利（普瑞博思），常用剂量为每次 $0.1\sim0.2$ mg/kg，每天 3 次，口服。

（2）抗酸和抑酸药：①抑酸药。H_2 受体拮抗药，如西咪替丁每天 $10\sim20$ mg/kg，每天 4 次，饭前半小时及睡前口服；质子泵抑制药，如奥美拉唑（洛赛克）每天 $0.4\sim0.8$ mg/kg，清晨顿服。②中和胃酸药。氢氧化铝凝胶，多用于年长儿。

（3）黏膜保护剂：硫糖铝、硅酸铝盐、磷酸铝等。

2. 手术治疗 绝大多数 GER 患儿经体位、饮食、药物治疗后症状能明显改善直至痊愈，具有下列指征者可考虑手术治疗：①内科治疗 $6\sim8$ 周无效，有严重并发症（如消化道出血、营养不良、生长发育迟缓）。②严重食管炎伴溃疡、出血、狭窄或有食管裂孔疝者。③有严重的呼吸道并发症，如呼吸道梗阻、反复发作的吸入性肺炎或窒息、伴支气管肺发育不良者。④合并严重神经系统疾病。目前多采用 Nissen's 胃底折叠术，可选择开腹手术或经腹腔镜手术；近几年来也有采用内镜抗反流技术，包括内镜下缝合术、射频治疗技术和内镜下植入治疗等。

【护理评估】

1. 健康史 了解患儿喂养史，询问年长儿的饮食习惯，有无进食酸性食品、辛辣食品、高脂食品及巧克力等嗜好。

2. 身体状况　评估患儿有无呕吐、呕吐的程度、发生时间、频率，有无烧灼感和咽下疼痛、拒食，有无呕血和黑便，评估体重、生长发育情况、有无贫血、发绀，有无食管外症状。

3. 相关检查　食管钡餐造影、食管 pH 值动态监测、食管动力功能检查、食管内镜检查及黏膜活检、胃-食管放射性核素显像以及超声检查。

4. 心理社会状况　评估家长的心理状态及对疾病的认知程度，是否缺乏小儿喂养及护理知识；评估患儿家庭居住环境、经济状况、卫生习惯、家长的文化程度等。

【主要护理诊断/合作性问题】

1. 有窒息的危险　与新生儿或小婴儿溢奶或呕吐有关。
2. 营养失调，低于机体需要量　与反复呕吐导致能量和各种营养素丢失过多有关。
3. 慢性疼痛　与胃内容物反流损伤食管黏膜有关。

【护理措施】

1. 体位治疗　新生儿和小婴儿的最佳体位为前倾俯卧位，上身抬高 30°。年长儿在清醒状态下最佳体位为直立位和坐位，睡眠时保持右侧卧位，床头抬高 20~30 cm，以促进胃排空，减少反流物误吸及反流频率。

2. 合理喂养　适当增加饮食的稠厚度，少量多餐。母乳喂养儿增加喂奶次数，缩短喂奶间隔时间；人工喂养儿可在配方乳中加入米粉或进食谷类食品。严重反流或生长发育迟缓患儿可管饲喂养，以减少呕吐和起到持续缓冲胃酸的作用。年长儿以高蛋白低脂肪饮食为主，避免过饱，睡前 2 小时不予进食，保持胃处于非充盈状态，避免食用降低 LES 张力和增加胃酸分泌的食物，如碳酸及咖啡因饮料、酸性食物、高脂食物、巧克力和辛辣食品。

3. 用药护理　按医嘱给予促胃肠动力药、抗酸和抑酸药、黏膜保护剂等药物治疗。观察药物疗效和副作用，注意用法用量，不能吞服时应将药片研碎；多潘立酮应饭前半小时及睡前口服；服用西沙必利时，不能同时饮用橘子汁，同时注意观察心率和心律变化，出现心率加快或心律不齐时应及时报告医师进行处理；西咪替丁在进餐时与睡前服用效果最佳。

4. 手术护理　GER 患儿术前术后护理按腹部手术护理常规进行。包括术前做好各项检查和支持疗法；术后根据手术方式做好术后护理，保持胃肠减压，做好引流管护理，注意观察有无腹部切口裂开、穿孔、大出血等并发症。

【健康教育】

向家长介绍本病的相关知识，对新生儿和小婴儿，告知家长体位治疗及饮食治疗的方法和重要性。指导家长如何辨别患儿有无发绀，评估患儿反应状况和喂养是否耐受，新生儿每天监测体重。出院带药者，应详细说明用药方法和注意事项，尤其是用药剂量和用药反应。

第五节　肠套叠

肠套叠（intussusception）是指部分肠管及其肠系膜套入邻近肠腔内造成的一种绞窄性

肠梗阻，是婴幼儿时期最常见的急腹症之一，也是 3 个月至 6 岁期间小儿发生肠梗阻的最常见原因。60% 患儿在 1 岁以内发生，但新生儿罕见，80% 患儿在 2 岁以内发生，健康及营养状况良好的小儿多见，男孩、女孩发病率之比约为 4∶1。

【病因与发病机制】

本病分为原发性和继发性两种。95% 为原发性，多为婴幼儿，病因尚不清楚，考虑与婴儿回盲部系膜固定性差、活动度大有关；5% 为继发性，多为年长儿，发生肠套叠的肠管可见明显的机械原因，如与肠息肉、肠肿瘤、腹型紫癜致肠壁水肿等牵拉有关。另外，饮食改变、腹泻及其病毒感染等导致肠蠕动紊乱，也可诱发肠套叠。

肠套叠多为近端肠管套入远端肠腔内，根据套入部分的不同分为回盲型、回结型、回回结型、小肠型、结肠型和多发型。其中以回盲型最常见，占总数的 50%～60%，肠套叠可导致肠管缺血性坏死并出现全身中毒症状，严重者可发生肠穿孔和腹膜炎。

【临床表现】

1. 急性肠套叠

(1) 腹痛：平素健康的婴幼儿突然发生剧烈的阵发性肠绞痛，表现为哭闹不安、屈膝缩腹、面色苍白、出汗、拒食。持续数分钟后腹痛缓解，则可安静或入睡，间歇 10～20 分钟又反复发作。阵发性腹痛是由于肠系膜受牵拉和外层肠管发生强烈收缩所致。

(2) 呕吐：在腹痛后数小时发生，早期为反射性呕吐，呕吐物初为乳汁、乳块或食物残渣；后期可含有胆汁；晚期为梗阻性呕吐，可呕吐粪便样物。

(3) 血便：为重要症状，85% 的患儿可在发病后 6～12 小时发生，呈果酱样黏液血便，或在做直肠指检时发现血便。

(4) 腹部包块：多数患儿在右上腹季肋下可触及腊肠样肿块，表面光滑，略有弹性，稍可移动；晚期发生肠坏死或腹膜炎时，可有明显腹胀、腹水、腹肌紧张及压痛，不易扪及肿块。

(5) 全身情况：患儿早期一般状况尚好，体温正常，无全身中毒症状。随着病程延长，病情加重，并发肠坏死或腹膜炎时，可有全身情况恶化，出现严重脱水、高热、昏迷及休克等中毒症状。

2. 慢性肠套叠　主要表现为阵发性腹痛，腹痛发作时在上腹或脐周可扪及肿块，缓解期腹部平坦柔软且无肿块，病程可长达十余天。由于年长儿肠腔较宽阔，可无梗阻现象，故肠管亦不容易坏死。呕吐少见，血便发生也较晚。

【辅助检查】

1. 腹部 B 超检查　在肠套叠部位横断扫描可见到"同心圆"或"靶环状"肿块图像，纵断扫描可见"套筒征"。

2. B 超监视下水压灌肠　经肛门插入 Foley 管并将气囊充气 20～40 mL。将"T"形管一端接 Foley 管，侧管接血压计以监测注水压力，另一端为注水口，将 37 ℃～40 ℃等渗盐水匀速注入肠腔内，可见靶形状块影退至回盲部，"半岛征"由大到小，最后消失，诊断治疗同时完成。

3. 空气灌肠　由肛门注入空气，在 X 线透视下可见杯口状阴影，可清楚看到套叠头的块状影，并可同时进行复位治疗。

4. 钡剂灌肠 可见肠套叠部位充盈缺损和钡剂前端的杯口状影，以及钡剂进入鞘部与套入部之间呈现的线条状或弹簧状阴影。一般只用于慢性肠套叠疑难病例的诊断。

【治疗要点】

急性肠套叠是一种危及生命的急症，一旦确诊，应立即进行复位治疗。

1. 非手术治疗 常用灌肠疗法。适用于病程在 48 小时以内，全身情况良好，无腹胀、明显脱水及电解质紊乱者。包括 B 超监视下水压灌肠、空气灌肠、钡剂灌肠复位 3 种方法，首选空气灌肠，钡剂灌肠复位少用。

2. 手术治疗 适用于灌肠不能复位的失败病例、肠套叠超过 48～72 小时或虽时间不长但病情严重疑有肠坏死或肠穿孔、小肠型肠套叠者。手术方法有单纯手法复位、肠切除吻合术、肠造瘘术等。

【护理评估】

1. 健康史 了解患儿平素健康状况，有无肠息肉、肠肿瘤及腹型紫癜；有无饮食改变、腹泻及其病毒感染等导致肠蠕动紊乱的诱因。

2. 身体状况 评估患儿有无发生剧烈的腹痛，哭闹不安，屈膝缩腹，面色苍白，出汗、拒食。有无呕吐和血便，有无严重脱水、高热、昏迷及休克等中毒症状。腹痛发作时上腹或脐周可否扪及肿块。

3. 相关检查 腹部 B 超检查、B 超监视下水压灌肠、空气灌肠、钡剂灌肠。

4. 心理社会状况 评估家长的心理状态及对本病的认识程度，评估患儿发病后的情绪状况，如是否出现紧张、恐惧；评估家长是否由于小儿哭闹以及担心手术产生焦虑情绪。

【主要护理诊断/合作性问题】

1. 疼痛 与肠系膜受牵拉和肠管强烈收缩有关。
2. 有体液不足的危险 与呕吐致液体丢失过多有关。
3. 潜在并发症 肠穿孔、肠坏死、腹膜炎等。

【护理措施】

1. 休息与体位 疼痛发作期绝对卧床休息，指导患儿取弯腰、屈膝侧卧位，以缓解疼痛；另外，也可以通过音乐疗法、分散注意力等方法缓解疼痛；注意防止患儿因疼痛在床上辗转不安时由于衣物束缚致活动不便或发生坠床。

2. 病情观察 密切观察腹痛的部位及性质、呕吐及大便情况、腹部有无包块，以及有无腹胀、腹肌紧张及压痛、高热、昏迷或休克等肠坏死及腹膜炎的表现，以便及时处理。

3. 非手术治疗效果观察 患儿经灌肠复位后如可安静入睡，不再哭闹，呕吐停止；腹部包块消失；给予活性炭 0.5～1 g 口服，6～8 小时后可见大便内炭末排出；肛门排气及排出黄色大便，或先有少许血便，继而变成黄色便，说明病情好转。如患儿仍然烦躁不安，阵发性哭闹，腹部包块仍在，考虑是否套叠还未复位或又重新发生套叠，应立即通知医师处理。

4. 手术护理　术前密切观察生命体征，意识状态，有无水、电解质紊乱，有无出血及腹膜炎等征象，做好手术前准备；向家长解释手术的目的及方法，以便配合。术后注意维持胃肠减压功能，保持胃肠道通畅，预防感染及吻合口瘘。患儿排气或排便后说明肠蠕动已恢复，可拔除胃肠引流管，开始由口进食。

【健康教育】

向家长介绍本病的相关知识，注意学会密切观察病情，通常在复位过程中如患儿排出正常的褐色大便通常表示肠套叠的病情减轻。对于需要手术的患儿，注意术后观察患儿排气情况以便配合治疗护理。

自学指导

【重点难点】

1. 口腔炎、小儿腹泻的病因、临床表现、护理措施、液体疗法。
2. 胃食管反流、肠套叠的病因、临床表现、护理措施。

【考核知识点】

1. 口腔炎的病因、临床表现、护理措施。
2. 小儿腹泻的病因、临床表现、护理措施、液体疗法。

【复习思考题】

1. 口腔炎、小儿腹泻的常见病因有哪些？
2. 如何护理腹泻患儿？

〔郭小兰〕

第十一章

呼吸系统疾病患儿的护理

【学习目标】

1. 掌握：急性上呼吸道感染、急性感染性喉炎、急性支气管炎、小儿肺炎、支气管哮喘的概念、临床表现、常用护理诊断及护理措施。

2. 熟悉：

（1）小儿呼吸系统的解剖、生理及免疫特点。

（2）急性上呼吸道感染、小儿肺炎的护理评估要点。

（3）急性上呼吸道感染、急性感染性喉炎、急性支气管炎、小儿肺炎、支气管哮喘的治疗要点、主要的辅助检查及健康教育。

3. 了解：急性上呼吸道感染、急性感染性喉炎、急性支气管炎、小儿肺炎、支气管哮喘的常见病因及发病机制。

【自学时数】 1学时。

呼吸系统疾病是小儿常见病，包括上、下呼吸道急慢性炎症，呼吸道异物，胸膜疾病，呼吸道变态反应性疾病，呼吸系统先天畸形及肺部肿瘤等。其中急性呼吸道感染最为多见，在儿科门诊人数中所占比例最高；而小儿肺炎在住院患儿中最为多见，而且是5岁以下儿童死亡的首要原因，是我国儿童保健工作中重点防治的"四病"之一。患儿年龄越小，病情越重，死亡率也越高。因此，积极做好呼吸系统疾病的防治及护理工作，降低呼吸道感染的发病率、死亡率，是儿科护理工作者的一项重要任务。

第一节 小儿呼吸系统解剖生理特点

小儿时期易发生呼吸系统疾病与小儿呼吸系统的解剖、生理及免疫特点密切相关。小儿呼吸道以环状软骨下缘为界，分为上、下呼吸道。上呼吸道包括鼻、咽、喉；下呼吸道包括气管、支气管、毛细支气管、呼吸性细支气管、肺泡管及肺泡。

一、解剖特点

（一）上呼吸道

1. 鼻和鼻窦 小儿鼻及鼻腔相对短小；鼻道狭窄。婴幼儿没有鼻毛，鼻黏膜柔嫩且富有血管，故易受感染。感染时易因黏膜充血肿胀而发生鼻塞，导致呼吸困难，进而影响吸吮。婴儿时期鼻黏膜下层缺乏海绵组织，故婴儿很少发生鼻出血，6～7岁以后才多见。婴幼儿鼻窦不发达，随年龄增长而逐渐发育，故年幼儿患呼吸道感染性疾病时极少引起鼻窦炎。鼻窦黏膜与鼻腔黏膜相连续，鼻窦口相对较大，故鼻腔感染时常累及鼻窦，发生鼻窦炎，以上颌窦和筛窦最易感染。婴幼儿的鼻泪管短，开口接近内眦部且瓣膜发育不全，故鼻腔感染时易引起眼结膜炎症。

2. 咽 咽部上宽下窄，形似漏斗，是一肌性管道，分为鼻咽、口咽和喉咽三部分。咽部淋巴组织很丰富。咽扁桃体又称腺样体或增殖体，6个月大胎儿已发育，位于鼻咽顶部和咽后壁交界处。若腺样体肥大，可阻塞呼吸道，出现张口呼吸甚至呼吸暂停。腭扁桃体俗称扁桃体，是咽部最大的淋巴组织，位于两腭弓之间，新生儿时期不发达，1岁末才逐渐增大，在4～10岁时发育达高峰，14～15岁后逐渐退化，因此，扁桃体炎常见于年长儿，而1岁以内较少见。咽后壁间隙组织疏松，当此处淋巴组织受感染时，易发生咽后壁脓肿，多见于1岁以内小婴儿。咽鼓管较宽、短、直，呈水平位，故患鼻咽炎时易致中耳炎。

3. 喉 新生儿喉头位置较成人高，且向前倾斜，气管插管时需将喉头向后压以利于暴露声门。喉腔呈漏斗形。喉腔及声门狭小，软骨柔软，黏膜柔嫩且富有血管和淋巴组织，轻微炎症即可引起喉头狭窄、水肿，引起喉梗阻。

（二）下呼吸道

1. 气管和支气管 婴幼儿气管和支气管较成人短且管腔相对狭窄，黏膜柔嫩，血管丰富。婴幼儿支气管管壁缺乏弹力组织、软骨柔弱，细支气管无软骨，呼吸时易被压，影响气体交换。黏液腺分泌不足易致气管干燥，纤毛运动差，不能很好清除吸入的微生物和有害物质，故容易发生呼吸道感染。因毛细支气管平滑肌5个月以前薄而少，3岁以后才明显发育，故小婴儿呼吸道阻塞主要是黏膜肿胀和分泌物堵塞所致。小儿气管位置较成人高，右侧支气管粗而短，是气管的直接延伸，所以异物容易进入右支气管，引起右侧肺不张或肺气肿。

2. 肺 小儿肺组织发育还未完善，弹力纤维发育比较差，肺泡数量少且面积小，但间质发育旺盛，血管丰富，毛细血管和淋巴组织间隙较成人宽，故造成肺含气量少而含血量多，易发生肺部感染。感染时易致黏液阻塞，引起间质性炎症、肺不张或肺气肿等。肺门处有大量淋巴结，且与肺脏其他部位的淋巴结相互联系，肺部出现各种炎症时可引起肺部淋巴结反应。

（三）胸廓与呼吸肌

婴幼儿胸廓较短，前后径略等于横径，呈桶状；肋骨呈水平位，膈肌位置较高，故胸腔狭小而肺脏相对较大；呼吸肌发育差，易疲劳。因此，呼吸时肺不能充分扩张、换气，尤以肺后下部为甚，故易致缺氧和二氧化碳潴留而出现发绀。

（四）胸膜和纵隔

小儿胸膜较薄，纵隔较成人相对较大，周围组织柔软而疏松，富有弹性，所以胸腔积液或气胸时易发生纵隔移位。又因纵隔在胸廓内占据空间较大，因此限制了吸气时肺脏的扩展。

二、生理特点

（一）呼吸频率和节律

小儿生长快，代谢旺盛，需氧量高，其呼吸特点以婴儿时期最为明显。小儿肺脏容量相对较小，潮气量也较小，以及小儿胸廓的解剖特点，均使呼吸受到一定限制，只有增加呼吸频率，才能满足机体代谢的需要。故小儿呼吸频率较快，年龄越小，呼吸频率越快。

另外，诸多因素可影响小儿呼吸频率，如发热、哭闹、活动、贫血等。新生儿、小婴儿由于呼吸中枢发育不完善，易出现呼吸节律不齐。各年龄阶段的呼吸频率见表 11-1。

表 11-1　　　　　　　　　　各年龄阶段小儿呼吸和脉搏频率

年　龄	呼吸（次/min）	脉搏（次/min）	呼吸：脉搏
新生儿	45～40	140～120	1：3
1 岁以下	40～30	130～110	1：(3～4)
2～3 岁	30～25	120～100	1：(3～4)
4～7 岁	25～20	100～80	1：4
8～14 岁	20～18	90～70	1：4

（二）呼吸类型

婴幼儿胸廓活动范围较小，呼吸肌发育不全，呼吸时肺向膈肌方向扩张，呈腹膈式呼吸。随着年龄的增长，站立行走后，膈肌下降，肋骨逐渐变为斜位，呼吸肌也逐渐发达，开始出现胸腹式呼吸。

（三）呼吸功能特点

小儿各项呼吸功能的储备能力均较低。患呼吸道疾病时易发生呼吸功能不全。

1. 肺活量　小儿肺活量为 50～70 mL/kg。在安静情况下，婴幼儿则需用肺活量的 30% 左右进行呼吸，而年长儿仅用 12.5%，说明婴幼儿的呼吸储备量较小。

2. 潮气量　小儿潮气量约为 6～10 mL/kg，年龄愈小，潮气量愈小。

3. 每分通气量和气体弥散量　由于小儿呼吸频率较快，若按体表面积计算，小儿的每分钟通气量与成人相近。小儿肺脏小，肺泡毛细血管总面积和总容量均较成人小，故气体总弥散量也小，但按单位肺容量计算可与成人近似。

4. 气道阻力　小儿气道管径细小，故气道阻力大于成人，容易发生喘息。随着年龄的增长，气道管径逐渐增大，阻力随之降低。

（四）血气分析

5 岁以上儿童才可做较全面的肺功能检查，婴幼儿的肺功能不易检查，可进行血气分析，了解气体交换和血液酸碱平衡状态，为诊断和治疗提供依据。小儿动脉血气分析正常值见表 11-2。

表 11-2　　　　　　　　　　小儿动脉血气分析正常值

项　目	新生儿	～2 岁	>2 岁
pH 值	7.35～7.45	7.35～7.45	7.35～7.45
PaO_2（kPa）	8～12	10.6～13.3	10.6～13.3
PCO_2（kPa）	4.00～4.67	4.00～4.67	4.67～6.00
HCO_3^-（mmol/L）	20～22	20～22	22～24
BE（mmol/L）	-6～+2	-6～+2	-4～+2
SaO_2	0.90～0.97	0.95～0.97	0.96～0.98

三、免疫特点

小儿肺泡吞噬细胞功能不足，溶菌酶、乳铁蛋白、干扰素、补体等的数量和活性不足，使小儿非特异性免疫功能较差。新生儿和婴幼儿体内 IgA 水平较低，尤其是分泌型 IgA 低，呼吸道黏膜易受感染。另外，婴幼儿体内其他免疫球蛋白如 IgG、IgM 含量也较低。以上均原因使得婴幼儿容易发生呼吸道感染。

第二节　急性上呼吸道感染

急性上呼吸道感染（acute upper respiratory infection，AURI）是指各种病原体引起的上呼吸道急性感染，根据感染部位的不同，常诊断为"急性鼻炎、急性咽炎、急性扁桃体炎"等，统称为上呼吸道感染，简称"上感"，是小儿时期最常见的疾病。

本病一年四季均可发生，以冬、春季节和气候骤变时多见。多为散发，偶见流行。病原体一般通过飞沫或直接接触传播，偶可通过肠道传播。幼儿期发病人数最多，学龄儿童逐渐减少。

【病因与发病机制】

病毒、细菌、支原体等均可引起急性上呼吸道感染。90％以上为病毒，主要有鼻病毒、呼吸道合胞病毒、流感病毒、副流感病毒、冠状病毒、柯萨奇病毒、腺病毒等。病毒感染后可继发细菌感染，最常见的细菌是溶血性链球菌，其次是肺炎链球菌、流感嗜血杆菌等。肺炎支原体也可引起上呼吸道感染。

小儿上呼吸道解剖、生理特点及免疫特点使得小儿易患急性上呼吸道感染。若患有营养不良、免疫缺陷病等疾病及护理不当、气候改变、阳光不足、被动吸烟等因素，均可导致反复上呼吸道感染或使病程迁延不愈。

【临床表现】

临床症状的急缓、轻重程度与年龄、体质、病原体及病变部位有关。一般年长儿症状较轻，以局部症状为主；婴幼儿全身症状重，局部症状不显著。

1. 一般类型的急性上呼吸道感染

（1）局部症状和体征：主要是鼻咽部症状，出现鼻塞、流涕、喷嚏、轻咳、声音嘶哑等，可持续 3～4 天自然痊愈。如感染涉及咽部，常有咽痛、扁桃体炎和咽后壁淋巴组织充血和增生。体格检查可见咽部充血或有淋巴滤泡、扁桃体肿大或充血并有渗出物。有时可见下颌和颈淋巴结肿大，有触痛。

（2）全身症状：大多数患儿有发热，体温可高可低，持续 2～3 天至 1 周。重症患儿全身症状明显，多有高热，体温可达 39 ℃～40 ℃或更高，常伴有呕吐、腹泻、头痛、乏力、烦躁不安等。婴幼儿可因高热引起惊厥。部分患儿早期可出现脐周阵发性腹痛，有时疼痛剧烈，多为短暂性，可能与肠痉挛、肠蠕动亢进有关。若腹痛持续存在，多为并发急性肠系膜淋巴结炎。肠道病毒感染者可见不同形态的皮疹。肺部听诊一般正常。

2. 两种特殊类型的急性上呼吸道感染

（1）疱疹性咽峡炎：病原体为柯萨奇 A 组病毒。好发于夏、秋季。起病急，主要表现为高热、咽痛、厌食、流涎、呕吐等。检查可见咽部充血，在咽腭弓、腭垂、软腭等处可见数个直径 2～4 mm 的灰白色疱疹，周围有红晕，1～2 天破溃后形成小溃疡。口腔的其他部位也可见疱疹。病程约 1 周左右。

（2）咽结合膜热：病原体为腺病毒 3 型、7 型。好发于春、夏季，散发或发生小流行。以发热、咽炎、结合膜炎为主要特征，临床表现为高热、咽痛、眼部刺痛及消化道症状。检查发现咽部充血，可见白色点块状分泌物；一侧或双侧眼结合膜充血，可见滤泡；颈及耳后淋巴结肿大。病程 1～2 周。

3. 并发症　上呼吸道感染如不及时治疗可引起多种并发症，尤其是婴幼儿。若炎症自鼻咽部向邻近器官或向下呼吸道蔓延，可引起鼻窦炎、喉炎、中耳炎、颈淋巴结炎、咽后壁脓肿、扁桃体周围脓肿、支气管炎、肺炎等。病原体还可通过血液循环散播到全身，引起脑膜炎、泌尿道感染、腹膜炎等。由于感染和变态反应的影响，还可引起急性肾炎、心肌炎、风湿热等。

【辅助检查】

1. 外周血检查　病毒感染时白细胞计数正常或偏低，中性粒细胞减少，淋巴细胞计数相对增高。细菌感染时白细胞计数和中性粒细胞增高。链球菌感染者于 2～3 周后 ASO 滴度可增高。C 反应蛋白（CRP）和前降钙素原（PCT）有助于鉴别细菌感染。

2. 病原学检查　病毒分离和血清学检查可明确病原菌。咽拭子培养可发现特异性病毒抗原。

【治疗要点】

病毒性上呼吸道感染为自限性疾病，无须特殊治疗，以休息、对症支持治疗、预防并发症为主。

1. 一般治疗　多休息，多饮水，补充维生素 C，保持呼吸道通畅，做好呼吸道隔离，预防交叉感染及并发症。

2. 抗感染治疗　病毒感染可选用利巴韦林（三氮唑核苷）口服或静脉滴注，也可应用板蓝根冲剂、大青叶等中成药。细菌性上呼吸道感染、病毒性上呼吸道感染继发细菌感染或发生并发症者，可选用青霉素类、头孢菌素类、大环内酯类抗生素。如为链球菌感染或既往有肾炎、风湿热病史者，青霉素疗程应为 10～14 天。

3. 对症治疗　高热患儿给予药物降温或物理降温；高热惊厥者给予镇静、止惊处理；咽痛者口服咽喉片。

【护理评估】

1. 健康史　询问患儿本次发病有无明显诱因，有无受凉及与呼吸道感染者密切接触史，了解患儿生长发育状况，发病前有无麻疹、百日咳等病史，有无高热惊厥史等。评估患儿及家长的心理状况，家长对疾病的了解程度，患儿家庭居住环境，有无被动吸烟等，以及家庭的经济情况。

2. 身体状况　评估患儿发热程度、呼吸状况、心率有无改变及精神状况等；评估患儿有无咳嗽、流涕、喷嚏等症状，咽部有无充血、口腔黏膜有无疱疹、溃疡等；评估有无中耳炎、肺炎、心肌炎等并发症的表现。

3. 辅助检查　了解血常规检查结果，如白细胞数是增高还是降低；病毒分离和血清学检查可明确病原菌。

【主要护理诊断/合作性问题】

1. 舒适改变　与鼻塞或咽部炎症等有关。
2. 体温过高　与上呼吸道感染有关。
3. 潜在并发症　急性支气管炎、肺炎、心肌炎、风湿热等。

【护理措施】

1. 环境与休息　保持室内空气清新，定时通风换气，但要避免对流风；保持病室内温湿度适宜，温度18 ℃～22 ℃，湿度50％～60％，以减少不良空气对呼吸道的刺激。患儿要注意休息，减少活动；发热患儿应卧床休息。做好呼吸道隔离，上呼吸道感染患儿应和健康小儿或其他疾病患儿分室居住，防止发生交叉感染。

2. 饮食护理　给予营养丰富、清淡、易消化饮食；高热患儿给予高热量、高蛋白、高维生素、流质或半流质饮食，多饮水，必要时静脉补充营养和水分；呼吸困难的患儿，应少量多餐；婴幼儿哺乳可采取头高位或抱起喂食，避免呛咳。

3. 对症护理

(1) 保持呼吸道通畅：及时清除鼻痂及鼻腔、咽喉部的分泌物。保持鼻孔周围清洁，可用凡士林、液状石蜡等涂抹鼻翼部的黏膜，减轻分泌物的刺激；若婴幼儿鼻塞严重，影响吸吮，可在哺乳前15分钟用0.5％麻黄碱滴鼻，使鼻腔通畅，便于吸吮；嘱年长儿不要用力擤鼻，以免引起中耳炎。

(2) 口腔和咽部护理：婴幼儿可于饭后喂少量温开水，年长儿可用生理盐水或漱口液漱口，保持口腔清洁。咽部不适时可服用润喉片或进行雾化吸入。

(3) 发热护理：保持室内安静、温湿度适宜、通风良好。体温升高时可给予物理降温，如头部冷湿敷，在颈部、腋下和腹股沟处放置冰袋，或用温水擦浴，若体温超过38.5 ℃时可遵医嘱口服退热剂降温。密切监测体温的变化，每4小时测量1次体温，密切观察有无出现新的症状或体征。超高热者或有高热惊厥史者须1～2小时测量1次体温。退热处理1小时后复测体温，并准确记录。降温过程中患儿如出现体温骤降、大汗淋漓、面色苍白、四肢厥冷等虚脱表现，应给予保暖、饮热水或静脉补液。出汗后及时更换汗湿衣服、床单，保持皮肤清洁。若婴幼儿虽有发热甚至高热，但精神尚好，玩耍如常，在严密观察下可暂不处理。有高热惊厥史者则应及早降温。发热时注意衣被不可过厚，以免影响机体散热，引起体温进一步升高。

4. 病情观察　密切观察病情变化，及早发现并发症。观察精神、意识状况、监测体温，警惕可能发生的高热惊厥；有高热惊厥史的患儿，要加强巡视，床边放置床栏，备好急救药品，以便及时处理。观察咳嗽的性质、神经系统症状、口腔黏膜的改变和皮肤有无皮疹等情况，及早发现麻疹、猩红热、百日咳、流行性脑脊髓膜炎等急性传染病。注意咽部有无充血、水肿、化脓等情况，及时发现咽后壁脓肿，并警惕脓肿破溃后脓液流入气管引起窒息；观察有无出现淋巴结肿大、外耳道流脓、头痛、鼻窦压痛等症状，及时发现中耳炎及鼻窦炎；观察有无咳嗽加剧、气促、呼吸困难等肺炎表现；观察有无心前区不适、心悸等心肌损害的表现。如果发现并发症的相关表现，要及时通知医师，并协助处理。

5. 药物护理　使用青霉素、头孢菌素类抗生素前须做过敏试验，若呈阳性反应，要禁止使用，使用时还应注意观察有无发生过敏反应；使用退热剂后多饮水；使用镇静药时注意观察止惊效果和药物的不良反应。

【健康教育】

1. 加强营养　指导家长合理喂养小儿，及时添加辅食，提倡母乳喂养。
2. 积极锻炼　加强体育锻炼，增强体质。多进行户外活动，多晒太阳，持之以恒，就能提高呼吸系统的抵抗力和对环境的适应性。
3. 避免诱因　居室应经常开窗通风，保持空气新鲜，避免被动吸烟。气候骤变时，及时增减衣服，避免过冷或过热。在上呼吸道感染高发季节，尽量少带小儿到公共场所，以减少感染的机会。
4. 预防交叉感染　在集体儿童机构中，应及早隔离患儿，如有流行趋势，可用食醋熏蒸法、苍术烟熏消毒法进行居室空气消毒。易感儿可给予板蓝根、金银花、连翘等中药预防，也可注射疫苗增强机体免疫力。

第三节　急性感染性喉炎

急性感染性喉炎（acute infectious laryngitis）是指病原体感染引起的喉部黏膜急性弥漫性炎症，累及咽部时称咽喉炎。临床特点主要为犬吠样咳嗽、声嘶、喉鸣、吸气性呼吸困难等。以冬、春季节多见，常见于 1～3 岁小儿。

【病因与发病机制】

由病毒或细菌感染引起，多为急性上呼吸道感染的一部分，也可并发于麻疹、百日咳和流感等急性传染病后。常见的病毒有副流感病毒、流感病毒和腺病毒等。常见的细菌为金黄色葡萄球菌、链球菌属和肺炎链球菌等。

由于小儿喉腔狭小，软骨柔软，黏膜内血管及淋巴结丰富，黏膜下组织松弛，炎症时易引起充血、水肿，导致喉梗阻；小儿咳嗽能力较差，分泌物不易排出，易堵塞呼吸道；神经敏感，受刺激后易引起喉痉挛，并发喉梗阻。喉梗阻如处理不当，可造成窒息引起死亡。

【临床表现】

多继发于上呼吸道感染，也可为急性传染病的前驱症状或并发症。初起时可有不同程度的发热、流涕、咳嗽等上呼吸道感染症状，很快出现夜间突发声嘶、犬吠样咳嗽及吸气性喉鸣伴呼吸困难。检查发现喉部充血，声带水肿，声门下黏膜肿胀，以致喉腔狭小，发生喉梗阻。患儿呈吸气性呼吸困难，鼻翼扇动，三凹征。面色苍白或发绀，有不同程度的烦躁不安,咳出分泌物后可稍缓解。少数患儿在饮水或哺乳时可出现呛咳。因入睡后喉部肌肉松弛,分泌物阻塞喉部,刺激喉部发生喉痉挛,故白天症状较轻,夜间加剧。

为了及时掌握气管切开的时机和便于观察病情,临床上按吸气性呼吸困难的轻重,将喉梗阻分为以下 4 度。

Ⅰ度:安静时无症状,只是在活动后出现吸气性喉鸣和呼吸困难,肺部听诊呼吸音清,心率无改变。

Ⅱ度:患儿在安静时也出现喉鸣和吸气性呼吸困难,肺部听诊可闻喉传导音或管状呼吸音。心音无改变,心率轻度加快,为 $120\sim140$ 次/min。

Ⅲ度:除Ⅱ度喉梗阻的症状外,患儿因缺氧出现烦躁不安、口唇及指、趾发绀,恐惧,出汗。肺部听诊呼吸音明显降低,心音低钝,心率明显加快,达 $140\sim160$ 次/min 以上。

Ⅳ度:患儿经过呼吸困难挣扎后,渐显衰竭,半昏睡或昏睡状态,由于无力呼吸,三凹征可不明显,面色苍白或发灰,肺部听诊呼吸音几乎完全消失,仅有气管传导音。心音钝、弱,心律不规律,心率或快或慢。

【治疗要点】

小儿急性感染性喉炎病情发展快,易并发喉梗阻,治疗须及时。

1. 保持呼吸道通畅　可用 $1\text{‰}\sim3\text{‰}$ 麻黄碱或糖皮质激素超声雾化吸入,以减轻、消退黏膜水肿,稀释分泌物,促进分泌物排出。Ⅲ度呼吸困难患儿由于咳嗽反射差,喉部、气管内常有分泌物潴留,可用直接喉镜吸痰,减轻因分泌物刺激引起的喉痉挛,缓解呼吸困难。

2. 控制感染　该病病情进展迅速,应及早静脉应用足量抗生素控制感染。一般给予青霉素、大环内酯类或头孢菌素类抗生素,病情严重的患儿可用两种以上抗生素协同发挥作用,最好根据咽拭子培养及药物敏感试验结果选择合适抗生素。病毒感染者可应用利巴韦林静脉滴注。

3. 糖皮质激素　激素有抗炎和抑制变态反应等作用,能及时减轻喉头水肿,缓解喉梗阻。凡有Ⅱ度以上呼吸困难的患儿均用激素治疗。根据病情可口服泼尼松,每天 $1\sim2$ mg/kg,重症患儿可肌内注射或静脉滴注地塞米松、氢化可的松等。

4. 对症治疗　烦躁不安者可用异丙嗪治疗,有镇静、减轻喉头水肿的作用。氯丙嗪和吗啡可抑制呼吸,影响观察呼吸困难的程度,故一般不宜应用;出现发绀、呼吸困难者予以吸氧,缺氧严重时应及早考虑气管切开;高热者给予物理降温或药物降温。

5. 气管切开　经上述处理仍有严重缺氧征或有Ⅲ度以上喉梗阻者,应及时行气管切开术。

【主要护理诊断/合作性问题】

1. 低效性呼吸形态　与喉头水肿有关。
2. 有窒息的危险　与喉头水肿致喉梗阻有关。
3. 体温过高　与感染有关。
4. 焦虑　与呼吸困难不能缓解有关。

【护理措施】

1. 环境与休息　保持病室安静，定时通风，保持室内空气清新，湿度维持在60%左右，以减少空气对喉部的刺激，从而减轻呼吸困难。患儿应卧床休息，有喉梗阻表现时可采取半卧位。要避免患儿哭闹，保持安静，护理操作尽可能集中进行，以保证患儿有充足的时间休息。

2. 饮食护理　给患儿提供足够营养和水分，出汗及发热的患儿增加饮水量。轻症患儿可进食清淡、流质或半流质食物，哺乳、喝水时应避免发生呛咳，重症患儿可暂禁饮食。

3. 对症护理　指导患儿进行有效咳嗽，促进痰液咳出。遵医嘱进行雾化吸入以减轻或消除喉头水肿，必要时，可用吸引器吸痰，保持呼吸道通畅。有缺氧或呼吸困难的患儿可给予持续低流量吸氧。体温超过38.5℃时给予物理降温或药物降温。烦躁不安者，遵医嘱使用镇静类药物。

4. 病情观察　密切监测生命体征及病情变化，观察患儿有无三凹征、喉鸣、发绀、烦躁等状况，判断缺氧程度，必要时使用监护仪进行监护。出现喉梗阻时，及时通知医师并协助抢救，以免因吸气性呼吸困难而发生窒息。病室内准备好气管切开包、呼吸机等抢救设备。

5. 药物护理　遵医嘱使用糖皮质激素和抗生素，控制感染，减轻喉头水肿。观察药物的效果和不良反应。应用异丙嗪时注意监测呼吸状况。

【健康教育】

1. 指导患儿加强体格锻炼，增强抵抗力。注意气候变化，及时增减衣服，避免过热或受凉。预防发生上呼吸道感染，一旦患有上呼吸道感染，应积极治疗。

2. 给患儿提供足够的营养。养成刷牙、漱口的卫生习惯。

第四节　急性支气管炎

急性支气管炎（acute bronchitis）是儿童时期常见的呼吸道疾病，婴幼儿时期较多见。该病是由各种病原体感染引起的支气管黏膜炎症，同时累及气管，故又称急性气管支气管炎，主要表现为咳嗽。多继发于上呼吸道感染，也常为某些急性传染病（如麻疹、白喉、伤寒、百日咳等）的一种临床表现。

【病因与发病机制】

病原体为各种病毒、细菌，或为混合感染。病毒感染的基础上，可继发细菌感染。常见的致病菌有肺炎链球菌、流感嗜血杆菌、腺病毒、呼吸道合胞病毒、溶血性链球菌等。凡能引起上呼吸道感染的病原体都可引起本病。另外，气候变化、有害气体刺激、空气污染、过敏反应等也可引发急性支气管炎。免疫功能低下、营养不良、特发反应性体质、佝偻病、支气管畸形等患儿易反复发生支气管炎。

【临床表现】

起病可急可缓，大多先有上呼吸道感染症状。

主要症状为咳嗽，开始为干咳，以后咳嗽有痰，一般经 7~10 天缓解，或反复发作。部分患儿可有发热，体温多在 38.5 ℃左右，持续 2~4 天。年长儿一般症状较轻，有时可诉疲乏无力、头痛、胸痛等症状。婴幼儿全身症状较重，常有发热、呕吐、腹泻等症状。部分患儿可迁延不愈，或发展为肺炎。

体格检查可听到双肺呼吸音粗或有少许散在的干、湿啰音。啰音特点为易变、不固定性，常在改变体位或咳嗽后减少或消失。婴幼儿由于痰液不易咳出，可在咽喉部或肺部闻及痰鸣音。一般无气促和发绀。

哮喘性支气管炎是婴幼儿时期一种特殊类型的支气管炎。除上述临床表现外，其特点还有以下几点：①好发生于 1~3 岁小儿，患儿常有湿疹史或其他过敏史。②出现类似哮喘的表现，如呼气性呼吸困难，肺部叩诊呈鼓音，听诊两肺满布哮鸣音及少量粗湿啰音。③常反复发作，大多与感染有关。④预后大多良好，一般到 3~4 岁发作次数减少，转为痊愈，少数可发展成哮喘。

【辅助检查】

1. 血常规检查　白细胞数正常或稍高，合并细菌感染时明显增高。
2. 胸部 X 线检查　正常或肺纹理增粗。

【治疗要点】

1. 一般治疗　注意休息，卧床休息时要经常变换体位，便于呼吸道分泌物排出。给予易消化的食物，多喝水。
2. 对症治疗

（1）止咳化痰：可用氨溴索、小儿止咳糖浆等，一般不用镇咳药物，避免抑制咳嗽反射，影响痰液咳出。如咳嗽严重、烦躁不安者可给予镇静药。

（2）止喘：喘憋严重者可口服、静脉应用氨茶碱或雾化吸入 β_2 受体激动药，憋喘严重者可短期使用糖皮质激素。

3. 控制感染　病毒感染者可静脉滴注利巴韦林或炎琥宁等中药针剂，一般不用抗生素；若合并细菌感染，可选用青霉素类抗生素；支原体感染者可给予大环内酯类抗生素。

【主要护理诊断/合作性问题】

1. 体温过高　与支气管黏膜感染有关。
2. 清理呼吸道无效　与气管内分泌物多及痰液黏稠不易咳出有关。

【护理措施】

1. 一般护理　保持室内空气清新，定时通风，温度 20 ℃左右，湿度 60％左右，以减少空气对支气管黏膜的刺激，利于排痰。患儿注意休息，避免剧烈的活动。发热患儿需卧床休息，卧床时要经常变换体位，利于呼吸道分泌物的排出。多饮水，以稀释痰液。给予营养丰富、易消化的食物，少量多餐。

2. 保持呼吸道通畅　指导并鼓励患儿有效咳嗽，咳嗽无力患儿经常变换体位，拍背，以促进分泌物排出；痰液黏稠不易咳出者可给予雾化吸入或蒸汽吸入，以湿润呼吸道、稀释痰液；分泌物多而影响呼吸时，及时吸痰，保持呼吸道通畅。

3. 口腔护理　婴幼儿进食后喂适量温开水，年长儿晨起、饭后、睡前清洁口腔，咳痰后用清水或漱口水漱口，以保持口腔清洁，增加舒适度，提高患儿食欲。

4. 发热的护理　体温超过 38.5 ℃时给予物理降温或药物降温，防止发生惊厥。

5. 病情观察　观察患儿的生命体征，尤其是呼吸变化，如出现发绀、三凹征等表现时要及时吸氧；观察患儿咳嗽的频率、程度，痰液的颜色、性状、气味、量等，并遵医嘱及时、正确地收集痰标本以进行痰培养。

6. 药物护理　遵医嘱使用止咳化痰剂，服用止咳糖浆后不要立刻喝水，便于药物更好地发挥作用。使用青霉素类及大环内酯类抗生素时，须观察药物的疗效和不良反应。

【健康教育】

1. 加强营养，增强体质，预防发生上呼吸道感染；寒冷季节、气候骤变时，及时添加衣服，外出戴口罩，避免接触和吸入被污染的空气。

2. 预防营养不良、佝偻病、贫血和各种传染病；按时预防接种，增强机体抵抗力；出现上呼吸道感染的，要积极治疗，以免发展为支气管炎。

第五节　小儿肺炎

肺炎（pneumonia）是指各种病原体或其他因素（如吸入羊水、油类或过敏反应等）引起的肺部炎症。主要表现为发热、咳嗽、气促、呼吸困难和肺部固定中、细湿啰音等。重症患儿可累及循环、消化及神经系统而出现相应的临床症状。肺炎是小儿时期常见疾病，2 岁以下婴幼儿尤为多见。

小儿肺炎是住院患儿死亡的首要原因，也是我国儿童保健工作重点防治的"四病"之一，一年四季均可发病，北方以冬、春寒冷季节和气候骤变时多见，南方以夏季多见。加强该病的防治意义重大。

【分类】

目前尚无统一的肺炎分类方法，常用的有以下几种分类法：

1. 病理分类　支气管肺炎、大叶性肺炎及间质性肺炎，小儿以支气管肺炎最为常见。

2. 病因分类

（1）病毒性肺炎：呼吸道合胞病毒占首位，其次是腺病毒、流感病毒、副流感病毒、巨细胞病毒和肠道病毒等。

（2）细菌性肺炎：由肺炎链球菌、金黄色葡萄球菌、克雷伯菌、流感嗜血杆菌、大肠埃希菌和军团菌等引起。

（3）支原体肺炎：由肺炎支原体感染所致。

(4) 衣原体肺炎：由沙眼衣原体、肺炎衣原体和鹦鹉热衣原体引起。

(5) 原虫性肺炎：卡氏肺孢菌肺炎，免疫缺陷病患儿为易感人群。

(6) 真菌性肺炎：由白假丝酵母菌、曲霉、球孢子菌、肺曲菌等所致，多见于免疫缺陷病及长期应用抗生素者。

(7) 非感染因素引起的肺炎：吸入性肺炎、坠积性肺炎及过敏性肺炎等。

3. 病程分类

(1) 急性肺炎：病程在 1 个月以内。

(2) 迁延性肺炎：病程为 1～3 个月。

(3) 慢性肺炎：病程超过 3 个月。

4. 病情分类

(1) 轻症肺炎：以呼吸系统症状为主，其他系统仅轻微受累，无全身中毒症状。

(2) 重症肺炎：除呼吸系统症状外，其他系统也受累，全身中毒症状明显，甚至危及生命。

5. 根据发生肺炎的地区进行分类

(1) 社区获得性肺炎：无明显免疫抑制的患儿，在医院外或入院 48 小时内发生的肺炎。

(2) 院内获得性肺炎：入院时不存在，也不处于感染潜伏期，入院 48 小时后发生的肺炎。

6. 根据临床表现典型与否进行分类　典型肺炎、非典型肺炎。

【病因】

1. 病原体　常见的为病毒和细菌，也可为混合感染。发达国家以病毒为主，呼吸道合胞病毒最多见，其他为流感病毒、副流感病毒、腺病毒、肠道病毒以及巨细胞病毒等。发展中国家以细菌为主，肺炎链球菌多见，其次为克雷伯菌、金黄色葡萄球菌、流感嗜血杆菌及大肠埃希菌等。近年来肺炎支原体、衣原体及流感嗜血杆菌肺炎有所增多。

2. 内在因素　婴幼儿中枢神经系统发育不完善，呼吸系统解剖生理特点及机体的免疫、防御功能尚未发育充分，使得小儿易患肺炎；低出生体重儿、营养不良、维生素 D 缺乏性佝偻病、先天性心脏病等疾病患儿病情严重，常迁延不愈，病死率较高。

3. 环境因素　居住环境拥挤、通风不良、阳光不足、空气污染等均可使机体免疫力降低，利于肺炎的发生。

【病理生理】

病原体多由呼吸道入侵，少数经血行入侵肺部，引起支气管、肺泡炎症改变，造成通气和换气功能障碍，从而导致缺氧和二氧化碳潴留。为代偿缺氧，患儿出现心率增快、呼吸频率增加、鼻翼扇动、三凹征等。重症患儿可出现呼吸衰竭。缺氧、二氧化碳潴留及病原体毒素和炎症产物吸收产生的毒血症，可导致循环系统、消化系统、神经系统的一系列病理生理变化以及水、电解质和酸碱平衡失调。

※1. 循环系统　病原体和毒素入侵心肌，引起心肌炎。缺氧和 CO_2 潴留使肺小动脉反射性收缩，肺循环阻力增高，右心负荷增加。肺动脉高压和中毒性心肌炎可诱发心力衰竭。重症肺炎患儿可出现微循环障碍、休克甚至弥散性血管内凝血。

※2. 消化系统　低氧血症和毒血症可使上皮细胞坏死、脱落，黏膜屏障遭到破坏，胃肠功能紊乱，出现腹泻、呕吐，发生中毒性肠麻痹和消化道出血。

※3. 神经系统　严重缺氧和 CO_2 潴留使脑血管扩张、血流减慢、血管通透性增加，导致脑水肿。病原体毒素作用也可导致脑水肿。

※4. 水、电解质、酸碱平衡紊乱　严重缺氧时，体内无氧酵解增加，加上高热、进食少等，体内酸性代谢产物增加，出现代谢性酸中毒。同时，由于 CO_2 潴留，又可产生呼吸性酸中毒。故重症肺炎患儿可出现不同程度的混合性酸中毒。6 个月以上的患儿，因呼吸功能代偿稍强，可导致呼吸性碱中毒，但影响较小。6 个月以下的小儿，代偿能力较差，CO_2 潴留明显，可引起呼吸衰竭。缺氧和 CO_2 潴留还可引起水、钠潴留，严重者可出现低钠血症。

【临床表现】

1. 支气管肺炎　又称小叶性肺炎，为小儿时期最常见的肺炎。多见于 2 岁以下婴幼儿。多数起病较急，发病前数天可先有上呼吸道感染。

（1）轻症肺炎：主要累及呼吸系统，一般表现为发热、咳嗽、气促。

1）症状：①早期体温多在 38 ℃～39 ℃，也可高达 40 ℃左右，多为不规则发热，也可为弛张热或稽留热。新生儿或重度营养不良患儿体温可不升高或低于正常。②咳嗽较频繁，早期为刺激性干咳，以后有痰。新生儿、早产儿咳嗽不明显，常见呛奶、口吐白沫等。③气促多发生于发热、咳嗽之后。严重患儿可出现鼻翼扇动、点头呼吸、口唇发绀、三凹征等。

2）体征：呼吸频率增快，可达 40～80 次/min。肺部体征早期常不明显，或仅有呼吸音变粗或稍减低，数天后听诊可闻及较固定的中、细湿啰音，以背部两肺下方及脊柱两旁多见，深吸气末更为明显。肺部叩诊多正常，病灶融合扩大时，可有浊音。

（2）重症肺炎　呼吸困难明显，可发生全身中毒症状以及循环、神经、消化等系统功能障碍。

1）循环系统：可发生心肌炎和心力衰竭。心肌炎表现为面色苍白或发灰、心动过速、心音低钝、心律不齐、心电图 ST 段压低、T 波低平或倒置等。肺炎合并心力衰竭时，表现为：①呼吸突然加快，>60 次/min。②心率增快，>180 次/min。③极度烦躁不安，面色苍白或发绀。④肝脏短期内迅速增大。⑤心音低钝或奔马律。⑥少尿或无尿，颜面和四肢水肿。出现前 5 项即可诊断为心力衰竭。

2）消化系统：常伴食欲减退、呕吐、腹泻、腹痛等症状。发生中毒性肠麻痹时，出现严重的腹胀、呼吸困难加重、肠鸣音减弱或消失。重者还可吐咖啡色物，出现柏油样便或大便隐血试验阳性。

3）神经系统：表现为精神委靡、烦躁不安、意识障碍等。重症患儿可发生脑水肿或中毒性脑病，表现为昏迷、惊厥、球结膜水肿、前囟膨隆等，还可有脑膜刺激征、呼吸不规则、瞳孔对光反射迟钝或消失。

若延误诊断或病原体致病力强时，可并发脓胸、脓气胸和肺大疱等并发症。

2. 几种特殊病原体所致肺炎的特点

（1）呼吸道合胞病毒肺炎　是一种最常见的病毒性肺炎。由呼吸道合胞病毒感染所致，多见于 2 岁以内小儿。发病呈流行性。起病急骤，轻症患者出现发热、咳嗽、呼吸困难等症状、中、重症者出现明显的呼吸困难、喘憋、口唇发绀、鼻翼扇动、三凹征。体征以喘鸣为主，肺底部可听到中、细湿啰音。胸部 X 线常见为小点片状、斑片状阴影、肺纹理增多和肺气肿。外周血白细胞总数大多正常。临床上可分为两型，若全身中毒症状和呼吸困难明显者，称喘憋性肺炎。若中毒症状不严重，有喘憋表现，称毛细支气管炎。

(2) 腺病毒肺炎：由腺病毒引起。多见于 6 个月至 2 岁大婴幼儿，冬春季节多发。临床特点是起病急骤、高热持续时间长、中毒症状出现早且重、啰音出现晚、X 线改变较肺部体征出现早、易合并心肌炎及多器官功能衰竭。发热多呈稽留高热或弛张热，可达 39 ℃以上，轻者持续 7～10 天，重者持续 2～3 周。早期出现面色苍白、精神委靡、烦躁、嗜睡等全身症状。咳嗽剧烈、频繁，呈阵发性喘憋、呼吸困难、发绀。还可出现腹泻、呕吐及消化道出血等。体格检查发现，高热 3～7 天后才肺部开始出现少许湿啰音，病变融合时可出现肺实变体征。肺部 X 线改变出现早，可见大小不等的片状阴影或融合成大病灶，故强调早期拍片。病灶吸收较缓慢，需数周至数月，往往有严重的肺功能损害。

(3) 金黄色葡萄球菌肺炎：由金黄色葡萄球菌感染所致，多见于新生儿、婴幼儿及小儿免疫功能低下或滥用抗生素时，金黄色葡萄球菌由呼吸道或血行入肺，从而引起肺炎。病变发展迅速，组织破坏严重，易形成肺脓肿、脓胸、脓气胸、纵隔气肿等。还可引起迁徙性化脓灶如化脓性心包炎、脑膜炎、皮肤脓肿等。临床起病急、病情重、进展快、全身中毒症状明显。发热多呈弛张热，早产儿可无发热或低热。可表现为面色苍白、烦躁不安、呻吟，时有呕吐、腹泻、腹胀、呼吸浅快和发绀，重者出现休克。肺部体征出现早，双肺有散在中、细湿啰音。可有猩红热样皮疹或荨麻疹样皮疹等。胸部 X 线检查可出现小片浸润影、小脓肿、肺大疱或胸腔积液等。白细胞计数明显增高，中性粒细胞增高伴有核左移，胞质中有中毒颗粒，婴幼儿或重症患儿白细胞增高可不明显，但中性粒细胞比例增高。

(4) 肺炎支原体肺炎：病原体为肺炎支原体。为婴幼儿及年长儿常见的一种肺炎，一年四季均可发病。起病缓慢，潜伏期 2～3 周，开始有乏力、头痛等症状，2～3 天后出现发热，体温可达 39 ℃，持续 1～3 周，可伴有咽痛和肌肉酸痛。本病突出的症状是咳嗽，初为干咳，后转为顽固性剧咳，咳出黏稠痰，偶带血丝，可持续 1～4 周。肺部体征常不明显。婴幼儿起病急，病程长，病情重，呼吸困难、喘憋及肺部喘鸣较突出，肺部啰音较年长儿多。部分患儿可出现全身多系统损害如心肌炎、脑膜炎、肝炎、肾炎等。肺部 X 线检查是本病重要的诊断依据。可出现单侧病变，大多数在右肺中下野，有时可呈弥漫性网状结节样阴影，或均匀一致的片状阴影，肺门阴影增浓及胸腔积液。白细胞正常或稍高，大部分患儿血冷凝集试验阳性。

【辅助检查】

1. 外周血检查 病毒性肺炎白细胞数大多正常或降低；细菌性肺炎白细胞总数增高，中性粒细胞数增多，并有核左移，胞质中可见中毒颗粒。细菌感染时血清 C 反应蛋白浓度多上升。

2. 病原学检查 可取气管吸取物、肺泡灌洗液、胸腔积液、脓液和血液做细菌培养及鉴定，同时进行药物敏感试验以明确病原菌。取鼻咽拭子或气管分泌物等标本做病毒或肺炎支原体的分离鉴定。

3. X 线检查 早期肺纹理增粗，透光度减低，以后出现大小不等的点状或小片絮状影，或融合成大片状阴影，以双肺下野、中内带多见。有肺气肿、肺不张。伴发脓胸、脓气胸或肺大泡者则有相应的 X 线改变。

【治疗要点】

采取综合治疗，原则为积极控制感染，改善肺通气，对症治疗，防治并发症。

1. 一般治疗　保持室内空气新鲜，温湿度适宜。给予营养丰富的食物，重症患儿可以胃肠外营养。注意补充水和电解质。经常变换体位，减少肺部淤血，促进炎症吸收。注意隔离，避免交叉感染。

2. 抗感染治疗

（1）抗生素治疗：细菌感染或病毒感染继发细菌感染者，根据不同的病原体选用敏感的抗生素进行治疗。遵循早期、足量、联合、足疗程给药的原则，重症患儿要静脉联合用药。肺炎链球菌感染首选青霉素或阿莫西林，青霉素过敏者可选用红霉素；金黄色葡萄球菌肺炎选用苯唑西林钠、万古霉素等；流感嗜血杆菌肺炎首选阿莫西林加克拉维酸；肺炎支原体感染首选红霉素、阿奇霉素等；大肠埃希菌肺炎或克雷白杆菌肺炎首选头孢曲松或头孢噻肟。抗生素一般用至体温正常后 5～7 天，症状、体征消失后 3 天。支原体肺炎至少用药 2～3 周，以免复发。葡萄球菌肺炎易复发和产生并发症，疗程宜长，在体温正常后 2～3 周可停药，一般总疗程大于 6 周。

（2）抗病毒治疗：病毒感染者选用利巴韦林，肌内注射或静脉滴注，剂量为 10～15 mg/(kg·d)，也可滴鼻或雾化吸入。也可选用 α-干扰素，肌内注射或雾化吸入。

3. 糖皮质激素　应用激素可以减少炎症渗出，解除支气管痉挛，改善血管通透性和微循环，降低颅内压。有明显中毒症状、严重喘憋或呼吸衰竭、脑水肿及感染性休克的患儿，在使用有效抗生素的同时，可短期应用肾上腺皮质激素。一般肺炎不需要用激素治疗。

4. 对症治疗　高热者给予降温；咳嗽痰多患儿及时给予祛痰、止咳药；有缺氧表现时给予吸氧；烦躁不安的患儿可使用镇静药；纠正酸碱平衡紊乱，维持体液平衡；出现中毒性肠麻痹时应禁食、胃肠减压，或静脉滴注酚妥拉明。

5. 物理疗法　病程长，肺内湿啰音吸收慢者，可用红外线照射、超短波治疗等方法促进肺部炎症吸收。

6. 并发症的治疗　并发脓胸、脓气胸者及时进行穿刺引流；发生感染性休克、脑水肿、心肌炎者分别采取相应的治疗措施。

【护理评估】

1. 健康史　询问发病前患儿有无呼吸道感染史；有无麻疹、百日咳等呼吸道传染病；是否有与呼吸道感染者密切接触史；询问出生史，有无窒息史；出生后是否按时接种疫苗。了解患儿有无营养不良、贫血、先天性心脏病等病史，是否有过住院经历。了解父母文化程度及对本病的认识，家庭经济状况等；评估患儿及家长的情绪反应，有无焦虑和恐惧等。

2. 身体状况　评估患儿发热程度、热型；监测呼吸状况，如有无气促、端坐呼吸、鼻翼扇动、三凹征及发绀等呼吸困难的表现及咳嗽、咳痰的情况；有无心率增快；有无循环、神经、消化系统受累的临床表现；有无精神、意识状态的改变。

3. 辅助检查　评估外周血常规、病原学、胸部 X 线等检查结果。

【主要护理诊断/合作性问题】

1. 清理呼吸道无效　与呼吸道分泌物多、黏稠、患儿无力咳出有关。
2. 气体交换受损　与肺部炎症有关。
3. 体温过高　与肺部感染有关。
4. 营养失调：低于机体需要量　与摄入不足、消耗增加有关。
5. 潜在并发症　心力衰竭、中毒性肠麻痹、中毒性脑病。

【护理措施】

1. 环境与休息　保持病室环境安静、整洁，空气清新，定时通风，避免对流风，室温保持在 18 ℃～22 ℃，湿度 55％～60％。患儿卧床休息，经常变换体位。各种护理操作尽量集中进行，以保证患儿有足够的休息时间，减少机体耗氧量。患儿须保持安静，烦躁不安者，遵医嘱给予镇静药物。不同病原体肺炎、急性期和恢复期患儿宜分室居住，避免交叉感染。

2. 补充营养与水分　提供高热量、高蛋白、高维生素、清淡、易消化的饮食，保证患儿机体所需营养，利于身体恢复健康。避免油腻、产气的食物，以免造成腹胀。少食辛辣、生冷、过甜或过咸的食物，少量多餐。婴幼儿喂食时尽量抱起或使其头部抬高，以免发生误吸或呛咳。鼓励患儿多饮水，防止发热、出汗导致的脱水，并可以湿润呼吸道黏膜，帮助修复黏膜病变，以提高纤毛运动的能力，稀释痰液以及利于痰液的排出。

3. 保持呼吸道通畅　帮助患儿取合适体位，如采取头低脚高位，利于呼吸道分泌物的排出。指导、鼓励患儿有效咳嗽，排痰前先协助变换体位，病情允许可进行体位引流和背部叩击，即五指并拢，稍向内合掌成空心状，由下向上、由外向内轻拍背部，边拍边鼓励小儿咳嗽，促使肺泡和呼吸道分泌物借助重力和震动作用排出。另外，雾化吸入有助于解除支气管痉挛和水肿，湿化呼吸道，利于痰液排出。若上述方法仍不能促使患儿有效咳出痰液，而使呼吸衰竭加重者，应及时行气管插管清除痰液。严重病例可短期使用机械通气，接受机械通气者尤其要注意保持呼吸道湿润及通畅。

4. 氧气疗法　凡有缺氧表现，如烦躁、气促、发绀等要及时给予吸氧。一般采取鼻前庭导管给氧，氧流量 0.5～1 L/min，氧浓度不超过 40％，氧气应湿化，以免损伤气管纤毛上皮细胞而使痰液黏稠。婴幼儿或新生儿可用面罩、氧气帐、鼻塞给氧，氧流量为 2～4 L/min，氧浓度为 50％～60％。呼吸衰竭患儿可考虑给予机械通气。吸氧时定时评估治疗效果并做好记录。

5. 发热的护理　密切监测患儿体温变化，高热患儿进行物理降温或药物降温，对体温不升的患儿注意保暖。

6. 皮肤及口腔护理　穿衣不要太多、太紧，被褥轻暖，以免引起烦躁不安和出汗。患儿穿宽松、棉质衣服，出汗多者需及时更换衣被，保持皮肤清洁，使患儿感觉舒适。患儿因咳嗽、痰多、张口呼吸、发热等导致口腔干燥时，应随时注意保持口腔清洁，进食或喂奶后给予少量温开水，年长儿可漱口，改善口腔不适的现象。

7. 病情观察　肺炎患儿病情变化快，须密切监测生命体征及病情进展状况，了解疾病的发展。如出现以下并发症表现时，及时联系医师并做好抢救准备。

（1）如患儿出现烦躁不安、面色苍白、呼吸突然增快超过 60 次/min，心率超过 160～180 次/min，肝脏在短时间内急剧增大，有心音低钝、奔马律、颈静脉怒张等心力衰竭表现时，要及时报告医师，减慢输液速度，吸氧，做好抢救准备。

（2）密切观察患儿神志、瞳孔、囟门、呼吸等变化，如出现烦躁不安或嗜睡、惊厥、昏迷、呼吸不规则、肌张力增高等颅内压增高或中毒性脑病的表现，要及时通知医师，进行抢救。

（3）观察消化系统并发症，注意有无腹胀，肠鸣音减弱或消失的情况，呕吐物及大便的颜色等，及时发现中毒性肠麻痹和消化道出血。

（4）注意有无呼吸困难加重、一侧呼吸运动受限、听诊呼吸音减弱或消失、叩诊呈浊音等情况，警惕脓胸、脓气胸等。

8. 药物护理　遵医嘱使用抗生素，重症患儿一般采取静脉给药，注意观察用药效果和有无不良反应。静脉输液时应严格控制液体滴注速度，保持匀速滴入，防止加重心脏负担而诱发心力衰竭。重症患儿应记录出入量。使用糖皮质激素时观察可能出现的不良反应。

9. 心理护理　关心、安慰患儿，及时向家长解释、说明患儿病情及相关的护理措施，取得患儿及家长的信任与合作。

【健康教育】

1. 加强营养以及体格锻炼　婴幼儿应注意营养，及时添加辅食，养成良好的饮食习惯。室内开窗通风，保持空气清新。多晒太阳，积极开展户外活动，增强体质。预防或治疗营养不良、佝偻病、营养性贫血及先天性心脏病等，增强机体抵抗力，减少呼吸道感染性疾病。

2. 预防呼吸道疾病　易患呼吸道感染的患儿，在寒冷季节或气候骤变外出时，应注意保暖，避免着凉；经常患呼吸道感染性疾病的小儿应少到人多的公共场合，婴幼儿尽可能避免接触呼吸道感染患者，以免交叉感染。指导家长一般呼吸道感染的处理方法，使患儿在疾病早期能得到及时处理。注意防治百日咳、麻疹、流感等容易并发肺炎的呼吸道传染病。定期检查身体，按时接种各种疫苗。

3. 养成良好的个人卫生习惯　教育患儿咳嗽、喷嚏时，用面巾纸遮挡口鼻，带有痰迹的废纸扔到废物袋中，不要随意丢弃。

4. 预防并发症和继发感染　已患肺炎的婴幼儿抵抗力差，易感染其他疾病，指导家长积极预防可能引起的严重并发症。

第六节　支气管哮喘

支气管哮喘（bronchial asthma），简称哮喘，是由嗜酸性粒细胞、肥大细胞和 T 淋巴细胞等多种细胞和多种细胞组分共同参与的气道慢性炎症性疾病，这种慢性炎症引起气道高反应性，导致可逆性气流受限，临床表现为反复发作的喘息、气促、呼吸困难、胸闷、咳嗽等，常在夜间和（或）清晨发作或加剧。多数患儿可经治疗缓解或自行缓解。

支气管哮喘是儿童期最常见的慢性呼吸道疾病，也是一种全球性的小儿呼吸道变态反应性疾病。近年来发病率有上升趋势，70％～80％的儿童哮喘在 5 岁前发病，20％的患儿有家族史，过敏体质（特发反应性体质）与本病关系密切，多数患儿以往有婴儿湿疹史、变态反应性鼻炎、食物或药物过敏史。儿童哮喘如诊治不及时，可产生气道不可逆性狭窄和重塑，故支气管哮喘的早期防治至关重要。

【病因】

哮喘的病因很复杂，尚未清楚，可受遗传因素和环境因素的双重影响。越来越多的证据表明，环境因素的影响更加重要。

1. 遗传因素　支气管哮喘有明显的遗传倾向，不少患儿有明显的家族史。目前认为哮喘是一种多基因遗传性疾病，已发现许多与哮喘发病有关的基因，如 IL-4、IL-13、IgE 等基因多态性。

2. 环境因素　哮喘的形成和反复发作受环境因素的影响。

（1）过敏原：常见过敏原有以下几类，吸入性过敏原如尘螨、花粉、真菌、动物毛屑等；食入性过敏原如牛奶、鱼、虾、鸡蛋、花生等；药物性过敏原常见的有阿司匹林、β受体阻滞药等。另外，油漆、甲醛、烟雾、汽车废气、粉尘等有害物质导致的空气污染与哮喘发病率增加也有一定关系。

（2）感染：呼吸道病毒或支原体感染是诱发哮喘发作的最重要因素。病原体本身既是过敏原又是感染源。研究证实，呼吸道病毒感染所诱发的气道炎症是引起支气管哮喘患儿气道高反应性的重要原因之一，除可引起气道炎症反应、气道黏膜损伤外，还可作为一种变应原引起气道变应性炎症。

（3）其他：运动以及大哭、大笑等强烈的情绪变化、过度紧张、创伤、冷空气刺激、过咸或过甜的饮食等均可诱发哮喘发作。

【发病机制】

哮喘的发病机制复杂，尚未完全清楚，可能与免疫、神经、精神、内分泌等背景密切相关。

1. 免疫因素　气道慢性炎症被认为是哮喘的本质。大量研究资料发现，无论病程长短、病情轻重，哮喘患者均存在气道慢性炎症的病理改变，提示免疫因素在哮喘的发病中起着重要作用。

※目前认为，TH_1/TH_2 细胞功能失衡是哮喘免疫学发病机制的重要环节。新生儿时期是影响树突状细胞（DC）发育的关键时期，新生儿存在生理性 TH_2 细胞功能亢进，此时接触过敏原，将加强Ⅱ型树突状细胞（DCⅡ）诱导的 TH_2 优势，促进特应质形成，增加哮喘发生机会。相反，若在新生儿时期用微生物及其蛋白质（如卡介苗等）诱导Ⅰ型树突状细胞（DCⅠ）分泌 IL-12，则可抵抗 TH_2 细胞功能，促进 TH_1/TH_2 功能平衡，降低哮喘发生。

2. 神经、精神因素　肺、支气管受胆碱能神经、肾上腺素能神经和非肾上腺素能非胆碱能（NANC）神经支配。哮喘患儿的 β-肾上腺素能受体功能低下和迷走神经张力亢进，或同时伴有 α-肾上腺素能神经的反应性增加，可导致气道高反应性。NANC 神经为松弛气道平滑肌的主要支配神经，哮喘患儿 NANC 神经功能发生障碍，可进一步加重气道高反应性。另外，剧烈的情绪变化可激发小儿哮喘发作，尤其是对难治性哮喘患儿影响更大。

3. 内分泌因素　有些儿童哮喘在青春期完全消失，在月经期、妊娠期和甲状腺功能亢进时症状加剧，具体机制尚不清楚。

【临床表现】

婴幼儿发病前 1~2 天多有呼吸道感染，起病较缓慢。年长儿大多在接触过敏原后发作，大多起病较急。咳嗽和喘息呈阵发性发作，以清晨和夜间为重。发作前常有流涕、打喷嚏、胸闷等，发作时出现刺激性干咳，咳大量白色黏痰，呼吸性呼吸困难伴有喘鸣音。严重时出现端坐呼吸、烦躁不安、大汗淋漓、面色青灰。

体格检查可见桶状胸、三凹征，双肺满布喘鸣音，严重者气道广泛阻塞，喘鸣音反可消失，这是哮喘最危险的体征。肺部粗湿啰音时隐时现，在剧烈咳嗽和体位变化时可消失。在发作间歇期可无任何症状和体征。

小儿哮喘有 3 种类型，下列标准可供参考：

（1）婴幼儿哮喘：特点为：①年龄＜3 岁，喘息发作≥3 次。②发作时肺部可闻及呼气相哮鸣音。③患儿具有特应性体质。④患儿父母有哮喘病等过敏史。

（2）儿童哮喘：特点为：①年龄≥3 岁，喘息反复发作者。②发作时肺部可闻及呼气相为主的哮鸣音，呼气相延长。③应用支气管舒张剂有效。

（3）咳嗽变异性哮喘：又称过敏性咳嗽，仅表现为反复和慢性咳嗽，可无喘息症状，常在夜间和清晨发作，运动可加重咳嗽。特点为：①小儿时期任何年龄均可发生。②咳嗽持续或反复发作＞1 个月，无感染征象或经较长时间的抗生素治疗无效。③支气管扩张剂可使咳嗽发作缓解（基本诊断条件）。④患儿有过敏史或家族过敏史、哮喘病史。⑤气道呈高反应性，支气管激发试验阳性。

若哮喘严重发作，经合理应用常规缓解药物治疗后仍有严重或进行性呼吸困难者，称为"哮喘持续状态"，表现为哮喘急性发作，出现烦躁不安、咳嗽、喘息、呼吸困难、大汗淋漓，甚至出现端坐呼吸、严重发绀、语言不连贯、意识障碍、心肺功能不全的症状。哮喘持续状态属于危重急症，应积极抢救，否则可出现呼吸衰竭，导致死亡。

【辅助检查】

1. 肺功能测定　测定 FEV_1/FVC（用力肺活量）比率和呼气峰流速值（PEFR），了解有无气流受阻。$FEV_1/FVC<70\%~75\%$ 提示气流受阻。

2. 胸部 X 线检查　急性期胸片正常或呈间质性改变，可有肺气肿或肺不张。

3. 过敏原检测　用多种吸入性或食物性过敏原提取液做皮肤点刺试验和皮内试验，用以发现可疑过敏原。血清特异性 IgE 测定也有一定价值。

4. 血常规检查　白细胞大多正常，合并细菌感染或哮喘持续状态时白细胞可出现增高，还可见嗜酸性粒细胞增高。

【治疗要点】

治疗原则为长期、持续、规范和个体化治疗。急性发作期治疗重点是抗炎、平喘，快速缓解症状。慢性持续期应坚持长期抗炎，降低呼吸道反应性，防止呼吸道重塑，避免诱发因素，提倡自我保健治疗。

1. 一般治疗　避免或减少接触过敏原，积极治疗和清除感染病灶，尽量避免发生感染。

2. 药物治疗

(1) 支气管扩张药：可迅速控制支气管痉挛，缓解呼吸道高反应性。

1) β_2 受体激动药：可松弛支气管平滑肌，稳定肥大细胞膜。常用药物有沙丁胺醇（舒喘灵）、特布他林（喘康速）、施力稳等。可采用吸入、口服等方式给药。吸入型速效 β_2 受体激动药是缓解哮喘急性症状的首选药物，用量少、起效快、不良反应少。

2) 茶碱类药物：可抑制磷酸二酯酶而解除支气管痉挛，常用药物有氨茶碱、缓释茶碱（舒氟美）等。短效茶碱可作为缓解哮喘急性发作的治疗，但通常不单独应用。缓释茶碱可用于慢性持续期治疗。长期应用此类药物需监测不良反应和血药浓度。

3) 抗胆碱药：抑制迷走神经释放乙酰胆碱，使呼吸道平滑肌松弛。常用药物有溴化异丙托品。

(2) 糖皮质激素：是目前治疗哮喘最有效的药物。作用机制是抑制炎症细胞向呼吸道黏膜迁移，抑制细胞因子生成和炎症因子释放。可分为吸入、口服、静脉用药。

吸入型糖皮质激素是长期控制哮喘的首选药物，药物直接作用于呼吸道黏膜，局部抗感染作用强，而全身不良反应小。常用药物有二丙酸倍氯米松（必可酮）、布地奈德（普米克）和丙酸氟替卡松等。病情较重的急性患儿可给予泼尼松短程口服。严重哮喘发作时可静脉给予甲泼尼龙，症状缓解后即停止静脉用药；若需持续使用糖皮质激素，可改为口服泼尼松。

(3) 其他药物：色甘酸钠为肥大细胞膜稳定剂，能抑制肥大细胞释放组胺、白三烯和前列腺素等，减少呼吸道炎症，对运动诱发的哮喘效果好；白三烯调节剂耐受性好，不良反应少。

3. 哮喘持续状态的治疗　患儿应保持安静，必要时应用水合氯醛灌肠。给予吸氧，可采用密闭面罩给氧或鼻导管给氧，初始吸氧浓度以 40% 为宜，氧流量 4～5 L/min，使 PaO_2 维持在 70～90 mmHg。补液、纠正酸中毒，以纠正失水，稀释痰液，防止痰液过于黏稠。病情严重时，尽早全身静脉应用糖皮质激素，也可静脉滴注氨茶碱，缓解支气管痉挛。还可皮下注射 1:1000 肾上腺素。持续严重的呼吸困难须辅助机械通气。

4. 预防复发　去除各种诱发因素，治疗感染病灶。特异性免疫治疗可使机体对过敏原产生耐受性，降低过敏性。长期正确吸入糖皮质激素是预防复发的关键。

【主要护理诊断/合作性问题】

1. 气体交换受损　与支气管痉挛、呼吸道炎症、呼吸道阻力增加有关。
2. 清理呼吸道无效　与支气管黏膜水肿，分泌物增加，痰液黏稠而不能有效咳出有关。
3. 活动无耐力　与缺氧有关。
4. 焦虑　与哮喘反复发作有关。
5. 知识缺乏　缺乏有关哮喘的防护知识和用药的相关知识。

【护理措施】

1. 环境与休息　明确过敏原者，尽快脱离过敏源环境。给患儿提供安静、温湿度适宜的环境，保持室内清洁、空气流通。室内不宜摆放花草，避免强光及有害气味的刺激。根据病情提供舒适体位，如采用端坐位或半坐卧位，以利于呼吸或肺部处于最佳功能状态。

2. 饮食护理　提供清淡、高热量、易消化的食物，避免进食硬、冷、油煎、辛辣的食物。提供足够的水分，补充哮喘发作时丢失的水分，稀释痰液。避免进食与哮喘发作有关的食物如鱼、虾、蟹、蛋类、奶类等。也不宜饮用刺激性的饮料如咖啡、可乐、汽水等。

3. 对症护理

（1）氧疗：遵医嘱给予面罩吸氧，氧浓度40％为宜，氧流量4～5 L/min。氧气要温暖、湿润以避免刺激气道，引起气道痉挛。也可采用双鼻导管给氧。给氧过程中，注意监测动脉血气分析，使 PaO_2 维持在70～90 mmHg。

（2）促进排痰：鼓励患儿做深而慢的呼吸运动、有效咳嗽，或给予雾化或蒸汽吸入、胸部叩击、震荡等，利于分泌物排出。必要时给予吸痰。

（3）皮肤与口腔护理：由于哮喘发作时患儿大量出汗，所以要勤换汗湿衣服和床单，保持皮肤清洁、干燥，以提高舒适度。协助并鼓励患儿咳痰后用温水漱口，保持口腔清洁。

4. 病情观察　观察哮喘发作前的前驱症状，如喷嚏、流涕、眼痒等症状。哮喘发作时观察患儿意识状况、呼吸频率、节律、深度及有无鼻翼扇动、三凹征等呼吸困难的表现，监测呼吸音、哮鸣音变化，监测肺功能和动脉血气分析。观察患儿咳嗽情况、痰液的性状和量。还要注意患儿有无大量出汗、疲倦、发绀等。若发生哮喘持续状态，则应给予端坐位，立即吸氧，协助医师共同抢救患儿。

5. 药物护理

（1）β_2 受体激动药：静脉应用沙丁胺醇时要控制滴速，并观察有无心动过速、低血钾、肌震颤等不良反应。

（2）糖皮质激素：指导患儿及家长遵医嘱用药，不得自行减量或停药。采用糖皮质激素吸入治疗全身不良反应少，少数患儿可引起局部不良反应如口咽部假丝酵母菌感染、声音嘶哑、上呼吸道不适等。指导患儿吸入后立即用清水漱口以减轻局部不良反应。口服药宜饭后服用，以减轻对胃肠黏膜的刺激。长期应用可引起满月脸、向心性肥胖、皮肤变薄、紫纹、低血钾、肌无力等不良反应。

（3）茶碱类：茶碱类主要不良反应有恶心、呕吐、头晕、头痛、心律失常、血压下降、兴奋呼吸中枢等，严重者可引起死亡。由于氨茶碱的有效浓度与中毒浓度很接近，故须做血浓度监测，维持在10～15 $\mu g/mL$ 水平为最佳血浓度。缓释茶碱不能嚼服，必须整片吞服。

（4）其他：少数患儿吸入色甘酸钠后可出现咽喉不适、胸闷等。吸入抗胆碱药后，可有口苦、口干感。

6. 心理护理　患儿哮喘发作时，守护、安慰患儿，消除其紧张和恐惧心理，避免情绪激动，尽量满足患儿的合理要求。鼓励患儿及时将不适告知医护人员，并帮助患儿树立战胜疾病的信心。

【健康教育】

1. 疾病知识指导　协助患儿及家长了解有关哮喘的知识，确认哮喘患儿发作的诱因、发病机制、控制目的、治疗效果和预后等，确保患儿治疗过程中的依从性。教会患儿和家长识别哮喘发作的早期征象、症状并掌握正确的处理方法。

2. 避免诱因　评估家庭和生活环境中的过敏原，如寒冷空气、刺激性气体、被动吸烟、呼吸道感染、养宠物等，避免或减少接触这些过敏原。在缓解期，加强体育锻炼，增强体质，提高机体免疫力。

3. 用药指导 教会家长掌握患儿常用药物的名称、剂量、用法和注意事项等，了解药物的不良反应及如何采取措施避免这些不良反应。指导患儿及家长如何使用吸入器，掌握正确的药物吸入技术。与家长共同制订长期用药管理计划，以使患儿出院后不间断治疗，防止复发。

4. 呼吸运动指导 此运动可以强化呼吸肌功能。在执行呼吸运动前，应先清除呼吸道分泌物。

(1) 腹式呼吸运动：平卧，膝弯曲，双手平放在腹部，用鼻做短而缓慢的吸气动作，放松上腹部，上腹部凸起，但保持胸上部不扩张。呼气时，缩紧双唇，由口慢慢吐气，由胸然后上腹部逐渐下沉，直到吐完所吸气体；重复以上动作 10 次。

(2) 向前弯曲运动：坐在椅子上，两脚分开，手臂放松垂于两旁，慢慢呼气，头向前向下低至膝部，使腹肌收缩；慢慢上升躯干并由鼻吸气，扩张上腹部；胸部保持直立不动，由嘴呼气；重复以上动作 10 次。

(3) 胸部扩张运动：放松坐在椅子上，手掌放在左右两侧最下边肋骨上；吸气，扩张下肋骨，然后吐气，收缩上胸部和下肋骨。用手掌下压肋骨，可将肺底部的空气排出；重复以上动作 10 次。

自学指导

【重点难点】

1. 小儿呼吸系统解剖、生理特点。

2. 急性上呼吸道感染、急性感染性喉炎、急性支气管炎、小儿肺炎及支气管哮喘的病因、发病机制、治疗要点。

3. 急性上呼吸道感染、急性感染性喉炎、急性支气管炎、小儿肺炎及支气管哮喘的临床表现、护理诊断和护理措施及健康教育。

【考核知识点】

1. 小儿呼吸系统的解剖特点。

2. 急性上呼吸道感染、急性感染性喉炎、急性支气管炎、小儿肺炎及支气管哮喘的临床表现。

3. 急性上呼吸道感染、急性感染性喉炎、急性支气管炎、小儿肺炎及支气管哮喘的护理诊断、护理措施及健康教育。

【复习思考题】

1. 急性上呼吸道感染的临床表现有哪些？并简述上呼吸道感染发热的护理措施。

2. 喘息性支气管炎的临床特点是什么？

3. 小儿肺炎有哪些临床表现？小儿肺炎的护理措施有哪些？

4. 简述小儿支气管哮喘的健康教育。

〔赵文晓〕

第十二章

循环系统疾病患儿的护理

【学习目标】

1. 掌握：

（1）小儿先心病的分型。

（2）房间隔缺损、室间隔缺损、动脉导管未闭、法洛四联症的定义及血流动力学变化、常见症状与体征、治疗原则、常用护理诊断及措施。

（3）病毒性心肌炎的定义、临床表现、治疗及护理要点。

2. 熟悉：

（1）小儿心律失常的常见类型。

（2）房间隔缺损、室间隔缺损、动脉导管未闭、法洛四联症的常用辅助检查要点。

（3）充血性心力衰竭的常见症状与体征、常用护理诊断及护理措施。

3. 了解：

（1）胎儿血液循环及出生后血流动力学变化。

（2）心导管检查术的适应证及护理。

【自学时数】3学时。

小儿循环系统疾病是指小儿心脏、血管和调节血液循环的神经出相的相关疾病，以心脏病最为多见。小儿循环系统疾病可分为先天性和后天性两大类。在小儿循环系统疾病中，先天性心脏病占了很大比重。先天性心脏病会影响小儿正常的生长和发育，病死率亦高。后天性疾病多为感染性疾病，尤以感染性心肌炎在小儿中常见。循环系统疾病对小儿的危害较大，做好循环系统疾病的预防、及时诊治和护理尤为重要。

第一节　小儿循环系统的解剖生理特点

一、心脏的胚胎发育及正常解剖

原始心脏于胚胎第2周开始形成。原始心脏是一个纵直的管道，由外表收缩环把它分为心房、心室、心球3部分。胎龄4周左右，在一系列基因调控下，心室逐渐扭曲旋转，从上向下构成静脉窦（上、下腔静脉和冠状窦），共同心房、共同心室、心球（心室流出道）和动脉总干（主动脉和肺动脉）。心球、动脉总干和静脉窦都位于心脏的前端，心脏的流入和流出道并列在一起，四组瓣膜环连在一起，组成纤维支架。

胎儿心脏约于第4周起有循环作用，至第8周形成四腔心脏。心脏的四腔发育源于心内膜垫。胚胎第4周时心房和心室是共腔的，房和室的划分最早是在房室交界处的背、腹面各长出一心内膜垫，最后两垫衔接将心脏分为心房和心室两部分。

心房的左右之分起始于第3周末，在心房腔的前背部长出一镰状隔，其下缘向心内膜垫生长，未闭合时所留的孔道为第一房间孔。第一房间孔闭合前，其上部组织吸收形成第二房间孔，左右两房仍相通。至胚胎第5~6周，第一房间隔右侧又长出一镰状隔，即第二房间隔。此隔向心内膜垫延伸过程中，在其游离缘留下一个孔道，为卵圆孔。此孔与第二房间孔上下相对。随着心脏的继续生长，两房间隔逐渐黏合，第二房间孔被第二房间隔完全掩盖，第一房间隔形成卵圆孔的帘膜，血流可由右侧推开帘膜流向左侧，反向时帘膜则遮盖卵圆孔阻止血液自左房流向右房。

心室间隔的形成有3个来源：①由原始心室底壁向上生长的肌隔，部分地将左右两室分开。②心内膜垫向下生长与肌隔相合，构成室间隔。③小部分为动脉总干及心球分化成主动脉与肺动脉时的中隔向下延伸部分。后两部分形成室间隔的膜部。

心脏在胚胎第4周开始有循环作用，胚胎发育第8周房、室间隔完全形成，形成四腔心脏。总结而言，心脏胚胎发育的关键时期是胚胎发育的第2~8周。在此期间，物理、化学和生物因素等较易引起心血管的发育畸形。

二、胎儿血液循环和出生后的循环特点

（一）正常胎儿血液循环

与成人血液循环相比，胎儿的血液循环有以下特点：左右心房间有卵圆孔；肺动脉干与主动脉弓之间连有动脉导管；从髂总动脉发出一对脐动脉经脐带入胎盘；脐静脉入肝后分支通肝脏，并有静脉导管连于下腔静脉。

胎儿时期的营养和气体代谢是通过脐血管和胎盘与母体之间通过弥散方式进行交换的。胎儿血液经脐动脉直至绒毛毛细血管，与绒毛间隙中的母血进行物质交换，胎儿血和母血不相通，隔有绒毛毛细血管壁、绒毛间质及绒毛表面细胞层，靠渗透、扩散和细胞选择力，再经脐静脉返回胎儿体内。由于没有有效的呼吸运动，肺循环血量减少，卵圆孔和动脉导管开放，故胎儿循环通路与成人不同。由胎盘来的富含氧和营养成分的动脉血经脐静脉进入胎儿体内，至肝脏下缘，大部分血液经静脉导管直接进入下腔静脉；小部分经肝血窦入下腔静脉。下腔静脉还收集由下肢和盆腔、腹腔器官来的静脉血。来自下腔静脉的血液（主要是含氧丰富的血）进入右心房后，大部分经卵圆孔进入左心房，经左心室流入主动脉，主要供应心脏、脑和上肢；小部分流入降主动脉。从头颈部及上肢回流的静脉血经上腔静脉进入右心房，与下腔静脉来的小部分血液混合后经右心室进入肺动脉。胎儿肺无呼吸功能，故肺动脉血仅有小部分入肺，再由肺静脉回流到左心房。肺动脉大部分血液经动脉导管入降主动脉。降主动脉血液除经分支分支到盆、腹腔器官和下肢外，还经脐动脉将血液运送到胎盘（图12-1）。因此，胎儿体内循环的血液都是混合血。上肢、头部、心及肝的血液含氧及养分较多，肺部及身体下部的血液含氧及养分较少。

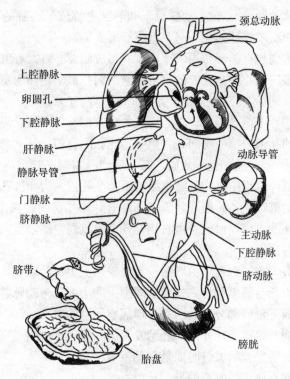

颈总动脉

上腔静脉

卵圆孔

下腔静脉

肝静脉

静脉导管

门静脉

脐静脉

动脉导管

主动脉

下腔静脉

脐动脉

脐带

膀胱

胎盘

图 12-1　胎儿血液循环的途径

（二）出生后血液循环的改变

1. 卵圆孔　出生后脐血管被阻断，呼吸建立，肺泡扩张，肺循环压力下降。血液从右心经肺动脉进入肺的血液增多，使肺静脉回流到左心房的血量也增多，左心房压力因此升高。当左心房压力超过右心房时，卵圆孔瓣膜先在功能上关闭，生后 5～7 个月时，卵圆孔瓣与继发膈完全融合，达到解剖性关闭目的，但有 25％的人可保留卵圆孔，但无左向右的分流。

2. 动脉导管　肺循环开始，使肺动脉压力下降，使流经动脉导管的血液逐渐减少，最后停止，形成功能上的关闭。另外，自主呼吸使动脉血氧含量增高，使导管壁平滑肌受到刺激后收缩，导管逐渐闭锁为动脉韧带。生后 3～4 个月 80％的婴儿、1 岁时 95％的婴儿形成解剖上的闭合。

3. 脐血管及静脉导管　脐动脉大部分闭锁成为脐外侧韧带，仅近段保留形成膀胱上动脉。脐静脉以及静脉导管分别闭锁为肝圆韧带和静脉韧带。

（三）小儿心脏、心率和血压

1. 小儿心脏　小儿心脏体积相对较大，随年龄增长，心脏的重量与体重比值下降，且左、右心室增长不平衡。胎儿的右心室负担较左心室大，出生时两侧心室壁厚度几乎相等，随着生长发育及个体的不断增大，体循环量日趋扩大，肺循环阻力下降，左心室负荷明显增加，右心室负荷相对减低，左心室壁较右心室壁增厚更快。

2. 小儿心率和心律　小儿心排出量有限，为满足生长发育需要，需要增加心率以提高心排血量，因此小儿心率较快，年龄越小，心率越快，并且容易加速。正常成人心率为60～100 次/min，新生儿 120～160 次/min，1 岁以内婴幼儿 110～130 次/min，2～3 岁 100～

120 次/min，4～7 岁 80～100 次/min，8～14 岁 70～90 次/min。体力活动、哭闹、精神紧张或发热时，小儿心率会明显增快。因此，应在小儿安静状况下测量小儿心率。一般体温每升高 1℃，心率增加 10～15 次/min。同时，应注意心律是否规则，脉搏频率与心率是否一致。

3. 小儿血压 动脉血压的高低取决于心排出量以及外周血管阻力。小儿心脏搏出量较少，动脉血管的直径以及管壁弹性好，因此血压较成人低，随着年龄的增长，血压会逐渐升高。新生儿平均收缩压为 60～70 mmHg，1 岁幼儿的血压为 70～80 mmHg。2 岁以后幼儿收缩压=年龄×2+80 mmHg。正常情况下，下肢血压比上肢约高 20 mmHg。

第二节 先天性心脏病

先天性心脏病（congenital heart disease，CHD）简称先心病，是胚胎时期心脏、大血管发育异常所致的心血管系统先天性畸形。我国的先天性心脏病发病率为活产婴儿的 0.7％～0.8％，早产儿的发病率更高。随着医疗水平的提高以及临床对先天性心脏病的逐渐重视，目前我国部分地区先天性心脏病的检出率可达 1％。近 50 年来，由于诊断技术，体外循环，介入性治疗和外科手术方式以及术后护理监护技术的不断进步，临床诊断和治疗先心病的水平有了显著提高。尽管如此，先天性心脏病仍为我国婴幼儿死亡的重要病因之一。

【病因】

先天性心脏病的病因尚未完全明确，多数认为由遗传和环境因素双重作用导致。

1. 遗传因素 部分先天性心脏病患儿可合并染色体异常，如 18 三体综合征患儿中 90％以上伴有先天性心脏病；唐氏综合征患儿 50％伴有先天性心脏病。约 3％的先天性心脏病患儿系单基因遗传，如 Marfan 综合征或 Noonan 综合征。

2. 宫内感染 早期宫内感染是重要因素。尤其是孕期 3 个月内受到病毒感染，如风疹病毒、流感病毒、腮腺炎病毒和萨科奇病毒感染等，更易诱发宫内感染。

3. 其他因素 母亲孕期受到其他环境因素影响，如服用镇静剂、细胞抑制剂等药物影响，大剂量接触放射线，或者有先兆流产或者宫内缺氧等病理性妊娠。

虽然人类对先天性心脏病的病因没有完全明确，但是加强孕妇保健，尤其是在妊娠早期预防病毒感染，避免发病高危因素，对预防先心病的发生具有积极意义。

【临床分型】

临床上，先天性心脏病有多种分型方法，最常用的是根据左右心腔或大血管间分流方向分为以下 3 类。

1. 左向右分流型 即在左、右心或主动脉和肺动脉之间存在异常通路，血液分流方向为左向右。最常见的是室间隔缺损、房间隔缺损、动脉导管未闭，这 3 种疾病占先天性心脏病的 30％～45％。因为平时左心压力高于右心，主动脉压力高于肺动脉，因此存在异常通路时，血流方向是由左向右。因此，平时不会有青紫或者发绀发生，仅在特殊情况下，如肺炎、用力哭闹等造成右心压力增大，使含氧量低的血液从右向左分流时，才会出现青紫或者发绀。这种情况下，主要的病理变化是左向右的分流会引起肺血流和右心室的血流增加，导致右心室肥厚、扩张和肺动脉高压。当右心室压力逐渐增加到和左心压力相同时，血液分流方向转变为双向，此时患儿哭闹时会出现一过性发绀；随着时间的推移，肺小动脉开始痉挛、血管增厚，肺血管阻力增加，最终发展成肺动脉高压，这时分流方向变成右向左，患儿开始出现持续性发绀。

2. 右向左分流型　患儿左、右心或大血管之间存在异常通路，但是同时存在有异常畸形，导致平时状况下右心压力高于左心，使血流出现持续性由右向左分流，患儿均有不同程度的青紫或发绀。最常见的有法洛四联症和大动脉转位。

3. 无分流型　即左、右心及大动脉间不存在交通支，没有血液分流，也没有青紫或发绀的发生。常见的有主动脉狭窄和肺动脉狭窄。

【辅助检查】

1. 一般体征　婴幼儿可能出现青紫或发绀、气促、明显心脏杂音、心率或心律异常、喂养困难、营养发育障碍、呼吸急促、杵状指（趾）或有晕厥、抽搐、蹲踞现象等症状。另外临床体格检查可能会发现患儿心前区隆起、心前区震颤，听诊有心脏杂音等体征。

2. 胸部 X 线检查　即胸片检查，可了解心脏的位置、大小、形态和肺动脉高压情况。某些先天性心脏畸形，胸片检查会发现有特征性改变。

3. 心电图　可了解心脏的电轴方向、心房和心室有无肥大以及心脏传导系统的情况，能反映先天性心脏病患者的血流动力学变化情况。

4. 超声心动图　二维心脏彩超及多普勒检查是目前诊断先天性心脏病的首要方法。此检查无创、可重复、准确率高，可反映心脏结构和血流动力学变化情况。

5. 心导管检查　对某些复杂畸形或者难以明确诊断的患儿，应行心导管检查。通过此项检查，可了解心腔及大血管间有无分流和分流部位；导管若进入异常通道，可提供重要诊断依据。

6. 心血管造影　可了解心脏血流动力学变化及判定各心腔和大血管的结构、形态、大小、位置及相互间关系与连接方式。对于通过超声可以明确诊断的患儿，一般无须做此项检查。

房间隔缺损

房间隔缺损即为房间隔发育不良造成左、右心房之间异常交通的一种先天性心脏畸形（图 12 - 2）。房间隔缺损可发生在房间隔的任何部位（继发孔、原发孔、冠状静脉窦）。单纯继发孔房间隔缺损占房间隔缺损的 50%～70%，是常见的缺损类型，占先天性心脏病的 10%～20%，女性多于男性，比例为 2∶1。原发孔房间隔缺损位于房间隔的下部，约占 30%。单纯卵圆孔未闭是婴儿常见的超声改变，但一般不列入畸形之中，通常无血液分流，无血流动力学意义。但若同时存在其他心脏异常，当右心房的压力增大时，可产生右向左分流，即静脉血通过卵圆孔进入左心房而产生临床症状。

继发孔房间隔缺损，根据其缺损的部位，通常可以分为 4 种类型：中央型（卵圆窝型），最常见，占75%；下腔静脉型，占16%；上腔静脉型（静脉窦型）以及混合型，共占9%。

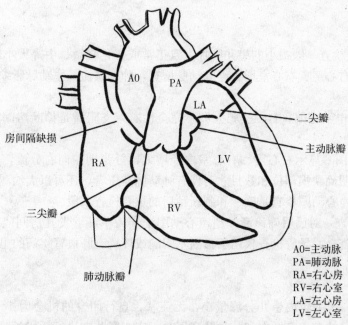

图 12 - 2　房间隔缺损示意图

【病因与发病机制】

因左心房的压力通常高于右心房（左心房压力通常为8～10 mmHg，右心房压力为3～5 mmHg），所以发生房间隔缺损时，血液存在左向右分流。这种分流的多少取决于缺损的大小，缺损越大，血液分流量越大。氧合的血流自左心房至右心房，通过右心室泵入肺脏。此时，右心房不但接受上、下腔静脉回流的血液，还同时接受由左心房流入的血液。随着时间的延长，可导致右心室舒张期负荷过重，肺循环血流量增加，肺动脉扩张，最终出现肺动脉高压，减少分流量。严重者可导致右心房压力高于左心房，右心房的血液可逆流回左心房，形成右向左分流，出现发绀。同时，肺动脉高压发生以后，常能引起肺部出现并发症，如肺部感染和血栓的形成，同时使右心泵血的阻力增加，产生右心室和右心房肥大，引起右心衰。

【临床表现】

房间隔缺损的临床表现主要取决于缺损大小和分流量的多少。

1. 症状　2岁以前，由于分流量小，患儿可无症状或症状较轻，多在幼儿期或学龄期体格检查时闻及心脏杂音而发现。少数分流量较大的患儿，可出现轻度的生长发育稍差，不同程度的运动不耐受，但在儿童时期也极少出现心力衰竭症状。较早出现的症状是呼吸困难和易疲劳。

2. 体征　大部分患儿无生长发育迟缓，无发绀。缺损大的患儿体格检查时可显示心前区隆起明显，胸骨左缘第2肋间可闻及收缩期喷射性杂音（因肺动脉血流增加，引起肺动脉瓣相对狭窄所致）。肺动脉瓣第二音亢进、固定分裂（分裂不受呼吸影响），随年龄的增长而明显。分流量大者，在胸骨左缘下段可闻及舒张中期杂音。

【辅助检查】

1. 胸部 X 线检查　缺损小的患儿胸片大致正常或变化轻微。中等大小缺损的胸部 X 线显示不同程度的右心房、右心室增大，肺动脉增宽，肺部淤血，主动脉影缩小，此为典型的胸部 X 线征象。

2. 心电图　电轴右偏，右心室肥大和不完全性右束支阻滞是诊断房间隔缺损的特征性心电图表现。

3. 超声心动图　显示右心房、右心室内径增大，舒张期左向右分流，并能直接测量缺损直径的大小，明确缺损部位和数目。对伴有肺动脉高压者，还可以大约测算肺动脉压增高的程度，因此超声心动图检查是确诊和判断预后的重要检查手段。

4. 心导管检查　对已明确诊断，超声心动图证实为单纯继发孔房间隔缺损者，术前不需要行心导管检查；心导管检查仅用于诊断不明确或怀疑有肺血管疾病的患儿。

【治疗要点】

1. 治疗时机　1 岁以内患儿分流量小，无症状，自行闭合的机会为 40％左右。若缺损巨大，表现为明显的右心室增大和肺动脉高压时，应在婴儿期进行手术治疗。1 岁以上患儿房间隔缺损后自行闭合的机会很小，国内外多数学者认为明确诊断后即可手术治疗，一般认为 2～4 岁是关闭房间隔缺损的最佳年龄。

2. 治疗方法　目前单纯房间隔缺损的手术方法包括 X 线下房间隔缺损封堵术、右胸部小切口房间隔缺损封堵术（以上为介入治疗）以及体外循环下房间隔缺损修补术（右腋下小切口手术方法成为发展趋势）。目前继发孔房间隔缺损的治疗朝着小年龄、微创方向发展，介入治疗和小切口手术逐渐成为首要选择。

室间隔缺损

室间隔缺损是胚胎期心室间隔发育不全造成的左、右心室间异常通路，在左、右心室间产生异常血液分流的先天性心脏病，是最常见的先心病，占 20％～30％。

根据缺损部位可分为膜周部缺损、漏斗部缺损、肌部缺损（图 12 - 3）。①膜周部：缺损位于主动脉瓣及室上嵴下方，是最常见的缺损部位。②漏斗部：位于室上嵴上方，肺动脉下方。③肌部：室间隔缺损多在室间隔中部或心尖部位，四周有完整的肌性边缘，可单发或多发。室间隔缺损可单独存在，亦可与肺动脉瓣狭窄、房间隔缺损、动脉导管未闭等并存。

【病因与发病机制】

室间隔缺损的特征为心室水平的左向右分流，肺血流量的增加。分流量的大小由缺损大小、左右心室间的压力差和肺循环阻力决定。正常左心室的收缩压为 120 mmHg，而右心室仅为 30 mmHg，左心室压力明显高于右室，因此收缩期会产生心室水平左向右分流。小型室间隔缺损，左向右的分流量小，右心室负荷轻度增加，肺血流量增加较少，不产生肺动脉高压。大型室间隔缺损时，左向右分流量大，右心室负荷增大。同时由于分流增加了肺循

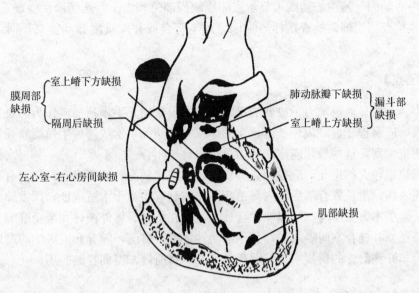

图 12 - 3 室间隔缺损的各种类型

环、左房和左心室的容量负荷，则左心房、左心室增大。随病程进展，由于肺循环量持续增加，并且血流以相当高的压力冲向肺循环，致使肺小动脉发生痉挛，产生动力型肺动脉高压。此时，肺小动脉的改变是可逆的。日久肺小动脉发生病理变化，中层和内膜层增厚，致使肺循环阻力增加，形成梗阻型肺动脉高压。此时左向右的分流量显著减少，最后发生双向或反向分流而出现发绀。当肺动脉高压显著，产生右向左分流时，即为艾森曼格（Eisenmenger）综合征。大型室间隔缺损患儿出生后，肺血管阻力高于正常，左向右分流受限，临床症状较轻；出生数周后肺血管阻力持续下降，左向右分流增加，临床症状明显。

【临床表现】

1. 症状 室间隔缺损患儿根据缺损大小和分流情况而有不同临床表现。小型室间隔缺损患儿常无明显自觉症状，活动量无明显减少，有些患者易患上呼吸道感染，生长发育可不受影响。缺损较大的患儿，在婴儿期即可出现生长发育缓慢、运动耐受性差、喂养困难、多汗、反复肺部感染与心力衰竭。伴有肺动脉高压的患儿，出现双向分流或右向左分流，即艾森曼格综合征时，多有活动能力下降、发绀和杵状指，严重者伴有腹胀、下肢水肿等右心衰表现。

2. 体征 听诊时可于胸骨左缘第 3、第 4 肋间闻及响亮、粗糙、收缩期杂音，收缩期可触及细微震颤，此为室间隔缺损的特征性体征。肺动脉瓣第二音增强。

【辅助检查】

1. 胸部 X 线检查 室间隔缺损较小的患儿，X 线检查可无明显改变或轻度左心室增大。缺损较大者，胸片显示左心房、左心室大，或左、右心室大，肺动脉增宽，肺血流量明显增多。

2. 心电图 小型室间隔缺损时心电图可以正常。中等大小缺损可见左心室肥厚或左心房肥大；大型缺损时双室肥大。

3. 超声心动图　超声心动图可显示室间隔缺损部位和大小，是确诊性检查手段。

4. 导管检查　当辅助检查指标与临床表现不符合或并发重度肺动脉高压时，可进行心导管检查。

【治疗要点】

缺损小，无明显血流动力学改变的单纯性室间隔缺损无手术指征。作为感染性心内膜炎的预防手段，应保护牙齿，拔牙、进行扁桃体或其他咽部手术或泌尿生殖器官插管的患儿需预防性使用抗生素，这些患儿应定期随访至缺损自行闭合。

室间隔缺损较大的患儿，应控制心力衰竭，预防发展为肺血管疾病。任何有临床症状的较大室间隔缺损、生长发育落后、内科治疗不能控制者均为手术适应证。严重肺血管病变是手术禁忌证。手术方法多为室间隔缺损修补术，即在低温、体外循环和全身麻醉下，选择适宜的手术路径修补缝合室间隔缺损，又称根治性手术。目前，随着介入医学的发展，经心导管封堵成为非开胸治疗的新技术，但因存在争议，目前尚未得到普遍应用。

动脉导管未闭

动脉导管是胎儿时期连接肺动脉与主动脉的生理性通道，多于生后 24 小时内形成功能性关闭。多数生后 3 个月始有解剖上关闭。各种原因可造成婴儿时期动脉导管仍然开放，主动脉血流进入肺动脉，即为动脉导管未闭（图 12 - 4）。

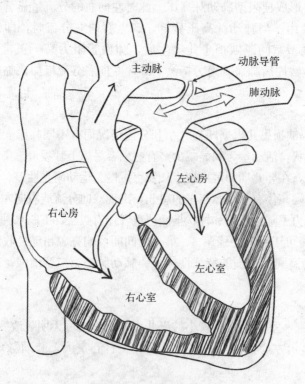

图 12 - 4　动脉导管未闭

【病因与发病机制】

由于正常情况下，主动脉压始终高于肺动脉压，因此无论收缩期还是舒张期，血液自主动脉经未闭的动脉导管流入肺动脉，产生左向右分流，导致肺循环血液增多，肺动脉及其分支扩张。由于回流到左心房的血液增多，左心容量负荷增加，导致左心室和左心房肥厚。分流程度取决于导管粗细和体、肺血管阻力比值。若动脉导管细，右心房、右心室、肺动脉压力多正常。动脉导管粗大者，肺动脉压力升高，右心室肥大。当肺动脉压力超过主动脉时，即产生右向左分流，患儿下半身青紫，称差异性发绀。在舒张期，左向右分流，使外周动脉舒张压下降，因此脉压增大。

【临床表现】

1. 症状 临床症状的轻重因导管的粗细、分流量的大小以及肺循环阻力而不同。导管细者临床可无症状。导管粗大者，与室间隔缺损一样，可表现为反复肺炎或心力衰竭（呼吸困难、生长发育迟缓等），患儿多消瘦。有显著肺动脉高压者，出现下半身青紫或发绀。

2. 体征 心前区隆起，心尖冲动弥散，胸骨左缘第2肋间可触及震颤，以收缩期明显。典型杂音位于胸骨左缘第2肋间，为连续性机器样杂音，杂音特点为收缩期渐强而舒张期渐弱。肺动脉瓣第二音增强，当肺血管阻力增加时，仅有收缩期杂音。分流量大者，由于通过二尖瓣血流量增加，可在心尖部闻及低调二尖瓣舒张中期杂音。可有脉压增宽，脉搏增强（水冲脉）、枪击音、毛细血管搏动等周围血管征。

【辅助检查】

1. 胸部X线检查 分流量小者，可无异常发现。分流量大的动脉导管，胸部X线显示以下特征：①肺循环充血。肺动脉段突出，肺血管影增加。②心影增大。左心房、左心室增大。当出现明显肺动脉高压时，右心室增大，肺门血管影增粗。③主动脉弓扩张。

2. 心电图 左向右分流小时，心电图正常；典型病例，如动脉导管较粗，可出现左室或双室肥大。

3. 超声心动图 若导管细，超声见心腔正常；分流量大者，左心房、左心室内径增加，并可发现主动脉间存在异常通道。绝大多数患儿可经此检查以确诊。

4. 心导管检查 临床表现不典型或怀疑合并其他心脏畸形者，可行心导管检查。同时可适用于合并重度肺动脉高压的患儿，心导管可经未闭的动脉导管由肺动脉进入降主动脉。

【治疗要点】

已确诊的患者，除有禁忌证外，原则上均应手术治疗，手术年龄以学龄前期为佳。细小的动脉导管未闭，关闭导管是为了预防动脉内膜炎和其他晚期并发症。中到大分流的动脉导管未闭，关闭的目的是治疗心力衰竭或预防肺血管疾病的发生。粗大动脉导管由于分流量大，可在新生儿或婴儿期出现心力衰竭及反复肺炎，应尽早手术或介入治疗。

目前关闭动脉导管首选介入封堵治疗，细小的动脉导管可用血管内弹簧圈，中或大的动脉导管用蘑菇伞。结扎术简便安全，适用于新生儿紧急闭合未闭合动脉导管。导管较粗大的患儿行动脉导管直视闭合术。

法洛四联症

法洛四联症是最常见的发绀型先天性心脏病，在先心病中占 12%～14%。1888 年，法洛详细阐明法洛四联症包括 4 种病理解剖畸形（图 12-5），包括：①肺动脉狭窄。②室间隔缺损。③主动脉骑跨于左右心室之上。④右心室肥厚，继发于肺动脉狭窄之后。在以上 4 种病理改变中，肺动脉狭窄和室间隔缺损最为常见。

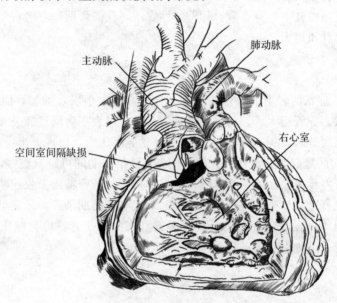

主动脉　肺动脉　右心室　空间室间隔缺损

图 12-5　法洛四联症解剖示意图

【病因与发病机制】

法洛四联症的病理生理改变和临床表现取决于肺动脉狭窄的程度。若肺动脉狭窄较轻，则心室水平主要是左向右分流，肺循环血量增加，这是轻症的法洛四联症，发绀不明显。中等程度的肺动脉狭窄，在心室水平的分流是双向的，小婴儿多在活动时出现发绀。重度肺动脉狭窄的患儿，右心室收缩时血流进入骑跨的主动脉，产生右向左分流，造成持续氧饱和度降低和发绀，常有蹲踞和晕厥发生。同时肺动脉狭窄也严重限制了肺血流，肺循环进行交换的血流减少，使发绀加重。动脉导管关闭前，肺循环血流量减少程度较轻，发绀可不明显。随着动脉导管关闭和狭窄的加重，发绀日益明显，并出现杵状指（趾），红细胞代偿性增多。

【临床表现】

1. 典型法洛四联症新生儿　主要表现为哭闹和吃奶时气急。此类患儿出生时发绀不明显。如果出生后就有发绀，多数有重度肺动脉狭窄。因新生儿时期动脉导管尚未完全闭合，肺血流减少不严重，发绀不明显；但随着动脉导管逐渐闭合，发绀会越来越严重。患儿多在 6～12 个月发生发绀，以口唇黏膜和甲床最明显。

2. 发绀、杵状指和蹲踞现象　重度肺动脉狭窄的患儿，以右向左分流为主，主要表现为发绀，哭闹时更明显。一般生后 2～3 个月即发生心力衰竭。患儿由于长期缺氧，致使指

（趾）端毛细血管扩张增生，局部软组织和骨组织也增生肥大，随后指（趾）端膨大如鼓槌状即杵状指（趾）。因缺氧，患儿活动耐力差，运动时易出现呼吸困难，气急时发绀加重。蹲踞体位是小儿劳累及缺氧时的习惯性姿态。躯体下蹲，两腿尽量弯曲，臀部紧贴后脚跟，下颌置于膝关节。这种体位可使静脉回心血量减少，压迫动脉使体循环阻力增加，使右向左分流减少，从而缓解缺氧症状。

3. 缺氧发作　法洛四联症的患儿可出现急性缺氧发作。缺氧发作时，发绀加重，呼吸急促，同时有不同程度的意识改变。缺氧发作的机制是由于患儿在肺动脉狭窄的基础上，在该处发生痉挛，肺血进一步减少，使缺氧加重。缺氧发作常发生在早晨、吃奶或剧烈哭闹后。发病时患儿呼吸深快、烦躁、发绀加重、呼吸急促。发作持续数分钟至数小时，若不及时处理，可发展为呼吸窘迫、意识丧失、惊厥、抽搐等。这种缺氧发作在婴儿期较少见，多见于 1～4 岁幼儿。反复缺氧发作可产生不同程度的大脑损害，如智力减退，重者可发生偏瘫甚至死亡。

4. 患儿可有生长发育迟缓。

【辅助检查】

1. 胸部 X 线检查

（1）"靴形"心：肺血管纹理少，肺动脉段凹陷，心尖上翘，形成所谓靴形心，这是法洛四联症的特征性胸片。心影稍大或正常。

（2）肺循环缺血：肺血流减少，肺门血管影缩小，肺野相对清晰。

2. 心电图检查　电轴右偏，右心室肥大。

3. 超声心动图检查　大部分法洛四联症可通过此项检查确诊，可确定室间隔缺损的部位和大小并可观察主动脉骑跨的程度。可见右心室内径的增大，流出道狭窄，左心室内径缩小。

4. 心导管检查　导管可从右心室进入主动脉，表明有主动脉骑跨。可由右心室进入左心室示有室间隔缺损。导管不易进入肺动脉，说明有肺动脉狭窄。

5. 心血管造影　选择性右心室造影可显示右心室形态，肺动脉狭窄部位、程度以及肺动脉分支的形态。当不能确定是否同时存在其他畸形时，可考虑此项检查。

【治疗要点】

1. 内科治疗　急性缺氧发作的护理：应采取的措施为：①膝胸卧位。②吸氧。③皮下注射吗啡，剂量 <0.2 mg/kg。④静脉应用碳酸氢钠，快速纠正代谢性酸中毒。治疗有效者发绀减轻，杂音增强。治疗无效者，可用增加体循环阻力的药物，如静脉应用盐酸去甲肾上腺素，以减少右向左分流，改善症状。幼儿注射 β 受体阻滞药，如普萘洛尔 0.05～0.1 mg/kg 可减轻右心室流出道痉挛，缓解发作。内科治疗效果不明显时，需考虑外科手术治疗。

2. 手术治疗　主要进行手术根治，根治术需要修补室间隔缺损，同时疏通狭窄的右心室流出道。大多数患儿可在 6 个月后，争取在 1 岁以内行根治术。严重者在 3 个月内甚至新生儿期即需要治疗。部分患儿由于肺动脉发育差，需先行分流术，姑息性治疗，目的是增加肺血流，避免严重缺氧，促进肺动脉发育，待年长后再酌情行根治术。

先天性心脏病患儿的护理

【护理评估】

1. 健康史　询问患儿母亲妊娠史，尤其是前 3 个月有无感染史、放射线接触史以及用药史等。了解其是否有引起宫内缺氧的代谢性疾病，是否有先天性心脏病的家族史。询问发现先天性心脏病的时间以及发现经过，详细了解是否有青紫或发绀，出现的时间；患儿发育情况，是否有活动后耐力的下降，有无呼吸困难，喂养困难，反复呼吸道感染，是否有蹲踞或晕厥等症状的发生。多数情况下，临床上先天性心脏病患儿常因反复发作的肺炎或肺炎久治不愈而就诊。对于发绀型或从右向左分流型先天性心脏病，发现青紫或发绀可能是其就诊的唯一原因。婴幼儿可能出现青紫、气促、明显心脏杂音、心率或心律异常，喂养困难、发育迟缓、乏力、多汗、反复呼吸道感染或有晕厥、抽搐、蹲踞现象。

2. 身体状况　评估患儿的精神状态，生长发育情况如体重情况，有无杵状指（趾）、口唇发绀、呼吸困难如三凹征，肺部啰音，肝脏增大等心力衰竭的表现。听诊心脏杂音的位置、性质。

3. 相关检查　如胸片、心电图、超声心动图、血液生化检查的结果和临床意义。

4. 心理社会状况　了解患儿有无因患病、住院出现焦虑及恐惧情绪。询问患儿及家长对疾病的了解程度、心理状态和对治疗、护理的需求，了解其有无因疾病治疗、预后不佳等情况而出现焦虑和恐惧等。

【主要护理诊断/合作性问题】

1. 活动无耐力　与体循环血量减少有关。
2. 心输出量减少　与存在心脏畸形，血液分流有关。
3. 体温异常　与感染和体外循环有关。
4. 生长发育迟缓　与肾小球滤过率下降有关。
5. 清理呼吸道无效　与体外循环下心脏外科术后肺功能不良有关。
6. 潜在并发症　心脏压塞、电解质紊乱、心律失常、心力衰竭。
7. 知识缺乏　患儿及家长缺乏与本病相关的护理知识。
8. 焦虑　与疾病威胁、对手术及预后的担忧有关。

【护理措施】

1. 术前护理

（1）严密监测生命体征和体重：测体温、脉搏、呼吸，每 6 小时 1 次，3 天后改为每天测 1 次。1 岁以下测肛温，1 岁以上患儿测腋温。患儿测体温时，需安排专人看护以免发生意外。新生儿每天固定时间测体重 1 次，其他患儿每周测体重 1 次。

（2）预防感染：注意体温变化，根据气温变化及时增减衣物，严格探视制度，注意保护性隔离，以免受凉和发生交叉感染。

（3）及时发现和治疗缺氧发作：发绀型如法洛四联症患儿，为防止脱水，应多次喂水，以降低血液黏稠度，防止患儿缺氧发作；遵医嘱定时吸氧；适当控制每餐进食量，防止过饱增加心脏负担；提醒患儿避免剧烈运动及哭闹，以免诱发急性缺氧。预防便秘，必要时可采取开塞露灌肠。行静脉穿刺、抽取血标本或做特殊治疗时应在有抢救设备的房间进行，以便患儿病情发生变化时能及时进行抢救。

（4）及时发现并发症的发生：观察有无心率增快、鼻翼扇动、端坐呼吸、泡沫痰及肝大等心力衰竭的表现。若发现有以上症状，则立即给予吸氧，半卧位，并通知主管医师现场抢救。

（5）提供足够营养：对于有喂养困难的患儿，少量多餐，避免呛咳和呼吸困难的发生。提供足够能量，保证营养需要，以增强体质，提高手术耐受性。

（6）心理护理：经常抚摸或爱抚患儿以减轻生疏感及恐惧感。及时与患儿家长沟通，讲解疾病的基本知识和护理要点，减轻其因疾病威胁造成的焦虑和紧张情绪。

（7）术前准备：需手术治疗的患儿，给予充分术前准备，按照手术要求进行备皮。按要求进行肠道准备，一般体重在 12 kg 以上的患儿晚 8 时甘油灌肠剂灌肠，12 kg 以下者手术当天早晨 6 时开塞露灌肠，婴幼儿术前 6～8 小时禁食。手术当天早晨给予地西泮镇静。

2. 术后护理

（1）体位：麻醉未醒者去枕平卧，头偏向一侧。清醒后半卧位，以利于患者呼吸及引流液的通畅。对于意识不清的患儿可适当采取约束，防止患儿因清醒前无意识躁动引起气管插管、深静脉穿刺管及引流管的移位或脱出。

（2）呼吸道管理：妥善固定好气管插管，防止打折、移位或脱出。气管插管套囊不要过度充气，避免长时间压迫气管黏膜引起喉头充血、水肿或痉挛。保持呼吸道通畅，适时清理呼吸道分泌物。拔出气管插管后，应定时翻身、拍背、体位引流，鼓励咳痰，防止肺部并发症的发生。痰液黏稠不易咳出时，给予超声雾化吸入。吸痰时注意观察心率、血压及末梢血氧饱和度以及颜面口唇颜色的变化。吸痰前后用简易呼吸囊加压给氧。吸痰时间要少于15秒，防止由于急性缺氧引起病情变化。

（3）密切关注病情变化：密切观察生命体征。观察呼吸频率、胸廓起伏、两侧呼吸音是否对称；注意心率以及血压的变化，必要时监测患儿的血流动力学指标，如中心静脉压（CVP）、动脉血压。观察周围循环功能，如皮肤颜色、温度、湿度、有无发绀以及动脉搏动情况；动态观察患儿的电解质，定时进行血气分析。

（4）伤口及引流管管理：观察伤口有无渗血、渗液，辅料是否干燥、移位。伤口疼痛时遵医嘱给予止痛剂。保证引流管的通畅，观察引流液的量以及性质是否在单位时间内突然增多。如连续 3 小时多于 4 mL/kg，要及时报告主管医师，做好二次开胸准备。

（5）准确记录 24 小时出入量。记录尿量及性质，发现异常及时通知医师。留置尿管超过 3 天者应防止逆行感染。

（6）体温管理：对于体外循环后的患儿注意观察其复温情况，注意观察其末端血液循环情况。对于末端血液循环欠佳的患儿，给予肢端低温保暖。因体外循环后患儿对温度的敏感度降低，故应防止患儿烫伤的发生。

（7）并发症的观察：预防感染。术后遵医嘱给予抗生素，防止伤口以及呼吸机相关性感染。观察有无心率增快、烦躁不安、呼吸困难、水肿、肝大等心力衰竭的表现，如出现上述症状，给予半卧位，吸氧，并告知医师。

3. 加强生活护理并创造良好的治疗环境。

4. 建立合理的生活制度：安排好患儿作息时间，保证休息充分，适当安排术前及术后活动量，减少心脏负担。避免患儿情绪激动和剧烈哭闹。

【健康教育】

向患儿及家长说明疾病发生的可能原因，预防感染。此外，因体外循环可改变儿童的免疫功能，一般术后1个月应避免免疫接种。督促家长给患儿进行常规体检，特别是牙齿的保健，防止发生龋齿和牙龈疾病，以防感染性心内膜炎的发生。向患儿及家长讲解先天性心脏病的日常护理，建立合理的休息活动规律，合理用药，调整心功能到最好状态。

知识链接

心导管检查和心血管造影患儿的护理

心导管检查是将心导管插入周围静脉后，沿静脉送至右心房、右心室、肺动脉及其分支以了解上述各部位的压力、血氧含量及血流动力学改变及三尖瓣膜病变部位及程度，以明确诊断，确定手术和治疗方案的检查方法，是心血管外科重要的诊断检查方法之一。此项检查的目的是：①判断有无肺动脉高压以及肺动脉高压的程度及性质，为手术或药物治疗提供依据。②协助超声心动图完成先天性心脏病的诊断和鉴别诊断，并了解其分流水平、分流量及心功能状态。③为先心病介入治疗术前提供血流动力学依据和术后评价治疗效果。需要注意的是感染性心内膜炎、严重心律失常、重度心力衰竭、出血倾向等是其禁忌证。

心血管造影是一项直观地反映心功能的检查方法，包括对心室收缩与舒张功能的判断，并可以明确室壁运动状态及其异常部位、程度和范围。

近年来，随着小儿心脏病研究的发展，心导管术作为介入性治疗方法逐渐应用于治疗领域，因此，心导管术的护理在临床上也越来越受到重视。

一、术前准备

1. 心理护理　术前耐心向患儿以及家长做好解释，交待检查目的、注意事项和易发生的问题，以期取得理解和配合。必要时，术前晚给予镇静剂，消除紧张情绪。

2. 术前完成过敏试验和完善各项检查　需行造影者，术前1天行碘过敏试验。必要时进行交叉配血。

3. 术前备皮　根据检查范围需要备皮的，一般为双上肢或双侧腹股沟区。

4. 术前禁食　术前需禁食6小时，避免手术中发生呕吐误吸。必要时实施静脉补液，避免先天性心脏病患儿因体液不足出现血液浓缩。

二、术后护理

1. 体位和制动　患儿回病房后，需去枕平卧，常规给予约束，以防其在麻醉未醒时躁动造成伤口出血。检查伤口有无渗血，并在辅料外放置沙袋压迫止血。股静脉穿刺者需卧床6小时，股动脉穿刺的患儿卧床12小时，以防局部血肿的发生。

2. 观察皮肤颜色、皮肤温度、生命体征、出血等　注意穿刺侧与对侧比较是否有动脉搏动减弱和肢体温度的变化。

3. 抗感染　遵医嘱给予抗感染治疗1～2天。

4. 静脉补液　对于临床表现有发绀的先天性心脏病患儿注意补足液量，防止血液浓缩。

5. 其他　对于麻醉未醒患儿，需待其完全清醒后再进食，以免引起呕吐。

第三节　病毒性心肌炎

病毒性心肌炎是指因病毒感染引起心肌间质炎性渗出的心肌纤维的变形或坏死，导致不同程度的心功能障碍和全身性症状的疾病，其病理特征为心肌细胞的变形或坏死，是小儿时期较常见的心脏病之一。除心肌炎外，部分病例可伴有心包炎和心内膜炎。本病的临床表现轻重不一，轻者可无临床症状，重者可发生心力衰竭等，甚至猝死。小儿病毒性心肌炎的发病率呈现上升趋势，但重症患儿尚占少数。

【病因与发病机制】

本病的发病机制尚不完全清楚。引起病毒性心肌炎的病毒有多种，主要是肠道和呼吸道病毒，尤其是柯萨奇病毒 B 组最为常见，约占半数以上。值得注意的是新生儿时期柯萨奇病毒 B 组感染可导致群体流行，死亡率高达50％以上。其他如 ECHO 病毒、脊髓灰质炎病毒、流感病毒、EB 病毒、腺病毒等。目前的研究证据显示病毒性心肌炎的发病机制涉及以下 2 方面：①病毒对感染心肌细胞的直接损害。②病毒触发人体自身免疫反应而引起的心肌损害。

【临床表现】

病毒性心肌炎患儿出现心脏中毒症状前 2～3 周有上呼吸道感染或其他病毒感染史，在病前数天常有发热、咽痛、腹泻等呼吸道感染或肠道感染等前驱症状。轻症患儿可无明显症状，体检时可发现心电图异常，如心动过速和期前收缩等。典型病例患儿常有苍白、气促、疲乏、活动受限、头晕、心悸或腹痛等症状。体检时可有安静时心动过速，第一心音低钝，出现奔马律、心脏扩大等。伴有心包炎的患儿可闻及心包摩擦音。少数重症患儿可发生心力衰竭并发严重心律失常、心源性休克，甚至猝死。少数患儿可呈现慢性病程，病程长达 1 年以上，发展为扩张型心肌病。新生儿患病时病情发展迅速，常见高热、呼吸困难和发绀，病死率高。

【辅助检查】

1. 心电图　心电图检查是诊断心肌炎的重要依据。可见严重心律失常，以早搏为多见，另可见室上性和室性心动过速，心房颤动和心室颤动以及房室阻滞。多导联呈现 ST 段压低，T 波低平等心肌缺血的表现。

2. 血清心肌酶测定　病程早期血清肌酸激酶（CK）以及同工酶（CK-MB）、乳酸脱氢酶（LDH）、血清天冬氨酸氨基转移酶（AST）均增高。

3. 胸部 X 线检查　轻症患儿心影可正常。重症患儿有心脏扩大、心包积液时可见心影增大。

4. 心肌活体组织检查　是诊断该病的金标准，但阳性率不高。

【治疗要点】

本病目前没有特效治疗方法，主要是减轻心脏负担，改善心肌代谢和心功能，促进心肌修复。

1. 休息　患儿存在临床症状时需要卧床休息。一般应休息至症状消失后 3～4 周；心脏扩大者，休息应不少于 6 个月。在恢复期应限制活动至少 3 个月。

2. 药物治疗　主要是保护心肌和清除自由基的药物治疗。

（1）必要时抗病毒治疗，消除病因。

（2）改善心肌营养：1,6 二磷酸果糖可改善心肌能量代谢，促进受损细胞的修复。静脉滴注，疗程为 10～14 天。维生素 C 是一种较强的抗氧化剂，有清除自由基的作用，从而保护心肌，改善心肌功能。开始时需大剂量，以葡萄糖稀释为 10％～25％溶液静脉注射或滴注，每天 1 次，疗程为 3～4 周。同时可选用辅酶 Q_{10} 或者在常规治疗的基础上加用生脉饮等中药。

（3）大剂量丙种球蛋白治疗：用于重症病例，通过免疫调节作用减轻心肌细胞损害，剂量为 2 g/kg，单剂 24 小时缓慢静脉滴注，持续 2～3 天。

（4）肾上腺皮质激素：有改善心肌功能、减轻心肌炎性反应和抗休克作用，多用于急重症患儿。一般为氢化可的松 10 mg/(kg · d) 或泼尼松 1～1.5 mg/(kg · d) 口服。坚持 2～3 周，症状缓解后逐渐减量至停药。

（5）抗心力衰竭治疗：可根据病情联合应用利尿剂、洋地黄、血管活性药物等抗心力衰竭治疗。因心肌炎患者对洋地黄制剂比较敏感，中毒剂量偏小，因此须特别注意。另外，此过程中也应注意监测血钾含量，防止诱发心律失常。

（6）救治心源性休克：大剂量肾上腺皮质激素静脉滴注或大剂量维生素 C 静脉注射，必要时配合血管活性药物纠正血压异常。

【护理评估】

1. 健康史　询问患儿发病前有无病毒感染史，尤其是呼吸道和肠道病毒感染史；是否有发热、咽痛、腹泻等呼吸道感染或肠道感染等前驱症状。

2. 身体状况　评估患儿有无苍白、气促、疲乏、活动受限、头晕、心悸或腹痛等症状。是否有心动过速、心脏扩大等体征。有无并发严重心律失常、心源性休克。了解特殊检查如胸片、心电图、心肌血液生化检查的结果和临床意义。

3. 心理社会状况　了解患儿尤其是年长患儿及家长是否因患病、住院、疾病威胁出现焦虑及恐惧情绪。

【主要护理诊断/合作性问题】

1. 活动无耐力　与心肌收缩力下降，组织供氧不足有关。
2. 潜在并发症　心律失常、心力衰竭、心源性休克。

【护理措施】

1. 休息与活动　急性期应绝对卧床休息至热退后 3～4 周，病情基本稳定后，逐渐增加活动量，但休息时间不少于 6 个月。重症患儿有心力衰竭者，应待控制心力衰竭，心功能好转后再开展活动，一般卧床休息半年至 1 年。

2. 严密观察病情，及时发现和处理并发症　密切观察患儿生命体征的变化，必要时遵医嘱进行心电监护，重点监测心律，密切观察是否有恶性心律失常的发生；一旦发生，立即做好急救准备，并告知主管医师。

3. 症状护理　胸闷、气促、心悸患儿应休息，必要时吸氧。烦躁不安者遵医嘱给予镇静药。心力衰竭患儿保持半卧位，持续吸氧，遵医嘱使用洋地黄等药物，注意药物不良反应。对于心源性休克患儿应用血管活性药物和扩血管药物。患儿输液过程中，注意调整滴速，以免加重心脏负担。

【健康教育】

向患儿及家属介绍本病的相关知识。重点强调休息的重要性，提高其依从性。给予高热量、高蛋白、高维生素、清淡易消化且营养丰富的饮食，少量多餐，多食富含维生素 C 的食物。向患儿及家长讲明药物治疗的重要性，介绍药物名称、用法以及不良反应。嘱患儿按时服药，不能因自觉症状好转而放松治疗，导致疾病复发。保护性隔离，积极预防各种感染，避免去人多的公共场所。告知其出院后 1 个月、3 个月、6 个月、1 年到医院按时复诊。

第四节　小儿心律失常

心搏冲动的频率、起源及传导的异常均可造成心律失常。小儿心律失常可以是先天性的，也可以是获得性的，如风湿热、心肌炎、药物或者心脏手术后。大多数心律失常并无生命危险，如单纯房性、室性早搏可存在于正常儿童中，有些心律失常可对生命构成威胁，主要是严重心动过缓或心动过速可导致心搏出量降低，可能引起晕厥和猝死。近年来，随着诊断技术的进步和心脏监护的推广，小儿心律失常的诊断率明显提高。

小儿心律失常的发病机制、诊断及处理原则与成人基本相同，唯病因及各种心律失常的发生率与成人不尽相同。小儿心律失常中，以窦性心律失常最为常见；其次为各种早搏，其中以房性早搏为多见；第三是传导阻滞，以一度房室阻滞占首位。心房颤动及完全性束支阻滞在患儿中较少见。

小儿心律失常多继发于心脏疾病后。先天性心脏病术后常并发室上性心律失常，如房性早搏、阵发性室上性心动过速、心房扑动。房间隔缺损常发生一度房室阻滞以及不完全性房室阻滞。先心病术后可后遗心律失常，如完全性房室阻滞、室性心动过速等。心脏以外引起心律失常的原因最常见的有电解质紊乱、药物反应或中毒、内分泌疾病等。在电解质紊乱中以低钾、高钾血症最常见。在药物反应所引起的心律失常中以洋地黄中毒最为常见。心脏手术、心导管检查以及麻醉过程中常有心律失常的发生。新生儿及婴儿早期心律失常可与母亲妊娠期疾病、用药有关。下面介绍临床常见的小儿心律失常。

窦性心律失常

一、窦性心动过速

正常时小儿心率波动较大，一般随年龄增长心率减慢。小儿心率常受外界刺激的影响，如情绪激动、发热、贫血、过度活动和劳累等，心电图的表现为每个 QRS 波前均有 P 波，PQ 间期、QT 间期均在正常范围内。

二、窦性心动过缓

心率新生儿<90 次/min，婴儿<80 次/min，年长儿<60 次/min 应考虑为窦性心动过缓，常由于迷走神经张力过高或窦房结受损伤引起，前者可用阿托品使心率增快。新生儿或胎儿发生心动过缓应做心电图检查以排除先天性完全性房室阻滞，心电图表现为 QT 间期正常。

异位心律

一、早搏

早搏为小儿常见的心律失常，由异位起搏点提早发出冲动引起的心脏搏动，又称期前收缩。根据起搏点不同，早搏可分为房性、交界性以及室性早搏，其中以室性早搏为多见。

【病因】　早搏的发生可以分为生理性和病理性两种。前者多发生于无器质性心脏病的健康小儿，因情绪激动，精神紧张或过度疲劳引起。病理性最多见于病毒性心肌炎，心脏外科术后及各种严重感染等。

【临床表现】　生理性早搏多无临床症状。病理性早搏患儿可有心悸，喉部梗阻感，胸闷及腹痛等。部分小儿在发生早搏前有呼吸道感染史。早搏可持续数月甚至数年。据异位节律点部位不同，可分为房性、房室交界性及室性早搏。

【辅助检查】　心电图是了解早搏性质的检查及确诊方法。根据心电图有无 P′ 波存在、P′ 形态、P-R 间期长短以及 QRS 波形可判断早搏的类型。下面分别介绍 3 种早搏的心电图特征。

1. 房性早搏心电图特征　① P′ 波提前，形态与窦性 P 波略不同，可与前一心动的 T 波重叠。②P′R 间期在正常范围。③早搏后代偿间期不完全。④如伴有变形的 QRS 波群，则为心室内差异传导所致（图 12-6）。

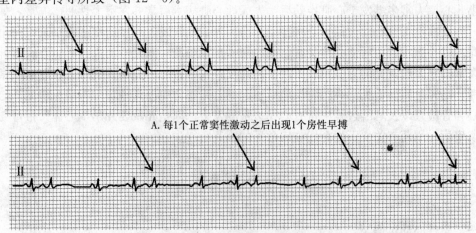

A. 每1个正常窦性激动之后出现1个房性早搏

B. 每2个正常窦性激动之后出现1个PR′间期固定的房性早搏，箭头指房性早搏的QRS波群

图 12-6　房性早搏心电图

2. **房室交界性早搏的心电图特征** ①QRS 波提前，其形态、时限与正常窦性基本相同。②早搏所产生的 QRS 波前或后有逆行 P 波，P'R 间期<0.01 秒。③代偿间歇往往不完全（图 12-7）。

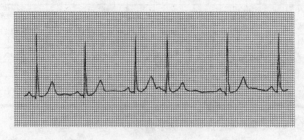

图 12-7 房室交界性早搏的心电图

3. **室性早搏的心电图特征** ①提早出现宽大畸形的 QRS 波，QRS 间期>0.1 秒，前无异位 P 波。②T 波与主波方向相反。③早搏后多伴有完全代偿间歇（图 12-8）。

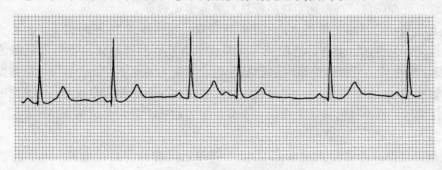

图 12-8 室性早搏的心电图

【治疗】 首先要治疗原发病。若早搏次数不多，无症状，则无需治疗。若由器质性心脏病引起，且有自觉症状，应予以抗心律失常药物治疗。房性及房室交界性早搏可选用普萘洛尔、普罗帕酮等 β 受体阻滞药。房性早搏若用之无效，则选用洋地黄类。对于室性早搏，必要时可选用利多卡因等。如为洋地黄中毒引起的早搏，应尽早停以上药物，予补钾治疗。

二、阵发性室上性心动过速

阵发性室上性心动过速指异位激动在希氏束以上的心动过速。本病是小儿最常见的异位快速心律失常，可发生在任何年龄，容易反复发作，但初次发病以 4 个月以下小婴儿多见。

【病因】 部分由先心病、预激综合征、心肌炎、心脏外科手术引起。但多数患儿无器质性心脏病，发病机制尚不明确。感染为常见诱因，也可因疲劳、精神紧张、过度换气等诱发。

【临床表现】 常突然发作，此时可出现烦躁不安、面色苍白、出冷汗、四肢凉、呼吸急促、拒乳、呕吐、口唇发绀等症状，发作持续时间不定，短暂的为数秒，也可长达数小时而突然停止，血压低，听诊时可发现心音弱，心率快而规则，新生儿心率可达 300 次/min，婴儿可达 200～300 次/min，年长儿可达 160～180 次/min。

【辅助检查】 心电图检查 P 波形态异常，往往较正常时小，常与前一心动的 T 波重叠，以致无法辨认。P 波与 QRS 波有固定关系，QRS 波形态同窦性。发作持续时间长者，可有暂时性 ST 段及 T 波改变（图 12-9）。

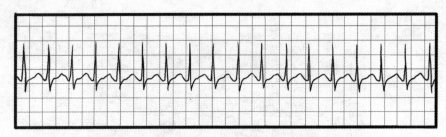

图 12-9　阵发性室上性心动过速心电图

【治疗要点】

1. 兴奋迷走神经　对于无器质性心脏病者可先用此方法刺激咽部，以压舌板或手指刺激患儿咽部，使之产生恶心、呕吐，或嘱患儿深吸气后屏气。婴幼儿发作阵发性室上性心动过速时应该紧急处理病情，兴奋迷走神经疗法对婴儿多无效。

2. 药物治疗　①洋地黄类药物：用于病情较重，发作持续 24 小时以上，有心力衰竭的患儿，以地高辛为首选。低钾、心肌炎、阵发性室上性心动过速伴房室传导阻滞的患儿慎用。②β 受体阻滞药：可选用普萘洛尔静脉注射，剂量为 0.1 mg/kg，以 5% 葡萄糖液稀释后缓慢静脉推注，一般不少于 5～10 分钟。重度房室传导阻滞伴有哮喘及心力衰竭的患儿禁用。③维拉帕米：选择性钙离子阻滞药，不良反应为血压下降，并能加重房室阻滞。1 岁以下少用。

3. 直流电复律　通常婴儿用 0.25 J/kg，转律后可静脉注射洋地黄。电击前禁用洋地黄，以防心室颤动的发生。

4. 射频消融术　药物治疗无效且发作频繁者可考虑用此方法。

三、室性心动过速

室性心动过速指源于希氏束分叉处以下，有 3～5 个或以上宽大畸形 QRS 波群组成的心动过速。

【病因】　可因手术、心导管检查、严重心肌炎、先心病、感染、缺氧、电解质紊乱等原因引起。

【临床表现】　临床表现与阵发性室上性心动过速相似，但症状比较严重。小儿烦躁不安、面色苍白、呼吸急促。年长儿可诉心悸、心前区疼痛，严重病例可有昏厥、休克、充血性心力衰竭等。发作短暂的患儿，血流动力学改变较轻；发作持续 24 小时以上者可发生显著的血流动力学改变，体检可发现心率增快，常在 150 次/min 以上，节律整齐，心音可有强弱不等现象。

【辅助检查】　心电图的特征为：①心室率常为 150～250 次/min，QRS 波群宽大畸形，时限增宽。②T 波方向与 QRS 主波相反，P 波与 QRS 波之间无固定关系。③QT 间期多正常，可伴有 QT 间期延长，多见于多形室性心动过速。④心房率较心室率缓慢，有时可见到室性融合波或心室夺获（图 12-10）。

【治疗要点】　治疗原则：无器质性心脏病患儿发生非持续性室性心动过速，如无症状及

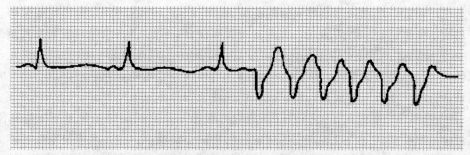

图 12 - 10　室性心动过速心电图

晕厥发作，无须进行治疗，但仍需密切追踪观察；对有器质性心脏病患儿或持续性发作患儿，则应终止发作，并积极预防复发。临床药物治疗，首选胺碘酮、利多卡因静脉注射，也可选用普罗帕酮、索他洛尔等静脉注射。若患儿有低血压、休克、心绞痛、心力衰竭、脑血流灌注不足或药物治疗无效时，应迅速采取直流电复律以终止其发作。

　　为预防疾病复发，应积极治疗原发病，去除诱因，控制及治疗致命性室性期前收缩，选择有效且不良反应少的药物预防室性心动过速复发。药物治疗无效的患儿可选用射频消融术或植入埋藏式心脏转律除颤器。

房室阻滞

　　心脏传导过程中，发生在心房和心室之间的电路异常，可导致心律失常，使得心脏不能正常收缩和泵血，称为房室阻滞，可由心肌炎、心肌病、先心病、风湿性心脏病、药物中毒如洋地黄中毒、低血钾等原因引起。按受阻程度不同可分为一度房室阻滞、二度房室阻滞和三度房室阻滞（完全性房室阻滞）。一度房室阻滞一般无症状，心电图仅表现为 P-R 间期延长，在小儿中最为常见。大部分由急性风湿性心肌炎引起，一般无特殊临床体征。二度房室阻滞可出现心脏漏跳现象，多在先天性心脏病术后出现，当心室律过缓时，可引起胸闷、心悸，严重者产生眩晕和晕厥。三度房室阻滞由于心率过慢，患儿可出现急性心源性脑缺氧综合征，此时患儿丧失知觉，甚至发生死亡，在小儿中极少发生。

　　一度房室阻滞基本不需特殊治疗。二度房室阻滞的治疗需针对原发病。当心室率过缓时可选用阿托品治疗。三度房室阻滞患儿需积极治疗，纠正缺氧与酸中毒。药物治疗无效的患儿，一般需安装临时起搏器，观察 4 周后若不能恢复正常心律，则需考虑安置永久起搏器。

【主要护理诊断/合作性问题】

1. 活动无耐力　与心律失常导致心排血量减少有关。
2. 焦虑　与心律失常反复发作、疗效不佳，缺乏相应知识有关。
3. 潜在并发症　心力衰竭和猝死。

【护理措施】

1. 密切观察病情　密切监测患儿的生命体征、意识状态及皮肤黏膜状况等，尤其要严密监测心律以及心率的变化。询问有无心悸、乏力、头晕、抽搐等表现，及时实施心电监护或床旁心电图监护，注意观察心律失常的类型、发作次数、持续时间以及治疗效果等，为治疗和护理提供依据。有水肿的患儿，宜低盐或无盐饮食，控制摄入水量，记录出入量。

2. 休息与活动　合理安排患儿休息，提高活动耐力。对于严重心律失常的患儿，应绝对卧床休息，尽量防止其哭闹。保持环境清静，禁止喧哗、嘈杂，尤其对严重心律失常的患儿，嘈杂声音的刺激可以加重其病情，因此更应注意安静休息。

3. 用药护理　严格遵医嘱给药。口服药应叮嘱患儿及家长按时按量服用。静脉滴注速度不宜过快；密切观察用药过程、用药疗效和药物的不良反应。利多卡因是室性心律失常的常用药，静脉滴注过快可导致患儿嗜睡、抽搐甚至呼吸暂停，必须严格缓慢用药。阿托品为抗心动过缓的药物，如用药过程中出现面色潮红、心率过快、高热、腹胀、烦躁甚至呼吸减慢等中毒症状，应及时告知医师停药。三磷腺苷为阵发性室上性心动过速的常用药，应用时不稀释，静脉快速注射（2秒钟内），但有窦性停搏、窦性心动过缓、房室阻滞等副作用，使用时应备好阿托品和体外起搏器等急救药品和设备。

4. 严重心律失常的处理　对于患严重心律失常的患儿，应卧床休息，减少心肌耗氧，持续吸氧；准备好抢救药品及器材，对突发室性心动过速或心室颤动的患儿，及时除颤，给予抢救。

5. 并发症的观察与处理　观察有无猝死的危险征兆。一旦发现患儿出现意识模糊、抽搐、大动脉搏动消失、呼吸停止、瞳孔散大等情况，立即停止活动，安置半卧位；给予氧气吸入；实施心电监护，密切观察患儿意识及生命体征；建立静脉通道，备好抢救药品及物品。必要时进行心肺复苏和非同步直流电复律或临时起搏。

6. 心理护理　耐心向家属及患儿交代与疾病相关的知识和护理方法，解答其疑问，消除其紧张情绪。

【健康教育】

向患儿及家属讲解心律失常的常见病因，诱因及防治知识；嘱患儿及家长建立规律的生活制度，保证充足的休息和睡眠，避免剧烈活动。指导遵医嘱服药，告知常用药的常见副作用观察。教会患儿及家属监测脉搏的方法以利于自我监测病情，对反复发生严重心律失常危及生命者，向家长进行心肺复苏方面的培训以备急用。

第五节　充血性心力衰竭

充血性心力衰竭简称心衰，是先心病的常见并发症，也是先心病患儿死亡的重要原因之一，是指在静脉回流正常的情况下，由于心肌收缩或舒张功能障碍，使心泵功能降低，导致组织灌注不足，出现肺循环或体循环静脉淤血的一种临床综合征。本节内容着重介绍新生儿及婴儿的心力衰竭，因为先心病并发心衰多发生在新生儿期和婴儿期，其中以左向右分流型先心病最多见。

【病因与发病机制】

凡可以导致心脏泵血功能下降的原因均可导致心衰。概括起来可分为以下两个方面：

1. 心源性　以先心病最多，其他如心肌炎、心包炎、心律失常等。1岁以内小儿发生心衰者多为先心病所致，其心衰的发病率也最高。心律失常患儿，尤其是快速性心律失常，既可诱发又可加重心衰。

2. 非心源性　小儿时期感染，以呼吸道感染为多见，如肺炎、支气管炎、支气管哮喘等；肾脏疾病导致的心衰，如急性肾小球肾炎，因水、钠潴留使心脏负荷加重等；其他如过多的体力活动和过多过快地输液，水、电解质平衡紊乱，洋地黄中毒，手术，缺氧等均可增加心脏负担或加重心肌损坏，从而诱发心衰。

【临床表现】

除基础病的表现以外，心衰主要有心功能减退、肺循环淤血以及体循环淤血表现。

1. 婴幼儿心衰　多为全心衰，其临床表现有一定特点。代偿期心衰的主要表现为：①常出现喂养困难、烦躁多汗、体重不增、哭声低弱等。②呼吸困难，呼吸表浅，过速，频率常可达50～100次/min；安静时心率增快，婴儿可达180次/min以上，幼儿高达160次/min以上。③颜面、眼睑部位常可出现水肿，严重者鼻唇区出现青紫。④肺部听诊可闻及干啰音或喘鸣音，肝脏进行性增大。

2. 年长儿心衰　年长儿心衰与成人相似，主要表现为肺循环淤血和体循环淤血，常有乏力、活动不耐受、咳嗽、腹胀、食欲下降等，严重者有端坐呼吸。常见体征有颈静脉怒张、肝大、肝颈静脉反流试验阳性、尿量减少，第一心音减低和奔马律等。

【辅助检查】

1. 胸部X线检查　心影增大，肺纹理增多，肺门阴影增加，肺部淤血。
2. 心电图　不能表明有无心衰，有助于病因诊断。
3. 超声心动图　可见心室和心房内径的增大，心脏射血分数的降低，这对诊断心衰以及查找诱发心衰的病因有积极意义。

【治疗要点】

病因治疗，积极治疗原发病。若为先天性心脏病所致，则需术前准备。其内科治疗主要以改善心功能，利尿，扩血管，强心，纠正代谢紊乱为主。具体为：

1. 一般治疗　卧床休息，减轻心脏负担。采取平卧或者半卧位；哭闹患儿给予镇静。呼吸困难患儿给予氧气吸入。心衰患儿容易发生酸中毒、低血糖、低血钙，新生儿更严重。一旦发生，应及时纠正。

2. 利尿药　可促进水、钠排出，有利于心功能的改善，是治疗心衰的重要措施。急性心衰或肺水肿患儿可选用呋塞米等快速利尿药，同时可联合保钾利尿药，防止电解质紊乱。

3. 血管扩张药　小动脉和小静脉扩张可以降低心脏的前后负荷，改善心功能。临床上主要应用血管紧张素转化酶抑制药，如卡托普利、硝普钠静脉滴注等。

4. 洋地黄类药物　洋地黄可增强心肌的收缩力，减慢心率，有效改善心功能，是儿科临床上广泛应用的强心药物之一。地高辛为小儿时期最常用的洋地黄制剂，可口服或者静脉注射，口服吸收率更高。早产儿、足月儿以及婴儿对洋地黄的敏感度不同，在临床上需个体化应用，注意避免发生洋地黄中毒。

5. 其他　心衰伴有血压下降患儿可小剂量应用多巴胺持续静脉滴注，以增加心搏出量，提高血压。

【护理评估】

1. 健康史　评估患儿是否有诱发心衰的基础疾病。

2. 身体状况　观察患儿有无心衰常见的症状以及体征。了解特殊检查如胸片、心电图、超声心动图、心肌血液生化检查的结果和临床意义。

3. 心理社会状况　注意观察患儿以及家长有无因疾病威胁或担心预后而出现紧张、焦虑、抑郁等心理问题。

【主要护理诊断/合作性问题】

1. 心排血量减少　与心肌收缩力下降有关。

2. 体液过多　与体内水、钠潴留有关。

3. 气体交换受损　与肺循环淤血有关。

4. 潜在并发症　药物不良反应，猝死。

5. 焦虑　与疾病威胁、担心预后、环境改变有关。

【护理措施】

1. 休息　合理安排活动和休息。对于有症状的患儿，应绝对卧床休息，体位宜采取半卧位，使膈肌下降，利于呼吸运动。有右向左分流的先心病患儿取膝胸卧位，小婴儿床头抬高 $15° \sim 30°$。

2. 密切观察病情　观察生命体征的变化，必要时进行心电监护。及时了解血气、电解质、出入量变化，观察水肿情况。做好抢救准备，发现病情变化时及时告知医师。

3. 控制入量　给予低盐饮食。每天液体入量应在 $100\ mL/kg$ 以下。输液速度宜慢。

4. 合理营养　注意不宜过饱，少食多餐，予高纤维、高蛋白及高热量饮食。喂养婴儿时防呛咳，必要时给予鼻饲。保持大便通畅，必要时使用开塞露通便。

5. 用药护理

（1）洋地黄护理：①注意心率。初次给药前了解患儿心、肾功能，以及有无电解质紊乱以及是否同时应用利尿药、钙剂等。每次给药前应注意患儿心率，婴儿心率低于 90 次/min，年长儿低于 70 次/min 时暂停给药。②严格按剂量服药。③注意毒性反应。如出现心律失常，恶心呕吐，视觉异常，头晕、嗜睡等症状时暂停用药，并告知医师及时采取措施。

（2）利尿剂护理：尽量安排清晨或上午给药。用药前后注意观察患儿尿量的变化及有无低钾血症的发生，尤其是低钾引起的心律失常。用药期间鼓励患儿进食含钾丰富的食物，如香蕉、菠菜、豆类等。

（3）血管扩张药护理：用药前后重点观察心率和血压的变化，防止血压过度下降。静脉滴注硝普钠时应遮光，防止药物见光分解，随用随配。

【健康教育】

向患儿及家长介绍疾病的相关知识和家庭护理的方法。指导其合理用药及如何观察药物的反应。注意营养，预防感冒，保护性隔离，防止感染的发生。

自学指导

【重点难点】

1. 胎儿出生后血液循环的变化。

2. 几种常见先天性心脏病的临床表现。

3. 几种常见先天性心脏病的护理措施。

4. 小儿病毒性心肌炎的护理要点

5. 小儿心律失常的护理要点。

6. 小儿心力衰竭的护理要点。

【考核知识点】

1. 几种常见先天性心脏病的临床表现。

2. 几种常见先天性心脏病的护理措施。

【复习思考题】

1. 胎儿出生后血液循环发生哪些变化?

2. 左向右分流的先天性心脏病患儿有哪些临床表现?

3. 如何护理法洛四联症患儿?

〔孟　静〕

第十三章

泌尿系统疾病患儿的护理

【学习目标】

1. 掌握：小儿急性肾小球肾炎、原发性肾病综合征、泌尿道感染、急性肾衰竭的临床表现、护理措施及健康教育。

2. 熟悉：小儿急性肾小球肾炎、原发性肾病综合征、泌尿道感染、急性肾衰竭的辅助检查、治疗要点。

3. 了解：小儿泌尿系统解剖、生理特点。

【自学时数】1学时。

泌尿系统疾病是小儿常见病，由于其病因、发病机制及临床表现各不相同，故护理诊断、护理措施和健康教育各有特点。本章将以发病率居首的急性肾小球肾炎为代表，介绍儿科常见泌尿系统疾病患儿的护理。

第一节　小儿泌尿系统解剖生理特点

一、解剖特点

泌尿系统由肾脏、输尿管、膀胱及尿道组成。

（一）肾脏

婴儿肾脏位置较低，其下极可低至髂嵴以下第4腰椎水平，2岁以后达髂嵴以上，故2岁以内健康小儿腹部触诊时容易扪及肾脏。

（二）输尿管

婴幼儿输尿管长而弯曲，管壁肌肉和弹力纤维发育不良，容易受压及扭曲而导致梗阻，故易造成尿潴留和引起泌尿系统感染。

（三）膀胱

婴儿膀胱的位置较高，尿液充盈时，膀胱顶部常在耻骨联合之上，随着年龄的增长，逐渐下降至骨盆内。

（四）尿道

男、女性尿道有很大不同，女婴尿道仅长1 cm（性成熟期3～5 cm），且外口暴露，接近肛门，故易受细菌污染；男婴尿道较长（5～6 cm），但因有包茎，所以污垢积聚时也可引起上行性细菌感染。

二、生理特点

肾脏的主要功能是排泄，主要通过生成尿液，将机体代谢的终末产物，如尿素、有机酸等排出体外，以调节水、电解质、酸碱平衡，维持内环境的相对稳定。此外，肾脏也是一个内分泌器官，可以合成和释放肾素、促红细胞生成素、前列腺素等。婴幼儿肾脏的各种功能均较成人低，1～2 岁时才达到成人水平。

（一）肾脏功能特点

肾脏的最基本结构和功能单位是肾单位，人体两侧肾有 170 万～240 万个肾单位。新生儿出生时肾单位数量已基本达到成人水平，但其生理功能尚不完善，调节及储备能力较差，如新生儿出生时肾小球滤过率只为成人的 1/4，3～6 个月为成人的 1/2，6～12 个月为成人的 3/4，因此在新生儿及婴儿时期如给予过量的水分及溶质，就不能迅速有效地排出。此外，新生儿肾糖阈较成人低，静脉输入或大量口服葡萄糖时易出现糖尿；新生儿的排钠能力及浓缩尿液功能也不足，在应激状态下，往往不能做出相应的反应而发生水、电解质紊乱及酸中毒。

（二）小儿排尿特点

正常排尿机制在婴儿期由脊髓反射完成，以后逐渐建立脑干-大脑皮质机制，至 3 岁已能控制排尿。93% 的新生儿在生后 24 小时内开始排尿，99% 在 48 小时内排尿，最初几天内，因摄入量少，排尿 4～5 次/d，1 周后因小儿新陈代谢旺盛，进水量较多而膀胱容量小，排尿增至 20～25 次/d，1 岁时排尿 15～16 次/d，学龄前 6～7 次/d。小儿尿量个体差异较大，如新生儿出生后 48 小时正常尿量一般为每小时 1～3 mL/kg，而 >14 岁则为 1000～1600 mL/d；若新生儿每小时尿量 <1.0 mL/kg 为少尿，每小时 <0.5 mL/kg 为无尿；学龄儿童 24 小时排尿量 <400 mL、学龄前儿童 <300 mL，婴幼儿 <200 mL 时为少尿，24 小时尿量 <50 mL 为无尿。

（三）小儿尿液特点

正常新生儿在出生后 2～3 天尿液颜色较深且稍混浊，放置后可有红褐色沉淀，为尿酸盐结晶。而婴幼儿尿液呈淡黄色且透明，但在寒冷季节放置后可出现乳白色沉淀，为盐类结晶。新生儿生后前几天因尿内含尿酸盐多而呈强酸性，以后逐渐接近中性或弱酸性，pH 值多为 5～7；新生儿尿相对密度较低，为 1.006～1.008，随年龄增长而逐渐增高，1 岁以后为 1.011～1.025。此外，正常小儿尿中仅含微量蛋白，定性试验为阴性，定量 ≤100 mg/（m² · 24 h），清洁新鲜尿液离心后沉渣镜检，红细胞 <3 个/HP，白细胞 <5 个/HP，一般无管型。

第二节　急性肾小球肾炎

急性肾小球肾炎（acute glomerulonephritis，AGN）简称急性肾炎，是一组不同病因所致的感染后免疫反应引起的急性弥漫性肾小球炎性病变，以链球菌感染后的急性肾炎最为常见，是儿科常见病。

【病因与发病机制】

尽管本病有多种病因，但绝大多数病例属 A 群 β 溶血性链球菌急性感染后引起的免疫复合性肾小球肾炎。除此之外，如肺炎链球菌、金黄色葡萄球菌、流感嗜血杆菌、柯萨奇病毒、风疹病毒、腮腺炎病毒、疟原虫、丝虫、梅毒螺旋体、钩端螺旋体等也可导致急性肾炎。

链球菌的某些成分作为抗原刺激机体产生相应抗体，从而形成循环免疫复合物而引起肾小球毛细血管炎症病变。此外，某些链球菌菌株可通过神经氨酸苷酶的作用或其产物与机体的免疫球蛋白（IgG）结合，改变其免疫原性，产生自身抗体和免疫复合物而致病。

【临床表现】

急性肾炎临床表现轻重不一，轻者可无临床症状仅有镜下血尿，重者可并发急性肾衰竭、高血压脑病、急性左心衰。

1. 前驱症状　以呼吸道及皮肤感染为主。在前驱感染后急性起病，病前多有乏力、发热、关节疼痛等症状。

2. 典型表现

（1）水肿：一般仅累及眼睑和颜面部，重者 2～3 天遍及全身，水肿呈非凹陷性。

（2）血尿：50%～70% 的患儿有肉眼血尿，呈茶褐色或烟蒂水样（酸性尿），也可呈洗肉水样（中性或弱碱性尿），持续 1～2 周即转为镜下血尿。

（3）蛋白尿：程度不等。

（4）高血压：30%～80% 的病例有血压增高，一般在 1～2 周内随尿量增多而恢复正常。

（5）少尿：水肿同时尿量明显减少；水肿消退，尿量随之增多。

3. 严重表现

（1）严重循环充血：临床表现为端坐呼吸、颈静脉怒张、咳粉红色泡沫痰，听诊肺底湿啰音、心脏出现奔马律，危重者可因肺水肿于数小时内死亡。

（2）高血压脑病：由于脑血管痉挛，导致缺血、缺氧、血管通透性增高而发生脑水肿，常发生在疾病早期，患儿出现剧烈头痛、呕吐、复视或一过性失明，严重者突然出现惊厥、昏迷甚至脑疝。

（3）急性肾衰竭：常发生于疾病初期，临床表现为少尿或无尿，血尿素氮、血肌酐升高，高血钾，代谢性酸中毒。

【辅助检查】

1. 尿常规　尿蛋白多在（＋）～（＋＋＋）之间，镜下可见大量红细胞、少量白细胞和管型。

2. 血常规　红细胞计数及血红蛋白常有降低，白细胞轻度升高或正常，若明显升高，提示有感染灶存在。

3. 抗链球菌溶血素"O"大多增高，可持续半年左右。

4. 血清补体　80%～90% 的患儿血清补体 C_3 下降，多于 6～8 周恢复正常。

5. 肾功能测定 少尿时血尿素氮和肌酐可升高。

6. 腹部 B 超 多数患儿肾脏有肿胀，结构模糊，呈弥漫性病变。

7. 肾活体组织检查 肾组织有广泛新月体形成。

【治疗要点】

本病无特异性治疗，主要是对症治疗，防止急性期并发症。

1. 休息 早期绝对卧床休息，待病情好转后逐渐增加活动量。

2. 饮食 对有水肿、高血压者应限制盐及水的摄入；有氮质血症者应限制蛋白质的摄入，但可给予优质动物蛋白 0.5 g/(kg·d)。

3. 抗感染 有感染时用青霉素治疗 10～14 天，或根据咽拭子培养和药物敏感试验结果选择有效的抗生素进行治疗。

4. 对症治疗

（1）利尿：经控制水、盐入量仍有水肿、少尿者，可口服氢氯噻嗪，效果欠佳时用呋塞米。

（2）降压：凡经休息，限制水、盐摄入和利尿治疗后血压仍高者，均应给予降压药，如硝苯地平、卡托普利，对高血压脑病首选硝普钠。

5. 中药治疗 可给黄芪、当归、川芎、赤白芍、牡丹皮、丹参、益母草、桃仁、红花等活血化淤和调节免疫的药物。

6. 急性肾衰竭时可采用腹膜透析或血液滤过治疗。

【护理评估】

1. 健康史 询问发病前有无乏力、发热、关节痛及上呼吸道或皮肤感染史，以往有无类似情况发生。

2. 身体状况 评估患儿有无水肿及已有水肿患儿发生的部位、性质和程度；评估尿量、尿色及血压的变化；有无循环充血的表现；目前治疗、用药情况等。

3. 心理社会状况 了解患儿及家长对本病的认识程度、心理状态和对治疗、护理的需求。

4. 辅助检查 了解患儿尿常规、肾功能、补体 C_3 等检查结果。

【主要护理诊断/合作性问题】

1. 体液过多 与肾小球滤过率下降有关。

2. 活动无耐力 与水、钠潴留，血压升高有关。

3. 潜在并发症 肾衰竭、高血压脑病、严重循环衰竭。

4. 知识缺乏 患儿及家长缺乏有关本病的相关知识。

【护理措施】

1. 休息 急性期需卧床休息 2～3 周，以减轻心脏负担并改善肾血流量，高血压和心力衰竭者则要绝对卧床休息，直至肉眼血尿消失、水肿减退、血压恢复正常才可下床进行轻微活动，且 1～2 个月内活动量宜加限制，3 个月内避免剧烈活动；学龄儿童血沉正常，尿液检查每高倍视野红细胞 10 个以下后方可上学，但应避免体育活动，待尿沉渣细胞绝对计数正常后方可恢复正常活动。

2. 饮食管理 给予高糖、高维生素、适量蛋白质的低盐饮食，急性期 1~2 周内限制钠盐的摄入（每天钠盐量 1~2 g），待水肿消退后每天钠盐量为 3~5 g；氮质血症患儿应给予低蛋白质饮食。由于生长发育中的儿童需要盐及蛋白质补充营养，所以不宜限制过久。

3. 皮肤护理 加强皮肤清洁工作，注意保护水肿部位的皮肤，以免破损引起感染。

4. 病情观察及处理

（1）准确记录 24 小时出入量，每周测体重 2 次，水肿严重者每天测量。

（2）观察尿量、尿色，患儿若尿量持续减少并出现头痛、恶心、呕吐等症状，要警惕急性肾衰竭的发生，此时应嘱患儿绝对卧床休息，并做好透析前的准备工作。

（3）注意观察血压的变化，若患儿突然出现血压升高，剧烈头痛、恶心、呕吐、眼花或一过性失明等，提示可能发生高血压脑病，应立即取头高足低位且绝对卧床休息，并遵医嘱给予镇静、降压、吸氧、利尿等处理。

（4）密切观察患儿有无烦躁不安、胸闷、心率增快、肝大等症状；若发生以上症状，应立即给予半卧位、吸氧，并通知主管医师予以治疗。

5. 用药护理 应用降压药后应定时测量血压，评价用药效果，同时注意观察有无不良反应。如应用硝苯地平时可能发生直立性低血压；应用利尿剂时，注意有无水、电解质紊乱等；应用硝普钠时要新鲜配制且整个输液系统需用黑纸或铝箔纸包裹遮光，以免药物遇光分解。同时，输入速度每分钟不宜超过 8 μg/kg，以防发生低血压。

6. 心理护理 护理人员要态度和蔼、语言亲切，关心体贴患儿，努力消除患儿的紧张心理，增强患儿及家长战胜疾病的信心，从而更好地配合治疗与护理。

【健康教育】

1. 向患儿及家长讲解休息的重要性，一般病情稳定 3 个月后，可逐渐恢复体力活动。

2. 讲解饮食管理的重要性，平时饮食宜清淡、少刺激，多食新鲜蔬菜。

3. 介绍可能导致疾病发生的原因及防治感染的重要性；嘱咐患儿及家长，一旦发生感染，要及时治疗，平时要注意保持皮肤清洁，衣服要经常洗晒。

4. 指导患儿及家长正确留取尿标本。

第三节 原发性肾病综合征

肾病综合征（nephritic syndrome，NS）是一组由多种原因引起的肾小球基底膜通透性增高，导致大量血浆蛋白从尿中丢失的临床综合征。临床以大量蛋白尿、低蛋白血症、高胆固醇血症和不同程度水肿为特征。

肾病综合征在小儿肾脏疾病中发病率仅次于急性肾炎，发病年龄多为学龄前儿童。小儿肾病综合征按病因可分为原发性、继发性和先天性 3 种，本节主要叙述原发性肾病综合征（primary nephritic syndrome，PNS）。

【病因与发病机制】

原发性肾病综合征指原发于肾脏本身的肾小球疾病，约占小儿时期肾病综合征的 90%，其发病机制为免疫介导性炎症所致的肾损害。研究证实：①肾小球毛细血管壁结构改变可导致蛋白尿。②非微小病变型局部免疫病理过程可损伤滤过膜正常屏障作用而发生蛋白尿。③微小病变型肾小球其滤过膜静电屏障损伤原因可能与细胞免疫失调有关。④T 淋巴细胞异常参与本病的发生。此外，近年还发现小儿肾病综合征的发病具有遗传因素并且与人种及环境有关。

【临床表现】

1. 水肿　为最常见、最早见的临床症状，开始见于眼睑，以后发展至面部、踝部及全身，呈凹陷性，未经治疗或病程长的患儿可有腹水或胸腔积液，男孩常有显著阴囊水肿，严重水肿患儿大腿和上臂内侧及腹壁皮肤可见白纹或紫纹，水肿的同时常有尿量减少，颜色变深，体重增加。

2. 营养不良　患儿可因长期蛋白质丢失出现蛋白质营养不良，表现为面色苍白，皮肤干燥，毛发干枯、萎黄，指、趾甲出现白色横纹，鼻软骨薄弱等。

3. 其他　患儿可伴有精神委靡、倦怠无力、食欲下降；肾炎性患儿可有血压增高和血尿；久病或反复发作患儿其发育落后。

【并发症】

1. 感染　是最常见的并发症，常见的有呼吸道、皮肤和泌尿道感染等。此外，医院感染亦不容忽视。

2. 电解质紊乱和低血容量　常见的电解质紊乱有低钠、低钾、低钙血症。此外，由于低蛋白血症，血浆胶体渗透压下降，易出现低血容量性休克。

3. 高凝状态及血栓形成　由于肾病综合征患儿体内凝血和纤溶系统可发生变化，从而导致高凝状态并形成血栓，其中以肾静脉血栓形成最为多见。

4. 急性肾衰竭　5% 微小病变型肾病可并发急性肾衰竭。

5. 肾小管功能障碍　除原有肾小球的基础病可引起肾小管功能损害外，由于大量尿蛋白的重吸收，可导致肾小管（主要是近曲小管）功能损害。

【辅助检查】

1. 尿液检查　尿蛋白≥(+++)，24 小时尿蛋白定量≥50 mg/kg，尿沉渣镜检可见透明管型及少数颗粒管型，肾炎性肾病患儿还可见红细胞且易见到肾上皮细胞及细胞管型。

2. 血液检查　血浆总蛋白低于正常，清蛋白下降更明显，并有清蛋白、球蛋白比例倒置，血清胆固醇多明显增高，血沉明显增快，肾炎性肾病补体 C_3 降低，尿素氮>10.7 mmol/L。

3. 经皮肾穿刺组织病理学检查（肾活检）　多数患儿不需要进行诊断性肾活检，但对糖皮质激素治疗耐药或频繁复发患儿应行肾活检。

4. 其他　血小板增多、D-二聚体增高、KPTT 缩短，提示有高凝状态。

【治疗要点】

1. 一般治疗

（1）休息：除水肿明显、并发感染或严重高血压外，一般无须卧床休息，待病情缓解后可逐渐增加活动量，但应避免过劳。

（2）饮食：低盐饮食。出现水肿和高血压时给予低盐饮食；大量蛋白尿时，蛋白质摄入每天 1.5～2 g/kg，并提供优质蛋白；水肿消退，血压正常后即恢复正常饮食。高度水肿和少尿患儿应适当限制水量，但大量利尿或腹泻、呕吐失盐时，须适当补充盐和水分。

（3）防治感染：避免受凉，防止感冒；与感染性疾病患儿分室收治。

（4）利尿：对糖皮质激素耐药或未使用糖皮质激素而水肿较重，伴有尿少者可配合使用利尿剂，但需密切观察出入量、体重及电解质的变化。

2. 激素疗法　应用激素尽管有一些副作用，但临床证明激素仍是目前诱导尿蛋白消失的有效药物，并作为肾病治疗的首选药。

（1）短程疗法：由于短程疗法易于复发，故现已少用。

（2）中、长程疗法：泼尼松 2 mg/(kg·d)，最大量 60 mg/d，分次服用，若 4 周内尿蛋白转阴，则自转阴后至少巩固两周开始减量，以后改为隔天 2 mg/kg，早餐后顿服，服用 4 周后，每 2～4 周减总量 2.5～5 mg，直至停药，疗程必须达 6 个月（中程疗法）。开始治疗后 4 周尿蛋白未转阴者，可服用至尿蛋白阴转后 2 周，一般不超过 8 周，以后再改为隔天 2 mg/kg 早餐后顿服，服用 4 周后每 2～4 周减量 1 次，直至停药，疗程 9 个月（长程疗法）。目前我国常采用的是中、长程疗法，复发较少。

3. 免疫抑制药治疗　主要用于频繁复发，糖皮质激素依赖、耐药或出现严重副作用者。在小剂量激素隔天使用的同时可选用环磷酰胺、环孢素、雷公藤多苷片等，但应避免青春期前和青春期用环磷酰胺冲击疗法，因可造成远期性腺损害。

4. 抗凝及纤溶药物疗法　由于肾病往往存在高凝状态和纤溶障碍且易并发血栓形成，故需抗凝和溶栓治疗，常用肝素和尿激酶静脉滴注或双嘧达莫口服。

5. 免疫调节剂　一般作为糖皮质激素的辅助治疗，如左旋咪唑 2.5 mg/kg，隔天用药，疗程 6 个月。

6. 血管紧张素转化酶抑制药　对减少蛋白尿、延缓肾小球硬化有良好作用，尤其适合肾炎性肾病综合征患儿。

 知识链接

中医药治疗

小儿肾病综合征属中医"水肿""阴水""虚劳"范畴，可根据辨证施治原则进行治疗。浮肿、尿少可用车前草、金钱草、萹蓄、玉米须；有血瘀症状者加用丹参、川芎、当归、益母草、泽兰叶；对脾气不足、肾虚不固者给予健脾固肾如黄芪、党参、茯苓、白术、山药、补骨脂、淫羊藿、菟丝子、枸杞子。激素诱导过程中如有舌质红、脉弦、面红兴奋者，可给予滋阴降火药，基本方为知母、玄参、生地黄、牡丹皮、泽泻、生甘草、黄柏、龙胆；激素减量过程中如出现气虚、肾虚，则加益气补肾药，基本方为黄芪、炙甘草、菟丝子、五味子，阳虚加补骨脂、淫羊藿，阴虚加女贞子、墨旱莲，另服六味地黄丸。用免疫抑制药过程中若血白细胞计数下降，可给益气补血药，如当归、鸡血藤、益母草、仙鹤草等。

【护理评估】

1. 健康史　询问发病前有无急性上呼吸道感染，既往有无类似疾病发生；若为复发者，则应详细询问本次发病的原因，如是否由感冒或激素自行减量等引起。

2. 身体状况　评估水肿部位、程度、尿量、颜色有无改变，血压是否正常，体重增减情况，精神、饮食状况，有无恶心、呕吐及腹泻。

3. 心理社会状况　了解患儿及家长对本病的认知程度、心理状态及对患儿健康的需求。

4. 辅助检查　了解尿常规、血电解质、肝肾功能等检查结果。

【主要护理诊断/合作性问题】

1. 体液过多　与低蛋白血症、胶体渗透压下降以及水、钠潴留有关。
2. 有皮肤完整性受损的危险　与高度水肿、营养不良有关。
3. 有感染的危险　与免疫力下降有关。
4. 焦虑　与病情反复、病程长有关。
5. 知识缺乏　缺乏与本病有关的相关知识。

【护理措施】

1. 休息　水肿严重和高血压患儿应绝对卧床休息；一般患儿每天可适量活动，待病情缓解 3~6 个月（即使仍服用激素维持量的患儿）可就近上学，但应避免参加体育活动，否则可引起病情反复。

2. 饮食　显著水肿和严重高血压时应短期限制水、钠摄入；大量蛋白尿时，蛋白质摄入每天 1.5~2 g/kg，肾功能不全患儿每天给予 0.5 g/kg；待水肿消退，血压正常后即恢复正常饮食并适当食入优质蛋白，但不可进食高蛋白饮食。在应用糖皮质激素过程中每天应适当补充维生素 D 和钙剂。

3. 预防感染　严格无菌操作，水肿严重者尽量避免肌内注射，以免引起注射部位感染。此外，注意避免受凉及上呼吸道感染，以免造成病情反复。

4. 观察水肿变化　记录 24 小时尿量或出入量，每天测体重和血压。

5. 皮肤护理　保持皮肤清洁干燥及床铺平整；高度水肿患儿床褥应松软（可加海绵垫），勤翻身，预防压疮发生；患儿衣服要宽松，及时修剪指甲以防抓破皮肤；做好会阴部清洁，每天可用温水或 1:5000 高锰酸钾溶液清洗会阴部 2~3 次；阴囊水肿者，可用丁字带将阴囊托起且局部注意保持干燥。

6. 预防血栓形成　水肿消退、血压正常后鼓励患儿下床活动；卧床患儿每天也要在床上进行肢体功能锻炼，防止血栓形成；严禁股静脉采血。

7. 用药护理

（1）应用激素时要嘱患儿严格遵医嘱服药，并监督患儿将药物服下后方可离开；对需长期服药患儿做好用药指导，以防擅自停药造成反复。长期服用激素可导致骨质疏松，应注意补钙，并避免患儿之间互相打闹造成骨折。

（2）应用利尿药期间要密切观察尿量、体重及电解质情况，若尿量过多或体重下降过快，应防止发生电解质紊乱；尿量多时还应补充水分、盐和含钾多的食物。

（3）应用免疫抑制药治疗时应注意观察此类药物的副作用，如骨髓抑制、肝功能损害、脱发、胃肠道反应、出血性膀胱炎以及性腺损害等。在应用冲击疗法时应鼓励患儿多饮水，特别注意尿量、尿颜色，并定期检查白细胞和血小板。

8. 心理护理　关怀鼓励那些因病情反复发作而情绪低落、悲观忧郁的患儿，使患儿和家长树立战胜疾病的信心，鼓励他们表达自己的感受，避免产生焦虑情绪。

【健康教育】

1. 向患儿及家长介绍本病的相关知识，特别是激素治疗的副作用，如骨质疏松甚至无菌性股骨头坏死、生长停滞、戒断综合征等，特别要强调不可随意减量或停药；家长应督促小孩按时、按量服药，以免造成病情反复。

2. 向患儿及家长介绍预防感染的重要性，嘱患儿不宜去公共场所，要经常洗澡更衣，以保持皮肤清洁；同时根据天气变化及时增减衣服，预防感冒；长期服用激素患儿避免并发感染。

3. 合理安排生活，避免过度疲劳，适当锻炼并多晒太阳。

4. 饮食要注意限制高蛋白，如动物内脏等。

5. 教会家长及较大患儿正确留取尿标本及用试纸检验尿蛋白的方法。

6. 坚持系统而正规的治疗并定期去医院复查。

第四节　泌尿系统感染

泌尿道感染（urinary tract infection，UTI）是由细菌直接侵入尿路而引起的炎症。它是小儿常见病，可发生于任何年龄，以新生儿、婴儿发病率最高。按病原体侵袭的部位不同，分为肾盂肾炎、膀胱炎和尿道炎，其中肾盂肾炎又称上尿路感染，膀胱炎和尿道炎合称下尿路感染。由于小儿感染局限在某一尿路部位者较少，难以准确定位，故常不加区别，统称为泌尿系统感染。此外，根据有无临床症状，可分为症状性泌尿系统感染和无症状性菌尿。

小儿泌尿系统感染以女性婴幼儿多见，且常有反复发作倾向，多伴有泌尿系统畸形。此外，由于症状可不典型，故易漏诊而延误治疗。

【病因与发病机制】

多种致病菌均可引起泌尿系统感染，但绝大多数为革兰阴性杆菌，其中大肠埃希菌是最常见的致病菌，占 60%～80%。

细菌引起泌尿系统感染的发病机制错综复杂，是患儿内在因素与细菌致病性相互作用的结果。

1. 患儿内在因素

(1) 尿道周围菌种的改变及尿液性状的变化，为致病菌入侵和繁殖创造了条件。

(2) 细菌黏附于尿路上皮细胞（定植），是引起感染的先决条件。

(3) 先天性或获得性尿路畸形，可增加尿路感染的危险性。

(4) 新生儿和婴儿免疫功能差，尿道口局部防卫能力较差，易致上行感染。

(5) 分泌型 IgA 的缺陷，增加了泌尿系统感染的机会。

(6) 患有糖尿病、高血压、高钙血症、慢性肾脏疾病、镰状细胞贫血及长期使用糖皮质激素或免疫抑制药的患儿，泌尿系统感染的发病率可增高。

2. 细菌毒力　是决定能否引起感染的主要因素。

3. 感染途径

(1) 血行感染：经血源性途径侵袭尿路，多发生于新生儿及婴儿。

(2) 上行感染：致病菌从尿道口侵入并上行进入膀胱，引起膀胱炎，膀胱内的致病菌再经输尿管移行至肾脏，引起肾盂肾炎，这是泌尿系统感染最主要的途径；膀胱输尿管反流常是细菌上行性感染的直接通道。

(3) 淋巴感染和直接蔓延：可通过淋巴管感染肾脏；肾脏周围邻近器官和组织的感染也可直接蔓延。

【临床表现】

1. 急性泌尿系统感染　是指病程在 6 个月以内者，症状因年龄及感染累及部位而异。

(1) 新生儿：多由血行感染所致，以全身症状为主，如发热、吃奶差、呕吐、腹泻、腹胀等，部分患儿可有惊厥、嗜睡，有时可见黄疸，一般局部排尿症状多不明显。

(2) 婴幼儿：全身症状重、局部症状轻，主要表现为发热、轻咳、反复腹泻等，个别患儿排尿时哭闹、尿布有臭味或顽固性尿布疹等；尿频、尿急、尿痛等症状随年龄增长逐渐明显。

(3) 年长儿：下尿路感染时仅表现为尿频、尿急、尿痛等尿路刺激征，偶见终末血尿及遗尿，全身症状多不明显；上尿路感染时全身症状较明显，表现为发热、寒战、全身不适，可伴腰痛及肾区叩击痛，同时可伴有排尿刺激症状，偶见肉眼血尿。

2. 慢性泌尿道感染　指病程 6 个月以上或反复发作患儿。症状轻重不等，可从无明显症状直至肾衰竭，反复发作可表现为间歇性发热、乏力、腰酸、消瘦、进行性贫血等。

3. 无症状性菌尿　患儿常伴有尿路畸形和既往尿路感染史，病原体多是大肠埃希菌。

【辅助检查】

1. 尿常规　有血尿、脓尿、白细胞尿、蛋白尿。

2. 尿细胞计数　1 小时尿白细胞排泄率测定，白细胞数 $>30\times10^4$/h 为阳性，$<20\times10^4$/h 为阴性。

3. 尿培养及菌落计数　是诊断尿路感染的主要依据，应在使用抗生素前收集尿标本。正常膀胱中虽无菌，但排尿时可有污染，因此只根据有无细菌生长作诊断依据往往会有误差，必须同时做菌落计数，通常中段尿培养菌落数 $\geq10^5$/mL 可确诊，$10^4\sim10^5$/mL 为可疑，$<10^4$/mL 系污染。此外，耻骨上膀胱穿刺取尿液做培养，只要发现有细菌生长，即有

诊断意义。

4. 尿液直接涂片　用一滴混匀的新鲜尿液置玻片上烘干，用亚甲蓝或革兰染色，若找到细菌，可诊断。

5. 菌尿辅助检查　常用亚硝酸盐试纸条试验，可作为本病过筛检查。

6. 影像学检查　B超、静脉肾盂造影加断层摄片（检查肾瘢痕形成）、排泄性膀胱尿路造影、静态肾核素造影、CT扫描等，目的在于检查泌尿系统有无先天性或获得性畸形，了解有无漏诊或治疗不当所引起的慢性肾损害或瘢痕进展情况。

【治疗要点】

本病治疗的关键是积极控制感染，去除诱发因素，防止复发，纠正先天或后天尿路结构异常，防止肾功能损害。

1. 一般处理

（1）急性期需卧床休息，鼓励患儿多饮水以增加尿量，女孩还应注意外阴部的清洁卫生。

（2）鼓励患儿进食，给予含丰富维生素、蛋白质和足够热量的饮食，以增强机体抵抗力。

（3）对症治疗：对高热、头痛、腰痛患儿应给予解热镇痛药以缓解症状；对尿路刺激症状明显患儿，可用阿托品、山莨菪碱等抗胆碱药治疗或口服碳酸氢钠碱化尿液，以减轻尿路刺激征。

2. 抗感染药物治疗　可根据感染部位或感染途径选用抗生素。如肾盂肾炎应选择在血液中浓度高的药物，而膀胱炎则应选择在尿液中浓度高的药物；对上行性感染首选磺胺类药，而全身症状明显或血源性感染者，则多选用青霉素类、氨基苷类或头孢菌素类单独或联合用药。此外，可根据尿培养、药物敏感试验结果以及结合临床疗效选用相应抗生素，最好选用广谱、杀菌力强、不易产生耐药菌株且对肾功能损害小的抗生素。

3. 积极矫治尿路畸形。

4. 泌尿道感染的局部治疗　常采用膀胱内药液灌注治疗，主要用于顽固性慢性膀胱炎经全身用药治疗无效患儿。

【护理评估】

1. 健康史　了解既往史及家庭卫生习惯；了解患儿有无蛲虫病，男孩是否有包茎或包皮过长，有无泌尿系结石、畸形、尿路损伤的病史；了解患儿近期是否经常有遗尿现象；询问近期是否感冒或去公共游泳池等诱发因素存在。

2. 身体状况　询问有无尿频、尿急、尿痛或排尿哭闹等症状；注意评估患儿有无发热、恶心、呕吐、腰酸、腰痛等症状；对慢性感染患儿应询问有无间隙性发热、贫血、乏力等表现。

3. 心理社会状况　评估患儿及家长对本病的认知程度及对住院治疗的反应。

4. 辅助检查　了解尿常规、尿培养结果以评估病情，判断药物的疗效；了解X线等检查结果，以评估有无泌尿道先天畸形。

【主要护理诊断/合作性问题】

1. 体温过高　与细菌感染有关。
2. 排尿异常　与膀胱、尿道炎症有关。

【护理措施】

1. 一般护理　急性期卧床休息，高热时应给予清淡易消化的半流质饮食，无发热患儿给予富含营养的普通饮食；鼓励患儿大量饮水，必要时静脉输液以增加尿量，促进细菌毒素及炎性分泌物排出。

2. 体温过高的护理　每4小时测体温1次，并准确记录。体温超过38.5℃时，给予物理或药物降温，6个月以下患儿以物理降温为主，降温后30分钟复测体温并记录。

3. 用药护理　遵医嘱给予抗生素等药物进行治疗，服磺胺类药时嘱患儿多饮水，防止尿少析出结晶堵塞肾小管；服呋喃妥因可引起胃肠道反应，故宜饭后服用；应用头孢菌素时，应注意有无肾脏损害。

4. 皮肤护理　保持会阴清洁干燥，每天用1∶5000高锰酸钾溶液坐浴1～2次。勤换内裤或尿布，尿布及内裤须单独用开水烫洗晒干或煮沸消毒。

5. 观察排尿情况　观察患儿的排尿次数、尿量及尿液性状，尤其是服磺胺类药的患儿有无血尿、少尿或无尿等。

6. 留取尿标本　尿标本收集是否正确影响尿培养结果，因此在收集尿标本时，常规用1∶5000高锰酸钾溶液消毒外阴部，以保证尿标本的新鲜、清洁，尿标本应在使用抗生素前收集，中段尿用无菌试管留取，避免尿标本污染；婴儿可用无菌接尿袋收集尿标本。

【健康教育】

向患儿及家长介绍本病相关知识及预防措施，如注意个人卫生，不穿紧身内裤，幼儿尽量不穿开裆裤，勤洗外阴以防止细菌入侵，男孩清洗尿道口时应轻轻将包皮向上翻起，女婴清洗外阴时从前向后擦洗，防止细菌污染引起上行性感染。此外，要遵医嘱按时服药，同时注意营养，增强机体抵抗力，积极治疗肺炎、蛲虫等感染，对男孩的包茎及包皮过长要及时治疗；对于尿路畸形者及时矫治，防止尿路梗阻和肾瘢痕形成。

第五节　急性肾衰竭

急性肾衰竭（acute renal failure，ARF）是指由于各种原因引起的肾脏功能在短期内（数小时或数天）急剧下降，并迅速出现氮质血症，水、电解质及酸碱平衡紊乱的一组临床综合征。

【病因与发病机制】

急性肾衰竭常见的病因可分为肾前性、肾实质性和肾后性3类。

1. 肾前性肾衰竭　系指任何原因引起的有效循环血量急剧下降，致使肾血流量不足、肾小球滤过率显著降低所致的急性肾衰竭。常见原因有呕吐、腹泻、大面积烧伤、大手术或创伤、大出血等引起的绝对血容量不足和感染性休克、严重低蛋白血症、心源性休克、严重心律失常、心包填塞和充血性心力衰竭等引起的相对血容量不足。

2. 肾实质性肾衰竭　又称肾性肾衰竭，系指各种肾实质病变所致的肾衰竭，或由于肾前性肾衰竭未能及时去除病因、病情进一步发展所致。常见的原因有急性肾小管坏死、急性肾小球肾炎、急性间质性肾炎、肾血管病变以及慢性肾脏疾患在某些诱因刺激下引起的肾功能急剧衰退等。

3. 肾后性肾衰竭　系指各种原因所致的泌尿系统梗阻引起的急性肾衰竭。

急性肾衰竭的发病机制复杂且不同情况下其发病机制亦不尽相同。

【临床表现】

根据尿量减少与否，急性肾衰竭可分为少尿型和非少尿型。急性肾衰竭伴少尿或无尿者称为少尿型；血尿素氮、血肌酐迅速升高，肌酐清除率迅速降低，但不伴有少尿者称为非少尿型。临床以少尿型多见，其过程一般分为以下 3 期：

1. 少尿期　一般持续 1~2 周，个别患儿可达 4~6 周。

（1）水、钠潴留：患儿可有全身水肿、血压升高、脑水肿、心力衰竭等。

（2）电解质紊乱：常见的有高钾、高镁、高磷、低钠、低钙和低氯血症，其中高钾血症为少尿期患儿死亡的首位原因。

（3）代谢性酸中毒：因酸性代谢产物在体内蓄积所致，表现为恶心、呕吐、疲乏、呼吸深大，甚至昏迷。

（4）氮质血症：因肾排泄障碍使各种毒性代谢物质在体内积聚所致，可出现全身各系统中毒症状。如消化系统可出现食欲缺乏、恶心、呕吐、腹泻等；循环系统可表现为高血压、心力衰竭、心律失常等；神经系统症状可有嗜睡、躁动、谵语、抽搐、昏迷等；血液系统可见出血倾向、贫血等。

2. 多尿期　患儿尿量逐渐增多，全身水肿减轻，当 24 小时尿量达 2500 mL 以上时，即为多尿期。一般持续 1~2 周（长者可达 1 个月），此期由于大量排尿，易出现脱水、低钠和低钾血症。

3. 恢复期　多尿期后肾功能改善，尿量恢复正常，血尿素氮和肌酐逐渐恢复正常，但肾浓缩功能需要数月才能恢复正常，少数患儿会遗留不可逆性的肾功能损害。此期可表现为虚弱无力、消瘦、营养不良、贫血和免疫功能低下。

药物所致的急性肾衰竭多为非少尿型，临床表现较少尿型症状轻、并发症少、病死率低。

【辅助检查】

1. 尿液检查　尿色深、混浊，尿蛋白（＋）~（＋＋）；尿相对密度低于 1.010；尿渗透压下降。

2. 血生化检查　常有高镁、高磷、低钙血症。血清肌酐≥176.8 μmol/L，尿素氮≥15 mmol/L，内生肌酐清除率下降。

3. 肾影像学检查　多采用腹部平片、超声波、CT、磁共振等检查，以了解肾脏大小及形态、血管及输尿管、膀胱有无梗阻，也可了解肾血流量、肾小球和肾小管功能。

4. 肾活检 对原因不明的急性肾衰竭，肾活检是可靠的诊断手段，可帮助诊断和评估预后。

【治疗要点】

治疗原则是去除病因，积极治疗原发病，改善肾功能，防止并发症。

1. 少尿期的治疗

(1) 去除病因和治疗原发病：肾前性急性肾衰竭应注意及时纠正全身血流动力学障碍，避免接触肾毒性物质，严格掌握肾毒性抗生素的用药指征，密切监测尿量和肾功能变化。

(2) 饮食和营养：应选择高糖、低蛋白、富含维生素的食物，尽可能供给足够的能量。

(3) 严格限制水、钠摄入：坚持"量入为出"的原则，透析者可适当放宽液体入量，每天液体入量＝前 1 天尿量＋异常损失量＋不显性失水－内生水。

(4) 纠正代谢性酸中毒：轻、中度代谢性酸中毒一般无须处理，当血浆 HCO_3^- < 12 mmol/L 或动脉血 pH 值<7.2，可补充 5％碳酸氢钠。

(5) 纠正电解质紊乱：及时纠正高钾血症、低钠血症、低钙血症和高磷血症等。

(6) 透析治疗：凡经上述保守治疗无效者，均应尽早进行透析，包括腹膜透析、血液透析和连续血液滤过等 3 种技术，婴幼儿一般常用腹膜透析。

2. 多尿期的治疗 多尿早期应注意监测尿量、电解质和血压的变化，及时纠正水、电解质紊乱，当血浆肌酐接近正常水平时，应适当增加饮食中蛋白质的摄入量。

3. 恢复期的治疗 此期肾功能日趋正常，但可遗留营养不良、贫血和免疫力低下等并发症，少数患儿可遗留不可逆性肾功能损害，应注意休息和加强营养，防治感染。

【护理评估】

1. 健康史 询问患儿既往有无肾脏病病史，有无少尿、无尿及肾毒性药物服用史。

2. 身体状况 评估患儿的精神状态，尿量、血压及有无恶心、呕吐、厌食等症状。

3. 心理社会状况 评估患儿及家长对本病的认知程度及对治疗、护理的需求。

4. 辅助检查 了解有无蛋白尿、血尿，渗透压是否降低，血清肌酐和尿素氮是否升高及有无电解质紊乱和代谢性酸中毒等。

【主要护理诊断/合作性问题】

1. 体液过多 与肾小球滤过率下降有关。

2. 营养失调，低于机体需要量 与摄入不足及体液丢失过多有关。

3. 有感染的危险 与抵抗力低下有关。

4. 潜在并发症 心律失常、心力衰竭、水和电解质紊乱。

5. 有皮肤完整性受损的危险 与水肿、长期卧床有关。

【护理措施】

1. 密切观察病情 密切观察患儿的生命体征、神志、尿量；监测血电解质、肾功能；观察有无头晕、乏力、心悸、胸闷、气促等高血压或急性左心衰的表现；观察有无头痛、嗜睡、意识障碍、共济失调、昏迷、抽搐等水中毒或稀释性低钠血症的表现。此外，要注意观察有无高血压脑病、多脏器功能衰竭等潜在并发症的发生。

2. 严格限制液体入量并准确记录出入量 急性肾衰竭少尿期应严格控制水、钠摄入，坚持"量入为出"的原则。准确记录 24 小时出入量，包括口服和静脉输入的液体量，透析超滤量、尿量，呕吐物、引流液及粪便内的水分，婴儿尿布可过磅秤称量，按医嘱严格限制液体的摄入并观察补液量是否合适。

3. 休息 卧床休息可降低代谢物的产生，减轻肾脏负荷。一般少尿期、多尿期均应绝对卧床休息，恢复期可适当增加活动量。

4. 饮食 给予高热量、高维生素、适量优质蛋白饮食。少尿期应限制水、钠、钾、磷和蛋白质的摄入量，但应供给充足的热量，以减少组织蛋白的分解；透析患儿注意机体的正氮平衡，因透析会丢失部分氨基酸及小分子蛋白质；多尿期应嘱患儿多饮水并给予含钾丰富的食物；恢复期给予高热量、高蛋白饮食。

5. 皮肤护理 保持皮肤清洁干燥，协助患儿便后清洗并擦干会阴部；床铺要清洁干燥、平整无渣屑；劝说患儿不抓发痒的皮肤，瘙痒严重时可按医嘱给予抗组胺类药或镇静剂。

6. 控制感染 感染是急性肾衰竭少尿期患儿的主要死亡原因，且金黄色葡萄球菌等引起的医院内感染日渐增多，故预防感染是护理的重要环节。首先尽量将患儿安置在单人房间，并做好病室的清洁消毒。其次要严格执行无菌操作，留置导尿的患儿要定期更换导尿管并进行尿液检查，卧床患儿应定期翻身，防止压疮和肺部感染的发生；加强口腔护理，保持口腔清洁、舒适，防止发生感染；一些因创伤引起急性肾衰竭的患儿，要做好局部伤口的处理，发现感染迹象要及时采取措施对症治疗。

7. 心理护理 对于患儿及家长的焦虑与恐惧心理，应耐心解释并做好相应的护理，同时应给予精神上的支持。

【健康教育】

让患儿积极治疗原发病，注意休息及室内空气清新；宜给予清淡、少刺激、易消化、高热量、低蛋白饮食。平时注意增强机体抵抗力，减少感染的发生；同时指导家长选用优质蛋白以加强患儿营养，但应注意限制入量及钠、钾的摄入量。

知识链接

小儿肾组织活检术的护理

经皮肾穿刺活检术，简称肾活检，是用穿刺针经背部皮肤刺入肾下极取材，是诊断肾脏疾病，尤其是肾小球疾病必不可少的重要方法，肾活检的护理工作贯穿于术前、术中与术后。

一、术前准备及护理

1. 心理护理 包括家长和患儿两方面的护理。由于肾穿刺术是一项有创操作，特别是婴幼儿因不能配合而需要全身麻醉，患儿家长通常顾虑重重，担心穿刺会对肾脏造成损伤及全身麻醉后出现不良反应。因此，护理人员首先要向患儿家长耐心解释进行肾穿刺术的必要性，同时介绍肾脏的结构和再生能力。其次向患儿及家长介绍肾穿刺检查的方法及术中、术后需要配合的要点，并说明情绪紧张可使血压升高而增大术后出现血尿的概率，屏气不当会给手术过程带来困难等，也可请接受过此手术的患儿及家长与之交流，以消除对方的紧张情绪，进而以良好的心理状态接受该穿刺术；对于 3～5 岁的患儿应多给予鼓励，从而解除其心理恐惧，使其有效配合治疗。

2. 术前检查　配合医师完成相关检查，如尿常规、血常规、出凝血时间、凝血酶原时间、肾功能及双肾 B 超等。

3. 术前准备及训练　术前 1 天给患儿沐浴，不能沐浴的患儿用温水毛巾擦洗腰背部皮肤并按外科方法备皮。训练患儿俯卧位时做吸气、屏气动作（双臂上举置于头的两侧，腹部垫一硬枕以固定肾脏，由护士采用捂口捏鼻法），以保证肾穿刺瞬间肾脏位置的临时固定，也可指导患儿进行骨盆底部肌肉的锻炼（俯卧位，先收紧骨盆底部肌肉再放松，每次 10 秒左右，连续 10 次）。此外，让患儿练习床上排尿，以防术后不习惯卧床排尿而导致尿潴留。

4. 手术当天护理　术前测体温、脉搏、呼吸及血压并记录，嘱患儿尽量排尽大小便或使用开塞露通便；术前 30 分钟遵医嘱肌内注射卡巴克洛、酚磺乙胺等药物，并做好相应器械及药物准备，对于不合作患儿应提早做好术前镇静工作，建立好静脉通道，以备术中使用。

二、术中护理

协助患儿取俯卧位，腹下垫约 10 cm 厚的硬枕，以利于肾脏向背部固定，护士一手压住患儿的肩部，防止患儿抬头，另一手握住患儿的手给予支持和鼓励，在穿刺瞬间一手托患儿的下颌并上抬，另一手捏住患儿鼻翼使呼吸暂时停止，从而使穿刺针固定；穿刺针拔出后局部立即用棉垫加压 5～10 分钟，再用腹带包扎。

由于肾活检术是 B 超室内进行的无菌操作，无家长陪护，患儿难免心情紧张，护理人员可用口头语言或肢体语言给予患儿以心理支持，同时要密切观察患儿的呼吸、脉搏、神志、面色等变化，发现异常及时通知医师进行处理。

三、术后护理

1. 术后将患儿用平车送至病房，去枕平卧，头偏向一侧，24 小时之内禁止下床活动，期间患儿大小便、饮食均在床上进行。

2. 密切观察生命体征，尤其脉搏、血压的变化。

3. 严密观察伤口敷料有无渗血、血肿及尿色、尿量等变化，积极预防并发症。

4. 鼓励患儿多饮水，防止血凝块阻塞输尿管。

5. 遵医嘱给予抗生素及止血药 2～3 天，以预防感染及出血。

6. 术后 24 小时可起床，但应避免剧烈活动，如有肉眼血尿者，应待肉眼血尿消失后方可下床活动，1 周内避免剧烈活动。

7. 术后患儿在完全清醒的状态下方可进食，饮食给予易消化的少渣饮食，避免牛奶、豆类等产气食物，同时注意不要食入过饱。

四、术后健康宣教

告知患儿家长应保持手术区皮肤的清洁及干燥，术后 3 天内不能淋浴或盆浴，以免伤口感染；使用尿不湿的患儿应勤于更换，防止因患儿平卧位大小便时排泄物污染穿刺部位引发感染；肾穿刺后 3 个月内不可做剧烈运动，如跑、跳等，期间严禁用力排便及做腰部侧身运动，以卧床休息为主。

随着实验病理学、免疫学技术和介入性超声技术在临床中的广泛应用，肾活检已成为诊断、指导治疗肾脏疾病的重要手段。

肾穿刺活检术虽然是一项有创性检查，但对肾脏病学的发展作出了重大贡献，而且在临床工作中对肾脏疾病的预后判断也具有重要意义。但它毕竟是一项有创性检查，因而可能会发生血尿、肾周血肿、感染等并发症，因此，肾穿刺活检术前准备要充分，术中操作要熟练、准确，术后要严密观察和护理。

　　由于儿科患者的表达能力、情绪控制能力及自我管理能力均较差，为此，护理人员应加强与患儿及家长的沟通，取得他们的信任与合作，从而降低并发症的发生。

自学指导

【重点难点】

1. 急性肾小球肾炎的临床表现及护理措施。

2. 原发性肾病综合征的并发症、治疗要点及护理措施。

3. 泌尿系统感染的病因、发病机制、临床表现、护理措施和健康教育。

4. 急性肾衰竭的临床表现、治疗要点及护理措施。

【考核知识点】

1. 急性肾小球肾炎、泌尿道感染的临床表现、护理措施和健康教育。

2. 原发性肾病综合征、急性肾衰竭的临床表现、治疗要点、护理措施。

【复习思考题】

1. 患儿，男，5岁，因全身水肿，以"肾病综合征"入院。体检：面部、双下肢、阴囊水肿且囊壁变薄透亮。实验室检查：尿蛋白（＋＋＋＋），胆固醇升高，血浆蛋白降低。

　　请问：

　　（1）请问该患儿的主要护理诊断及护理措施各有哪些？

　　（2）如何对患儿及家长进行健康教育？

2. 患儿，女性，8岁，3周前曾患上呼吸道感染，近3天来出现眼睑浮肿，尿色如浓茶。实验室检查：尿蛋白（＋＋），RBC 20～30/HP，颗粒管型 0～1/HP。

　　请问：

　　（1）该患儿可能的医疗诊断是什么？

　　（2）对该患儿主要的护理诊断及护理措施有哪些？

〔闫　兰〕

第十四章

血液系统疾病患儿的护理

【学习目标】

1. 掌握:

(1) 血液系统常见疾病的护理诊断。

(2) 血液系统常见疾病的护理措施。

2. 熟悉:

(1) 血液系统常见疾病的临床表现。

(2) 血液系统常见疾病的治疗要点。

3. 了解:

(1) 小儿造血和血液特点。

(2) 血液系统常见疾病的病因。

【自学时数】1学时。

血液系统包括骨髓、胸腺、淋巴结、脾脏等器官及通过血液运行散布在全身的血细胞,它主要负责血细胞的生成、调节及破坏。血液系统疾病包括原发于血液系统的疾病(如白血病),或引起血液系统反应或损害的其他系统疾病(如慢性肾脏病、严重感染等所致的贫血),常表现为血细胞数量或质量的异常以及出、凝血机制障碍。

第一节 小儿造血和血液特点

一、小儿造血特点

(一) 胚胎期造血

胚胎期造血始自卵黄囊的血岛,然后出现于肝、脾等髓外造血器官,最后至骨髓造血,因而形成3个造血期;当前一个造血器官的造血功能达到高峰后,后一个造血器官开始造血,并逐渐取代前者。故3个造血期不能截然分开。

1. 中胚叶造血期 在胚胎第3周开始出现卵黄囊造血,之后在中胚叶组织中出现广泛的初级原始红细胞,在胚胎第6周后,中胚叶造血开始减退,初级原始红细胞渐减少,至第12~15周消失。

2. 肝脾造血期　肝脏造血自胚胎第 6 周开始，产生有核红细胞，以后产生巨核细胞和粒细胞，胚胎中期以肝脏造血为主，在胚胎 8 周左右，脾脏也参与造血，主要产生红细胞、粒细胞、淋巴细胞和单核细胞；胎儿 5 个月后，肝脾造血功能渐减退，于出生时停止造血，但脾脏持续制造淋巴细胞至终身。

3. 骨髓造血期　胚胎第 6 周开始出现骨髓，但在 4 个月时才开始造血，在胎儿约 6 个月后，骨髓成为主要造血器官，直至出生 2～5 周后为唯一的造血场所。

（二）生后造血

1. 骨髓造血　出生后主要是骨髓造血。婴幼儿期所有骨髓均为红骨髓，全部参与造血，以维持生长发育；学龄前期脂肪组织（黄髓）逐渐代替长骨中的红髓，因此成人期红骨髓仅限于颅骨、锁骨、肩胛骨、肋骨、胸骨、脊椎和骨盆等，但黄髓仍具有潜在的造血功能，当机体需要增加造血时，它可转变为红髓而恢复造血功能。婴幼儿期缺少黄髓，造血的代偿能力弱，如果需要增加造血，就会出现骨髓外造血。

2. 骨髓外造血　在婴儿期，当发生感染或溶血性贫血等需要增加造血时，为适应需要，机体会恢复到胎儿时期的造血状态而出现肝、脾和淋巴结肿大，外周血中可出现有核红细胞和（或）幼稚粒细胞，感染及贫血治愈后可恢复正常。

二、小儿血液特点

小儿血常规因年龄不同而有异，应注意不同年龄的血常规特点。

（一）红细胞计数与血红蛋白

由于胎儿期处于相对缺氧状态，故红细胞计数和血红蛋白量较高，出生时红细胞计数为 $5.0 \times 10^{12} \sim 7.0 \times 10^{12}/L$，血红蛋白量为 150～220 g/L，未成熟儿与足月儿其数量基本相等；生后 6～12 小时因进食较少和不显性失水，红细胞计数和血红蛋白量一般比出生时高。生后随着自主呼吸出现，血氧含量增加，促红细胞生成素减少，骨髓造血功能暂时性降低，网织红细胞减少；胎儿红细胞寿命短，且生理性溶血破坏较多；加之婴儿生长发育快、血循环量迅速增加等因素，红细胞计数和血红蛋白量逐渐降低，2～3 个月时红细胞计数降至 $3.0 \times 10^{12}/L$，血红蛋白量降至 110 g/L 左右，出现"生理性贫血"。3 个月以后，促红细胞生成素的生成增加，红细胞计数和血红蛋白量又缓慢上升，约于 12 岁时达成人水平。"生理性贫血"呈自限性经过。

（二）白细胞计数和分类

出生时白细胞总数为 $15 \times 10^9 \sim 20 \times 10^9/L$，生后 6～12 小时达 $21 \times 10^9 \sim 28 \times 10^9/L$，而后逐渐降低，1 周时约为 $12 \times 10^9/L$；婴儿期白细胞计数在 $10 \times 10^9/L$ 左右且维持这一水平；8 岁以后接近成人水平。白细胞分类依据主要是中性粒细胞与淋巴细胞比例变化。出生时中性粒细胞约占 65%，淋巴细胞约占 35%。随着白细胞总数的下降，中性粒细胞比例也相应下降，生后 4～6 天两者比例约相等；随后淋巴细胞比例上升至婴幼儿期，约占 60%，中性粒细胞约占 35%，至 4～6 岁时两者比例又相等；嗜酸性粒细胞、嗜碱性粒细胞和单核细胞各年龄期无明显差异。7 岁后白细胞分类与成人相似。

（三）血小板计数

血小板计数与成人无差异，约为 $150 \times 10^9 \sim 250 \times 10^9/L$。

（四）血红蛋白种类

出生时，血红蛋白以胎儿血红蛋白为主，约占70%。生后胎儿血红蛋白很快被成人血红蛋白替代，婴儿4个月大时胎儿血红蛋白小于20%，1岁时小于5%，2岁后小于2%，达成人水平。

（五）血容量

小儿血容量相对较多，新生儿血容量约占体重的10%，儿童占体重的8%～10%，成人占体重的6%～8%。

第二节　小儿贫血

贫血是指单位容积外周血中红细胞计数和（或）血红蛋白量低于正常。小儿贫血的国内诊断标准为：新生儿期血红蛋白值的低限为145 g/L，1～4个月为90 g/L，4～6个月为100 g/L。6个月以上按世界卫生组织标准：6个月至6岁小儿血红蛋白值的低限为110 g/L，6～14岁为120 g/L。贫血依据外周血红蛋白或红细胞数分为轻、中、重和极重四度。轻度血红蛋白达90 g/L，红细胞达 3×10^{12}/L；中度血红蛋白达60 g/L，红细胞达 2×10^{12}/L；重度血红蛋白达30 g/L，红细胞达 1×10^{12}/L；极重度血红蛋白<30 g/L，红细胞<1×10^{12}/L。

【分类】

1. 病因分类　根据贫血发生的原因，将其分为3大类。

（1）红细胞或血红蛋白生成不足：

1）特异造血因子的缺乏：营养性缺铁性贫血、营养性巨幼细胞性贫血等。

2）骨髓造血功能障碍：再生障碍性贫血、感染性贫血、癌症性贫血，慢性肾脏病所致的贫血、铅中毒等。

（2）红细胞破坏过多（溶血性贫血）：

1）红细胞内在因素：红细胞膜结构缺陷。①如遗传性球形细胞增多症、椭圆形细胞增多症、阵发性睡眠性血红蛋白尿。②红细胞酶缺陷。如葡萄糖-6-磷酸脱氢酶（G-6-PD）缺乏症、丙酮酸激酶（PK）缺乏症等。③血红蛋白合成或结构异常，地中海贫血、血红蛋白病等。

2）红细胞外在因素：①免疫性因素。体内存在破坏红细胞的抗体，如新生儿溶血症、药物所致的免疫性溶血性贫血等。②非免疫性因素。如药物、感染、毒素、理化因素、脾功能亢进、弥散性血管内凝血等。

（3）失血性贫血：主要为急性和慢性失血性贫血。

2. 形态分类　根据检测红细胞数、血红蛋白量和血细胞比容，计算红细胞平均容积（MCV）、红细胞平均血红蛋白含量（MCH）和红细胞平均血红蛋白浓度（MCHC）的结果，将贫血分为4类（表14-1）。

表 14-1	贫血的细胞形态分类		
	MCV（fL）	MCH（pg）	MCHC（%）
正常值	80～94	28～32	32～38
大细胞性	＞94	＞32	32～38
正细胞性	80～94	28～32	32～38
单纯小细胞性	＜80	＜28	32～38
小细胞低色素性	＜80	＜28	＜32

营养性缺铁性贫血

营养性缺铁性贫血是因体内铁缺乏致血红蛋白合成减少而引起的一种小细胞低色素性贫血，是小儿贫血中最常见的，尤以婴幼儿发病率最高，对小儿健康危害较大，是我国重点防治的小儿疾病之一。

【病因与发病机制】

1. 先天储铁不足　胎儿在孕母妊娠后期的 3 个月从母体获得的铁最多，而因孕母患严重缺铁性贫血、早产、多胎、胎儿失血等都会使胎儿储铁减少。

2. 食物中含铁量不足　人乳、牛乳、谷物中含铁量均低，未及时补铁致摄入量不足是导致缺铁性贫血的主要原因。

3. 生理性需铁量增加　婴儿期及青春期生长发育快，血容量也快速增加，如不及时添加富含铁食物，就可能造成婴儿尤其是早产儿缺铁。青春期月经致缺铁更多。

4. 铁的吸收障碍　食物搭配不合理会影响铁的吸收，慢性腹泻不仅可减少铁的吸收，还会增加铁的排泄。

5. 铁的丢失过多　正常婴儿每天排出的铁含量相对比成人高。未经加热处理的鲜牛奶喂养的婴儿可能对蛋白过敏而出现小量肠出血，每天失血约 0.7 mL。每失血 1 mL 即损失铁 0.5 mg。

上述病因可单独存在，也可有两种或两种以上因素同时存在而导致缺铁，缺铁时并非立刻出现贫血。当体内已经有缺铁存在但无血红蛋白降低时称为缺铁，只有当缺铁同时伴有血红蛋白下降者才为缺铁性贫血。

【临床表现】

任何年龄均可发病，多见于 6 个月至 2 岁小儿。起病缓慢，就诊时贫血已较重。不少患儿因患其他疾病检查时才发现本病。

1. 一般表现　皮肤黏膜苍白，以口唇、口腔黏膜及甲床最为明显。少动，易疲乏无力。年长儿诉头晕、耳鸣、改变体位时眼前发黑等。

2. 髓外造血表现　由于骨髓外造血反应，可出现肝、脾和淋巴结轻度肿大。年龄愈小，病程愈久，贫血愈重，肝脾大愈明显，但淋巴结肿大较轻。

3. 非造血系统症状

（1）消化系统症状：食欲差，少数有异食癖，如喜食泥土、煤渣等。常有呕吐、腹泻，可出现舌炎、口腔炎或舌乳头萎缩，重者还可出现萎缩性胃炎或吸收不良综合征等症状。

（2）神经系统症状：常有烦躁不安或委靡不振，年长儿常注意力不集中、记忆力减退，学习成绩差，智力多数低于同龄儿。

（3）心血管系统症状：贫血明显时心率增快、心脏扩大，重者可发生心力衰竭。

（4）其他：因细胞免疫功能低下，常并发感染。可因上皮组织异常而出现反甲、皮肤角化干燥，毛发干枯易落。

【辅助检查】

1. 血常规检查　血红蛋白比红细胞数降低明显，严重者血红蛋白可降至 30～40g/L。血涂片见红细胞大小不等，以小细胞为主中央淡染区扩大；网织红细胞数正常或轻度减少；白细胞、血小板一般无特殊变化。

2. 骨髓象检查　骨髓有核细胞增生活跃，粒红细胞体积较小，胞浆少，染色偏蓝。骨髓细胞铁染色显示细胞内外铁均减少或消失。

3. 血生化检查　血清铁蛋白 $<12\ \mu g/L$，提示缺铁；红细胞游离原卟啉 $>0.9\ \mu mol/L$，血清铁 $<10.7\ \mu mol/L$，总铁结合力 $>62.7\ \mu mol/L$。骨髓细胞外铁明显减少，铁粒幼细胞 $<15\%$。

【治疗要点】

主要原则：祛除病因和铁剂治疗。

1. 一般治疗　注意休息，加强护理，预防感染，重者注意保护心脏功能。根据患儿消化能力，适当增加富含铁食物，注意饮食合理搭配，促进铁的吸收。

2. 病因治疗　病因治疗是根治的关键。合理安排饮食，及时添加辅食，纠正不合理的饮食和偏食习惯。积极治疗原发病，控制慢性失血等。

3. 铁剂治疗

（1）口服铁剂：二价铁盐较易吸收，常用制剂有硫酸亚铁（含铁 20%）、富马酸亚铁（含铁 30%）等。

（2）注射铁剂：因较易出现不良反应，故较少应用，常在不能口服铁的情况下使用。常用的注射铁剂有右旋糖苷铁、山梨醇枸橼酸铁复合物，可作肌内注射，尽量不用静脉注射。

4. 输血治疗　一般病例不需输血。重症贫血并发心功能不全或明显感染者可输浓缩红细胞，以尽快改善贫血状态。贫血愈重，一次输血量应愈小、速度应愈慢，以免加重心功能不全。

【护理评估】

1. 病史　了解患儿的喂养方法和饮食习惯，有无因饮食结构不合理或患儿偏食导致长期铁摄入不足；小婴儿贫血时应询问母亲孕期有否贫血，有无早产、多胎、胎儿失血等引起先天储铁不足的因素；还应了解有无因生长发育过快造成铁相对不足及患儿有无慢性疾病，如反复感染、慢性腹泻、肠道寄生虫使铁丢失、消耗过多及吸收减少现象。

2. 身体评估

(1) 一般情况：有无厌食、体重不增、气促心悸、头晕乏力等。

(2) 皮肤黏膜：全身皮肤黏膜干燥，毛发干枯、浅表淋巴结肿大，舌炎、萎缩性胃炎等。

(3) 胸部：叩诊心界扩大，听诊心率增快，严重者可出现体循环淤血、肝脾大、下肢水肿等心力衰竭的表现。

(4) 腹部：触诊肝浊音界增大，脾脏增大。

(5) 神经系统：注意力不集中，理解力下降，智力减低，感觉异常等。

(6) 肌肉骨骼：乏力，肌肉松软，运动能力发育滞后。

3. 社会心理因素　评估患儿及家长对疾病知识的了解程度，对健康的需求及家庭背景等，患儿及家长的心理状态，患儿有无因记忆力减退、成绩下降或智力低于同龄儿而产生自卑、焦虑或恐惧等心理。

【主要护理诊断/合作性问题】

1. 活动无耐力　与贫血致组织器官缺氧有关。

2. 营养失调，低于机体需要量　与铁摄入不足、吸收不良、丢失过多或需要量增加有关。

3. 知识缺乏　与年长患儿及家长的营养知识不足有关。

4. 潜在并发症　感染，与免疫功能下降有关。

【护理措施】

1. 休息与活动　根据患儿耐力情况制定活动强度、持续时间和休息方式。轻、中度贫血可适量活动，以不感到疲乏为度。重度贫血，有心悸气促等明显缺氧者应卧床休息，并给予氧气吸入。

2. 饮食　除高蛋白、高维生素饮食外，还应摄入含铁高且吸收率高的食物，如肝脏、肉类、鱼类、豆制品、木耳等。注意食物营养的合理搭配，婴儿应提倡母乳喂养（铁吸收率高），及时添加富含铁辅食；牛、羊乳喂养者应加热，以减少过敏性肠出血。年长儿应注意纠正不良饮食习惯。

3. 应用铁剂的护理

(1) 口服铁剂的护理：①遵医嘱准确配送药物，正确掌握铁剂服用剂量。观察疗效与副作用。② 为减少铁剂对胃肠道刺激，宜从小剂量开始，并在两餐间服用，避免空腹服用。③ 同时服维生素 C、稀盐酸、果汁有助铁剂吸收。勿与牛奶、茶水、咖啡、钙剂同服。④ 服药期间牙齿和大便会变黑，应告知患儿或家长，可用吸管服之。

(2) 注射铁剂的护理：①注意过敏现象，首次注射剂量要小，速度要慢，准备好抢救物品，以便急救处理。②应作深部肌内注射，每次更换注射部位，药液勿漏于皮下，以免组织坏死。③观察疗效：铁剂治疗有效者在用药 2～3 天后网织红细胞升高，5～7 天达高峰，1～2 周后血红蛋白开始增加，临床症状随之好转。无效者应查找原因。

4. 防治感染　保持皮肤和口腔清洁，做好保护性隔离，严格执行无菌操作。及时发现并处理感染先兆，遵医嘱合理使用抗生素。

【健康教育】

向家长及年长儿介绍本病相关知识，使其熟悉治疗与护理要点。指导合理喂养，正确服药，培养良好饮食习惯。对年长儿有智力减退、学习成绩下降者，应加强教育与训练，减轻其焦虑与自卑心理。

营养性巨幼细胞贫血

营养性巨幼细胞贫血是由于缺乏维生素 B_{12} 和（或）叶酸所引起的一种大细胞性贫血。主要有贫血、红细胞比血红蛋白减少更明显、红细胞体积变大、骨髓中出现巨幼细胞、用维生素 B_{12} 和（或）叶酸治疗有效等临床特点。

【病因与发病机制】

1. 维生素 B_{12} 缺乏

（1）摄入量不足：维生素 B_{12} 主要存在于鱼、蛋、奶及肝肾等内脏中，孕母和（或）乳母吃素会致胎儿经胎盘、婴儿从母乳中获取维生素 B_{12} 减少。婴幼儿未及时添加辅食，年长儿挑食、偏食也会致维生素 B_{12} 缺乏。

（2）吸收和转运障碍：食物中的维生素 B_{12} 进入胃内必须先与胃底部壁细胞分泌的糖蛋白（内因子）结合后才能在回肠末端吸收，并与转运蛋白结合运送到肝内储存。内因子分泌不足如胃炎、胃全切除等，胃酸、胃蛋白酶缺乏，小肠特别是回肠末端疾病和某些药物都可引起维生素 B_{12} 吸收和转运障碍。

（3）需要量增加：婴儿生长发育快，所需造血物质多；严重感染消耗增加，均可致维生素 B_{12} 缺乏。

2. 叶酸缺乏

（1）摄入量不足：羊乳中叶酸含量极低，故羊乳喂养者如不补充叶酸，易患本病。奶粉中不添加叶酸也能引起摄入不足。

（2）吸收不良：叶酸主要是在十二指肠和空肠近端主动吸收，慢性腹泻、小肠切除等可致叶酸肠吸收障碍。长期应用广谱抗生素、抗叶酸代谢药物（如甲氨蝶呤、巯嘌呤、乙胺嘧啶等）和某些抗癫痫药（如苯妥英钠、苯巴比妥、扑痫酮）均可引起叶酸吸收障碍。

（3）需要量增加：早产儿、慢性溶血等对叶酸的需要量增加。

（4）代谢障碍：遗传性叶酸代谢障碍、某些参与叶酸代谢的酶缺乏也可导致叶酸缺乏。

【临床表现】

1. 一般表现　多呈虚胖，或伴颜面轻度水肿，毛发稀黄，睑结膜、口唇及甲床等处苍白，疲乏无力。

2. 贫血表现　轻度或中度贫血者占大多数。患儿面色苍黄，髓外造血表现常有肝脾大。重者心率快、心脏扩大或心力衰竭。

3. 消化系统症状　常有食欲不振、厌食、腹泻、呕吐、舌炎、口腔及舌下溃疡等。

4. 精神神经症状　为维生素 B_{12} 缺乏的特征性表现。早期表现为烦躁易怒或表情淡漠，病情发展会出现以下典型症状：

（1）智力及动作发育落后甚至倒退，表情呆滞、反应迟钝、少哭不笑、嗜睡，坐、行及说话均迟。

（2）神经器质性病变：主要为手、头、舌、肢体、躯干的震颤，共济失调，甚至抽搐。有感觉异常、膝反射亢进、踝阵挛、巴宾斯基征阳性等。

（3）内脏神经功能障碍：哭时泪少或无泪，少汗或无汗。

【辅助检查】

1. 血常规　呈大细胞性贫血，红细胞胞体增大，红细胞数比血红蛋白量的减少更为明显；血涂片可见红细胞大小不等，胞体直径和厚度较正常为大和中央淡染区不明显的大红细胞多见；还可见到巨大晚幼、巨大带状核中性粒细胞。血小板一般均减少，可见巨大血小板。

2. 骨髓象　骨髓增生明显活跃，以红细胞系统增生为主，粒细胞与红细胞比值常倒置，各期幼红细胞均出现巨幼变，表现为胞体变大，显示细胞核的发育落后于胞质。可见到大的并有胞质空泡形成的中性粒细胞，巨核细胞的核有过度分叶现象。

3. 血清维生素 B_{12} 和叶酸测定　均低于正常值。

【治疗要点】

1. 一般治疗　祛除病因，注意营养与护理，防治感染，对症治疗。

2. 维生素 B_{12} 缺乏的治疗　肌内注射维生素 B_{12} 500～1000 μg，1 次肌内注射；或每次 100 μg，每周 2～3 次，连用数周，直至临床症状明显好转、血常规恢复正常为止。对于因维生素 B_{12} 吸收缺陷所致的患儿，应给予长期肌内注射维生素 B_{12} 治疗，每月 1 mg。

3. 叶酸缺乏者，应用叶酸 5mg 口服，每天 3 次，至临床症状好转。单纯缺乏维生素 B_{12} 时，不宜加用叶酸治疗，以免加剧精神神经症状。

4. 重度贫血可给予输血。肌肉震颤者可给镇静药。

【护理评估】

1. 健康史　了解患儿的喂养方法和饮食习惯，是否有不当的喂养史，是否挑食、偏食，母亲是否素食；有无因生长发育过快或感染造成维生素 B_{12} 和叶酸需要量增加；患儿有无慢性疾病，如慢性腹泻、严重营养不良、吸收不良综合征致吸收减少现象；是否服用致维生素 B_{12} 和（或）叶酸缺乏的药物。

2. 身体评估　有无表情呆滞，反应迟钝、少哭不笑、颜面浮肿，毛发稀黄，苍白，疲乏无力。肝脾有无肿大。有无食欲不振、厌食、腹泻、呕吐、舌炎、口腔及舌下溃疡等。智力及动作发育是否落后，有无有规律的全身或部分肢体不自主震颤。

3. 社会心理因素　评估年长儿及家长对疾病知识的了解程度，对健康的需求及家庭背景等，患儿及家长的心理状态，对智障和神经系统病变能否积极应对。

【主要护理诊断/合作性问题】

1. 活动无耐力　与贫血致组织、器官缺氧有关。

2. 营养失调，低于机体需要量　与维生素 B_{12} 和（或）叶酸摄入不足或吸收不良有关。

3. 生长发育改变　与营养不足、贫血及维生素 B_{12} 缺乏影响生长发育有关。

【护理措施】

1. 注意休息，适当活动　根据患儿耐力情况制订作息方案。轻、中度贫血可适量活动，以不感到疲乏为度；重度贫血、有心悸、气促等明显缺氧症状者应卧床休息，并给予氧气吸入。烦躁、震颤、抽搐者可遵医嘱用镇静药，防止外伤。

2. 指导喂养、加强营养，防治感染　乳母要加强营养，婴儿要正确添加辅食，年长儿要纠正偏食、挑食的不良习惯，食用富含维生素 B_{12} 和叶酸的食物。含维生素 B_{12} 丰富的食物有动物肝、肾、肉类、蛋类等；含叶酸丰富的食物有绿色蔬菜、水果、酵母、谷类等。

3. 用药护理　遵医嘱及时正确给药，注意观察用药后反应，及时对疗效做出评估。须输血者，应严格遵循交叉配血、无菌操作、输血观察等过程。

4. 监测生长发育　评估患儿的体格、智力及动作发育情况，及时发现，及时干预，对发育落后者加强训练和教育。

【健康教育】

介绍本病的相关知识，强调预防的重要性，指导合理喂养和用药，教会家长对发育落后患儿进行训练和教养。

第三节　出血性疾病

特发性血小板减少性紫癜

特发性血小板减少性紫癜（idiopathic thrombocytopenic purpura，ITP）是小儿最常见的出血性疾病（46/100 万）。其特点是皮肤、黏膜自发性出血，血小板减少，出血时间延长、血块收缩不良和束臂试验阳性，血小板更新率加速。近年的研究证实，本病与免疫反应有关，故应称自身免疫性血小板减少性紫癜。

【病因与发病机制】

1. 免疫因素　目前认为该病是一种自身免疫性疾病。因自身免疫过程缺陷或外来抗原（如疱疹病毒、人细小病毒 B19、人类免疫缺陷病毒等）的作用，机体产生血小板相关抗体（PAIgG），抗原抗体结合导致单核-巨噬细胞系统对血小板的吞噬、破坏，血小板寿命缩短，从而引起血小板减少。感染可加重血小板减少或使疾病复发。

2. 脾脏因素　正常血小板寿命为 7~11 天，患儿发病期间血小板寿命明显缩短，为 1~3 天。而脾脏是血小板产生和被破坏的主要场所。部分患儿行脾脏切除后血小板能上升，说明脾脏也参与 ITP 的发病。

【临床表现】

按病程及发作形式可分为急性型和慢性型。

1. 急性型　较多见，好发于 2～7 岁。多数发病前 1～3 周有急性病毒感染史。起病急，有发热，以自发性皮肤、黏膜出血为突出表现，表现为皮肤瘀点、瘀斑大小不等，遍及全身，四肢较多。常有鼻出血、牙龈出血。重症者可有眼底出血、内脏出血，颅内出血少见，一旦发生，预后不良。85%～90% 的患儿在 1～6 个月内痊愈。少数病例迁延不愈转为慢性。

2. 慢性型　起病缓慢，出血症状相对较轻，常以自发性皮肤黏膜出血起病。主要为皮肤、黏膜出血，可持续性或反复发作性出血，约 1/3 患儿发病数年后自然缓解。反复发作者脾脏有轻度肿大。病程超过 6 个月者，多见于学龄儿童。

【辅助检查】

1. 血常规
(1) 血小板计数减少程度不一，慢性型 $<50\times10^9$/L，急性型 $<20\times10^9$/L。
(2) 有贫血，白细胞正常。
(3) 出血时间延长，血块收缩不良，凝血时间正常。
(4) 血清凝血酶原消耗不良。

2. 骨髓象　巨核细胞数正常或增多，以小型巨核细胞为主。急性型幼稚型巨核细胞增多，慢性型颗粒型巨核细胞增多明显。

3. 血小板相关抗体测定　含量明显增高。

【治疗要点】

1. 一般治疗　预防创伤出血，注意休息，减少活动，避免碰撞。血小板少于 20×10^9/L 者严格卧床，避免严重出血甚至颅内出血。

2. 肾上腺皮质激素　如无禁忌证，为首选药物，常口服泼尼松，病情严重者可用等效地塞米松或甲泼尼龙静脉滴注，症状好转后改为口服。2～3 周后逐渐减量直至停药。

3. 脾切除　脾切除有效率为 70%～90%。适应证：①正规糖皮质激素治疗 3～6 个月无效。②激素维持用量大于 30 mg/d。③使用激素有禁忌者。禁忌证：①年龄 <2 岁。②不能耐受手术者。

4. 免疫抑制剂　最常用环磷酰胺、长春新碱、硫唑嘌呤、环孢素等。适应证：①糖皮质激素或脾切除疗效不佳者。②使用激素或脾切除有禁忌者。③与糖皮质激素合用以提高疗效及减少激素用量。

5. 其他　大剂量甲泼尼龙冲击治疗，血小板输注，静脉注射丙种球蛋白，血浆置换，雄激素、氨肽素、中医中药治疗等。

【护理评估】

1. 健康史　询问患儿的发病史，发病前有无病毒感染史，如上呼吸道感染、风疹、麻疹、腮腺炎、水痘等疾病，有无药物或食物过敏史。

2. 身体评估　有无全身皮肤黏膜瘀点、瘀斑及牙龈出血。有无呕血、便血、尿血和颅内出血等重症，有无肝脾大。根据病程评估为急性型、慢性型还是复发型紫癜。

3. 社会心理因素　评估患儿及家长对本病知识的了解程度，对健康的需求及家庭背景等。了解患儿及家长的心理状态，有无焦虑或恐惧等心理。

【主要护理诊断/合作性问题】

1. 潜在并发症　出血。与血小板降低有关。
2. 有感染的危险　与激素、免疫抑制剂治疗有关。
3. 组织完整性受损　与出血有关。
4. 恐惧　与严重出血有关。

【护理措施】

1. 控制出血　制订预防出血加重的相关措施。

（1）在静脉注射或其他穿刺部位加压止血，延长加压时间。尽量避免肌内注射、皮下注射，穿刺要准，减少穿刺次数，选择小号针头。

（2）在测血压时，不要将袖带扎过久，充气太足。

（3）口腔护理时，动作轻柔，用软毛牙刷刷牙，不用牙签剔牙，防止损伤牙龈致出血。勤剪指甲，不搔抓皮肤，不挖鼻孔。牙龈出血者可用干棉球和吸收性明胶海绵压迫止血，或用去甲肾上腺素盐水含漱止血，同时注意用3%过氧化氢清洗口腔。鼻出血者，用冷敷和肾上腺素棉球压迫止血，后鼻孔出血可用凡士林纱条填塞或气囊压迫止血。

（4）避免使用抑制血小板功能的药如阿司匹林或含服阿司匹林制剂、抗凝血药。

（5）保持大便通畅，防止便秘致肛裂出血。避免用力排便致腹压增高诱发颅内出血。消化道出血者，出血量多者应禁食，监测呕吐物、大便的颜色、量，以便了解出血量，并遵医嘱予凝血酶口服或凝血酶保留灌肠。

（6）注意自我保护，防止创伤发生。①床头床栏用软塑料制品包扎，忌玩锐利玩具，限制剧烈活动，以免碰伤、刺伤、摔伤引起出血。②禁食坚硬和多刺食物。饮水、食物、洗浴的水温不宜过高，约40℃即可。

（7）血小板低于$20\times10^9/L$时，应卧床休息。若出现头痛、眼前发黑、心慌等症状时应及时通知医师。当血小板过低时，遵医嘱输注血小板，做好输血护理。

2. 密切观察病情　监测生命体征，定时测血压、脉搏、呼吸，观察神志、面色，记录失血量。观察皮肤瘀点、瘀斑变化。监测血小板数量变化，当小于$20\times10^9/L$时常有自发性出血，需观察失血性休克、颅内出血和合并脑疝的征象。

3. 预防感染　严格无菌技术操作，保持床单位整洁，病室定期通风消毒，避免接触感染患儿，减少交叉感染。根据气温适当增减衣被，防止着凉感冒。搞好个人卫生，培养良好的卫生习惯：嘱患儿餐前便后勤洗手，勿食不洁生食。改善患儿营养状况，给予高蛋白、高糖、富含维生素及易消化的饮食，提高患儿抗感染能力。发现感染症状时，要及时送血、痰、尿标本化验。

4. 消除恐惧心理　年长儿进行出血及止血操作时患儿易产生恐惧心理，应关心安慰患儿，指导家长予以心理支持，鼓励患儿说出自身感受，及时疏导，增强战胜疾病的信心。

【健康教育】

1. 指导预防外伤方法　不玩尖利的玩具和使用锐利工具，不做剧烈的、有对抗性的运动，常剪指甲，选用软毛牙刷等。

2. 指导自我保护的方法　忌服阿司匹林类药物。服药期间不与感冒患儿接触，去公共场所时戴口罩。及时加减衣服，积极预防感冒，以防复发。

3. 教会家长识别出血征象和学会压迫止血的方法　一旦发生出血，立即到医院复查或治疗。

4. 脾切除患儿易发生感染并发展成败血症，术后 2 年要定时随诊。

血友病

血友病（hemophilia）是一组遗传性凝血功能障碍的出血性疾病，包括：①血友病甲，即因子Ⅷ（抗血友病球蛋白，AHG）缺乏症；②血友病乙，即因子Ⅸ（血浆凝血活酶成分，PTC）缺乏症，又称 Christmas 病。③血友病丙，即因子Ⅺ（血浆凝血活酶前质，PTA）缺乏症。发病率为 5/10 万～10/10 万，以血友病甲最为常见（约占 75％）。其共同特点为终身在轻微损伤后发生长时间的出血。

【病因与发病机制】

血友病甲、乙为 X 连锁隐性遗传，由女性传递，男性发病。多数有家族史，约 30％病例无肯定的家族史，可能是由于基因突变或家族中轻型病例未被发现。血友病丙为常染色体显性或不完全性隐性遗传，两性均可发病，双亲均可传递，是一种罕见的血友病。

因子Ⅷ、Ⅸ、Ⅺ缺乏，使凝血过程第一阶段中的凝血活酶生成减少，引起血液凝固障碍，导致出血倾向。

【临床表现】

本组疾病的主要表现为出血症状，终生有轻微损伤或小手术后长时间出血倾向。

血友病甲和乙大多在 2 岁时发病，重型者新生儿期即发病。发病后即终生易出血，出血程度重，且与血浆因子Ⅷ、Ⅸ的活性水平相关。常有皮肤瘀斑，黏膜出血，皮下及肌肉血肿，关节腔出血、积血。也可见消化道、泌尿道等内脏出血。颅内出血少见，但常危及生命。关节出血以膝、距小腿关节最常受累，且在同一部位反复发生。急性期关节肿胀、疼痛、活动受限。初发者血肿可于数天或数周内完全吸收，疼痛消失，功能恢复。反复关节出血，血肿吸收不全，可致慢性关节炎，滑膜增厚、骨质破坏、关节纤维化，而致关节强直畸形、功能丧失。

血友病丙的出血症状一般较轻，与因子Ⅺ活性高低不相关，可无出血症状（杂合子患儿）。出血多发生于外伤或手术后。

血友病发病年龄越早，程度越重，预后越差，重症患儿多于 5 岁内死亡。随着年龄增大，逐渐知道保护自己，受伤机会减少，可使病情好转。

【辅助检查】

凝血时间延长，部分凝血活酶时间延长，凝血酶原消耗不良，凝血活酶生成试验异常。出血时间、凝血酶原时间和血小板计数正常。为鉴别 3 种血友病，需做进一步检查如纠正试验。用免疫学方法测定因子Ⅷ、Ⅸ的活性，对血友病甲、乙有诊断意义。

【治疗要点】

目前尚无根治疗法。关键是预防出血，止血和替代疗法。

1. 止血

（1）尽快输注凝血因子：血友病甲应用Ⅷ因子浓缩制剂。无该制剂时可用冷沉淀物、新鲜血浆或新鲜冷冻血浆。血友病乙应用因子Ⅸ制剂、凝血酶原复合物，或用新鲜冷冻血浆。一般按 1 mL 正常人血浆中含 1 U 凝血因子计算，每输入 1 U/kg 的因子Ⅷ、Ⅸ可分别提高其活性 2% 和 1%。血友病甲、乙每 12 小时和 24 小时各输注 1 次，次数、剂量依出血程度而定。

（2）止血药物应用：①1-脱氧-8-精氨酸加压素（DDAVP）缓慢静脉注射，可提高血浆Ⅷ因子活性，并有抗利尿作用；因能激活纤溶系统，需与氨基己酸或氨甲环酸联用。②达拉唑（danazol）和复方炔诺酮，有减少血友病甲患儿出血的作用。

（3）局部止血：压迫止血、加压包扎。

2. 基因治疗　血友病乙用基因治疗已获成功。

3. 预防出血　养成安静的生活习惯，以减少或避免损伤出血；尽量避免肌内注射和手术，必须手术时应在术前、术中和术后补充所缺乏的凝血因子。

【护理评估】

1. 健康史　注意收集患儿有否遗传病家族史、病毒感染史、射线接触史及一些特殊化学物质接触史。

2. 身体状况　注意患儿是否有发热、乏力、面色苍白或苍黄等症状。观察患儿全身皮肤有无出血情况及合并感染的体征，观察患儿全身浅表淋巴结及肝脾有否肿大及肿大的程度。

3. 心理社会状况　评估家长及患儿对白血病的了解程度，确诊后其心理承受能力是震惊、恐惧、焦虑还是否认。注意评估家庭经济的承受能力和护理能力，有无可利用的支持资源。

【主要护理诊断/合作性问题】

1. 潜在并发症　出血。

2. 组织完整性受损　与凝血因子缺乏致出血有关。

3. 疼痛　与关节腔出（积）血及皮下、肌肉血肿有关。

4. 躯体活动障碍　与关节腔积血，肿痛、活动受限及关节畸形、功能丧失有关。

5. 自尊紊乱　与疾病终生性有关。

【护理措施】

1. 防治出血

（1）预防出血：①尽量避免外伤。②尽量避免肌内注射、深部组织穿刺。必须穿刺时，须选用小针头、拔针后延长按压时间，以免出血和形成深部血肿。③尽量避免手术。必须手术时，应在术前、术中、术后补充所缺乏的凝血因子。

（2）遵医嘱尽快输注凝血因子：认真阅读说明书，按要求输注；输注时严密观察有无不良反应，有反应者酌情减慢输注速度；严重不良反应者，需停止输注，并将制品和输液器保留送检。

（3）局部止血：口、鼻黏膜出血或表面创伤可局部压迫止血。口鼻出血还可用浸有0.1‰肾上腺素或新鲜血浆的棉球、吸收性明胶海绵压迫，必要时用油纱条填塞，保持口鼻黏膜湿润，48~72小时后拔出油纱条。肌肉、关节出血早期可用弹力绷带加压包扎，冷敷，抬高患肢并制动。

2. 病情观察　观察生命体征，神志，皮肤黏膜瘀点、瘀斑增减及血肿消退情况，记录出血量，及时发现内脏及颅内出血，并组织抢救。

3. 减轻疼痛　疼痛主要发生在出血的关节和肌肉部位。可用冰袋冷敷出血部位，抬高患肢、制动并保持其功能位。

4. 预防致残　关节出血停止，肿痛消失后，应逐渐增加活动量，以防畸形。反复关节出血致慢性关节损害者，应进行康复指导与训练。严重关节畸形可行手术矫正。

5. 心理护理　鼓励年长儿参与自身的护理，如日常生活自理，有利于增强自信心和自我控制感。鼓励年长儿表达想法，减轻焦虑和挫折感。提供适宜的游戏活动，安排同学、同伴探望，可减轻孤独感。

【健康教育】

1. 指导家长采取必要的防护措施，减少或避免损伤出血。让患儿从小养成安静生活习惯，为患儿提供安全的家庭环境；告知患儿的老师和学校卫生员其病情及应限制的活动。

2. 教会家长及年长儿必要的应急处理措施如局部止血方法，以便出血时能得到尽快处理。

3. 鼓励患儿规律、适度地进行体格锻炼和运动，以增强关节周围肌肉的力量和强度，延缓出血或使出血局限化。

4. 对家长进行遗传咨询，使其了解本病的遗传规律和筛查基因携带者的重要性。基因携带者孕妇应行产前基因分析检查，如确定胎儿为血友病患者，可及时终止妊娠。

第四节　急性白血病

白血病是造血系统的恶性增生性疾病。其特点为造血组织中某一血细胞系统过度地增生、进入血流并浸润到各组织和器官，从而引起一系列临床表现。我国白血病在小儿恶性肿瘤中发病率最高。据调查，我国<10岁小儿的白血病发生率为3/10万~4/10万，男性发病

率高于女性。以学龄前期和学龄期小儿多见。小儿白血病中 90％以上为急性白血病，慢性白血病仅占 3％～5％。可分为急性淋巴细胞白血病和急性非淋巴细胞白血病两大类。

【病因与发病机制】

尚未明确，可能与下列因素有关。

1. 病毒因素　属于 RNA 病毒的反转录病毒又称人类 T 细胞白血病病毒，可引起人类 T 淋巴细胞白血病。反转录病毒的 RNA 中存在着病毒癌基因，这种病毒感染宿主的细胞后，病毒癌基因通过转导截断突变癌基因或使其畸变，激活了癌基因的癌变潜力，而致白血病的发生。

2. 物理和化学因素　电离辐射、核辐射、放射等能引起白血病。苯及其衍生物、氯霉素、保泰松和细胞毒药物等均可诱发急性白血病。

3. 遗传因素　不属于遗传性疾病，但可能与遗传有关。

【临床表现】

各型急性白血病的临床表现基本相同，主要表现如下：

1. 起病　大多较急，少数缓慢。早期症状有精神委靡、乏力、面色苍白、食欲不振、鼻出血或齿龈出血等；少数患儿以发热和骨关节疼痛为首发症状。

2. 发热　多数患儿起病时有发热，为不规则发热、持续高热或弛张热，热型不定，一般无寒战。因白血病性发热多为低热，应用抗生素治疗无效；另一原因是感染，为呼吸道炎症、齿龈炎、皮肤疖肿、肾盂肾炎、败血症等，多为高热。

3. 贫血　出现较早，随病情发展而加重，表现为苍白无力、活动后气促等。贫血主要是由于骨髓造血干细胞受到抑制所致。

4. 出血　以皮肤和黏膜出血多见，表现为紫癜、瘀斑、鼻出血、齿龈出血、消化道出血和血尿。偶有颅内出血，为引起死亡的重要原因之一。出血的主要原因是由于骨髓被白血病细胞浸润，巨核细胞受抑制使血小板的生成减少。白血病细胞浸润肝脏，使凝血因子生成不足，亦与出血的发生有关；感染和白血病细胞浸润使毛细血管受损，血管通透性增加，也可导致出血倾向；此外，当并发弥散性血管内凝血时，出血症状更加明显。

5. 白血病细胞浸润引起的症状和体征

（1）肝、脾、淋巴结肿大：有时因纵隔淋巴结肿大引起压迫症状而发生呛咳、呼吸困难和静脉回流受阻。

（2）骨和关节浸润：约 25％的患儿以关节疼痛为首发症状，其中部分患儿呈游走性关节痛，局部红肿现象多不明显，并常伴有胸骨压痛。

（3）中枢神经系统浸润：白血病细胞侵犯脑实质和（或）脑膜时即引起中枢神经系统白血病。急性淋巴细胞性白血病尤为多见。常见症状为颅内压增高，出现头痛、呕吐、嗜睡、视盘水肿等。浸润脑膜时，可出现脑膜刺激征；浸润脑神经核或神经根时，可引起脑神经麻痹；脊髓浸润可引起横贯性损害而致截瘫。此外也可有惊厥。

（4）绿色瘤：是急性粒细胞白血病的一种特殊类型，白血病细胞浸润颅骨、胸骨、肋骨或肝、肾、肌肉等，在局部呈块状隆起而形成绿色瘤。

（5）其他器官浸润：少数患儿有皮肤浸润，表现为丘疹、斑疹、结节或肿块；心脏浸润可引起心脏扩大、传导阻滞、心包积液和心力衰竭等；消化系统浸润可引起食欲缺乏、腹痛、腹泻、出血等；肾脏浸润可引起肾肿大、蛋白尿、血尿、管型尿等；齿龈和口腔黏膜浸润可引起局部肿胀和口腔溃疡。

【辅助检查】

相关辅助检查为确诊白血病和观察疗效的重要方法。

1. 血常规 红细胞及血红蛋白均减少，为正细胞正血色素性贫血。网织红细胞数大多较低，偶在外周血中见到有核红细胞。白细胞分类示原始细胞和幼稚细胞占多数。血小板减少。

2. 骨髓象 骨髓检查是确立诊断和评定其疗效的重要依据。典型的骨髓象为该类型白血病的原始及幼稚细胞极度增生；幼红细胞和巨核细胞减少。但有少数患儿的骨髓表现为增生低下。

3. 其他检查 组织化学染色，溶菌酶检查。

【治疗要点】

原则是：①早期诊断，早期治疗。②应严格区分患儿的白血病类型，按照类型选用不同的化学药物联合治疗。③药物剂量要足，治疗过程要有间歇。④要长期治疗，交替使用多种药物。同时要早期防治中枢神经系统白血病和睾丸白血病，注意支持疗法。持续完全缓解2～3年者方可停止治疗。

1. 支持疗法

（1）防治感染：在化学药物治疗（简称化疗）阶段，进行保护性隔离，防止外源性感染。用抗生素预防细菌性感染，可减少感染性并发症的发生。

（2）输血和成分输血：明显贫血者可输给红细胞，因血小板减少而致出血者，可输浓缩血小板。有条件时可酌情静脉输注丙种球蛋白。

（3）集落刺激因子：化疗期间如骨髓抑制明显者，可给予集落刺激因子。

（4）高尿酸血症的防治：在化疗早期，由于大量白血病细胞破坏分解而引起高尿酸血症，导致尿酸结石梗阻、少尿或急性肾衰竭，故应注意补充水分。为预防高尿酸血症，可口服别嘌呤醇。

（5）其他：在治疗过程中，要增加营养。有发热、出血时应卧床休息。要注意口腔、皮肤和肛周卫生，防止感染和黏膜糜烂。

2. 化疗 目的是杀灭白血病细胞，解除白血病细胞浸润引起的症状，使病情缓解以至治愈。急性白血病的化疗通常按下述次序分阶段进行。

（1）诱导治疗：诱导缓解治疗是患儿能否长期无病生存的关键，须联合数种化疗药物，最大限度地杀灭白血病细胞，从而尽快完全缓解病情。

（2）巩固治疗：是在缓解状态下最大限度地杀灭微小残留白血病细胞的有力措施。

（3）预防髓外白血病：由于大多数药物不能进入中枢神经系统、睾丸等部位，如果不积极预防髓外白血病，均会导致骨髓复发白血病，使治疗失败，因此有效的髓外白血病预防是白血病特别是急性淋巴细胞白血病患儿获得长期生存的关键之一。

（4）维持治疗和加强治疗：为了巩固疗效、达到长期缓解或治愈的目的，必须在上述疗程后进行维持治疗和加强治疗，维持期间必须定期用原诱导缓解方案或其他方案强化治疗，总疗程 2～3 年。

【护理评估】

1. **健康史**　询问患儿就诊的原因，了解患儿活动耐受力以及饮食、睡眠等情况。了解患儿以前的化疗方案。了解患儿有无接触放射性物质、化学毒物、辐射史，是否服用过细胞毒性药物等，家族中有无类似病史。

2. **身体评估**　意识生命体征情况，有无发热、贫血、出血，有无面色苍白、乏力、头晕、头痛等症状及持续时间。有无骨痛、关节痛及肝、脾、淋巴结肿大，有无颅内压增高、脑膜刺激征。

3. **社会心理因素**　评估患儿及家长对本病知识的了解程度，对健康的需求及家庭背景等。了解患儿及家长对疾病的心理反应，患儿及家长有无恐惧或悲观等不良情绪。评估社会支持系统，包括患儿家庭成员的文化、教育背景、经济状况及对患儿病情的了解、关心和对治疗的支持程度。

【主要护理诊断/合作性问题】

1. **体温过高**　与大量白细胞浸润、坏死和（或）感染有关。
2. **有出血的危险**　与血小板减少有关。
3. **活动无耐力**　与贫血及恶性疾病本身消耗和（或）抗肿瘤药的副作用有关。
4. **营养失调，低于机体需要量**　与疾病及化疗致食欲下降、营养消耗过多有关。
5. **疼痛**　与白血病细胞浸润有关。
6. **预感性悲哀**　与急性白血病预后差有关。

【护理措施】

1. **休息**　患儿需卧床休息，一般不需绝对卧床。长期卧床者，应加强皮肤护理，防止压疮的发生。

2. **维持正常体温**　遵医嘱用药降温，但忌用安乃近和乙醇擦浴，以防白细胞降低和增大出血倾向。

3. **预防感染**

（1）保护性隔离：同病种居住，减少探视，探视者需戴口罩，洗手后再接触患儿，避免交叉感染。每天用消毒剂擦拭桌面、地面，定时开窗通风，保持室内空气清新。

（2）皮肤黏膜的护理：①每天饭后、睡前用漱口水（如 0.02％聚维酮碘、口泰）漱口。②保持肛周、会阴皮肤的清洁，避免发生肛周感染。③勤换内衣、内裤，养成良好的卫生习惯。

（3）饮食：注意膳食结构的合理搭配，给予高蛋白、高维生素、多纤维素且适合小儿口味的饮食，以增强抵抗力。多吃蔬菜和水果，忌食过辣、过热及生冷刺激性食物。注意饮食卫生，食具应消毒。新鲜水果应洗净、去皮后再食用。不要食用隔夜或变质食品。避免食用坚硬、油炸食品，以防硬物刺伤口腔黏膜，导致口腔溃疡形成继发感染。在化疗过程中，往往会出现恶心、呕吐、腹泻等症状，可采取少食多餐的进食方法，给予清淡易消化饮食。

（4）遵守操作规程，严格无菌技术操作，避免预防接种。注意观察感染早期征象。

4. 预防出血　白血病疾病本身和化疗都会引起血小板减少，当血小板低于 $50\times10^9/L$ 可有出血症状，重者危及生命，因此我们采取以下护理措施预防出血。

（1）观察患儿全身有无出血倾向，观察其呼吸、血压、脉搏及精神状况有无改变。

（2）当血小板小于 $20\times10^9/L$ 时绝对卧床休息，避免下地活动。

（3）保持大便通畅。告知患儿若排便费力，应该及时告诉医务人员给予处理，不要自行用力排便，以免引起消化道甚至脑出血。

（4）勿让患儿玩锐器或不安全玩具，以免受伤。

5. 用药护理

（1）静脉化疗的注意事项：①白血病的疗程较长，药物刺激性较大，应有计划地选择血管。②随时观察输液有无渗漏。若化疗药液有渗出，应及时采取局部封闭，防止局部组织坏死。

（2）化疗常见的副作用：①骨髓抑制。绝大多数化疗药物都可引起骨髓抑制，易发生出血、感染。②消化道反应，可见恶心、呕吐、腹泻、纳差等。治疗措施：化疗前、中、后可给予止吐剂。③泌尿系统反应。对出血性膀胱炎、尿血、高尿酸血症等，予碳酸氢钠进行碱化，多饮水以利尿，口服别嘌醇。④口腔黏膜损害。一旦发生溃疡，疼痛会影响进食，且易继发口腔内感染，因此积极防治口腔溃疡非常重要。应多饮水，可用 0.02％聚维酮碘和 2％～4％碳酸氢钠漱口，注意口腔卫生，预防感染。化疗期间，禁食过硬、刺激性强的食物。⑤心脏毒性反应。可引起急性和慢性蓄积性心脏损害，临床表现为心动过速、传导阻滞，严重者可有心肌病的症状。注意输液速度不要太快。若有不适症状，应对症处理。⑥过敏反应。用药过程中若出现心悸、胸闷、气短、寒战、皮疹等症状，及时通知医师采取应对措施。⑦神经系统毒性。出现指（趾）端麻木、足下垂、腕下垂、声音嘶哑、面肌麻痹，停药后逐渐恢复。对此，目前无特效药。另外还有脱发等。

6. 减轻疼痛　遵医嘱应用止痛药，减轻痛苦，但防止成瘾。

7. 加强心理疏导，树立战胜疾病的信心　细心、耐心做好心理护理，使患儿能度过心理恐惧期，并能以最佳的心理状态接受治疗。

【健康教育】

1. 向家长及患儿介绍白血病的相关知识。宣传儿童白血病的预后已有很大改善。如急性淋巴细胞白血病完全缓解达 95％以上，5 年以上存活者达 70％左右，部分患儿已获治愈。告诉家长坚持按时巩固化疗的重要性。

2. 教会患儿和家长预防出血、感染的措施。

3. 因本病及化疗过程对身体消耗很大，应加强营养，并注意补钙。

4. 在化疗间歇期应做好以下工作　①定期复查血常规。②遵医嘱按时服药。③预防感冒，注意营养，适当活动，注意休息，不要过度疲劳。④出现高热、出血等情况，应及时到医院就诊。

自学指导

【重点难点】

1. 小儿血液系统常见疾病的病因。

2. 小儿血液系统常见疾病的护理诊断。

3. 小儿血液系统常见疾病的护理措施。

4. 小儿血液系统常见疾病的临床表现。

【考核知识点】

1. 小儿造血特点。

2. 小儿血液特点。

3. 小儿血液系统常见疾病的病因。

4. 小儿血液系统常见疾病的护理诊断。

5. 小儿血液系统常见疾病的护理措施。

6. 小儿血液系统常见疾病的临床表现。

7. 小儿血液系统常见疾病的治疗要点。

【复习思考题】

1. 简述小儿营养性缺铁性贫血与巨幼细胞贫血临床表现的异同点。

2. 对营养性缺铁性贫血患儿如何合理安排饮食？

3. 如何预防血小板减少性紫癜患儿出血现象的发生？

4. 如何做好白血病患儿化疗期间的护理？

〔肖洪玲〕

第十五章

神经系统疾病患儿的护理

【学习目标】

1. 掌握：

（1）小儿神经反射的特点。

（2）化脓性脑膜炎、病毒性脑膜炎的临床表现、护理措施。

（3）小儿正常脑脊液、化脓性脑膜炎和病毒性脑膜炎、脑炎的脑脊液区别。

（4）癫痫患儿的主要临床表现。

（5）脑性瘫痪患儿的临床表现。

2. 熟悉：

（1）癫痫的病因和发病机制、临床表现和护理措施。

（2）化脓性脑膜炎和病毒性脑膜炎的评估要点。

（3）脑瘫患儿的主要护理措施。

（4）吉兰-巴雷综合征的临床表现和护理措施。

3. 了解：

（1）小儿腰椎穿刺部位。

（2）化脓性脑膜炎和病毒性脑膜炎的病因、相关检查和治疗要点。

【自学时数】1学时。

由于小儿的神经系统处于不断发育过程中，不同阶段的正常标准与异常表现与成人不尽相同，而人体各器官系统的功能又都是直接或间接受神经系统支配的，是人体各种功能的最高调节中枢，因此掌握小儿神经系统疾病的护理，做到早发现、早治疗、早期功能恢复训练，对患儿尽早恢复健康非常重要。

第一节　小儿神经系统解剖生理特点

一、脑

小儿出生时脑的平均质量为 370 g，约占体重的 12%，外观和细胞数与成人基本相似，随着年龄的逐渐增长，脑的功能也日趋成熟。

二、脊髓

4岁前小儿腰椎穿刺的部位不同于成人，由于出生时脊髓的末端位于第3～4腰椎水平，4岁时才上移到第1～2腰椎间隙，因此给婴幼儿做腰椎穿刺时位置要低，以免损伤脊髓。

三、脑脊液

新生儿脑脊液的量较少且压力低，不易抽取，以后逐渐增多，压力升高。脑脊液外观透明，细胞数不超过 $10 \times 10^6/L$，蛋白质不超过 0.4 g/L，糖含量 2.8～4.5 mmol/L，氯化物含量 117～127 mmol/L。

四、神经反射

小儿的神经反射与神经系统的发育和成熟度有着密切联系，异常反射的表现有：该出现时未出现、该消失时未消失以及出现病理反射。

1. 出生时已存在的永久反射　如吞咽反射、瞳孔反射、结膜反射、角膜反射等。

2. 出生时存在，以后又逐渐消失的反射　如吸吮反射、拥抱反射、握持反射、觅食反射、颈肢反射等。

3. 出生时不存在，以后逐渐出现的永久反射　如腹壁反射、提睾反射等。

4. 病理反射　3～4个月前小儿肌张力较高，凯尔尼格征可为阳性，2岁以下小儿双侧巴宾斯基征阳性也可为生理现象。

第二节 化脓性脑膜炎

化脓性脑膜炎（purulent meningitis）是由多种化脓性细菌感染引起的脑膜炎症，是小儿时期常见的神经系统急性感染性疾病，以婴幼儿多见。本病的死亡率较高，为5%～15%，部分患儿可留有神经系统后遗症。

【病因与发病机制】

1. 小儿机体解剖与免疫特点　小儿的免疫功能不成熟，机体的抵抗能力弱，加之血-脑屏障功能不完善，故化脓性脑膜炎的发病率较高，尤其是婴幼儿；若患原发性或继发性免疫病，抵抗力低下，则更易发生感染。此外，头部外伤史以及先天缺陷等因素都可导致该疾病的发生。

2. 致病菌　许多化脓性细菌都可以引起本病的发生，而不同年龄及季节的病原体亦可不同，其中年龄因素较为明显（表15-1）。

表15-1　　　　　　　　　　各年龄段常见的病原体种类

年 龄	病原体
新生儿～2个月	金黄色葡萄球菌、革兰阴性杆菌（大肠埃希菌、铜绿假单胞菌等）
3个月～3岁	流感嗜血杆菌
年长儿	脑膜炎奈瑟菌、肺炎链球菌

3. **感染途径** 致病菌可以不同途径入侵脑膜,感染后导致发病。

局部感染灶(呼吸道、脐带、皮肤疖痈等)

    ↓增殖

血液循环(最常见)——→ 菌血症或败血症

    ↓血-脑屏障

脑膜——→脑膜炎

    ↓直接蔓延

邻近组织感染(头面部软组织感染、鼻窦炎、中耳炎等)

【临床表现】

急性起病是多数患儿的起病方式,部分患儿于病前数天可有上呼吸道或消化道感染症状,暴发型的起病急,且严重者甚至可在 24 小时内死亡。

1. **典型表现**

(1)中枢神经系统表现:①颅内压增高征。剧烈头痛、喷射状呕吐;严重者可合并脑疝,出现双侧瞳孔不等大,对光反应迟钝等。②脑膜刺激征。颈抵抗最为常见,可有凯尔尼格征阳性、布鲁津斯基征阳性。③惊厥。20%~30%的患儿可出现全身性或部分性惊厥,以流感嗜血杆菌和肺炎链球菌引发的脑膜炎多见。

(2)感染中毒症状:体温升高,头痛,意识逐渐改变;烦躁或精神委靡、嗜睡直至惊厥昏迷。

2. **不典型表现** 3 个月以下患儿起病隐匿,常因缺乏典型的症状和体征而被忽略。体温可高可低,可不发热或体温不升;颅内压增高与脑膜刺激征亦不明显。可能仅有吐奶、尖叫或颅缝裂开。

3. **并发症**

(1)硬脑膜下积液:90%以上可并发此症状,为最常见的并发症,1 岁以下小儿多见。囟门未闭合的小儿可见其前囟饱满,颅缝分离。

(2)脑积水:是由脑膜炎造成的脑脊液循环障碍,其特征性表现如头颅增大,呈额大面小,落日眼,以及头颅出现"破壶音"等现象。

(3)脑室管膜炎:常见于革兰阴性杆菌感染且错过早期治疗时机的婴儿。特征为经抗生素治疗后发热、惊厥等症状不消失,脑脊液检查异常,易造成伤残甚至死亡。

(4)其他:包括各种神经功能障碍等,如失聪、失明,以及肢体功能障碍等;若出现脑疝,可成为化脓性脑膜炎死亡的主要原因。

【辅助检查】

1. **血常规** 周围血白细胞数增高,分类以中性粒细胞增高为主。

2. **脑脊液** 脑脊液的检查是本病确诊的重要依据。压力增高、外观混浊、白细胞数多达 $1000×10^6/L$ 以上,分类以中性粒细胞为主,蛋白增多,糖和氯化物降低。此外,脑脊液常规涂片检查和培养还可进一步明确病因(表 15 - 2)。

3. **头颅 CT** CT 可显示不同层面脑组织、颅骨等结构、形态等,以确定脑水肿、脑膜炎、硬脑膜下积液等病理改变。

表 15 - 2 各种常见疾病的脑脊液改变

	压力 (kPa)	外观	潘氏试验	白细胞计数 (×10⁶/L)	蛋白 (g/L)	糖 (mmol/L)	氯化物 (mmol/L)	其 他
正常	0.69~1.96	清	—	0~5	0.2~0.4	2.2~4.4	117~127	
化脓性脑膜炎	增高	混浊	(＋＋)~(＋＋＋)	数百至数万,多形核为主	1~5	减低	减低	涂片或培养可见细菌
病毒性脑膜炎	正常增高	多清	(±)~(＋＋)	正常或数百	正常或增高	正常	正常	病毒抗体阳性
结核性脑膜炎	增高	毛玻璃样	(＋)~(＋＋＋)	数十至数百,多形核为主	增高	减低	减低	涂片见结核菌

【治疗要点】

1. 抗生素治疗 由于本病病情严重，进展迅速，应及早采用对致病菌敏感且易于透过血脑屏障的抗生素进行治疗，做到早期、联合、足量、足疗程，通常 10~14 天。若有并发症，可适当延长疗程（表 15 - 3）。

表 15 - 3 治疗化脓性脑膜炎的抗生素选择

化脓性脑膜炎种类	推荐的抗生素
流感嗜血杆菌性脑膜炎	氨苄西林、氯霉素、头孢呋辛钠、头孢曲松钠
肺炎链球菌性脑膜炎	青霉素、头孢噻肟钠
脑膜炎奈瑟菌性脑膜炎	青霉素
革兰阴性细菌脑膜炎	头孢噻肟钠、阿米卡星
金黄色葡萄球菌性脑膜炎	头孢噻肟钠、头孢呋辛钠、氨基苷类
新生儿脑膜炎	氨苄西林、氨基苷类、头孢呋辛钠、头孢曲松钠

在病原菌未明确前，目前主张用第三代头孢菌素；待病原菌明确后再根据不同的致病菌选择相应敏感的抗生素进行治疗。

2. 对症和支持治疗 保证足够的热量和水分供给；控制惊厥、降低颅内压；必要时可短期应用肾上腺皮质激素，有利于退热、降颅压及减轻感染中毒症状。

3. 并发症治疗 如硬脑膜下积液量少，可不予处理；当大量积液引起颅内压增高时，应进行穿刺引出积液；若为硬脑膜下积脓，则应注入相应抗生素，必要时经外科处理；脑室管膜炎也可做侧脑室穿刺引流；脑积水则主要为手术治疗。

【护理评估】

1. 健康史　评估患儿病前有无呼吸道、皮肤或消化道感染史；有无中耳炎、脑脊膜膨出、颅骨骨折等病史；新生儿还应询问生产史及有无脐带感染。

2. 身体状况　入院时测量生命体征，检查患儿有无发热、头痛、呕吐、惊厥、嗜睡及昏迷。注意观察意识状态、面色，囟门是否隆起或紧张，有无脑膜刺激征。

3. 相关检查　血液、脑脊液检查。

4. 心理社会状况　应注意评估家长对该疾病的认知程度、焦虑或恐惧程度，应对方式以及是否有能力协助患儿进行康复训练等。

【主要护理诊断/合作性问题】

1. 体温过高　与细菌感染有关。

2. 潜在并发症　颅内压增高、脑疝等。

3. 营养失调，低于机体需要量　与摄入不足、呕吐及机体消耗增多有关。

4. 有受伤的危险　与惊厥反复发作有关。

5. 恐惧（家长）　与预后不良有关。

【护理措施】

1. 维持正常的体温

（1）患儿绝对卧床休息，保持病室安静、空气新鲜且温湿度适宜。

（2）对于高热者每 4 小时测 1 次体温，并注意观察热型及伴随症状。体温超过 38.5 ℃时，及时给予降温，以减少大脑耗氧量，防止惊厥，并记录降温效果。

（3）大量出汗后应及时更衣等，做好相应的皮肤护理；同时协助或给予口腔护理，每天2～3 次。

2. 病情观察，防治并发症

（1）监测生命体征：应经常巡视、密切观察、详细记录，以便及早发现病情给予急救处理。

（2）做好并发症的观察：警惕脑水肿、惊厥、呼吸衰竭等并发症的出现，必要时可做颅骨 X 线透视或照片、头颅 CT 扫描检查等，以期早确诊并及时处理。

（3）随时做好急救准备：抢救设备有如氧气装置、吸引器、人工呼吸机、硬脑膜下穿刺包、侧脑室引流包等应始终处于完好状态，急救药物齐全。

（4）用药护理：了解各种药物的使用方法及副作用，静脉输液速度不宜太快，以免加重脑水肿；记录 24 小时出入量；保护好静脉血管，保证静脉输液通畅。

3. 保证营养供应　给予患儿高热量、清淡、易消化的流质或半流质饮食，少量多餐。根据患儿的进食能力选择不同的方式补充营养，鼓励患儿进食，无能力自行进食的患儿可依情况进行鼻饲、静脉补液或静脉高营养，以满足患儿机体能量摄入的需要。

4. 保护患儿的安全

（1）患儿应有人专门看护，防止因躁动或惊厥发作出现坠床或受伤，必要时适当采取保护措施。

（2）每1～2小时翻身1次，翻身时避免拖、拉、拽等动作，防止擦伤。

（3）及时清理患儿的呕吐物，保持呼吸道通畅，以免造成误吸。

5. 心理护理　关心、爱护患儿，对意识清醒的患儿给予安慰，帮助其树立信心；向家长进行心理指导，缓解心理压力。

【健康教育】

1. 根据患儿及家长的接受能力，向家长介绍本病的基本知识，解释疾病治疗的过程及重要性，以取得患儿及家长的配合。

2. 解释对患儿采取头高脚底卧位等措施的目的和方法。

3. 讲解并示范协助患儿翻身、清洁皮肤等操作方法，及时消除患儿的不适。

4. 向家长说明检查脑脊液的目的，腰椎穿刺术后嘱家长让患儿去枕平卧6小时。

5. 出院时指导家长继续观察患儿是否发生并发症及后遗症；对有神经系统后遗症的患儿，应进行功能训练，促使身体尽可能康复。

第三节　病毒性脑炎和脑膜炎

病毒性脑膜炎和病毒性脑炎是由多种病毒引起的以精神和意识障碍为突出表现的中枢神经系统急性炎症。本病多为散发，暴发流行少见，多具有自限性，但危重者也可导致后遗症或死亡。

【病因与发病机制】

1. 致病菌　80％以上的病毒性脑膜炎、脑炎是由肠道病毒引起（如柯萨奇病毒、ECHO病毒），其次为虫媒病毒（如乙型脑炎病毒）、腮腺炎病毒和疱疹病毒等。

2. 感染途径

【临床表现】

本病多起病较急，根据累及部位不同，临床表现为病毒性脑炎或病毒性脑膜炎，如病变在脑实质的病毒性脑炎则比脑膜炎更重，可导致死亡或留有后遗症。

1. 病毒性脑膜炎　起病较急，患儿发病前多有上呼吸道或消化道感染史，而后出现发热、头痛、咽痛、恶心、呕吐等。患儿亦可出现烦躁不安、易激惹状态，较少发生意识障碍等严重状况。病程多在1～2周，急性期过后大多恢复较好。

2. 病毒性脑炎　发病后多同时累及脑膜，可有与病毒性脑膜炎相似的临床表现，主要表现为发热、惊厥、颅内压增高、意识障碍等。病程多在 2～3 周，多数完全恢复，少数可留有癫痫、肢体功能障碍、智能发育迟缓等后遗症。

（1）前驱症状：多为急性全身感染症状，如发热、头痛、食欲减退、呕吐、腹泻、流涕、咽痛或精神淡漠等。

（2）中枢神经系统症状：头痛、呕吐加剧，易激惹、嗜睡或烦躁，严重者可出现意识障碍；全身性或局部的抽搐甚至呈惊厥持续状态；检查可发现颈项强直、脑膜刺激征阳性，可有不同程度及不同部位的肢体瘫痪或颅神经麻痹，并出现病理性反射。部分患儿以精神改变为主，哭泣吵闹、烦躁不安或神情忧郁、表情呆滞，但缺乏明显神经系统异常体征。

【辅助检查】

1. 脑脊液检查　多数压力增高，外观清亮，白细胞总数为（10～500）$\times 10^6$/L，病初可以中性粒细胞为主，以后以淋巴细胞为主，蛋白质大多数正常或轻度增高，糖和氯化物含量一般正常。

2. 病毒学检查　取患儿脑脊液做病毒学检查，特异性抗体检测呈阳性。

3. 脑电图（EEG）检查　早期即表现为弥散性慢波、阵发性高波幅慢波或弥散性高波幅慢波，提示脑功能异常。

4. 影像学检查　CT 和 MRI 检查均可发现病变的部位和性质。

【治疗要点】

1. 支持与对症治疗　患儿卧床休息，供给充足的营养，维持水、电解质平衡；降低体温、镇静止惊、降颅内压、改善脑微循环等。

2. 抗病毒治疗　给予高效广谱抗病毒药物，如阿昔洛韦对由单纯疱疹病毒引起的脑炎和脑膜炎作用较好。

3. 康复治疗　对有后遗症者早期施行功能锻炼。

【护理评估】

1. 健康史　评估患儿近两周有无呼吸道或消化道感染史，有无蚊虫叮咬史；新生儿还应注意有无感染史；是否按时预防接种。

2. 身体状况　评估患儿生命体征，尤其是呼吸和体温；观察患儿的神经系统症状和精神状态，如有无意识障碍、颅内压增高程度等；评估患儿前囟是否隆起或紧张，有无脑膜刺激征、病理反射、肢体瘫痪等症状。

3. 心理社会状况　应注意评估患儿及家长的心理状况以及家长对本病的了解程度，有无焦虑、恐惧心理；还可了解患儿的家庭环境和经济状况等。

4. 相关检查　评估患儿治疗前后其脑脊液的压力、细胞数、分类、成分、培养等变化，还应注意患儿周围血常规改变、CT 检查结果。

【主要护理诊断/合作性问题】

1. 体温过高　与病毒血症有关。

2. 急性意识障碍　与脑实质炎症有关。

3. 躯体移动障碍　与昏迷、瘫痪有关。

4. 营养失调：低于机体需要量　与摄入不足有关。

5. 潜在并发症　颅内压增高。

【护理措施】

1. 维持正常体温　监测体温，观察热型及伴随症状；出汗后及时更换衣物，当体温超过 38.5 ℃时给予物理降温或遵医嘱药物降温、静脉补液。

2. 促进脑功能的恢复　营造适宜患儿的环境，除去引起不安的因素，避免患儿受刺激；观察患儿有无错觉、幻觉等不良反应，以便采取适当措施；遵医嘱输注能量合剂以营养脑细胞，促进脑功能恢复。

3. 促进肢体功能的恢复

(1) 向家长讲述躯体移动障碍的原因及进行功能训练的重要性。

(2) 从协助患儿完成排便、进食等到逐步实现患儿基本生活自理。

(3) 指导家长协助患儿翻身及皮肤护理；适当使用气圈、气垫等保护措施，预防压疮。

(4) 保持瘫痪肢体于功能位置；病情稳定后，及早督促患儿进行肢体功能锻炼，加强保护患儿安全的措施。

4. 注意观察病情，防治并发症

(1) 患儿取平卧位，一侧背部稍垫高，头偏向一侧，以便让分泌物排出；上半身可抬高 $20°\sim30°$，利于静脉回流，降低脑静脉窦压力，利于降低颅压。

(2) 保持呼吸道通畅，给予氧气吸入，每 2 小时协助患儿翻身 1 次，轻拍背促痰排出，预防坠积性肺炎。如有痰液堵塞，立即吸痰，必要时气管切开或使用人工呼吸机。

(3) 密切观察瞳孔及呼吸状况，以防因体位移动致脑疝发生和呼吸骤停。

(4) 观察患儿有无发生惊厥现象，让患儿保持镇静，避免因躁动不安加重脑缺氧。

(5) 遵医嘱使用镇静、抗病毒、激素及促进苏醒的药物等，随时观察患儿的用药反应。

5. 保证营养的供给　意识清醒者可给予清淡易消化的饮食；昏迷或吞咽困难的患儿应尽早给予鼻饲或静脉营养液，保证能量供应。

【健康教育】

1. 向患儿及家长介绍病情，做好心理护理，增强战胜疾病的信心。

2. 向家长提供保护性看护和日常生活护理的有关知识。

3. 指导家长做好智力训练和瘫痪肢体功能训练。

4. 有继发癫痫者应指导患儿及家长长期正确服药，出院的患儿应定期随访。

 知识链接

高压氧舱治疗

近年来，国内普遍应用高压氧治疗病毒性脑炎，其疗效满意。较单纯使用常规治疗比较，联合高压氧治疗可使患儿治愈率提高、死亡率降低、后遗症减少，并可加速昏迷患儿苏醒和促进瘫痪的康复。其主要治疗机制为：①高压氧能提高血氧分压，增加血氧含量，从而增加病损区的氧供和促进脑细胞代谢。②高压氧下椎动脉血流增加，脑干网状激活系统氧含量增加，可促进昏迷患者苏醒。③高压氧能降低颅内压，2个大气压下颅内压可降低35％。④高压氧可促进脑功能恢复，脑电波的慢波减少。

第四节　癫痫样发作与癫痫

癫痫样发作是由发作性皮质功能异常而引起的一组临床症状，即由大脑神经元异常放电所引起的发作性脑功能异常现象，发作时间多较短暂且呈自限性。癫痫则是指临床呈长期反复痫性发作的疾病过程，它是小儿时期常见的神经系统疾患，且长期、频繁发作癫痫可损害小儿脑功能。

【病因与发病机制】

1. 原发性癫痫　又称特发性癫痫，不能找到任何致病因素的癫痫，往往与遗传有关，包括基因、染色体的异常，其中多为单基因遗传，在病理基因的影响下使癫痫样发作阈值降低而发病。不同个体的阈值不同，阈值较低的人可以不需要诱因自然发作。

2. 继发性癫痫　又称症状性癫痫，由于脑局限性或弥漫、静止性或进行性的病变所致。与脑内器质性、结构性病变有关，包括先天、后天各种因素所致的脑损伤，导致异常放电的病灶发生。

（1）围生期脑损伤：产伤、窒息、颅内出血、缺氧缺血性脑病、新生儿期低血糖所致脑损伤等，是婴幼儿癫痫较为常见的病因。

（2）脑部病变及损伤：脑发育异常、各种颅内肿瘤、脑血管病、颅内感染以及脑外伤所致的颅内出血和颅骨骨折等均可导致癫痫发作。

（3）遗传代谢性疾病与变性病：苯丙酮尿症、高氨血症、丙酸血症、甲基丙二酸血症、神经元蜡样质脂褐质沉积症、维生素 B_6 依赖症等。

（4）其他：水、电解质代谢紊乱，维生素缺乏，中毒等。

3. 隐源性癫痫　未能证实有肯定的脑内病变，但很可能为症状性者。

4. 其他　如劳累、睡眠不足、换气过度等均可诱发癫痫。

【临床表现】

如将癫痫的发作类型分为全面性发作与局灶性发作，那么有意识丧失、双侧对称性发作以及双侧半球同时放电现象的，则为全面性发作，否则为局灶性发作。

1. 全面性发作

（1）强直-阵挛性发作：又称大发作，是临床最常见的类型。以意识丧失和全身抽搐为特征，发作时表现为全身骨骼肌持续性收缩，四肢强烈伸直，眼球上翻，呼吸暂停，喉部痉挛，牙关紧闭，瞳孔散大，对光反射消失，意识丧失，持续数秒至数十秒后出现细微的震颤，既而转为阵挛期，出现肢体节律性抽动，抽动的频率由快至慢，然后停止。抽搐发作时可有心率增快，血压升高，呼吸逐渐恢复，大小便失禁等。发作后常有头痛、嗜睡、疲乏等表现。

脑电图特征：发作时各导联出现快活动棘波，阵挛期表现为多棘慢波；发作间歇期脑电图可正常或仅出现棘慢波。

（2）失神发作：以短暂的意识丧失为特征，表现为正在进行到活动突然中止，语言中断，两眼茫然，表情呆滞，一般不摔倒。偶尔出现两眼上翻、眼睑眨动、吞咽与咀嚼动作或因肌肉张力丧失而摔倒等。发作后迅速恢复意识，但患儿对发作过程无记忆。

脑电图特征：发作时各导联同步出现棘慢波。

（3）肌阵挛发作：指肌肉突然短暂收缩引起快速肢体运动。表现为快速点头、突然跌倒、上下肢或躯干的快速抽动，持续时间短暂，一般不超过 200 毫秒，似"电击"样收缩，程度可轻可重。

（4）痉挛发作：此为婴儿时期的一种特殊肌痉挛发作，以痉挛性肢体收缩为特征。表现为短暂的点头伴四肢屈曲样收缩（点头拥抱），也可为四肢伸展头后仰，或上肢屈曲下肢伸展，持续 1～2 秒，痉挛发作常常成串出现，患儿常伴哭闹。此类发作预后不好，影响小儿的运动功能，且 90% 左右的患儿可遗留智力低下。

脑电图特征：呈持续性、高幅、不同步、不对称的慢波杂以尖波和棘波。

（5）失张力发作：以全身肌肉张力突然减低或丧失为特征，表现为突然跌倒，患儿可马上站起，轻者可仅为腿软，不跌倒。

2. 局灶性发作

（1）局灶性运动性发作：可以表现为手指、足趾、一侧肢体或一侧口角、眼部抽动，持续时间不等，可以数秒、数分、甚至数天，多可自然终止，发作可从某一局部扩展至整个一侧或全身；有的患儿会伴有自动症，如吸吮、咀嚼、咂嘴、脱衣、解纽扣等。

（2）局灶性感觉性发作：可以表现为一过性嗅觉、视觉、听觉等异常，可有简单的视听幻觉等，如局部的针刺感、麻木感、闻到难闻的气味、看到闪光或亮点、视物变大变小、两耳嗡嗡声等。

（3）局灶性自主神经性发作：可有心悸、气短、呼吸窘迫、出汗、脸红、胃肠不适等表现。

（4）局灶性精神性发作：表现为恐惧、焦虑、愤怒、忧郁、强迫思维、妄想等。

3. 特殊综合征 热性惊厥（不属于癫痫）、反射性癫痫及其他表现。

（1）儿童良性癫痫：是儿童时期最常见的癫痫综合征之一，发病年龄 3～13 岁，发病的高峰年龄为 5～10 岁。发作特点为部分性运动性发作，肢体抽搐常局限于一侧，发作时意识不丧失，可有不同程度的意识障碍，在继发全面性发作时出现意识丧失。

（2）婴儿痉挛：是婴儿时期特有的癫痫综合征。在病因方面，部分患儿与遗传因素有关，部分患儿有明确病因，发作形式为痉挛性发作，常常成串出现，预后大多较差，80%～90% 的患儿遗留智力运动发育落后。

（3）获得性癫痫失语综合征：病因未明，发病年龄为 18 个月至 13 岁，发病高峰年龄为 4～7 岁。主要症候有语言丧失、癫痫发作、心理行为异常等。获得性癫痫失语综合征常于青春期前后癫痫发作停止，脑电图恢复正常，但可遗留语言、行为和社会适应性障碍。

4. 癫痫持续状态 发作持续 30 分钟以上或反复发作 30 分钟以上，且发作间期意识不恢复，多见于癫痫大发作，是儿科急症。

【辅助检查】

癫痫的辅助检查一方面用以明确是否患有癫痫，另一方面用以查找癫痫的病因。

1. 脑电图　是诊断癫痫最为重要的检查手段，是用电极与记录仪将脑细胞发出的生物电记录下来，对人体无任何伤害。脑电图在癫痫患儿可以记录到异常放电现象，在医学上称癫痫波发放或癫痫样放电，这种异常的放电现象可以发生在癫痫发作的时候，也可以出现在癫痫发作间期。对于临床症状比较符合癫痫发作的患者，1次脑电图检查正常时，需要多次复查脑电图及进行长程脑电图的监测以明确诊断。

2. 影像学检查　头颅 CT 和 MRI 检查，属于癫痫的病因检查，用以了解脑部结构有无异常，如有无脑血管畸形、脑肿瘤等。

【治疗要点】

治疗成功与否与诸多因素有关，包括癫痫发作的类型、诊断的准确性、治疗是否正确、及时，以及有无其他并发症等。

1. 药物治疗　早期合理用药能够完全或大部分抑制癫痫的发作。一般可根据患儿的发作类型先选择一种用药，从小剂量开始服用，不可随意减少剂量或停药，注意观察用药期间的疗效和不良反应（常见药物参看表 15-4）。如出现癫痫持续状态，则应立即控制发作，镇惊止痉，发作停止后采取长期抗癫痫治疗措施。

表 15-4　　　　　　　　　　　常用癫痫药物的不良反应

药　物	不良反应
苯妥英钠	胃肠道症状、毛发增多、齿龈增生、小脑征、粒细胞减少、肝损害
卡马西平	胃肠道症状、小脑征、嗜睡、体重增加、骨髓与肝损害、胰腺炎
苯巴比妥	嗜睡、小脑征、复视、认知与行为异常
丙戊酸钠	肥胖、毛发减少、嗜睡、震颤、骨髓与肝损害、胰腺炎
托吡脂	震颤、头痛、头晕、小脑征、胃肠道症状、体重减轻、肾结石
拉莫三嗪	头晕、恶心、嗜睡、皮疹
加巴喷定	嗜睡、头晕、复视、健忘、感觉异常

2. 其他疗法　药物治疗不满意者，还可采用生酮饮食治疗、外科手术治疗、迷走神经刺激治疗等手段。

【护理评估】

1. 健康史　评估患儿的体质状况、发育水平、癫痫发作的次数及诱发因素；有无脑部疾病、脑损伤、代谢紊乱及中毒等病史；家族中有无癫痫病史。评估用药情况如药品名、剂量、间隔时间、用药后的反应等。

2. 身体状况　患儿癫痫发作症状和体征，如发作部位、范围、主要特征、持续时间以及有无并发症状等。

3. 相关检查

（1）脑电图：①常规脑电图。为提高阳性率，一般要记录 20～30 分钟。②诱发试验。可做呼吸诱发试验、睡眠诱发试验、剥脱睡眠诱发试验等。③24 小时脑电图监测。可明显提高诊断的阳性率。④遥测与录像监测系统。

（2）神经影像学：如 CT、MRI、颅部 B 超等。

4. 心理社会状况　评估家长对癫痫的认知水平，有无恐惧或焦虑情绪，有无担心患儿预后情况，有无应对的方式及能力。年长儿可评估其认知水平有无异常；有无自卑或恐惧心理等。

【主要护理诊断/合作性问题】

1. 有窒息的危险　与意识丧失、喉痉挛、呼吸道分泌物增多有关。
2. 有受伤的危险　与突然意识丧失、抽搐有关。
3. 潜在并发症　脑水肿、脑组织损伤。
4. 知识缺乏　与患儿及家长缺乏疾病相关知识有关。

【护理措施】

1. 发作时的护理　就地抢救、保持安静。松解患儿衣领，立即将患儿头偏向一侧，以防止呕吐物误吸引起窒息，保持呼吸道通畅，同时将患儿头下垫以柔软物品，移开周围的硬物；不要强行约束患儿肢体；对已出牙的患儿可将包裹纱布的压舌板置于上下齿之间，防止舌咬伤。

2. 抗癫痫药的用药原则：①早期规则用药。②根据发作类型选药。③用药剂量个体化。④长期规则服药以保证稳定血药浓度。⑤定期复查，每年至少应复查 1 次常规脑电图。

3. 日常生活护理

（1）生活有规律、按时休息、保证充足的睡眠；避免过劳和剧烈运动；饮食清淡，避免过饱；避免情绪紧张、受凉、感染。

（2）注意安全，教育患儿一旦有癫痫先兆，应立即平卧，防止摔伤；缓解期可自由活动，但不能单独外出；禁止各种危险活动如游泳、登高等。

4. 心理护理　患儿多有不同程度的心理行为障碍如自卑、退缩、孤独等，针对发作的特点，指导家长及学校同学配合对患儿提供心理支持，鼓励患儿参加适当的活动，保持良好的心态，帮助患儿解除精神负担，克服自卑心理，树立信心。

【健康教育】

1. 向患儿及家长介绍癫痫的基本病因和预后估计，针对患儿的发作表现教会家长在发作时的紧急护理方法。

2. 出院时，指导患儿及家长要按医嘱服药，不可因用药时间长而擅自减量或停药，否则可造成复发，影响治疗效果。

（1）督促患儿按时、按量服药，家长不可随便更换药物种类和剂量，药物的调整应在医师指导下进行，不可擅自停药。

（2）指导家长学会监测病情，如发作持续时间、频率以及发作时意识是否丧失；用药前后的变化等。

（3）合理安排患儿的生活、学习，保证充分休息，避免睡眠不足及情绪波动。学龄儿童只要发作不频繁，可以参加学校的各种活动；发作频繁者，则不宜参加学校生活。

（4）不要过分溺爱患儿，否则会妨碍患儿人格、心理的健康发展。

（5）患儿在癫痫尚未控制时不宜单独外出，防止各种意外发生。

（6）患儿用药期间，需定期到医院复查。

第五节　脑性瘫痪

脑性瘫痪（简称脑瘫）是在发育早期阶段即出生前到出生后 1 个月内各种原因所致的非进行性脑损伤综合征，主要表现为中枢性运动障碍和姿势异常。严重病例还伴有智力低下，惊厥发作、行为异常及视、听或语言功能障碍等。本病的发病率在我国约为 2‰，且男孩多于女孩。

【病因与发病机制】

导致脑瘫发病的原因不一，一般将致病因素分为 3 类：

1. 产前因素　约占 20%，胎儿宫内感染、缺血缺氧、发育异常；此外孕妇并发妊高征或糖尿病、营养不良、接触放射线等均可引起脑发育不良或畸形。

2. 产时因素　约占 65%，如羊水堵塞、胎粪吸入、脐带绕颈等所致的窒息；产伤或产程延长所致的颅内缺氧或出血；另外，早产儿、多胎、低体重均是高发因素。

3. 产后因素　约占 15%，如新生儿严重感染（脑膜炎）、脑外伤及各种因素引起的脑组织缺氧、颅内出血、核黄疸等。

【临床表现】

1. 基本表现　以出生后非进行性中枢性运动障碍为特征。

（1）运动发育落后和瘫痪肢体的主动运动减少：表现为患儿不能完成同龄正常小儿应有的运动发育进程，如抬头、翻身、坐立和行走等粗大运动发育落后，手指的精细动作发育更差。自主运动困难；运动僵硬、不协调、不对称。

（2）肌张力异常：表现为肌张力增高、低下或高低变化不定。

（3）姿态异常：如头和四肢不能保持在中线位上，呈现弓状反张或为四肢痉挛，足尖着地行走，双下肢呈剪刀状交叉等。

（4）反射异常：原始反射（先天性反射）消失延迟。部分患儿膝腱反射亢进，可有踝阵挛，巴宾斯基征阳性。

2. 临床类型

（1）痉挛型：最为常见，占全部病例的 50%～60%。上肢屈肌张力增高，下肢伸肌、内收肌张力增高。婴儿期即出现症状，表现为上肢肘、腕关节屈曲，拇指内收，手呈握拳状。抱起时下肢内收，两腿交叉呈剪刀腿；足跟悬空，足尖着地。

（2）手足徐动型：患儿在安静时常出现缓慢、不协调、无目的、无规律、不能自控的动作，可呈震颤、舞蹈样动作，面部表情怪异，入睡后动作消失，肌张力恢复正常。

（3）肌张力低下型：因肌张力显著降低而呈软瘫状，自主动作少。仰卧时，四肢外展如同仰翻的青蛙，婴幼儿期多见，常在 2～3 岁后转为其他类型。

（4）强直型：表现为全身肌张力显著增高，身体异常僵硬，此型常有严重的智力低下。

（5）共济失调型：病变部位在小脑，主要表现为协调性差、步态蹒跚，上肢常有意向性震颤等。

（6）震颤型：多为锥体外系相关的静止性震颤。

（7）混合型：兼有以上两种或两种以上类型的症状，临床以手足徐动型与痉挛型并存的患儿多见。

3. 伴随症状和疾病　脑性瘫痪患儿有 2/3 合并智能落后，约半数伴视力、听力、语言功能障碍，其他如癫痫发作、易激惹、行为障碍、学习困难等。

【辅助检查】

通过 CT 和 MRI 检查可了解颅内结构有无异常，还可通过 EEG 看有无合并癫痫等。

【治疗要点】

脑瘫患儿应早发现和早期治疗，促进正常运动发育，抑制并矫正异常运动和姿势，采取综合治疗手段，医院和家庭训练相结合。

1. 康复治疗　多采用针灸及推拿按摩疗法、体育锻炼和理疗、语言训练等。

2. 药物治疗　可用脑活素等促进脑功能恢复；癫痫发作时可根据癫痫类型用抗癫痫药治疗。

3. 手术治疗　主要用于痉挛型，严重肢体痉挛的患儿可考虑采用手术解除肌紧张，减轻肢体畸形。

【护理评估】

1. 健康史　注意评估家族中有无遗传病史，孕妇在孕期是否接触过各种理、化刺激物，有无感染等疾病；分娩过程是否顺利，有无窒息、难产及产伤等；生后有无核黄疸、严重感染及心肺疾患等。

2. 身体状况　评估患儿有无躯体运动障碍及其程度、类型；有无智能落后及其程度，是否伴有视力、听力、语言功能障碍及其程度；有无肌张力异常及类型，婴儿期有无上肢肘、腕关节屈曲，拇指内收，手呈握拳状，抱起时下肢内收，两腿交叉呈剪刀腿等表现；患儿有无角弓反张、运动僵硬、不协调、不对称等表现；有无双侧瘫、四肢瘫、截瘫、单瘫等表现；有无运动僵硬、不协调、不对称，足尖着地行走，呈剪刀步态等表现；有无不能自控的震颤、舞蹈样动作等表现；评估患儿有无智能落后，是否伴有语言功能障碍、学习困难等。

3. 相关检查　了解患儿有无头颅 CT、MRT 及脑电图检查异常。

4. 心理社会状况　评估家长对本病的了解程度，评估家长是否掌握日常生活护理及功能训练的方法等。

【主要护理诊断/合作性问题】

1. 生长发育改变　与脑损伤有关。
2. 有废用综合征的危险　与肢体痉挛性瘫痪有关。
3. 营养失调：低于机体需要量　与脑性瘫痪造成的进食困难有关。
4. 知识缺乏　患儿家长缺乏疾病相关知识。

【护理措施】

1. 促进成长发育　在专家的指导下，患儿家长应学会根据患儿的年龄和能力进行动作训练：如用辅助器具进食，用特定杯子饮水；帮助患儿训练洗脸、刷牙、如厕以及穿脱衣、裤、鞋袜等，同时养成良好的排便习惯。此外，还可以通过游戏活动观察患儿反应，促进其智力的发展。

2. 坚持功能训练，促进肢体恢复　对瘫痪的肢体应保持功能位，协助患儿进行功能锻炼；结合推拿、按摩、针刺及理疗等方法纠正异常姿势。

3. 保证营养供应　提倡母乳喂养，按时添加辅食，应帮助患儿掌握正确的进食姿势，反复进行咀嚼、吞咽动作的训练；供给高热量、高蛋白及高维生素的饮食；无进食能力者可给予鼻饲或静脉补液以保证营养输入。

4. 心理护理　本病病程长，年长患儿可出现自卑、任性、孤独等心理问题，医护人员应关心爱护患儿；家长可出现无助等负性情绪，应向家长提供心理支持，帮助其树立信心，协助患儿治疗疾病。

【健康教育】

本病发病率较高，对家庭和社会负面影响大，必须及早加以预防，降低发病率，健康教育可从以下 3 方面进行：

1. 妊娠期及产时保健　在妊娠早期预防感染；避免早产，因为体重过低是脑性瘫痪的一个重要因素；避免产程延长和产伤，预防新生儿脑部受损。

2. 新生儿期的预防　预防新生儿胆红素脑病及颅内出血等疾病的发生。

3. 脑瘫患儿的特殊教育　脑瘫患儿存在不同程度的生活困难，且常影响到他们的情绪和精神发育，为此，应对他们进行一些特殊的教育和职业训练，培养其克服困难的信心。

第六节　吉兰-巴雷综合征

吉兰-巴雷综合征即感染性多发性神经根炎，是一种脱髓鞘性多神经根炎，炎症主要侵犯周围神经的运动和感觉部分，其主要临床特点为急性、对称性、弛缓性肢体瘫痪，并伴有周围感觉障碍，严重病例可因呼吸麻痹而导致死亡。本病多发于夏秋季，多见于学龄儿童。

【病因与发病机制】

本病的发病机制目前尚未明确，目前多认为与病毒感染或免疫能力有关，是一种器官特异性的自身免疫性疾病，常见的病原体如呼吸道病毒、空肠弯曲菌、流感病毒等；同时由于个体的易感性，当受到外界刺激时这类个体更容易发病。

【临床表现】

1. 前驱症状　多数患儿在发病前可有呼吸道、胃肠道或其他部位的感染史，部分患儿也可在接种疫苗后或手术后发病。

2. 运动障碍　可急性或亚急性起病，双下肢对称性无力常为首发症状，多从肢体远端开始，逐渐向上发展至近端，呈弛缓性瘫痪。多于数天至 2 周达到高峰，病情危重者可在短期内迅速加重，严重时甚至可出现呼吸肌麻痹。

3. 感觉障碍　多在疾病早期出现，持续时间较短，程度较轻。常表现为肢体远端的麻木，检查时有手套、袜套样分布的痛触觉减退。

4. 脑神经损害　部分颅神经可出现损害，其中以面神经受累最为常见，半数为双侧面瘫。

5. 自主神经症状　患儿常有多汗、心律不齐、血压不稳等。

6. 并发症　窒息、肺部感染、心力衰竭等。

【辅助检查】

1. 血液检查　急性期有淋巴细胞增高，血清免疫球蛋白 IgM、IgA、IgG 均增高，其中 IgM 增高最为显著。

2. 脑脊液检查　脑脊液压力正常，无色透明，蛋白细胞分离现象为本病特征，即蛋白增高而细胞数正常，糖含量正常，细菌培养阴性。

3. 肌电图检查　早期可正常，晚期可出现神经传导速度减慢。

4. 非常神经活检　可显示脱髓鞘和炎性细胞浸润。

【治疗要点】

1. 药物治疗　采用血浆置换和静脉注射免疫球蛋白。

2. 支持和对症治疗　保证水、能量和电解质的摄入；出现神经系统后遗症时可对症治疗；根据情况进行康复训练；保持呼吸功能，对无力咳嗽、痰液黏稠、呼吸困难的患儿及时进行气管内插管，必要时使用人工呼吸机，做好急救准备。

【主要护理诊断/合作性问题】

1. 躯体移动障碍　与肢体瘫痪有关。

2. 低效性呼吸形态　与呼吸肌麻痹有关。

3. 营养失调：低于机体需要量　与吞咽困难影响进食有关。

4. 知识缺乏　与相关知识来源缺乏有关。

【护理措施】

1. 恢复肢体功能　保持患儿肢体处于功能位；协助患儿定时翻身并帮助患儿进行被动运动，有能力者应鼓励患儿进行自主运动，逐步学会生活自理。

2. 保持正常呼吸形态　创造适宜患儿的环境，室内空气流通，温湿度适宜，保持患儿呼吸道通畅；密切监测患儿的呼吸状况，必要时施行气管切开或机械通气。

3. 提供充足营养物质　根据患儿的进食能力选择适宜的方式，给予高能量、高蛋白、高维生素的优质饮食，注意少量多餐。

【健康教育】

1. 向家长说明本病的特点及可能的预后，帮助家长树立信心，减轻恐惧感。

2. 指导患儿锻炼自主呼吸的方法。

3. 告知家长应掌握的护理方法，如翻身拍背、肢体按摩、日常生活护理以及康复器具的使用等；鼓励有能力的患儿参与自主活动和游戏，促进正常发育。

4. 患儿出院时嘱家长合理用药并预防感冒，定期复诊等。

自学指导

【重点难点】

1. 化脓性脑膜炎的临床表现、护理诊断、护理措施。

2. 病毒性脑膜炎、病毒性脑炎的临床表现、护理诊断及措施。

3. 各种脑膜炎脑脊液的特征。

4. 癫痫的分型及主要表现。

5. 脑瘫的主要表现和护理措施。

6. 小儿神经反射的特征。

【考核知识点】

1. 化脓性脑膜炎、病毒性脑膜炎的脑脊液特点。

2. 常见小儿神经反射的特征。

3. 化脓性脑膜炎、病毒性脑炎的临床表现、护理诊断、主要护理措施。

4. 癫痫的分型及主要表现。

5. 脑瘫的主要表现和护理措施。

【复习思考题】

1. 小儿有哪些先天性反射？何时消失？

2. 患儿，男，8 个月，因化脓性脑膜炎入院，现患儿烦躁不安，有严重的喷射性呕吐，前囟隆起，持续高热不退。

请问：

（1）该患儿首选的护理诊断是什么？

（2）作为护士，你应对患儿进行哪些健康指导？

〔孙晓婷〕

第十六章　内分泌系统疾病患儿的护理

【学习目标】

1. 掌握：

(1) 先天性甲状腺功能减退症、儿童糖尿病的临床表现和护理措施。

(2) 生长激素缺乏症的临床表现。

2. 熟悉：先天性甲状腺功能减退症、儿童糖尿病的病因和治疗要点、儿童糖尿病的预防。

3. 了解：尿崩症的临床表现和治疗要点。

【自学时数】1 学时。

内分泌系统的主要功能是促进和协调人体生长、发育、性成熟和生殖等生命过程。内分泌功能异常可引起一些疾病，而遗传因素造成的内分泌疾病患儿在出生后即存在生化代谢紊乱和激素功能障碍，常常严重影响其智能和体格发育，造成残疾甚至夭折。因此，对小儿内分泌疾病应给予早期关注。本章主要介绍了小儿常见的内分泌系统疾病及护理。

第一节　先天性甲状腺功能减退症

先天性甲状腺功能减退症（congenital hypothyroidism）简称先天性甲减，是由于甲状腺激素合成或分泌不足所引起的疾病，又称呆小病或克汀病，是小儿最常见的内分泌疾病，包括散发性和地方性。先天性甲减症可通过新生儿筛查得到早期诊断和治疗，并可获得良好预后。

【病因与发病机制】

甲状腺不发育或发育不良（又称原发性甲减）是造成先天性甲减的最主要原因，约占 90%；甲状腺素合成途径障碍（又称家族性甲状腺激素生成障碍）是引起先天性甲减的第 2 位原因，此外，垂体分泌 TSH 障碍造成甲状腺功能低退、母亲在妊娠期应用抗甲状腺药或母体存在抗甲状腺素受体抗体及甲状腺或靶器官反应性低下均可导致散发性先天性甲减。地方性先天性甲减多见于甲状腺肿流行地区，是由于该地区水、土和饮食中缺乏碘所致。当甲状腺功能不足时，可引起代谢障碍、生理功能低下、生长发育迟缓、智能障碍等。

【临床表现】

甲减的症状出现早晚及轻重程度与患儿残留的甲状腺组织多少及功能有关。

1. 新生儿甲减　生理性黄疸时间延长达 2 周以上，同时伴有反应迟钝、喂养困难、哭声低、腹胀、便秘、声音嘶哑；患儿体温低、末梢循环差、四肢凉、皮肤出现斑纹或硬肿现象等。

2. 婴幼儿甲减　多数先天性甲低患儿常在出生半年后出现典型症状。症状的严重程度与甲状腺素缺乏程度和持续时间密切相关。

(1) 特殊面容：头大，颈短，皮肤苍黄、干燥，毛发稀少，面部黏液水肿，眼睑水肿，眼距宽，眼裂小，鼻梁宽平，唇厚舌大、舌常伸出口外。

(2) 生长发育落后：身材矮小，躯干长而四肢短，上部量/下部量>1.5。囟门闭合延迟，出牙迟。

(3) 生理功能低下：精神、食欲差，不善活动，安静少哭，嗜睡，低体温，怕冷，脉搏及呼吸均缓慢，心音低钝，腹胀，便秘，第二性征出现晚等。

(4) 智力低下：动作发育迟缓，记忆力和注意力降低，智力低下，表情呆板、淡漠等。

3. 地方性甲减　其临床表现有以下两种：

(1) "神经性"综合征：以共济失调、痉挛性瘫痪、聋哑和智力低下为特征，但身材正常且甲状腺功能正常或仅轻度减退。

(2) "黏性水肿性"综合征：以显著的生长发育和性发育落后、黏液水肿、智能低下为特征，血清 T_4 降低、TSH 增高。这两组症状有时会交叉重叠出现。

【辅助检查】

1. 新生儿筛查　采用出生后 2~3 天的新生儿干血滴纸片检查 TSH 浓度作为初筛，结果>20 mU/L 时再采集血标本检测血清 T_4 和 TSH 以确诊。

2. 血清 T_3、T_4、TSH 测定　血清 T_3、T_4 下降，TSH 增高。

3. 骨龄测定　手和腕部 X 线拍片可见骨龄落后。

4. 甲状腺扫描　可检查到甲状腺先天缺如或异位。

5. 基础代谢率测定　基础代谢率低下。

【治疗要点】

本病应早期确诊、治疗，以避免造成脑发育损害。常用药物有甲状腺素干粉片和左旋甲状腺素钠，开始剂量应根据患儿病情轻重及年龄大小而定，并根据甲状腺的功能和临床表现随时调整剂量。应使：① TSH 浓度维持正常，血 T_4 正常或略偏高，以备部分 T_4 转化为 T_3。②每天 1 次正常大便，食欲好转，腹胀消失，儿童心率维持在 110 次/min、婴儿为 140 次/min，智能及体格发育改善。因此，在治疗过程中应注意随访，治疗开始时应每 2 周随访 1 次；血清 TSH 和 T_4 正常后，每 3 个月检查 1 次；服药 1~2 年后，每 6 个月 1 次。在随访过程中根据血清 T_4、TSH 水平，及时调整剂量，并注意监测智能和体格发育。

【护理评估】

1. 健康史　了解家族中是否有类似疾病；询问母妊娠期饮食习惯及是否服用过抗甲状

腺药，患儿是否有智力低下及体格发育较同龄儿落后，是否有喂养困难。

2. 身体状况 观察患儿是否有特殊面容，测量身高、体重、头围、上部量与下部量，检查智力水平；分析手和腕部 X 线片，血清 T_3、T_4、TSH 水平，甲状腺扫描、基础代谢率等检查结果。

3. 心理、社会状况 注意了解家长是否掌握与本病有关的知识，特别是服药方法及副作用的观察，对患儿进行智力及体力训练的方法等；了解家庭经济及环境状况；父母角色是否称职；了解父母心理状况，是否有焦虑存在。

4. 辅助检查 可进行新生儿的筛查，血清 T_3、T_4、TSH 测定，甲状腺扫描等。

【常见护理诊断/合作性问题】

1. 体温过低 与代谢率低有关。
2. 营养失调：低于机体需要量 与喂养困难、食欲差有关。
3. 便秘 与肌张力低下、活动量少有关。
4. 生长发育迟缓 与甲状腺素合成不足有关。
5. 知识缺乏 患儿家长缺乏有关疾病的知识。

【护理措施】

1. 保暖 注意室内温度，适时增减衣服，避免受凉。重视皮肤护理。

2. 保证营养供给 指导喂养方法，供给高蛋白质、高维生素、富含钙及铁剂的易消化食物。对吸吮困难、吞咽缓慢者要耐心喂养，提供充足的进餐时间，必要时用滴管喂或鼻饲，以保证生长发育所需。

3. 保持大便通畅 指导防治便秘的措施，如提供充足的液体，多吃水果、蔬菜；适当增加活动量，以促进肠蠕动；每天顺肠蠕动方向按摩数次，养成定时排便的习惯，必要时采用大便缓泻剂、软化剂或灌肠。

4. 加强行为训练，提高自理能力 通过各种方法加强智力、行为训练，以促进生长发育，使其掌握基本生活技能。加强患儿日常生活护理，防止意外伤害发生。

5. 药物治疗 甲状腺制剂作用缓慢，用药 1 周左右方达到最佳效力，故服药后应密切观察患儿食欲、活动量及排便情况，定期测体温、脉搏、体重及身高。用药剂量随小儿年龄增长而逐渐增加。如用药量小，疗效不佳，患儿身高及骨骼生长迟缓；药量过大时，可引起烦躁、多汗、消瘦、腹痛和腹泻等症状。服药期间应定期监测血清 T_3、T_4 和 TSH 的变化。

【健康教育】

1. 指导用药 使家长及患儿了解终身用药的必要性，以坚持长期服药治疗，并掌握药物的服用方法及疗效观察。

2. 宣传新生儿筛查的重要性 本病在遗传、代谢性疾病中发病率最高。早期诊断至关重要，生后 1～2 个月即开始治疗者，可避免严重神经系统损害的发生。

第二节　生长激素缺乏症

生长激素缺乏症（growth hormone deficiency，GHD）又称垂体性侏儒症，是由于垂体前叶分泌的生长激素不足所引起的生长发育障碍，致使小儿身高低于同龄、同性别、同地区正常小儿。

【病因与发病机制】

导致生长激素缺乏的病因有原发性、获得性和暂时性3种，其中原发性占绝大多数，常见特发性下丘脑、垂体功能障碍；遗传因素及发育异常。获得性生长激素缺乏常见有肿瘤、颅内感染、放射性损伤、头部外伤等，其中产伤是国内GHD患儿最主要的病因。生长激素能促使人体各种组织细胞增大和增殖，使骨骼、肌肉和各系统器官生长发育，当下丘脑、垂体功能障碍或靶细胞对生长激素无反应时均可造成生长落后。

【临床表现】

1. 原发性生长激素缺乏症

（1）体格生长障碍：出生时的身高和体重可正常，1岁以后呈现生长缓慢，随着年龄增长，其外观明显小于实际年龄。面容幼稚（娃娃脸），手足较小，身高低于正常小儿均数2个标准差（−2 SDS）以下，身体各部比例正常，体型匀称。

（2）骨成熟延迟：出牙及囟门闭合延迟，由于下颌和颏部发育欠佳，恒齿排列不整。骨化中心发育迟缓，骨龄小于实际年龄2岁以上。

（3）青春发育期推迟：男孩阴茎较小，多数有青春期发育延迟。

（4）智力正常。

（5）患儿同时伴有一种或多种其他垂体激素缺乏，患儿除有生长迟缓外，可有其他症状。如伴TSH缺乏，可有食欲不振、不爱活动等轻度甲状腺功能不足症状；伴有促肾上腺激素缺乏者，易发生低血糖；伴有促性腺激素缺乏者，性腺发育不全，到青春期仍无性器官发育和第二性征缺乏等。

2. 继发性生长激素缺乏症　可发生于任何年龄，病后生长发育开始减慢。颅内肿瘤则多有头痛、呕吐、视野缺损等颅内压增高和视神经受压迫等症状和体征。

【辅助检查】

1. 生长激素刺激试验　生长激素分泌功能的生理性试验包括运动试验和睡眠试验，用于对可疑患儿的筛查。生长激素分泌功能的药物刺激试验包括胰岛素、精氨酸、可乐定、左旋多巴试验，以上试验结果有两项不正常方可确诊为GHD。表16−1列出了临床常用的生长激素分泌功能试验的测定方法。各种药物刺激试验均需在用药前（0分钟）采血测定GH基础值。一般认为，在试验过程中，GH峰值$< 10\ \mu g/L$即为分泌功能不正常。

2. 胰岛素样生长因子（IGF-1）和胰岛素样生长因子结合蛋白（IGFBP$_3$）测定　一般作为5岁到青春发育前小儿GHD筛查检测。

表 16 - 1　　　　　　　　　　　　　生长激素分泌功能实验

试　验	方　法	采血时间
生理性试验		
1. 运动	禁食 4～8 小时后，剧烈活动 15～20 分钟	运动后 20、40 分钟
2. 睡眠	晚间入睡后用脑电图监护	Ⅲ～Ⅳ期睡眠时
药物刺激试验		
1. 胰岛素	0.075 U/kg，静脉注射	0、15、30、60、90、120 分钟测血糖、皮质醇、GH
2. 精氨酸	0.5 g/kg，用注射用水配成 5%～10% 溶液	0、30、60、90、120 分钟测 GH 30 分钟滴完
3. 可乐定	0.004 mg/kg，1 次口服	0、30、60、90、120 分钟测 GH
4. 左旋多巴	10 mg/kg，1 次口服	0、30、60、90、120 分钟测 GH

　　3. 其他检查　对确诊为生长激素缺乏症之后，宜做头颅侧位摄片、CT 扫描、MRI 检查，有助于明确病因。

【治疗要点】

　　采用激素替代治疗。

　　1. GH 替代治疗　国产基因重组人生长激素（r-hGH）已被广泛应用，目前大多采用以下方案：0.1 U/kg，每晚睡前皮下注射 1 次，每周 6～7 次，开始治疗的年龄愈小，效果愈好，治疗应持续致骨骺愈合为止。治疗过程中须监测甲状腺功能。恶性肿瘤或有潜在肿瘤恶变者及严重糖尿病患儿禁用。

　　2. 合成代谢激素　因各种原因不能应用 r-hGH 时，可选用促合成代谢药物，常用有苯丙酸诺龙、氧甲氢龙、氟甲睾酮等，国内现用司坦唑醇，每天 0.05 mg/kg。

　　3. 性激素　同时伴有性腺轴功能障碍的 GHD 患儿在骨龄达 12 岁时即可开始用性激素治疗，以促使第二性征发育。男孩用长效庚酸睾酮，25 mg/月肌内注射 1 次，每 3 个月增加剂量 25 mg，直至 100 mg。女孩用炔雌醇 1～2 μg/d 或妊马雌酮，剂量自 0.3 mg/d 起，逐渐增加。同时须监测骨龄。

【护理评估】

　　1. 健康史　了解有无器质性的疾病如肿瘤、颅内感染、放射性损伤、头部外伤等，尤其是产伤；有无不良刺激、精神创伤等相应的临床症状和体征。了解其母亲分娩史、既往病史及家族中是否有类似疾病等，患儿生长发育状况及骨龄发育情况等。了解导致生长激素缺乏的原因及家族有无遗传性疾病史。

　　2. 身体状况　了解患儿的身高、体重及生长发育是否正常；五官、四肢及手足发育情况；骨骼发育情况如出牙迟、囟门闭合晚、牙齿排列不整等；青春期性器官发育和第二性征发育情况；智力发育情况等。

3. 心理、社会状况　了解家长是否掌握与本病有关的知识，特别是服药方法和副作用观察，以及家庭经济及环境状况；父母角色是否称职；了解父母心理状况，是否有焦虑存在。

4. 辅助检查　生长激素刺激试验、血清 IGF-1 和 IGFBP$_3$ 测定、MRI 等检查。

【护理诊断/合作性问题】

1. 生长发育迟缓　与生长激素缺乏有关。
2. 自我形象紊乱　与生长发育迟缓有关。
3. 潜在并发症　药物的毒副作用。

【护理措施】

1. 用药护理　应用性激素治疗时，须严格掌握药物的用量，并随访骨龄发育情况，以防最终身高过矮。密切观察病情，确定有无甲状腺功能减退症、低血糖、颅内压增高等表现。一旦发现，及时报告医师并给予相应处理。

2. 促进生长发育　建立良好的饮食习惯，给予均衡饮食，以保证生长发育的需要。鼓励患儿参加体育锻炼，以促进骨骼生长。

3. 心理干预　运用沟通交流技巧，与患儿及其家人建立良好信任关系，鼓励患儿表达自己的情感和想法，为其提供与他人及社会交往的机会，帮助其正确地看待自我形象的改变，树立积极的自我概念。

【健康教育】

1. 生长激素缺乏症往往伴随其他垂体激素缺乏，而其他激素缺乏的临床表现较隐匿或渐行出现，故应注意随访，及时发现、及时治疗。

2. 因该病治疗时间长、费用高，应重视与患儿及家长的沟通，并评估其治疗依从性。

3. 生长激素治疗除引起局部反应外，还可能引起亚临床型甲状腺功能减退症、特发性颅内压增高、促肿瘤生长、暂时性糖耐量减低等。在治疗前后，应向患儿及其家长交代清楚并随访相应指标。

4. 治疗过程中须随访患儿的肝肾功能、血糖、骨龄、头颅磁共振结果及身高增长情况。

第三节　尿崩症

尿崩症（diabetes insipidus，DI）是一种由于患儿完全或部分丧失尿浓缩功能，临床以多饮、多尿，排出低比重尿为特征的综合征。根据病因可将尿崩症分为中枢性尿崩症（central diabetes insipidus，CDI）、肾性尿崩症（nephrogenic diabetes insipidus，NDI）和精神性烦渴症（psychogenic polydispia，PP）3 类。中枢性尿崩症较多见，是由于垂体抗利尿激素（antidiuretic hormone，ADH）即精氨酸加压素（arginine vasopressin，AVP）分泌或释放不足引起的相关疾病。

【病因与发病机制】

中枢性尿崩症的病因可分为获得性（继发性）、特发性（原发性）、遗传性 3 类。获得性尿崩症常见的有颅内肿瘤、颅脑外伤、手术损伤、放射治疗、颅内感染、组织细胞增生、患白血病时的细胞浸润等；遗传性是由于编码 AVP 的基因突变引起，呈常染色体显性或隐性遗传。

当各种原因使抗利尿激素分泌不足时，肾远曲小管回吸收水分减少，尿量增多，血容量降低，下丘脑烦渴中枢兴奋而出现多饮。

【临床表现】

本病可发生于任何年龄，男孩多见。主要表现为多尿、多饮和烦渴，患儿每天尿量常在 4 L 以上，严重者可达 10 L，尿相对密度低且固定。饮水量与尿量相称，每天可达数暖水瓶。夜尿多，遗尿可为首发症状。患儿甚少出汗，皮肤常干燥苍白，精神不振，食欲低下。婴幼儿烦渴时哭闹不安，饮水后安静。由于长期多饮、多尿，影响日常活动和睡眠，可引起营养不良，生长发育障碍。如供水不足，则可引起疲倦、头晕、便秘、发热，严重者可引起脑细胞脱水，而发生惊厥、昏迷，造成不可逆损害。如充分饮水，一般情况正常，无明显体征。

【辅助检查】

1. 血浆和尿液检查　血浆渗透压正常或偏高；尿渗透压 < 200 mmol/L，相对密度常为 1.001～1.005。

2. 禁水试验　目的是观察患儿细胞外液渗透压增高时的尿浓缩能力。一般用于年长儿，可区分精神性烦渴与真性尿崩症。试验方法即限制饮水：患儿自试验前一天晚上 7～8 时开始禁食，直至试验结束；试验当天晨 8 时开始禁饮，先排空膀胱，测体重，采血测血清钠和血浆渗透压，然后每小时排尿 1 次测尿量、渗透压（或尿相对密度）和体重，直至连续两次相邻尿渗透压之差 < 30 mmol/L，即再次采血测血清钠和血浆渗透压。大多数小儿可在 8 小时内完成试验。正常小儿禁饮后无脱水症状，每小时尿量逐渐减少，尿相对密度逐渐上升，尿渗透压可达 800 mmol/L 以上，血钠、血浆渗透压正常。如小儿每小时尿量无明显减少，持续排出低渗尿（尿相对密度 < 0.010），而血清钠和血浆渗透压分别上升且超过 145 mmol/L 和 295 mmol/L，体重下降 3%～5%，则应考虑 DI。试验过程中应严密观察，防止出现高钠血症。如有烦躁、脱水或体重减轻 > 5%，则应立即停止试验，并给予饮水。

3. 加压素试验　用于区分中枢性或肾性尿崩症。在排尿并测血钠后，皮下注射垂体后叶素 5 U（或精氨酸加压素 0.1 U/kg），注射后 2 小时内多次留尿测定渗透压，如尿渗透压上升峰值超过给药前的 50%，则为完全性 CDI；为 9%～50% 者为部分性 CDI；肾性尿崩症患儿渗透压上升不超过 9%。

4. 其他检查　对获得性尿崩症者应查找原发病，选择性进行蝶鞍正侧位 X 线拍片及头颅 CT、MRI 检查等。

【治疗要点】

1. 病因治疗　对获得性尿崩症患儿必须针对病因治疗，如为肿瘤引起，可手术切除。

2. 药物治疗　对特发性、遗传性尿崩症患儿，应给予垂体加压素制剂以替代 ADH 功能。常用药物有：

（1）鞣酸加压素：即长效尿崩停，开始剂量为 0.1～0.2 mL，作用时间可维持 3～7 天，一般在患儿多尿症状复现时再行给药。

（2）1-脱氨-8-D-精氨酸加压素（DDAVP）：为人工合成的 AVP 类似药，有鼻喷剂和口服片剂 2 种，副作用较小。应用鼻喷剂宜逐渐加量直至效果满意即作为维持量；应用口服片剂须注意药物敏感度的个体化差异。

（3）其他药物：对部分患儿尚可选用氯磺丙脲、卡马西平或氯丙丁酯等药物，以增加 ADH 的分泌或增强肾髓质腺苷酸环化酶对 ADH 的反应。

【护理评估】

1. 健康史　了解患儿的过去疾病史，患儿是否有多尿、多饮、烦渴等症状，尤其是有无遗尿史。

2. 身体状况　了解患儿有无烦渴、多饮，每天尿量；有无夜尿、遗尿；婴幼儿哭闹时饮水后就变安静。患儿精神、食欲、皮肤色泽、营养及生长发育状况。有无便秘、发热、脱水、惊厥、昏迷史等。

3. 心理、社会状况　了解家长是否掌握与本病有关的知识，特别是服药方法和副作用观察，以及家庭经济及环境状况；父母角色是否称职；了解父母心理状况，是否有焦虑存在。

4. 辅助检查　血浆和尿液检查、禁水试验、加压素试验等。

【护理诊断/合作性问题】

1. 排尿异常　多尿。与抗利尿激素缺乏有关。
2. 有体液不足的危险　与多尿、供水不足有关。
3. 潜在并发症　药物副作用。

【护理措施】

1. 加强生活护理，保证患儿休息　为患儿提供充足的水分，保持患儿床旁有饮料可供随时饮用。备好夜用便器，夜间定时唤醒患儿排尿。保持皮肤清洁干燥，防止尿频引起的皮肤糜烂。

2. 维持体液平衡，密切观察病情　准确记录 24 小时出入量，保持出入量平衡，监测尿相对密度、血清钠、血清钾水平，注意患儿有无高渗性脱水表现，并及时处理。

3. 饮食指导　忌食高蛋白、高脂肪、辛辣和含钠盐过高的食物，以免血浆渗透压升高，加重口渴；忌饮茶叶与咖啡，因茶碱和咖啡因能兴奋中枢神经，增强心肌收缩力，扩张肾及周围血管，使尿量增加。

4. 用药护理　应用鞣酸加压素时，用前需稍加温并摇匀，每次剂量为 0.1～0.3 mL 深部肌内注射，作用时间可维持 3～7 天，一般在患儿多尿症状反复出现时才第 2 次给药；药物1-脱氨-8-D-精氨酸加压素滴鼻剂，抗利尿作用甚强，效果持久，宜逐渐加量至效果满意再将其作为维持量。用药期间应注意患儿水分摄入量，以防发生水中毒。可见头痛、血压增高等副作用。氯磺丙脲、卡马西平、氯丙丁酯等药物服用后有食欲缺乏、恶心、呕吐、肝功能损坏等不良反应，应注意观察。

【健康教育】

向患儿及其家长解释尿崩症及预防尿崩症的方法，同时说明本病需要长期药物替代治疗，教会家长掌握药物的名称、用法、副作用、药物作用过量或不足症状的观察，并掌握处理方法，定期复查；要求患儿随身携带疾病诊断卡和现用治疗药物，以备急用。

第四节　儿童糖尿病

糖尿病（diabetes mellitus，DM）是指因胰岛素绝对或相对不足而引起的糖、脂肪、蛋白质代谢紊乱，致使血糖升高、尿糖增加的一种全身慢性代谢性疾病。儿童时期的糖尿病主要是指在15岁以前发生的糖尿病，且绝大多数（98%）属1型，常表现为多饮、多尿、多食和体重下降。儿童原发性糖尿病主要分为两类：①1型糖尿病，因绝对依赖胰岛素，又称胰岛素依赖型糖尿病（IDDM）。②2型糖尿病，以胰岛素抵抗为主，也称非胰岛素依赖型糖尿病（NIDDM）。我国儿童1型糖尿病的特点为：①发病率逐年上升，且女孩的发病率高于男孩。②发病率随年龄的增长而增加。③民族间的发病率差异达12倍。④发病率在不同地区之间呈现明显的南低北高现象，本章主要介绍儿童1型糖尿病。

【病因与发病机制】

目前认为儿童1型糖尿病的发生主要与遗传、病毒感染以及自身免疫等多种因素有关，其确切病因机制尚未完全阐明，目前认为是在遗传易感性基因的基础上，在外界环境因素的作用下，引起自身免疫反应，导致胰岛B细胞的损伤和破坏，当胰岛素分泌减少至正常值的90%以上时即出现临床症状。

【临床表现】

儿童1型糖尿病大多数起病急，前驱期通常没有任何症状。以血糖、尿糖过高及酮症酸中毒为重要特征，年龄越小，酮症酸中毒的发生率越高。

1. 典型表现　多食、多饮、多尿和体重下降，即"三多一少"，但婴儿多食、多尿的症状不易被发觉，幼年儿童因为夜尿增多可发生遗尿。此外，多食并非患儿出现的必然症状，部分患儿食欲正常或减少。

2. 糖尿病酮症酸中毒　患病时，若不加以治疗，则患儿可能在数小时或数天内发生酮症酸中毒。表现为：食欲缺乏、恶心、呕吐及腹痛。随着疾病的发展，症状加重，即见严重脱水，患儿嗜睡、皮肤干燥、呼吸深且快并伴有丙酮味，两颊潮红，两眼球软而凹陷，腹部坚硬如板。患儿先是烦躁，随即出现昏睡而昏迷，此时如果不作紧急治疗，将发生严重昏迷，甚至死亡。在发生酮症酸中毒期间，患儿的血液化学成分紊乱，血糖增高，血红蛋白增多，白细胞增加。尿常规检查发现尿比重和酸性增加，并伴有酮血症和酮尿症。

3. 生长发育落后 本病病程较久，对糖尿病控制不理想时可出现生长落后、身材矮小、智能发育迟缓、肝大等症状，称糖尿病侏儒（Mauhiac综合征）。

4. 并发症 晚期可出现视力障碍、白内障、视网膜病变，甚至失明。还伴有糖尿病、高血压等糖尿病肾病，最后转变为肾衰竭。

【辅助检查】

1. 尿液检查

（1）正常人有时也会从尿中排出微量的葡萄糖，因此试纸测验结果会呈（－）或（±）的程度显示。通常血糖值高于 8.9～10 mmol/L 时，才会使尿糖呈现阳性。但此实验仍有个别差异，所以不够精确，必须借助其他检查来加以进一步诊断。另外，肾小管功能异常也会使尿糖试纸呈阳性，但却与糖尿病无关，因此必须进一步检查以明确诊断。

（2）糖尿病伴有酮症酸中毒时尿酮体呈阳性。

（3）监测尿微量白蛋白，可及时了解肾脏的病变情况。

2. 血液检查

（1）血糖：2005 年美国糖尿病学会公布了糖尿病诊断的新标准，提出：符合下列任一标准即可诊断为糖尿病。①有典型糖尿病症状并且餐后任意时刻血糖水平≥11.1 mmol/L。②空腹血糖≥7.0 mmol/L。③2 小时口服葡萄糖耐量试验血糖水平≥11.1 mmol/L。

（2）血脂：血清胆固醇、三酰甘油和游离脂肪酸明显增加。治疗及时则可使之降低，因此，定期检测血脂水平，有助于判断病情的控制情况。

（3）血气分析：酮症酸中毒在 1 型糖尿病患儿中发生率极高，当血气分析显示患儿血 $pH<7.30$，$HCO_3^-<15$ mmol/L 时，即有代谢性酸中毒存在。

（4）糖化血红蛋白：血红蛋白在红细胞内与血中葡萄糖或磷酸化葡萄糖呈非酶化结合，形成糖化血红蛋白（HbA_1c），其量与血糖浓度呈正相关。正常人 $HbA_1c<7\%$，治疗良好的糖尿病患儿应<9%，如>12%时，则表示血糖控制不理想。因此，HbA_1c 可作为患儿近期病情是否得到满意控制的指标。

3. 葡萄糖耐量试验 葡萄糖耐量试验适用于糖尿病初期临床表征不明确时而进行的诊断，1 型糖尿病一般不需做此试验。试验方法为：试验当天自零时起禁食；清晨口服葡萄糖（1.75 g/kg），最大量不超过 75 g，每克加水 2.5 mL，于 3～5 分钟内服完；口服前（0 分钟）及口服后 60 分钟、120 分钟和 180 分钟，分别测血糖浓度。

【治疗要点】

儿童 1 型糖尿病的治疗目的和要求：①消除临床症状。②预防酮症酸中毒发生。③避免发生低血糖。④保证患儿正常成长、发育和性成熟。⑤防止肥胖。⑥防止和及时纠正情绪障碍。⑦早期诊断和治疗并发症及伴随疾病。⑧防止慢性并发症的发生和发展。

【护理评估】

1. 健康史 询问患儿有无家族遗传史，既往身体状况，饮食习惯，体重的变化，求医的过程及用药情况。

2. 身体状况　了解患儿有无糖尿病的典型症状，有无酮症酸中毒，是否因免疫力下降而发生过感染。

3. 心理、社会状况　评估患儿的家庭经济状况、心理承受能力，并观察是否存在焦虑和恐惧情绪。

4. 辅助检查　血脂、血糖、葡萄糖耐量试验等。

【主要护理诊断/合作性问题】

1. 营养失调　与胰岛素缺乏导致体内物质代谢紊乱有关。

2. 有感染的危险　与抵抗力下降有关。

3. 潜在并发症　酮症酸中毒、低血糖。分别与酸性代谢产物在体内堆积、胰岛素过量或注射后进食过少有关。

4. 有体液不足的危险　与血糖升高导致渗透性利尿有关。

【护理措施】

1. 饮食控制　根据患儿的生长、发育情况供给所需营养，各年龄段儿童每天总热量（kcal）＝1000＋（年龄×70～100）。对年幼儿宜稍偏高。每天饮食应包括50%～55%的糖类，10%～15%的蛋白质及30%的脂肪。同时，注意饮食中应限制糖类、饱和脂肪及胆固醇。全天食物的分配需要与胰岛素的高峰作用时间配合。在时间分配上，若将1天的总热量分成4等份，则三餐各1份，还有1份作为下午3点及睡前的点心，通过此种分配方法可以预防下午、夜间睡眠时发生低血糖。

2. 注射胰岛素的护理　儿童1型糖尿病必须使用胰岛素治疗。

（1）胰岛素制剂：目前中国胰岛素制剂有正规胰岛素（RI）和长效鱼精蛋白锌胰岛素（PZI）两种，近年来，常有进口的中效胰岛素（NPH）和其他纯品人胰岛素。各种胰岛素的种类和作用时间见表16-2。

表16-2　胰岛素的种类和作用时间

胰岛素种类	开始作用时间（小时）	作用最强时间（小时）	维持时间（小时）
短效（RI）	0.5	3～4	6～8
中效（NPH）	1.5～2	4～12	18～24
混合（短效＋中效）	0.5	2～8	18～24

（2）胰岛素开始治疗的用量和调整：轻症者，每天胰岛素的用量一般为0.4～1.0 U/kg，出现明显临床症状以及酮症酸中毒恢复期开始治疗时，胰岛素需要量往往大于1 U/kg。每天的胰岛素总量分配为：早餐前30分钟，30%～40%用量；午餐前30分钟，20%～30%用量；晚餐前30分钟，30%用量；临睡前30分钟，10%用量。早餐前注射的胰岛素提供早餐和午餐后所需的胰岛素，晚餐前注射的胰岛素提供晚餐后及睡前点心直至第二天早晨所需的胰岛素。根据用药当天的血糖或尿糖结果，调整第二天的胰岛素用量，每2～3天调整剂量1次，直至尿糖不超过（＋＋）。

（3）胰岛素注射笔的治疗：胰岛素注射笔是普通注射器的改良，用喷嘴压力和极细针头推进胰岛素注入皮下，可减少皮肤损伤和注射时的精神压力。此方法方便、无痛。所用胰岛素为 RI 和长效胰岛素或中效胰岛素，其成分和比例随笔芯的不同而不同。普通注射器改为胰岛素注射笔时，应减少胰岛素用量的 15%～20%，并仔细监测血糖和尿糖水平，适时进行调整。

（4）胰岛素长期治疗过程中的注意事项：①胰岛素过量。胰岛素过量可致 Somogy 现象。由于胰岛素过量，在午夜至凌晨时发生低血糖，在反调节激素作用下使血糖升高，清晨出现高血糖。即出现低血糖-高血糖反应。如未及时诊断，因白天血糖增高而盲目增加胰岛素用量，可造成恶性循环。故对于尿量增加同时有低血糖出现或 1 天内血糖波动较大，胰岛素用量每天大于 1.5 U/kg 者，应怀疑 Somogy 现象，可测午夜后 1～3 时血糖，以及时诊断。②胰岛素不足。胰岛素不足可致清晨现象（dawn phenomenon）。因晚间胰岛素不足，在清晨 5～9 时呈现血糖和尿糖增高，可加大晚间注射剂量或将 NPH 注射时间稍往后移即可。持久的胰岛素用量不足可使患儿长期处于高血糖状态，相关症状不能完全消除，导致生长停滞、肝脾大、高血糖、高血脂，并容易发生酮症酸中毒。③胰岛素耐药患儿在无酮症酸中毒情况下，每天胰岛素用量＞2 U/kg，仍不能使高血糖得到控制时，在排除 Somogy 现象后称为胰岛素耐药。可换用更纯的基因重组胰岛素进行相关治疗。

3. 合理安排运动　运动对糖尿病患儿更有重要意义。运动可使肌肉对胰岛素的敏感性增高，从而增强葡萄糖的利用，有利于血糖的控制。运动种类和剧烈程度应根据年龄和运动能力进行安排，有人主张 1 型糖尿病学龄儿童每天都应参加 1 小时以上的适当运动。运动时必须做好胰岛素用量和饮食调节，运动前减少胰岛素用量或加餐。同时，固定每天的运动时间，避免发生运动后低血糖。

4. 酮症酸中毒的护理　酮症酸中毒是儿童 1 型糖尿病最常见的死亡原因。大多数因脑水肿所致。

（1）绝对卧床休息：安排专人护理，密切观察并详细记录生命体征、尿量等。

（2）迅速建立静脉通道：立即建立两条静脉通道，一条为纠正脱水、酸中毒快速输液用，常用生理盐水 20 mL/kg，在 0.5～1 小时内输入，随后根据患儿脱水程度继续补液；另一条静脉通路输入小剂量胰岛素降低血糖，最好采用微量输液泵缓慢输入。对严重酸中毒患儿可给予等渗碳酸氢钠溶液静脉滴注，输液速度及量根据患儿年龄及酸中毒的程度进行调整，并详细记录 24 小时液体出入量，以防补液不当导致脑水肿、低血糖、低血钾而突发死亡。

（3）密切观察病情：及时监测血糖、血酮、尿素氮、血钠、血钾、血气分析等。

（4）控制感染：糖尿病常常伴发感染，所以应积极寻找病因，针对病因遵医嘱使用抗生素。

5. 低血糖患儿的护理　胰岛素过量或注射后进食过少均可引起低血糖。其典型表现为：突发饥饿感、心慌、手抖、软弱、多汗等，在睡眠状态下，患儿可突然觉醒，伴有多汗及皮肤潮湿、饥饿感。严重者出现惊厥、昏迷、休克甚至死亡。

一旦发生低血糖，应立即平卧，并进食糖块或甜食，可给予 2～4 块糖果，或 5～6 块饼干，或半杯含糖饮料等。通常 15 分钟后可很快缓解。必要时静脉注射 50% 葡萄糖液 40～60 mL，此方法适用于紧急处理低血糖时，且最常用和有效。如果进行院外急救或自救，可肌内注射胰高血糖素 1 mg。

6. 预防感染　指导患儿注意个人卫生，做好皮肤、口腔护理，做到勤洗澡、勤换衣、勤剪指甲，以防抓伤皮肤。如果发生毛囊炎或皮肤有伤口时，应及时治疗，以免诱发或加重酸中毒。

7. 心理护理　糖尿病需要长期坚持治疗，易使患儿及家长产生心理负担。因此，应多与患儿及家属沟通，了解其顾虑并加以疏导。家长对患儿的治疗有意见时，应让其畅所欲言；若有不正确的看法，再详加说明。

【健康教育】

1. 日常生活管理　指导患儿规律生活，并注意个人卫生，尤其要做好足部护理，预防各种感染。掌握饮食和运动疗法。

2. 胰岛素应用　教会家长正确使用胰岛素注射的方法，包括用量、注射部位、保护皮肤等，并指导家长定期随访。

3. 观察低血糖反应　教育患儿随身携带糖块及卡片，卡片上注明详细的基本信息，如姓名、家庭住址、家属的联系方式、胰岛素治疗量等，以备意外发生时可立即救治。

自学指导

【重点难点】

1. 重点：先天性甲状腺功能减退症的临床表现与护理。
2. 难点：糖尿病的发病机制与护理。

【考核知识点】

1. 先天性甲状腺功能减退症、生长激素缺乏症、儿童糖尿病的病因。
2. 先天性甲状腺功能减退症、生长激素缺乏症、儿童糖尿病的临床表现。
3. 先天性甲状腺功能减退症、生长激素缺乏症、儿童糖尿病的护理措施。
4. 先天性甲状腺功能减退症、儿童糖尿病的治疗要点。

【思考与讨论】

1. 先天性甲状腺功能减退症、生长激素缺乏症、尿崩症的常见原因各是什么？
2. 先天性甲状腺功能减退症患儿在何时出现典型症状？其特殊面容和体态表现如何？
3. 如何运用护理程序对先天性甲状腺功能减退症、生长激素缺乏症、尿崩症的患儿做好整体护理？
4. 患儿，男，1 岁 6 个月，因"反复呕吐、多饮多尿伴生长发育落后 1 年 3 个月"入院，查体：体温 38.5 ℃，脉搏 130 次/min，呼吸 33 次/min，血压 80/50 mmHg，体重 5.5 kg，头围 43 cm，胸围 42 cm，身长 65.5 cm，坐高 56 cm。营养发育差，无特殊面容，神清，前囟未闭 1.0 cm×1.0 cm，张力不高，皮肤干燥苍白，心音有力，肝脾未触及，腹软，肢暖。实验室检查：血钠 168 mmol/L，血氯 122 mmol/L，血钾和血钙正常。磁共振检查示脑垂体后叶局限性增粗。请问该患儿最可能的医疗诊断是什么？为协助诊断，还需要做哪些相关检查？如何运用护理程序对该患儿进行相关护理？
5. 1 型糖尿病酮症酸中毒的表现是什么？

〔王晓妹〕

第十七章

免疫缺陷病和结缔组织病患儿的护理

【学习目标】

1. 掌握：免疫缺陷病、风湿热、幼儿类风湿关节炎、过敏性紫癜、川崎病患儿的临床表现、治疗要点及护理措施。

2. 熟悉：免疫缺陷病、风湿热、幼儿类风湿关节炎、过敏性紫癜、川崎病患儿护理评估、常见的护理诊断及健康教育。

3. 了解：小儿免疫系统的特点和免疫缺陷病、风湿热、幼儿类风湿关节炎、过敏性紫癜、川崎病患儿的病因、发病机制及辅助检查。

【自学时数】1学时。

免疫（immunity）是机体的一种生理性保护反应，其功能包括免疫防御、免疫稳定和免疫监视。免疫功能失调可导致异常免疫反应，即变态反应。异常免疫反应包括变态反应、自身免疫反应、免疫缺陷和发生恶性肿瘤。小儿时期处于生理性免疫功能低下状态，发生自身免疫性疾病种类较多。通过本章学习，可使学生清楚常见的免疫缺陷病和结缔组织病有哪些，掌握以上儿科疾病的临床表现和治疗要点，从而针对不同疾病，采取切实有效的护理措施，同时加强对患儿和家长的健康教育，减少并发症的发生。

第一节　小儿免疫系统特点

一、非特异性免疫

非特异性免疫反应是机体在长期种族进化中不断与病原体相互斗争而建立起来的一种系统防御功能，主要包括屏障防御机制、细胞吞噬系统、补体系统和其他免疫分子作用。

小儿非特异性免疫的特点为以下3点。

（一）屏障防御机制差

1. 皮肤-黏膜屏障　小儿皮肤角质层薄嫩，对外界刺激的抵抗力弱，容易破损，易受机械或物理损伤而继发感染；新生儿皮肤较成人偏碱性，易于细菌或真菌的繁殖。

2. 血-脑屏障　小儿血-脑屏障未发育成熟，易发生颅内感染。

3. 血-胎盘屏障　妊娠前3个月血-胎盘屏障不够完善，所以妊娠早期受风疹病毒等感染可致胎儿畸形流产或死胎。

（二）细胞吞噬系统功能弱

血液中具有吞噬功能的细胞主要是单核吞噬细胞系统和中性粒细胞。新生儿时期单核细胞发育完善但因缺乏辅助因子，其吞噬和杀菌功能较成人差，故易被感染且感染后又易扩散。

（三）补体水平低

正常人体的体液和组织中具有抗菌作用的物质主要有补体系统、干扰素和溶菌酶。由于母体的补体不能遗传给胎儿，故新生儿血清补体含量低，补体经典途径活性为成人的50%～60%，一般在生后6～12个月补体浓度或活性才接近成人水平，旁路途径的各种成分发育更为落后。

二、特异性免疫

特异性免疫是后天获得的，包括细胞免疫（cell-mediated immunity）和体液免疫（humoral immunity）两种，这两种免疫反应都必须由抗原性物质进入机体刺激免疫系统后才产生。

（一）细胞免疫（T细胞免疫）

细胞免疫是由T淋巴细胞介导产生的免疫反应。胸腺是T细胞发育成熟的重要场所，足月新生儿外周血中T细胞绝对计数已达成人水平，但T淋巴细胞分类比例和功能与成人不同。

（二）体液免疫（B细胞免疫）

体液免疫是指B淋巴细胞在抗原刺激下转化成浆细胞同时产生抗体（既免疫球蛋白），特异性地与相应抗原在体内结合而引起免疫反应。

1.B细胞　骨髓是B细胞成熟的场所，淋巴结是B细胞富集的器官。胎儿和新生儿B细胞对抗原刺激可产生相应的IgM类抗体，分泌IgG的B细胞于2岁时、分泌IgA的B细胞于5岁时达到成人水平。

2.免疫球蛋白（immunoglobulin，Ig）　具有抗体活性的球蛋白称为免疫球蛋白，存在于血管内外的体液中和B细胞膜上，分为IgG、IgM、IgA、IgD和IgE 5类。

（1）IgG：是唯一能通过胎盘且血清中含量最高的Ig。通过胎盘从母体传递的IgG在新生儿及婴儿出生数月内起重要的抗感染作用；来自母体的TgG在小儿出生后因代谢分解而逐渐下降，至6个月全部消失，所以出生6个月后的婴儿易患感染性疾病。胎儿至生后3个月其自身产生的IgG数量不多，3个月后IgG合成逐渐增加，1岁后仅为成人水平的60%，6～7岁时接近成人水平。

（2）IgM：是个体发育过程中最早合成和分泌的抗体，也是抗革兰阴性杆菌的重要抗体，在胚胎12周时已能合成，生后3～4个月IgM的含量为成人的50%，1岁时达到成人量的75%。若脐血IgM增高，提示宫内感染。

（3）IgA：是血清中增加较慢的一类Ig，12岁时才达成人水平，可分为血清型和分泌型两种。母体中的IgA不能通过胎盘，故在新生儿期不能测出。分泌型IgA存在于泪水、唾液、乳汁等外分泌液中，是黏膜局部抗感染的重要因素。分泌型IgA水平低下是新生儿和婴幼儿易患呼吸道、消化道和尿路感染的主要原因。初乳中含有大量的分泌型IgA，因而母乳喂养小儿比人工喂养小儿患呼吸道和消化道感染的概率低。

（4）IgD：母体的 IgD 难以通过胎盘输给胎儿，小儿时期含量低，其生理功能尚未明确。

（5）IgE：一般不能通过胎盘，生后可从母乳中获取一部分，出生时 IgE 水平约为成人的 7%，7 岁左右达成人水平。IgE 参与 I 型变态反应，患过敏性疾病时血中 IgE 显著增高。

第二节　原发性免疫缺陷病

原发性免疫缺陷病（primary immunodeficiency disease，PID）是由于免疫系统先天性发育不良（多为遗传因素，如基因突变、缺失）而导致机体免疫功能低下的一组临床综合征。本病多发生于婴幼儿。

【病因与分类】

本病的病因目前尚不清楚，可能与遗传、宫内感染等因素有关。

由于原发性免疫缺陷病病因复杂，目前尚无统一分类，按照国际免疫协会 PID 专家委员会于 1999 年发布的以分子学发病机制为基础的分类原则，可分为：①特异性免疫缺陷病（包括联合免疫缺陷病、抗体缺陷为主的免疫缺陷病、T 细胞缺陷为主的免疫缺陷病、伴有其他特征的免疫缺陷病）。②吞噬细胞缺陷病。③免疫缺陷合并其他先天性疾病。④补体缺陷病（表 17-1）。

表 17-1	原发性免疫缺陷病分类
分　类	代表性疾病
联合免疫缺陷病	严重联合免疫缺陷病
	高 IgM 综合征
	其他联合免疫缺陷病
抗体缺陷病	X-连锁无丙种球蛋白血症
	婴儿暂时性低丙种球蛋白血症
	常见变异型免疫缺陷病
	选择性 IgA、IgM 缺陷病
	选择性 IgG 亚类缺陷病（伴有或不伴有 IgA 缺陷）
T 细胞免疫缺陷病	DiGeorger 综合征（先天性胸腺发育不全症）
	Nezolof 综合征（包括嘌呤核苷磷酸化酶缺陷）
吞噬细胞缺陷病	先天性中性粒细胞减少症（Kostmann 综合征）
	慢性肉芽肿
补体缺陷病	C_1、C_4、C_2 缺陷
	C_3 缺陷

【临床表现】

原发性免疫缺陷病临床表现因病因不同，差异很大，但共同表现非常一致。

1. 共同表现

（1）反复和慢性感染：感染是免疫缺陷病最常见的表现，表现为严重、反复、持久的感染，以呼吸道感染最多见，其次是皮肤和胃肠道感染，也可为全身感染。40%的病例起病于1岁以内，另有40%在1～5岁，15%见于6～16岁儿童，5%发病于成人。感染的病原类型取决于免疫缺陷的种类，一般抗体缺陷易发生化脓性感染，而 T 细胞缺陷则易发生病毒、沙门菌属和结核分枝杆菌等细胞内病原体感染。

（2）自身免疫性疾病和肿瘤：患儿随着年龄的增长易发生自身免疫性疾病和肿瘤，尤其是淋巴系统肿瘤，其中淋巴瘤最为常见。

2. 特殊表现　除反复感染外，还可有其他临床特征，如因胸腺发育不全出现难以控制的低钙抽搐、面部畸形、先天性心脏病。

【辅助检查】

1. 血清免疫球蛋白含量的测定　可以判断抗体的缺陷；年长儿总蛋白<4 g/L 或 IgG<2 g/L 提示抗体缺陷；总蛋白为 4～6 g/L 或 IgG 为 2～4 g/L 为可疑的抗体缺陷；IgE 增高见于某些吞噬细胞功能异常，特别是趋化功能缺陷。

2. 胸部 X 线片　婴幼儿胸部 X 线片缺乏胸腺影提示 T 细胞功能缺陷。

3. 皮肤迟发型超敏反应和淋巴细胞转化试验　用于测定细胞免疫功能。

4. 基因突变分析测定　能提高诊断准确率，提供遗传咨询和产前诊断。

【治疗要点】

1. 对患儿采取保护性隔离，尽量避免与感染源接触。

2. 合理使用抗生素以预防和治疗感染。

3. 静脉注射丙种球蛋白等，对缺陷的体液或细胞免疫进行替代治疗。

4. 通过骨髓移植、胎儿胸腺移植、脐血干细胞移植等恢复免疫功能。

5. 有 T 细胞免疫缺陷的患儿不宜输新鲜血制品，以防发生移植物抗宿主反应；细胞免疫缺陷的患儿应禁种活疫苗或菌苗，以防发生严重感染。患儿一般不做淋巴结和扁桃体切除术，脾切除术为禁忌，糖皮质激素类药物应慎用。

【护理评估】

1. 健康史　评估有无原因不明的反复感染、抗生素治疗效果不佳、家族成员中有无类似疾病等。

2. 身体状况　测量生命体征，观察反复和慢性感染的性质、程度、特殊表现及伴随症状，有无抽搐、畸形和肿瘤的发生。

3. 了解辅助检查结果　包括 X 线胸片、血清免疫功能和基因测定的检查结果。

4. 心理社会状况　由于本病感染严重、反复、持久，会给家庭带来较大的精神压力和经济负担，家长对治疗缺乏信心，常感到不知所措。因此应评估患儿和家长是否掌握预防感染的方法以及对疾病的认识程度。

【主要护理诊断/合作性问题】

1. 有感染的危险　与免疫功能缺陷有关。
2. 焦虑　与反复感染、活动受限、预后较差有关。

【护理措施】

本病的特征是反复感染，护理的重点是采取多种措施预防感染。

1. 隔离　对患儿应进行保护性隔离，避免与感染性疾病患儿接触；病室内空气要新鲜，经常通风换气，但应避免冷风直吹或着凉发生呼吸道感染；医护人员在进行各项操作前严格执行消毒隔离制度，并做好皮肤和口腔护理。

2. 合理喂养　给予营养丰富、易消化的饮食，注意能量、维生素和蛋白质的供给；食具应定期消毒；对小婴儿应尽量采取母乳喂养，适时添加辅食。

3. 病情观察　密切观察患儿的病情变化，注意有无感染迹象；合并感染时，遵医嘱给予抗生素；使用免疫球蛋白时偶有变态反应现象发生，应密切观察患儿，防止发生意外。

4. 心理护理　患儿由于反复感染和住院，易产生焦虑、沮丧、孤独、恐惧心理。应经常与患儿及家长沟通交流，评估家长对本病的认知程度和患儿心理活动，及时给予心理支持，帮助其树立战胜疾病的信心。

【健康教育】

1. 指导患儿及家长预防感染并强调其重要性，同时向家长宣传喂养知识，以提高患儿机体抵抗力；注意禁种活疫苗或菌苗，以防严重感染。

2. 鼓励经治疗后的患儿尽可能参加正常活动，在普通学校上学。

3. 对曾生育过免疫缺陷患儿的孕妇，指导其早期进行基因诊断；对于家族成员中有遗传免疫缺陷的患者，建议进行遗传学咨询。

第三节　结缔组织病

结缔组织病是指结缔组织发炎、水肿、增生和变性等，出现关节、肌肉疼痛或僵硬等症状的一组疾病。常发生在儿童期的有风湿热、类风湿性关节炎、变态反应性紫癜、川崎病等。

风 湿 热

风湿热（rheumatic fever）是一种有反复发作倾向的全身性结缔组织疾病，发病与 A 群乙型溶血性链球菌感染密切相关。发病年龄多在 5～15 岁，以冬春季发病居多；若迁延不愈，可形成慢性风湿性心瓣膜病。

【病因与发病机制】

尚不完全清楚，许多学者认为风湿热与 A 群乙型溶血性链球菌感染后的两种免疫反应（变态反应和自身免疫）相关：①变态反应。机体的抗链球菌免疫反应与人的某些组织发生交叉反应，导致Ⅱ型变态反应性组织损伤；还可因自身抗原与抗链球菌抗体作用形成的循环免疫复合物沉积于心肌、心瓣膜、关节，导致Ⅲ型变态反应性组织损伤。②自身免疫反应。风湿性心脏病患儿可出现抗心肌抗体，损伤心肌组织而发生炎性病变。近年来研究提示，该病还可能与遗传、病毒感染有关。

【临床表现】

多数急性风湿热患儿发病前 1～3 周有上呼吸道感染史，若未经治疗，一般呈急性起病。临床主要表现以发热、关节炎、心脏炎、环形红斑、皮下结节和舞蹈病为主，症状的轻重取决于疾病侵犯的部位和程度。

1. 一般表现　发热，通常温度不太高且热型多不规则，急性起病的患儿可见短期高热，大多数为长期持续性低热，持续时间为 3～4 周；其他表现有面色苍白、食欲减退、精神不振、周身疲倦、腹痛、大量出汗、脉率加快等症状。

2. 关节炎　占急性风湿热患儿的 50％～60％，以游走性和多发性关节受损为特点，急性发作时局部呈红、肿、灼热、疼痛和活动受限的炎症表现，但不化脓，常对称累及膝、踝、肩、腕、肘、髋等大关节，部分患儿几个关节可同时发病，手、足小关节或脊柱关节等也可累及。

3. 心脏炎　为最严重的表现，一般在起病 1～2 周内出现症状。年龄愈小，心脏受累的概率愈高，以心肌炎及心内膜炎多见，亦可发生全心炎。轻者可无明显症状，仅心率增快和轻度的心电图变化，严重者可导致不同程度的心力衰竭。

4. 舞蹈症　占风湿热患儿的 3％～10％，年龄多见于 8～12 岁，女性多于男性，起病缓慢，常在其他症状出现后数周至数月发生。主要表现为面部和四肢肌肉不自主、无目的地快速运动，如皱眉、挤眼、伸舌、努嘴、耸肩、缩颈、细微动作不协调、语言障碍、书写困难等，在兴奋或注意力集中时加剧，入睡后消失，常伴肌肉乏力和情绪不稳；轻症数周内症状消失，完全康复时间为平均 3 个月，偶尔舞蹈样动作可持续 6～12 个月才痊愈。舞蹈症可单独存在或与其他症状并存，40％～50％累及心脏，伴关节炎者罕见。

5. 皮肤症状

(1) 皮下小节：占风湿热患儿的 5％～10％，在起病数周后才出现，经 2～4 周自然消失。好发于腕、肘、膝、踝等关节伸侧的骨隆起或肌腱附着处皮下，呈圆形，质硬，可活动而无压痛，直径为 0.1～1 cm 大小，常伴有严重心脏炎。

(2) 环形红斑、结节性或多形性红斑：见于 2％～5％风湿热患儿，以环形红斑最常见，多分布于躯干及四肢屈侧，呈环形或半环形，色淡红或暗红，边界清楚，大小不等，中心苍白，边缘呈轻微隆起，直径 2.5 cm 左右，可呈一过性，不留痕迹；也可反复出现，持续数周。

【辅助检查】

1. 血常规　常见轻度贫血，血小板正常，白细胞计数增高伴核左移。

2. 风湿热活动指标　C-反应蛋白阳性、血沉增快、黏蛋白增高为风湿活动的重要标志，仅能反应疾病的活动情况，对诊断本病无特异性。

3. 咽拭子培养　可呈阳性。

4. 抗链球菌抗体测定　80％的患儿抗链球菌溶血素"O"在链球菌感染后2周左右升高，持续2个月左右下降；抗链球菌激酶、抗脱氧核糖核酸酶B和抗透明质酸酶阳性。约20％患者，特别是舞蹈症患儿上述抗体不增高。

5. X线检查　合并心包炎时心影向两侧扩大，呈烧瓶状。

6. 心电图检查　提示低电压，早期ST段抬高，以后ST段下降，T波平坦或倒置。

【治疗要点】

1. 一般治疗　卧床休息，其时间取决于心脏受累程度和心功能状态；同时注意加强营养，补充维生素等。

2. 清除链球菌感染　大剂量应用青霉素（480万～1200万U/d）静脉滴注，持续2～3周。对青霉素过敏的患儿可改用红霉素。

3. 抗风湿治疗　心脏炎时宜早期用肾上腺皮质激素治疗，如泼尼松或地塞米松，总疗程8～12周。无心脏炎者可用水杨酸制剂，如阿司匹林，症状控制后剂量减半，总疗程4～8周。

4. 其他治疗　有充血性心力衰竭时加用强心、利尿药；舞蹈症时可用镇静药；关节肿痛时给予制动和局部理疗。

【护理评估】

1. 健康史　询问患儿发病前有无上呼吸道感染，有无关节疼痛、发热等；有无精神异常或不自主的动作表现；既往有无关节炎或心脏病病史；家族成员中有无类似疾病。

2. 身体状况　测量生命体征，注意观察心率加速与体温升高是否成比例，听诊有无心音减弱、奔马律及心脏杂音；四肢关节的活动度及有无僵直、变形和红、肿、热、痛表现，有无活动受限；皮肤尤其躯干和关节伸侧，有无皮疹。

3. 了解实验室检查结果　包括X线胸片、心电图、血常规和风湿免疫功能的检查结果。

4. 心理社会状况　由于风湿热常反复发作，对心脏损害严重，易导致慢性风湿性心脏病，严重影响了患儿的生命质量，因此应注意评估患儿及家长有无焦虑情绪，对本病的预后、药物的副作用、复发的预防、疾病的护理方法等知识的认识程度；对学龄患儿还需注意评估有无因长期休学带来的担忧，有无因舞蹈症带来的自卑等；了解患儿家庭环境及家庭经济情况，对疾病治疗的信心等。

【主要护理诊断/合作性问题】

1. 心排血量减少　与心脏受损有关。

2. 体温过高　与感染、风湿活动有关。

3. 疼痛 与关节受累有关。

4. 焦虑 与疾病的轻重程度和预后有关。

5. 潜在并发症 充血性心力衰竭、药物副作用。

【护理措施】

1. 心脏炎的护理

(1) 病情观察：观察患儿面色、呼吸，注意心律、心率及心音的变化，如有烦躁不安、面色苍白、气急、多汗等心力衰竭的表现，应及时处理并记录。

(2) 限制活动量：心脏炎较轻的患儿绝对卧床4周；重者卧床6～12周，至红细胞沉降率接近正常，急性症状完全消失时方可逐渐下床活动，但应避免疲劳；开始活动时注意活动量并向患儿及家长解释休息、限制活动量的重要性；伴心力衰竭的患儿应在心脏功能恢复后再卧床3～4周，以减轻心脏负担，活动量应根据心率、呼吸、心音、有无疲劳而调节。

(3) 饮食管理：给予易消化、富含营养的食物，少量多餐，伴有心力衰竭的患儿应适当限制盐和水的摄入，详细记录出入量，并保持大便通畅。

(4) 遵医嘱给予抗风湿治疗，并观察其疗效和副作用。

2. 做好基础护理 保持室内空气清新，维持正常温、湿度，衣、被保持清洁干燥并经常更换。维持正常体温，高热时给予药物或物理降温，注意观察体温、热型变化。

3. 减轻关节疼痛 关节疼痛时，协助患儿取舒适的功能体位，避免患肢受压；在操作时动作要轻柔，局部关节可以用热水袋热敷以减轻关节疼痛，避免烫伤。注意患肢保暖，避免寒冷潮湿，适当减少肢体活动。

4. 心理护理 关心爱护患儿，耐心向家长和小儿解释各项检查、治疗、护理措施及意义，以取得合作。及时解除患儿的各种不适感，如出汗、疼痛、发热等，增强其战胜疾病的信心。

5. 用药观察护理 用洋地黄制剂时应准确抽取，治疗本病的洋地黄剂量为一般剂量的1/2～1/3，以防止发生中毒；注意观察有无恶心、呕吐、心律不齐、心动过缓等副作用，必要时停药。阿司匹林可引起肝功能损害、出血和胃肠道反应，宜饭后服药以减少对胃的刺激，并按医嘱加用维生素K，防止发生出血；应用激素治疗时应密切观察可能引起的副作用，如满月脸、肥胖、肾上腺皮质功能不全、消化道溃疡、血压增高、电解质紊乱、免疫抑制等。

【健康教育】

1. 及时向患儿及家长交待病情 说明抗风湿治疗疗程长，需要定期到医院门诊复查。

2. 指导家长观察病情 介绍与疾病有关的知识和护理要点，使家长学会观察病情、防止疾病复发和预防感染的各种措施。

3. 坚持预防治疗 指导家长合理安排患儿的日常生活，防止受凉，避免剧烈活动；预防药物首选长效青霉素120万U深部肌内注射，每月1次，至少持续5年，最好持续到25岁；有严重风湿性心脏病的患儿，宜终身用药以预防。风湿热尤其是风湿性心脏病患儿，在拔牙或行其他手术时，应在术前、术后应用抗生素以预防感染性心内膜炎。

幼年类风湿关节炎

幼年类风湿关节炎（juvenile rheumatoid arthritis，JRA）是指发生在 16 岁以前的一组以慢性关节滑膜炎为特征的慢性全身性自身免疫性疾病，主要表现为可持续数周至数月的不规则发热和关节肿痛，常伴皮疹，可有瘙痒，肝、脾及淋巴结肿大，肝功能轻度损害；若反复发作，可致关节畸形和功能丧失。年龄愈小全身症状愈重，年长儿以关节症状为主。

【病因与发病机制】

病因尚不清楚，可能与感染、免疫、遗传等多种因素有关。①感染因素：细菌、病毒、支原体和衣原体的感染引起机体一系列免疫应答和免疫调节失衡，导致关节等机体组织免疫病损。也有认为本病直接由感染所致，但尚未获得确切证明。②免疫因素：本病患儿可能存在体液免疫、细胞免疫异常。③遗传因素：本病有单卵双胎及同胞兄妹共患的病例，提示本病具有遗传学背景。④其他因素：寒冷、潮湿、疲劳、外伤、营养不良、精神因素等可成为本病诱因，尤其是前两者更显重要。

本病的发病机制是：在感染及环境因素影响下，细菌、病毒的特殊成分以超抗原机制作用于具有遗传学背景的人群，通过 T 细胞受体激活 T 细胞，使其活化增殖和分泌大量炎性细胞因子，引起免疫损伤。

【临床表现】

幼年类风湿关节炎可发生于任何年龄，以 2～3 岁和 8～10 岁小儿多见，形成两个发病高峰。根据关节症状与全身症状分为以下 3 型。

1. 全身型　占 20%，多见于 2～4 岁小儿，发热和皮疹为典型症状，以全身症状起病。弛张型高热是此型的特征；95% 的患儿伴有一过性多形性淡红色皮疹，皮疹可融合成片，以躯干和四肢近端多见，随体温升降时隐时现；多数患儿有一过性关节炎、关节痛或肌痛，25% 的患儿最终可转为慢性多关节炎，致关节畸形；胸膜、心包或心肌也可受累。肝、脾、淋巴结常有肿大，肝功能轻度损害。

2. 多关节型　占 30%～40%，常见于学龄儿童，女孩多见。关节受累在 5 个以上，多为对称性，除脊椎关节外几乎所有关节均可受累，先累及大关节如膝、踝、肘、腕等，随着病情发展，指、趾等小关节受侵犯；如波及指趾关节，病变关节肿痛呈梭形改变，活动受限，而不发红；早晨起床时关节僵硬（晨僵）是本型的特点。5%～10% 的患儿类风湿因子（RF）阳性，75% 的病例抗核抗体阳性，≥50% 关节最终发生关节强直变形而影响关节功能。

3. 少关节型　占 40%～50%，女孩多见。受累关节不超过 4 个，多为非对称性，踝、膝等下肢大关节为好发部位。全身症状轻微，有低热或无热，类风湿因子阴性。此型较突出的表现是少数患儿发生虹膜睫状体炎而造成视力障碍甚至失明。

【辅助检查】

本病无特殊辅助检查诊断技术，但可据此以了解患儿的疾病程度和排除其他疾病。

1. 血液检查　活动期可有轻度或中度贫血，多数患儿白细胞数增高，以中性粒细胞增高为主，特别是全身型幼年类风湿性关节炎尤为突出，红细胞沉降率明显加快，C反应蛋白阳性。

2. 免疫学检测　IgG、IgM、IgA 均增高，部分病例类风湿因子和抗结核抗体可为阳性。

3. X线检查　早期（病程 1 年左右）可见关节附近软组织肿胀，关节周围骨质疏松，关节附近呈现骨膜炎；晚期关节面骨膜破坏，关节面融合、关节半脱位等，以手腕关节多见。

4. 其他　滑膜液检查儿童患者很少做。有肾受损者尿常规检查可出现蛋白尿和红、白细胞。

【治疗要点】

尚无特效治疗。治疗原则为控制临床症状，维持关节功能，防止关节畸形；控制炎症，保证患儿的正常生长发育。

1. 一般治疗　除急性发热外，不主张过多地卧床休息，鼓励适当运动，采用医疗体育、热敷、热浴（清晨热浴可减轻晨僵）、理疗、红外线照射、按摩等减轻关节强直和软组织挛缩。已有畸形的患儿，必要时做矫形手术。

2. 药物治疗　选用非甾体类抗感染药（萘普生、甲苯吡咯酸等）、水杨酸制剂（如肠溶阿司匹林）、病情缓解药（甲氨蝶呤等）、糖皮质激素等进行抗 JRA 治疗。

【护理评估】

1. 健康史　询问患儿发病前有无感染史，有无关节疼痛、发热等；既往有无关节炎病史；家族成员中有无类似疾病。

2. 身体状况　测量生命体征，注意观察营养、精神状态，体温有无变化，关节的活动度，是否有多关节受累，有无僵硬（晨僵）、变形和红、肿、热、痛表现，皮肤有无皮疹。

3. 了解实验室检查结果　包括血液检查、免疫学检查、X线检查及尿常规检查结果。

4. 心理社会状况　评估家长及较大患儿对疾病的了解程度和情绪变化，了解其家庭经济状况和社会支持系统。

【主要护理诊断/合作性问题】

1. 体温过高　与非化脓性炎症有关。

2. 疼痛　与关节肿胀及炎症有关。

3. 躯体活动障碍　与关节疼痛、畸形有关。

4. 焦虑　与发生关节强直畸形有关。

5. 潜在并发症　与药物治疗副作用有关。

【护理措施】

1. 发热的护理

（1）密切监测体温变化：注意观察热型，高热时采用物理（有皮疹者忌用乙醇擦浴）或药物降温并保持皮肤清洁，随时增减衣服，防止受凉。

（2）保证水分和热量供给：给予高热量、高蛋白、高维生素、易消化的饮食。

2. 减轻关节疼痛，维护关节的正常功能

（1）急性期绝对卧床休息，保持关节的功能位置，注意变换体位，必要时可用夹板固定患肢于功能位，防止畸形。

（2）分散患儿注意力，控制疼痛或局部热敷止痛；患肢可用支架保护以减轻疼痛。

（3）急性期后尽早开始关节的康复治疗和锻炼，指导家长帮助患儿做关节的被动运动和按摩，同时可将治疗性运动融入游戏中，如舞蹈、健身操等，以恢复关节功能；鼓励患儿在日常生活中尽量独立，以减少致残率及畸形的发生。

（4）对关节畸形的患儿，注意防止外伤。

3. 用药护理　遵医嘱使用药物治疗，同时密切观察药物的不良反应，长期用药的患儿应定期检查血常规和肝、肾功能。

4. 心理护理　多与患儿及家长沟通，以了解病情，及时给予情感支持；提供本病的治疗进展和有关康复信息，帮助患儿及家长树立战胜疾病的信心；指导患儿及家长做好受损关节的功能锻炼；帮助患儿克服因慢性疾病或致残造成的自卑心理。

【健康教育】

1. 关心患儿，多与家长沟通，了解患儿病情并给予安慰，说明服药的种类、方法、剂量和副作用，使患儿能坚持长期治疗，鼓励其提高战胜疾病的信心。

2. 指导家长及患儿做好受损关节的长期功能锻炼，协助患儿克服因慢性病或残疾产生的自卑，同时与家长说明不要过度保护患儿，适当参加正常的活动和学习，多让患儿接触社会，鼓励患儿加强生活锻炼，使其适应现实的生活环境，以促进其身心健康。

变态反应性紫癜

变态反应性紫癜（anaphylactoid purpura）又称舒-亨综合征（Schonlein-Henoch syndrome），是以小血管炎为主要病变的血管炎综合征。临床特点为血小板不减少性紫癜，常伴关节肿痛、腹痛、便血、血尿和蛋白尿。多发生于 2～8 岁的儿童，男孩多于女孩。

【病因与发病机制】

病因尚未明确，虽然食物过敏（蛋类、乳类、豆类等），药物（阿司匹林、抗生素等）、微生物（细菌、病毒、寄生虫等）、疫苗接种、麻醉、恶性病变等与变态反应性紫癜发病有关，但均无确切证据。发病机制可能为：各种刺激因子，包括感染原和过敏原作用于具有遗传背景的个体，激发 B 细胞克隆扩增，导致 IgA 介导的系统性血管炎。

【临床表现】

多为急性起病，各种症状可有不同组合，首发症状以皮肤紫癜为主。患儿病前 1～3 周常有上呼吸道感染史，可伴有低热、乏力、纳差、精神委靡等全身症状。

1. 皮肤紫癜　反复出现皮肤紫癜为本病特点，多见于下肢伸侧和臀部，分批出现，对称分布，躯干及面部较少见，严重者可延及全身。紫癜大小不等，高出皮肤，压之不褪色，初起为紫红色斑丘疹，逐渐变为紫褐色，数天后颜色加深呈暗紫色，最后呈棕褐色而消退；部分病例可伴有荨麻疹和血管神经性水肿，少数重症患儿紫癜可融合成大疱伴出血性坏死。紫癜一般在 4～6 周后消退，部分患儿间隔数周、数月后又复发。

2. 消化道症状　2/3 的患儿可出现消化道症状，以阵发性剧烈腹痛为主，常出现脐周或下腹部疼痛，可伴恶心、呕吐，部分患儿可有黑便或便血。偶有肠套叠、肠梗阻、肠穿孔等发生，一般出现在皮疹发生 1 周以内。

3. 关节症状　1/3 的患儿出现关节肿痛，多累及膝、踝、肘、腕等大关节，可单发，亦可多发，疼痛或肿胀，活动受限，可于数天内消失而不遗留关节畸形。

4. 肾脏症状　30%～60% 的患儿可有肾脏损害，多发生于起病 1 个月内，临床症状轻重不一。多数患儿出现血尿、蛋白尿及管型，伴血压升高和水肿，称紫癜性肾炎；虽然有些患儿的血尿、蛋白尿持续数月甚至数年，但大多数能完全康复，少数发展为慢性肾炎，偶有死于慢性肾衰竭的相关报道。

5. 其他表现　偶可发生颅内出血，导致失语、瘫痪、昏迷、惊厥，出血倾向，部分患儿可有出血倾向，如鼻出血、牙龈出血、咯血等。

【辅助检查】

尚无特异性诊断试验。

1. 血液检查　白细胞总数正常或轻度增高，中性和嗜酸性粒细胞可增高；血小板正常甚至升高，出血和凝血时间正常，血块退缩试验和骨髓检查均正常，部分患儿毛细血管脆性试验阳性；血沉轻度增快，部分患儿血清 IgA 浓度增高。

2. 尿常规　肾脏受损可有血尿、蛋白尿、管型，重症有肉眼血尿。

3. 血清 IgA 浓度往往升高，IgG、IgM 正常或升高。

4. 大便隐血试验　可呈阳性反应。

5. 其他检查　腹部超声波检查有利于肠套叠的早期诊断，头颅磁共振对有中枢神经系统症状患儿可予确诊。必要时做肾穿刺检查，以了解肾脏损害情况。

【治疗要点】

本病尚无特效疗法，主要是积极寻找和去除致病因素，采取对症和支持治疗。有血管神经性水肿或荨麻疹时，用抗组胺药物和钙剂治疗；腹痛时可应用解痉剂治疗；消化道出血时须禁食，必要时输血。大剂量维生素 C 可改善血管通透性；应用阿司匹林等抗凝治疗；应用肾上腺皮质激素缓解腹痛和关节痛，重症者可加用免疫抑制剂。

【护理评估】

1. 健康史　了解患儿患病前是否接触过过敏原（各种感染、特殊食物、药物、疫苗接种、昆虫叮咬等）；询问患儿发病前 1～3 周有无上呼吸道感染史及低热、食欲不振、乏力等全身症状；既往有无类似发作，并询问皮疹的出现时间及分布，有无便血、腹痛、关节痛等。

2. 身体状况　评估皮疹的分布和外观，尤其应注意下肢伸侧和臀部；腹痛的部位和性质及关节肿痛程度。评估大、小便的颜色和性质及有无水肿、血压增高、出血倾向等。

3. 了解实验室检查结果　包括血液检查、尿常规、血清浓度和大便隐血试验的检查结果。

4. 心理社会状况　评估患儿及家长对本病的认知程度和治疗态度。

【主要护理诊断/合作性问题】

1. 皮肤完整性受损　与变态反应性血管炎有关。

2. 疼痛　与关节、肠道变态反应性炎症有关。

3. 潜在并发症　消化道出血、紫癜性肾炎、颅内出血等。

4. 焦虑　与对本病的知识欠缺有关。

【护理措施】

1. 促进皮肤完好，恢复正常

（1）每天观察皮疹的形态、颜色、数量、分布等，是否有反复出现并详细记录。

（2）保持皮肤清洁，防止擦伤和抓伤；如有破溃，要及时处理，防止出血和感染。

（3）患儿衣着宽松、柔软、清洁、干燥。

（4）避免接触可能致敏的各种致敏原，注意按医嘱使用各种药物。

2. 疼痛的护理　对关节肿胀、疼痛的患儿，应注意观察肿胀的部位及疼痛情况，协助患儿采取舒适体位，保持关节的功能位置。教会患儿利用放松、娱乐、转移注意力等方法减轻疼痛，并可根据病情选择合适的理疗方法。腹痛时患儿应卧床休息，观察腹痛的性质，大便的性质、颜色并做好日常生活护理。遵医嘱使用肾上腺皮质激素，以缓解疼痛；腹痛者应禁止腹部热敷，以防肠出血症状加重。

3. 密切观察病情　除皮诊外重点观察有无腹痛、便血等，有消化道出血时，应卧床休息，给予无渣流质饮食，出血量多时须禁食，通过静脉补充营养。此外，注意观察尿色、尿量、尿液性状等，定时做尿常规检查，若出现血尿和蛋白尿，则提示有紫癜性肾炎，按肾炎护理。

【健康教育】

1. 本病可反复发作或并发肾损害，给患儿和家长带来痛苦和不安，因此应鼓励患儿及家长树立战胜疾病的信心。

2. 合理调配饮食，尽量避免接触各种可能的过敏原。

3. 指导家长和患儿学会观察病情，了解有关防止疾病复发和预防感染的各种措施，同时嘱其定期来院复查。

川崎病

川崎病（Kawasaki disease）又称皮肤黏膜淋巴结综合征（mucocutaneous lymph node syndrome，MCLS），是一种以全身中、小动脉炎为主要病变的急性发热出疹性疾病。发病年龄以婴幼儿多见，男孩多于女孩，四季均可发病。

【病因与发病机制】

病因不清，流行病学资料显示可能与感染、免疫反应、药物化学剂、洗涤剂和环境污染等有关；目前发病机制亦尚不清楚。

【临床表现】

1. 主要表现

（1）发热：为最早出现的症状，多为突然发热，体温达 38 ℃～40 ℃，呈稽留热或弛张热，持续 7～14 天或更长，抗生素治疗无效。

（2）皮肤表现：多形性红斑和猩红热样皮疹，常在第 1 周出现。肛周皮肤发红、脱皮。

（3）手足症状：急性期手足硬性水肿和掌跖红斑，恢复期指、趾端甲下和皮肤交界处出现膜状脱皮，指、趾甲有横沟，重者指、趾甲亦可脱落。

（4）黏膜表现：双眼球结膜充血，无流泪及脓性分泌物，热退后消散；咽部黏膜呈弥漫性充血，口唇红肿、干燥、皲裂或出血，舌乳头充血突起，呈杨梅舌。

（5）颈淋巴结肿大：常位于单侧颈部，少数为双侧肿大，坚硬有触痛，但表面不红，无化脓，常于发热后 3 天内出现，热退时消散。

2. 心脏表现　心脏表现少见，但它是川崎病最严重的表现，症状常于病后 1～6 周出现心律失常、心肌炎、心包炎和心内膜炎等；冠状动脉瘤多在病程的第 2～4 周发生，也可于疾病恢复期发生，因心肌梗死和冠状动脉瘤破裂可致心源性休克甚至猝死。

3. 其他表现　可有间质性肺炎、无菌性脑膜炎、消化系统症状（腹痛、呕吐、腹泻、麻痹性肠梗阻、肝大、黄疸等）、关节痛和关节炎等表现。

【辅助检查】

1. 血液检查　周围血白细胞升高，以中性粒细胞增高为主，伴核左移；有轻度贫血，血小板初期正常，第 2～3 周增多；血沉增快；C 反应蛋白增高，血浆纤维蛋白原及血浆黏度增高。

2. 免疫学检查　血清 IgG、IgM、IgA、IgE 和血循环免疫复合物均升高。

3. 心血管系统检查　心脏受损的患儿可见心电图和超声心动图改变，必要时可行冠状动脉造影，以观察冠状动脉病变程度。

4. X 线检查　提示肺纹理增多、模糊或有片状阴影，心影可扩大。

【治疗要点】

根据病情给予对症和支持治疗。尽早使用阿司匹林和丙种球蛋白控制炎症，预防或减轻冠状动脉病变发生；病情严重者可使用皮质激素；血小板显著增高或冠状动脉病变、血栓形成者加用双嘧达莫。

【护理评估】

1. 健康史　详细了解患儿发热程度、热型及热程，应用抗生素是否有效，询问皮疹的出现时间、形态及分布，有无近期服药史其疗效，是否有与出疹性疾病患者接触史。

2. 身体状况　测量生命体征，评估皮肤皮疹的分布和外观；检查手足硬肿、脱皮情况；双眼球结膜、咽部黏膜有无充血；是否有口唇红肿、干燥、皲裂或出血、杨梅舌、肛周皮肤发红、脱皮、颈淋巴结肿大等表现；有无心包炎、心肌炎、心律失常、心内膜炎的体征和消化系统症状等。

3. 了解实验室检查结果　包括血液检查、免疫学检查、心血管系统检查和 X 线检查结果。

4. 心理社会状况　评估患儿家长对疾病的认识程度及心理反应。

【主要护理诊断/合作性问题】

1. 体温过高　与感染、免疫反应等因素有关。
2. 皮肤黏膜完整性受损　与感染、小血管炎有关。
3. 潜在并发症　心脏受损。

【护理措施】

1. 降低体温　在急性期患儿应绝对卧床休息，监测及记录体温变化、热型及伴随症状，及时采取药物或物理降温，防止高热惊厥的发生。

2. 密切观察病情　严密监测患儿有无心血管损害的表现，如心率、心律、心音、心电图异常等。一旦发现异常，立即采取相应的护理措施。严格遵医嘱进行用药治疗，注意观察药物疗效及副作用，如应用阿司匹林治疗，应注意有无出血倾向；静脉注射丙种球蛋白，要注意有无变态反应的发生，一旦发生，应及时处理。

3. 饮食护理　鼓励患儿多饮水，给予清淡易消化、营养丰富的流质或半流质饮食，禁食生冷、辛辣、坚硬的食物。

4. 皮肤护理　评估皮肤病损情况，并做好记录；保持皮肤清洁，衣被应柔软清洁、干燥；剪短指甲，防止皮肤抓伤和擦伤；每次便后清洗臀部；对半脱的痂皮切忌强行撕脱，可用消毒剪刀剪除，防止出血和继发感染。

5. 黏膜护理　防止发生感染，评估患儿口腔卫生及进食能力，观察口腔黏膜病理损害情况，根据口腔黏膜病损程度，每天行口腔护理 2～3 次，保持口腔清洁，防止继发感染。口唇干裂者涂润唇油保护；口腔溃疡疼痛时涂碘甘油以止痛消炎。每天用生理盐水洗眼 1～2 次，也可涂眼膏，预防感染，保持眼的清洁。

【健康教育】

1. 及时向家长交待病情　督促患儿注意休息，介绍相关的治疗护理知识。

2. 指导家长观察病情　对于无冠状动脉病变患儿，应定期复查心电图、超声心动图，结合患儿家庭经济状况使其理解和配合相关治疗；有冠状动脉损害者应密切观察患儿和随访；对于多发或较大冠状动脉瘤尚未闭塞者不宜参加体育活动。

自学指导

【重点难点】

1. 免疫缺陷病、风湿热、幼儿类风湿关节炎、变态反应性紫癜、川崎病患儿临床表现、治疗要点及护理措施，护理评估、常见的护理诊断及健康教育。

2. 小儿免疫系统发育特点，免疫缺陷病、风湿热、幼儿类风湿关节炎、变态反应性紫癜、川崎病患儿的病因、发病机制及辅助检查。

【考核知识点】

1. 免疫缺陷病、风湿热、幼儿类风湿关节炎、变态反应性紫癜、川崎病患儿的临床表现、治疗要点及护理措施。

2. 免疫缺陷病、风湿热、幼儿类风湿关节炎、变态反应性紫癜、川崎病患儿护理评估、常见的护理诊断及健康教育。

【复习思考题】

1. 原发性免疫缺陷病主要的临床表现有哪些?

2. 风湿热患儿的护理措施有哪些?

3. 患儿,女,8 岁。于 2010 年 6 月无诱因出现经常性发热,尤以下午或夜间为重,发热呈不规则热型。体温可达 40 ℃,有时不服退热药可自行退热。伴有双膝关节肿胀疼痛,进行性加重。逐渐波及至双手、双腕关节,关节肿胀,发热时加重,退热时减轻。

请问:

(1) 该患儿的临床诊断是什么?

(2) 该患儿主要护理诊断/合作性问题是什么?

(3) 应采取哪些相应的护理措施?

〔刘　虹〕

第十八章

遗传性疾病患儿的护理

【学习目标】

1. 掌握：唐氏综合征、苯丙酮尿症、糖原累积病的概念、临床表现、常用护理诊断及护理措施。

2. 熟悉：遗传病的概念及分类方法；唐氏综合征、苯丙酮尿症、糖原累积病的相关检查及健康教育。

3. 了解：唐氏综合征、苯丙酮尿症、糖原累积病的常见病因及发病机制。

【自学时数】1 学时。

遗传性疾病简称遗传病（genetic disease），是由于遗传物质结构或功能改变所导致的疾病。遗传性疾病种类繁多，涉及全身各个系统，病死率和致疾率均较高。本章通过学习遗传性疾病的概念、预防、治疗和护理方法，为今后开展相关疾病的健康教育和临床护理奠定理论基础。

第一节 概 述

遗传物质包括细胞中的染色体及其基因。人类细胞染色体数为 23 对（46 条），其中 22 对男性和女性都一样，称常染色体（autosome），1 对染色体男女不同，是由决定性别的，称性染色体（sexchromosome），男性为 XY，女性为 XX。正常男性的染色体核型为 46，XY；正常女性的染色体核型为 46，XX。细胞的遗传信息几乎都储存在染色体的 DNA 分子长链上，DNA 分子是由两条多核苷酸链依靠核苷酸碱基之间的氢键相连接而成的双螺旋结构。

基因的表达是将 DNA 分子储存的遗传信息经过转录，形成 mRNA，释放入细胞质作为合成蛋白质的模板，由 tRNA 按照密码子选择相应的氨基酸，在核蛋白体上合成蛋白质。基因突变是分子中的碱基顺序发生变异，必然导致组成蛋白质的氨基酸发生改变，遗传表型亦因此不同，临床上就有可能出现遗传性疾病。

根据遗传物质的结构和功能改变的不同，可将遗传病分为 4 大类：

1. **单基因遗传病** 指一对主基因突变导致的疾病，如血红蛋白病和苯丙酮尿症。

2. **多基因遗传病** 指由多种基因变化影响引起的，是基因与性状的关系，如唇裂、腭裂等。

3. 染色体病 由于染色体数目异常或排列位置异常等产生的疾病,如唐氏综合征,先天性卵巢发育不全综合征。

4. 线粒体病 极为罕见,是由遗传缺损引起线粒体代谢酶缺陷所导致的一组异质性病变。如帕金森病等。

遗传病的基因诊断是以 DNA 和 RNA 为诊断材料,应用分子生物学技术,通过检查基因的结构或表达来诊断遗传性疾病的方法和过程。基因治疗是指运用重组技术设法恢复或构建患者细胞中有缺陷的基因,使细胞恢复正常功能而达到治疗疾病或赋予机体新的抗病功能的目的,然而由于多数遗传病的治疗仍颇为艰难或费用昂贵,难以全面治疗,因此,为减少遗传病的发生,广泛开展预防工作就显得格外重要。

第二节 唐氏综合征

唐氏综合征(Down's syndrome)又称先天愚型或 21 三体综合征,是人类最早发现且最为常见的常染色体病,母亲年龄愈大,发病率愈高。

【病因】

尚未完全明确,目前认为与下列因素有关:

1. 母亲妊娠年龄过大 孕母年龄愈大,子代发生唐氏综合征的可能性愈大,可能与母体卵子老化有关。

2. 放射线 妊娠期接受射线,尤其是腹部接触射线后,其子代染色体易畸变。

3. 化学物质 许多化学药物(如抗代谢药物)和毒物(如苯、砷等)都可致染色体畸变。

4. 病毒感染 妊娠期病毒感染(如风疹病毒、肝炎病毒等)可致染色体断裂,畸变。

5. 遗传因素 染色体异常的父母可将畸变的染色体遗传给子代。

【发病机制】

唐氏综合征是生殖细胞在减数分裂时或受精卵有丝分裂时,出现染色体不分离,结果导致 3 条 21 号染色体和单条 21 号染色体胚胎,按照核型分析其染色体的异常可分为 3 型:

1. 标准型 占患儿总数的 90%～95%,发生机制系因亲代(多为母方)的生殖细胞染色体在减数分裂时 21 号染色体不分离所致,使受精后的合子多一条 21 号染色体,其核型为 47,XX(或 XY),+21。双亲核型大都正常,一般无家族史。

2. 易位型 占 2.5%～5%。染色体数目正常,只是发生在近着丝粒染色体的一种相互易位,称罗伯逊易位,亦称着丝粒融合,有 D/G 易位和 G/G 易位两种。其中,D/G 易位最常见,D 组中以 14 号染色体为主,核型为 46,XX(或 XY),-14,+t(14q21q);这种易位型患儿约半数为遗传性;另一种为 G/G 易位,绝大多数为 G 组中两个 21 号染色体发生着丝粒融合,形成等臂染色体,较少见。

3. 嵌合体型 此型占 2%～4%。本型是因受精卵在早期分裂过程中染色体不分离所致,患儿体内存在两种以上细胞系（以两种为多见），一为正常细胞，一为唐氏细胞，核型为 46，XY（或 XX）/47，XY（或 XX），+21。患儿临床症状轻重与异常细胞所占比例有关。

【临床表现】

本病主要特征为患儿特殊面容、智能障碍和生长发育迟缓，可伴有多种畸形。

1. 特殊面容　出生时即有明显的特殊面容，表情呆滞。头小而圆，前囟大且关闭延迟，面容圆而扁平，眼距宽，睑裂小，可有内眦赘皮，鼻梁低平，外耳小，常张口伸舌，流涎多。

2. 智能障碍　为本病最突出的表现，多数智力中度低下，少数轻度低下，缺乏抽象思维能力。嵌合体型患儿智能障碍较轻。

3. 生长发育迟缓　身材矮小，头围小于正常，骨龄落后于实际年龄，出牙延迟且顺序异常；四肢短，韧带松弛，关节可过度弯曲；手指粗短，小指向内弯曲。

4. 皮肤纹理　可有通贯手，atd 角增大，第 5 指只有 1 条褶纹。

5. 伴发畸形　30%～50% 的患儿并发先天性心脏病，其次是消化道畸形。免疫功能低下，易患各种感染。先天性甲状腺功能减退症和急性淋巴细胞性白血病的发生率明显高于正常人群。如存活至成人期，常在 30 岁以后出现阿尔茨海默病痴呆症状。

【辅助检查】

1. 细胞遗传学检查　一般在妊娠 14～16 周对羊水细胞或出生后对外周血淋巴细胞进行染色体核型检测。

2. 分子细胞遗传学检查　用荧光素标记的 21 号染色体的相应片段序列探针，与外周血中的淋巴细胞或羊水细胞进行原位杂交，患儿的细胞中呈现 3 个 21 号染色体的荧光信号。

【治疗要点】

目前尚无有效治疗方法，以进行长期耐心的教育和训练为主。如伴有畸形，可手术纠正。可补充适量的微量元素，能起到改善体能和促进智能发育的作用。

【护理评估】

1. 健康史　了解是否有家族史，尤其是母系家族，父母是否近亲结婚，母亲是否为高龄妊娠，多胎或多年不孕后妊娠，孕期是否患病毒感染，是否接触过放射线、化学物质，患儿的智力及发育情况，患儿有无发育落后等。

2. 身体状况　观察患儿有无本病的特殊面容及皮纹特点，检查是否合并其他畸形，分析实验室染色体检查结果，明确患儿病变类型。

3. 心理社会状况　患儿的父母通常有明显的内疚、焦虑心理，所以针对家长的心理护理尤为重要，了解家长是否掌握有关遗传病的知识及训练患儿的能力，评估患儿有无自卑心理。

【主要护理诊断/合作性问题】

1. 自理能力低下　与体格及动作发育缓慢、异常有关。

2. 有感染的危险　与免疫功能低下有关。

3. 焦虑　与患儿所患严重疾病得不到有效治疗有关。

4. 知识缺乏　患儿家长缺乏遗传病的护理和训练知识。

【护理措施】

1. 培养自理能力，加强生活护理，防止意外伤害

（1）照顾患儿，协助照顾其日常生活，如洗澡、穿衣及吃饭等；患儿肌张力低下，吸吮无力，喂养时注意吞咽情况，防止意外事故的发生；注意及时擦干净口涎，保持下颌及颈部皮肤的干燥、清洁。

（2）帮助家长制订教育及训练计划，加强教养，使患儿通过逐步训练能生活自理，长大后能从事简单劳动，并具备基本的安全意识，提高自己的生活质量。

2. 预防感染　保持室内空气清新，注意通风，注意个人卫生，保持鼻腔及口腔清洁，勤洗手，注意防护，避免与感染者接触，并发肺炎是致死的原因，需注意预防。患儿常合并先天性心脏病，要防止心功能不全，如出现哭声低、青紫等应及时通知医师。

3. 心理护理　家长得知患儿患有唐氏综合征时，通常难以接受，有沉重的心理负担，表现出自责和焦虑。医护人员应秉着理解的态度耐心开导，帮助他们面对现实，树立信心，提供有关患儿养育、照顾的医疗知识，尽快适应该疾病对家庭的影响。

4. 技能培训　对弱智儿进行适当教育和一定的工作技能培训，此外家长和学校应帮助孩子克服行为问题，帮助患儿及家庭得到来自社会的支持。

【健康教育】

应加强婚前、孕前、产前以及新生儿检查，注意针对 35 岁以上高龄妊娠妇女做羊水检查，以求最大限度地防止唐氏综合征患儿的出生。标准型唐氏综合征的下一胎再发生风险率为 1%，母亲年龄愈大，风险率愈高。易位型患儿的双亲应进行核型分析，以便发现平衡易位携带者：如母方为 D/G 易位，则每一胎都有 10% 的风险率；如父方 D/G 易位，则风险率为 4%；妇女应避免在 40 岁以后生育；母亲妊娠期间，尤其是在妊娠早期应避免滥用化学药物、毒物及放射线，预防病毒感染等的发生。

第三节　苯丙酮尿症

苯丙酮尿症（phenyl ketonuria，PKU）是氨基酸代谢障碍中较常见的一种，属于常染色体隐性遗传病。由于苯丙氨酸代谢途径中的酶缺陷，导致苯丙氨酸代谢障碍，体内苯丙氨酸及其代谢产物在体内蓄积，尿中排出大量苯丙酮酸等代谢产物而得名。为常染色体隐性遗传，发病率随种族而异，我国的总体发病率为 1∶11000，北方稍高于南方。

【病因与发病机制】

苯丙氨酸是人体必需氨基酸之一。正常情况下，摄入的苯丙氨酸一部分用于合成各种成分的蛋白质，另一部分在肝细胞苯丙氨酸羟化酶（phenylalanine hydroxylase，PAH）的作

用下转化为酪氨酸，以合成黑色素、甲状腺素和肾上腺素。PAH 转化为酪氨酸的过程中，除 PAH 外，还需要二氢蝶呤还原酶及辅酶四氢生物蝶呤（tetrahydrobiopterin，BH_4）的参与，任何一种酶缺陷均可引起血苯丙氨酸增高；如果 PAH 缺乏或活性降低，则苯丙氨酸被代谢为苯丙酮酸，在体内蓄积而损害神经系统，血中苯丙氨酸超过肾阈而大量排出，产生苯丙氨基酸尿。另外抑制酪氨酸代谢过程中的某些酶，如抑制酪氨酸酶而阻止黑色素的产生，则可出现毛发及皮肤色素脱失；若抑制色氨酸代谢过程中的羟化酶，则使 5 - 羟色胺生成减少，加重神经系统损害。

本病分为典型和 BH_4 缺乏型两类。①典型 PKU：是由于患儿肝细胞缺乏 PAH，不能将苯丙氨酸转化为酪氨酸，因此苯丙氨酸在血、脑脊液、各种组织和尿液中的浓度极度增高，同时经旁路代谢产生大量的苯丙酮酸、苯乙酸等，并从尿中排出。由于酪氨酸生成减少，致使甲状腺素、肾上腺素和黑色素等合成不足，而蓄积的高浓度苯丙氨酸及其旁路代谢产物导致细胞受损。②BH_4 缺乏型 PKU：BH_4 是苯丙氨酸、酪氨酸等芳香氨基酸在羟化过程中所必需的共同的辅酶，BH_4 缺乏，不仅苯丙氨酸不能氧化为酪氨酸，而且造成多巴胺、5 - 羟色胺等重要神经递质的合成受阻，加重了神经系统的损害，故 BH_4 缺乏型 PKU 的临床症状更重，治疗更困难。

本病绝大多数为典型 PKU，有 10％～15％ 为 BH_4 缺乏型 PKU。

【临床表现】

患儿出生时正常，一般 3～6 个月时开始出现症状，1 岁时明显加重。表现为：

1. 神经系统　主要为智力障碍。早期可有神经行为异常，如兴奋不安、多动或嗜睡、委靡，少数可呈现肌张力增高，腱反射亢进，甚至惊厥，继之智力障碍日渐明显。BH_4 缺乏型 PKU 神经系统症状出现较早且较严重，常出现肌张力减低、嗜睡、惊厥、智力落后明显，如不经治疗，患儿常在幼儿期死亡。

2. 外貌　因黑色素合成减少，致患儿皮肤白皙、干燥，易患湿疹，毛发颜色变淡，虹膜色泽变浅。

3. 其他　除躯体生长发育迟缓外，有明显鼠尿臭味。

【辅助检查】

本病强调早期诊断，早期治疗，以避免神经系统的不可逆损伤。

1. 新生儿期筛查　新生儿哺乳 3 天后，采集足跟末梢血，滴于专用采血滤纸上，晾干后即寄送至筛查实验室，采用 Guthrie 细菌生长抑制试验半定量测定。

2. 尿三氯化铁试验　将三氯化铁滴入尿液，如立即出现绿色反应，则为阳性，说明尿中苯丙氨酸浓度增高，一般用于较大婴儿和儿童的筛查。

3. 苯丙氨酸和酪氨酸生化定量检测　凡筛查为阳性患儿都要经过此项检查加以确诊。患儿苯丙氨酸浓度在 $0.36～4.88 \, mmol/L$，经典 PKU 患儿持续在 $1.2 \, mmol/L$ 以上。

4. 尿蝶呤分析　用以鉴别各型 PKU。典型 PKU 患儿尿中蝶呤总排出量增高，新蝶呤与生物蝶呤比值正常。

5. 酶学诊断　需经肝活检测定。

【治疗要点】

诊断一旦明确，立即给予低苯丙氨酸饮食。开始治疗的年龄愈小，预后愈好。

1. 低苯丙氨酸饮食 主要适用于典型 PKU 及血苯丙氨酸持续高于 1.22 mmol/L 的患儿。血苯丙氨酸浓度过高或者过低都将影响生长发育，且每个患儿对苯丙氨酸的耐受量不同，故在饮食治疗中，需定期测定血苯丙氨酸水平，及时调整食谱。低苯丙氨酸饮食治疗应至少持续到青春期，终生治疗对患者更有益。

2. BH_4、5-羟色胺和 L-DOPA 主要用于 BH_4 缺乏型 PKU，除饮食控制外，需给予此类药物。

【护理评估】

1. 健康史 了解是否有家族史，父母是否近亲结婚，患儿有无智力低下和体格发育落后，了解喂养情况、饮食结构、尿液气味等。

2. 症状和体征 观察患儿皮肤毛发颜色，身体气味，测身高、体重、头围，检查有无肌张力的改变，分析实验室结果，明确患儿疾病程度。

3. 心理社会状况 了解患儿家长是否掌握该病的相关知识，特别是饮食治疗方法，家庭经济情况，家长有无焦虑情绪，是否具备护理患儿和配合治疗的能力。

【主要护理诊断/合作性问题】

1. 生长发育改变 与高苯丙氨酸血症神经系统的损伤有关。
2. 有皮肤完整性受损的危险 与汗液及尿液的排泄刺激有关。
3. 营养失调，低于机体需要量 与限制食品种类有关。
4. 知识缺乏 家长对本病因早诊断，早治疗缺乏认识。
5. 焦虑 与患儿的疾病程度有关。

【护理措施】

1. 低苯丙氨酸饮食 原则是使摄入苯丙氨酸的量既能保证生长发育和体内代谢的最低需要量，又能使血中苯丙氨酸浓度维持在 0.12～0.36 mmol/L 为宜。治疗越早，智力影响越小，开始治疗的理想时间是出生 1 周内。若血苯丙氨酸浓度大于 0.6 mmol/L，即开始饮食治疗，在治疗过程中定期监测血苯丙氨酸水平，注意饮食疗法的停用不可过早。6 个月内患儿可选用低苯丙氨酸奶加适量母乳，6 个月后添加辅食时宜选择淀粉类、蔬菜、水果等低蛋白食物为主，忌用或少用乳类、蛋类、肉类、豆类等蛋白质含量高的食物，需要时再给予低苯丙氨酸水解蛋白以保证蛋白质供给；同时，注意补充各种维生素、矿物质及微量元素，监测体格发育和智力发育的全过程。

2. 加强皮肤护理 勤换尿布，保持皮肤干燥、清洁，有湿疹者及时处理。

【健康教育】

避免近亲结婚。开展新生儿筛查，以早期发现，尽早治疗。向家长介绍本病的相关知识，做好遗传咨询及健康教育，告知本病为可治疗的遗传代谢性疾病，以减轻家长的焦虑情绪。指导家长辨别患儿的毛发颜色及尿的特殊气味，协助家长制订饮食治疗方案，强调饮食治疗是保证患儿智力和体格正常发育的关键，必须坚持。督促患儿定期复查。

第四节　糖原累积病

糖原累积病（glycogen storage disease，GSD）是一组由于先天性酶缺陷所造成的糖原代谢障碍性疾病。这类疾病的共同特征是糖原代谢异常，导致糖原在肝脏、肌肉、肾脏等组织中堆积。GSD 依其所缺陷的酶可分为 12 型，除 GSD Ⅸb 型为 X 连锁隐性遗传外，其余均为常染色体隐性遗传性疾病。本节主要阐述糖原累积病 Ⅰa 型。

【病因】

糖原累积病 Ⅰa 型是由于葡萄糖-6-磷酸酶（G-6-Pase）缺陷所导致的常染色体隐性遗传的代谢性疾病，在各型中最为多见。G-6-Pase 基因位于 17 号染色体长臂 2 区 1 带，约有12.5kb，包含 5 个外显子；G-6-Pase 蛋白为细胞内质网膜蛋白，包含 357 个氨基酸；迄今为止，G-6-Pase 基因编码区已发现 100 余种突变。不同的种族和地区的人群有不同的突变类型，白种人中以 R83C 和 Q347X 突变为主，我国和日本以 727 g>t 突变最为常见。

【临床表现】

临床表现轻重不一，呈娃娃脸，肌张力低下，智能发育多正常。重症患儿在新生儿期即可出现严重低血糖、酸中毒、呼吸困难和肝大等表现，少数可发生低血糖惊厥。患儿有高乳酸血症、高尿酸血症。

轻者在幼儿期表现为身材矮小、低血糖、肝大、易感染，也可出现高脂血症，一些患儿尽管血糖很低，但无明显的低血糖症状。

患儿可出现骨质疏松，由于血小板功能不良，常有出血倾向，可并发肾病或肾功能异常。

【辅助检查】

1. 血生化测定　低血糖、酮症酸中毒、乳酸血症，血脂及尿酸升高，肝功能多数正常。
2. 肾上腺素试验　皮下注射 1∶1000 肾上腺素 0.02 mL/kg，注射前、后 10 分钟，20分钟、30 分钟、40 分钟、50 分钟、60 分钟测定血糖，正常者血糖上升 40%～60%，患者血糖无明显上升。
3. 胰高血糖素试验　肌内注射胰高血糖素 30 μg/kg（最大量 1 mg），于注射后 0 分钟、15 分钟、30 分钟、45 分钟、60 分钟、90 分钟、120 分钟取血测血糖。正常时在 15～45 分钟内血糖可升高 1.5～2.8 mmol/L，患者血糖升高不明显。
4. 肝组织活体检查和酶活力测定　肝组织糖原染色见糖原增多，特异性酶活性降低。
5. 外周血白细胞 DNA 分析，进行基因诊断。

【治疗要点】

1. 无病因治疗，可对症处理。

2. 严重低血糖时，可静脉给予葡萄糖。白天少量多次喂给糖类食物和夜间使用鼻饲点滴葡萄糖，维持血糖在 4～5 mmol/L 为宜。

3. 1 岁后用生玉米淀粉治疗，以防治低血糖和乳酸血症。

4. 注意补充各种微量元素和矿物质。

5. 家庭中未发病的同胞兄妹，应定期检查，以便及早诊断。家庭如需生育第 2 胎，可进行遗传咨询，并进行产前基因诊断。

【护理评估】

1. 健康史　了解患儿有无家族史，父母是否近亲结婚，患儿有无体格发育落后等。

2. 症状和体征　观察患儿脸型，测量身高、体重，检查有无肌张力低下及肝大等，分析实验室结果，明确患儿疾病严重程度。

3. 心理社会状况　了解患儿家长是否掌握疾病的相关知识，家长有无焦虑情绪，是否具备护理患儿的能力。

【主要护理诊断/合作性问题】

1. 活动无耐力　与肝、肾组织细胞内缺乏葡萄糖-6-磷酸酶导致低血糖有关。

2. 成长发展改变　与糖、脂肪、蛋白质代谢障碍有关。

3. 有感染的危险　与免疫力低下有关。

4. 有受伤的危险　与骨质疏松和低血糖有关。

【护理措施】

1. 合理饮食　防止低血糖，给予高蛋白质、低脂肪、丰富维生素饮食，但总热量不宜过高。各种谷类、瘦肉、蛋、鱼禽和蔬菜等为常选食物；各种浓缩甜食、糕点、果汁等糖类为忌选食物。平时应少量多餐，在主餐之间和夜间均应加 1～2 次淀粉类食物。根据不同年龄和血糖浓度及时调整食物种类，保证必要营养物质供给。

2. 预防酸中毒　低脂肪食品可减少酮体与血脂的产生，防止酸中毒发生。因患儿有高乳酸血症，故纠正酸中毒常用碳酸氢钠治疗，禁用乳酸钠，用药时剂量准确，严防外溢而引起组织坏死。

3. 预防感染　避免患儿与感染者接触，一旦发现感染迹象，及时给予治疗，以免感染诱发低血糖症和酸中毒。

4. 心理护理　做好患儿的心理护理，增强其心理承受能力，正确对待生长发育的改变。

【健康教育】

教导家长给予患儿适度锻炼，增强体质；注意患儿安全，避免坠床，会行走患儿应避免奔跑、摔跤，以免骨折。避免各种创伤引起的出血；避免剧烈活动，减少体力消耗，以防止低血糖。

自学指导

【重点难点】

1. 遗传性疾病的概念和分类方法。

2. 唐氏综合征、苯丙酮尿症、糖原累积病的病因、发病机制、治疗要点。

3. 唐氏综合征、苯丙酮尿症、糖原累积病的临床表现、护理诊断和护理措施。

【考核知识点】

1. 遗传性疾病的概念和分类方法。

2. 唐氏综合征、苯丙酮尿症、糖原累积病的护理诊断、护理措施及预防原则。

【复习思考题】

1. 遗传性疾病的种类及遗传疾病的遗传方式有哪些？

2. 试述遗传性疾病的预防策略。

3. 简述苯丙酮尿症患儿的主要护理措施。

4. 唐氏综合征患儿有哪些临床表现？

〔崔　洁〕

第十九章

常见传染病患儿的护理

【学习目标】

1. 掌握：

(1) 麻疹、水痘、流行性腮腺炎、手足口病的临床表现、护理诊断及护理措施。

(2) 流行性乙型脑炎、中毒性细菌性痢疾的护理诊断、护理措施。

(3) 结核菌素试验的方法、标准及临床意义；结核病的预防措施及护理措施。

2. 熟悉：

(1) 麻疹、典型水痘、流行性腮腺炎、手足口病的治疗要点、护理评估。

(2) 流行性乙型脑炎、中毒性细菌性痢疾的护理评估、临床表现。

(3) 常用抗结核药的毒副作用；结核病的治疗原则；结核性脑膜炎的临床表现、实验室检查。

3. 了解：

(1) 麻疹、水痘、流行性腮腺炎、手足口病等的病因、发病机制及相关检查。

(2) 流行性乙型脑炎、中毒性细菌性痢疾的流行病学特征。

(3) 原发型结核、结核性脑膜炎的病因、发病机制、治疗要点和相关检查。

【自学时数】1学时。

由于小儿免疫功能低下，传染病发病率较成人高，且起病急、症状重、病情复杂多变、易发生并发症，因此，对已发生传染病的小儿要做好消毒隔离及护理工作；本章从小儿常见传染病的病因及发病机制、流行病学、相关检查、治疗要点、护理评估、护理诊断、护理措施及健康教育等方面做了相关介绍。

第一节　麻　疹

麻疹（measles）是由麻疹病毒所致的急性出疹性呼吸道传染病。临床上以发热、结膜炎、上呼吸道炎（咳嗽、流涕）、口腔麻疹黏膜斑（又称柯氏斑，Koplik's spot）及全身斑丘疹为主要特征。

【病因与发病机制】

麻疹病毒是一种副黏液病毒，仅有一个血清型，其抗原非单一而稳定。麻疹病毒在外界生活能力不强，麻疹疫苗需低温保存。

麻疹病毒侵入易感儿后出现两次病毒血症。麻疹病毒侵入上呼吸道、眼结膜上皮细胞和附近的淋巴结，在其内繁殖并侵入血流形成第一次病毒血症，被单核吞噬细胞系统吞噬后送到全身淋巴组织、肝、脾等器官，并在其内大量繁殖后再次侵入血流，发生第二次病毒血症，引起全身广泛性损害而出现高热、皮疹等一系列临床表现。病毒血症持续到出疹后第2天，以后渐愈。由于机体免疫反应受抑制，麻疹患儿常继发鼻窦炎、中耳炎、支气管肺炎等，并可使结核病恶化。

【流行病学】

1. 传染源　患儿是唯一的传染源，出疹前5天至出疹后5天均有传染性，如合并肺炎，传染性可延长至出疹后第10天。

2. 传播途径　患儿口、鼻、咽、气管及眼部的分泌物中均含有麻疹病毒，常通过喷嚏、咳嗽和说话等由飞沫传播。密切接触者可经污染病毒的手直接接触传播，通过衣物、玩具等间接传播者少见。

3. 易感人群　人群普遍易感，易感者接触患者后90％以上发病，病后可获持久免疫力。

4. 流行特点　全年均可发病，以冬、春两季为主，高峰在2～5月份。近年来，在全国范围内出现了麻疹流行，8个月之前的婴儿患病和大年龄麻疹，特别是青少年及成人发病率相对上升，是我国麻疹流行的新特点。

【临床表现】

典型麻疹病程分4期：

1. 潜伏期　6～18天，潜伏期末患儿可有低热、精神差、全身不适；接受过免疫者可延长至3～4周。

2. 前驱期　一般3～4天，有发热、上呼吸道炎和麻疹黏膜斑。此期患儿体温逐渐增高达39 ℃～40 ℃，伴头痛、咳嗽、喷嚏、流涕、眼睑水肿、结膜充血、畏光流泪（或呈浆液脓性分泌物）、咽部充血，尤以眼部症状突出，并可在下睑边缘见到一条明显充血红线；另外在下磨牙相应的颊黏膜上，可出现0.5～1 mm大小的灰白色麻疹黏膜斑，周围有红晕，出疹1～2天逐渐消失，同时常伴有精神委靡、纳差、呕吐及腹泻。

3. 出疹期　一般3～5天。当呼吸道症状及体温达高峰时患儿开始出现皮疹，初见耳后发际，渐延及面、颈部，自上向下蔓延至躯干、四肢及手心足底；皮疹初为红色斑丘疹，后融合成片，色加深呈暗红色。此期全身中毒症状加剧，可因体温骤升引起谵妄、嗜睡、腹痛、腹泻和呕吐；同时伴有全身淋巴结及肝、脾大，咳嗽加剧，肺部可闻及湿啰音。易并发肺炎、喉炎等症。

4. 恢复期　一般3～5天。皮疹按出疹顺序消退，同时有米糠样脱屑及褐色色素沉着，经1～2周消退；此期体温下降，全身情况好转。

少数患儿病程呈非典型经过，体内尚有一定免疫力者呈轻型麻疹，症状轻，常无黏膜斑，皮疹稀疏、色淡，疹退后无脱屑和色素沉着，无并发症，此种情况多见于潜伏期内接受过丙种球蛋白或成人血注射的患儿。体弱、有严重继发感染者呈重型麻疹，持续高热，中毒症状重，皮疹密集融合，常有并发症或皮疹骤退、四肢冰冷、血压下降等循环衰竭表现。此外，注射过减毒活疫苗的患儿还可出现无典型黏膜斑和皮疹的无疹型麻疹。

【相关检查】

血常规检查示白细胞总数减少，淋巴细胞相对增多。取患儿鼻、咽分泌物，痰，尿沉渣涂片可见多核巨细胞；如在脱落的细胞中进行免疫荧光染色可见麻疹病毒，有早期诊断价值。用酶联免疫吸附试验检测血清中麻疹 IgM 抗体，在出疹后 1~2 天即可出现，第 7~8 天达高峰，随后下降，故单份血清即可确诊。

【治疗要点】

目前尚无特异性药物，宜采取对症治疗、中药透疹治疗及并发症治疗等综合性治疗措施。

1. 一般为对症治疗　高热者酌情给予小量退热剂，伴有烦躁不安或惊厥者给予镇静药，咳嗽重者可服镇咳药并行超声雾化吸入；必要时静脉补液，注意补充维生素，尤其是维生素 A 和维生素 D，可减少并发症的发生。

2. 中药治疗　中医认为麻疹属于"温热病"范畴，前驱期治则以辛凉透表为主，出疹期以清热解毒透疹为主，恢复期则治以养阴清余热、调理脾胃。

3. 并发症治疗　有并发症者给予相应治疗。

【护理评估】

1. 健康史　应仔细询问患儿家属该患儿有无麻疹接触史，麻疹疫苗的初种、复种时间；患儿平素的体质、营养状况及既往病史，近期有无接受过主动或被动免疫，如注射丙种球蛋白、胎盘球蛋白等。

2. 身体状况　评估有无发热、流涕、流泪等上呼吸道感染症状，口腔有无麻疹黏膜斑，注意皮疹的性质、分布、颜色及疹间皮肤是否正常，有无肺炎、喉炎、脑炎等并发症表现。

3. 辅助检查　了解患儿出疹初期的鼻咽部分泌物或痰、尿沉渣涂片是否找到多核巨细胞以及免疫学检查结果。

4. 心理-社会状况　评估患儿的心理状况，帮助其掌握正确应对疾病的方式。

【主要护理诊断/合作性问题】

1. 体温过高　与病毒血症、继发感染有关。

2. 有皮肤完整性受损的危险　与麻疹病毒感染所致皮疹有关。

3. 营养失调，低于机体需要量　与病毒感染引起消化吸收功能下降、高热消耗增加有关。

4. 有感染的危险　与呼吸道排出病毒、继发感染及免疫功能下降有关。

5. 有传播疾病的危险　与病毒的排出有关。

【护理措施】

1. 一般护理

（1）绝对卧床休息至皮疹消退、体温正常；室内空气新鲜，每天通风 2 次（避免对流风直吹患儿，以防受凉），保持室温于 18 ℃～22 ℃，湿度 50%～60%；衣被穿盖适宜，忌捂汗，出汗后及时擦干，更换衣被。

（2）监测体温，观察热型。出疹期不宜用药物或物理方法强行降温，尤其是乙醇擦浴、冷敷等物理降温，以免影响透疹，导致并发症；体温超过 40 ℃时可用小量的退热剂或温水擦浴，以免发生惊厥。

2. 保持皮肤黏膜的完整性

（1）加强皮肤护理：保持床单整洁干燥和皮肤清洁，在保温情况下，每天用温水擦浴更衣 1 次（忌用肥皂），腹泻患儿注意臀部清洁，勤剪指甲或戴手套，痒者可涂炉甘石洗剂或扑止痒粉，退疹后皮肤干燥可涂润滑油，防抓伤皮肤继发感染。及时评估透疹情况，如透疹不畅，可用鲜芫荽煎水服用并擦身（须防烫伤），以促进血液循环，使皮疹出齐、出透，平稳度过出疹期。

（2）加强眼、耳、鼻、口腔的护理：室内光线宜柔和，常用生理盐水清洗双眼，再滴入抗生素眼液或眼膏（动作应轻柔，防眼损伤），可加服维生素 A 预防眼干燥症；防止呕吐物或泪水流入外耳道发生中耳炎；及时清除鼻痂、翻身拍背助痰排出，保持呼吸道通畅；加强口腔护理，可用生理盐水或复方硼砂含漱液含漱。

3. 保证营养的供给　发热期间给予清淡易消化的流质饮食，如牛奶、豆浆、蒸蛋等，常更换食物品种，少量多餐，以增加食欲利于消化；鼓励患儿多饮开水及热汤，利于排毒、退热、透疹。恢复期应添加高蛋白、高维生素食物。指导家长做好饮食护理，无须忌口。

4. 加强患儿病情观察　麻疹并发症多且重，应密切观察病情，早发现、早治疗。出疹期如透疹不畅、疹色暗紫、持续高热、咳嗽加剧、鼻翼扇动、喘憋、发绀、肺部啰音增多，为并发肺炎的表现，重症肺炎尚可致心力衰竭；患儿出现频咳、声嘶、甚至哮吼样咳嗽、吸气性呼吸困难、三凹征，为并发喉炎表现；患儿出现嗜睡、惊厥、昏迷，为脑炎表现。

5. 预防感染的传播

（1）管理好传染源：一旦确诊，需隔离至出疹后第 5 天，并发肺炎者延长至出疹后第 10 天；密切接触的易感儿，应隔离观察 3 周，若接受过免疫制剂者与易感儿接触，则隔离观察延长至 4 周。

（2）切断传播途径：病室加强通风换气及空气消毒。

（3）保护易感儿：①被动免疫。对年幼、体弱的易感儿肌内注射人血丙种球蛋白或胎盘球蛋白。②主动免疫。对 8 个月以上未患过麻疹的小儿可接种麻疹疫苗，7 岁时复种。

【健康教育】

1. 为控制麻疹的流行，护士应向家长介绍麻疹的流行特点、病程、隔离时间、早期症状、并发症和预后，使其能积极配合治疗。

2. 无并发症者可在家治疗护理，护士应指导患儿家长进行隔离消毒、皮肤护理及病情观察等，防止继发感染。

第二节　水　痘

水痘（varicella，chickenpox）是由水痘-带状疱疹病毒初次感染引起的一种传染性很强的出疹性疾病。其临床特点为皮肤黏膜相继出现和同时存在斑疹、丘疹、疱疹和结痂等各类皮疹，全身症状较轻。

【病因与发病机制】

水痘-带状疱疹病毒（varicella-zoster virus，VZV）属人类疱疹病毒 3 型，存在于呼吸道、血液及疱疹液中。小儿初次感染时引起水痘，恢复后病毒可长期潜伏在脊髓后根神经节或脑神经的感觉神经节内，少数人在青春期或成年后，病毒被激活后可再次发病，表现为带状疱疹。

病毒经口、鼻进入人体，在呼吸道黏膜细胞内繁殖，2～3 天后进入血液产生病毒血症，可在单核吞噬细胞系统内再次增殖后入血，引起第 2 次病毒血症而发病，黏膜病变与皮疹类似。

【流行病学】

1. 传染源　水痘患者是唯一传染源，病毒存在于患儿上呼吸道鼻咽分泌物、皮肤黏膜斑疹及疱疹液中。出疹前 1～2 天至疱疹全部结痂均有极强的传染性，接触者 90％发病。

2. 传播途径　主要通过空气飞沫传播，亦可通过直接接触疱液、污染的用具而感染。孕妇分娩前患水痘可感染胎儿，在出生后 2 周左右发病。

3. 易感人群　普遍易感，以 1～6 岁儿童多见，6 个月以内的婴儿由于有母亲抗体的保护，很少患病。

4. 流行特点　本病一年四季均可发病，以冬、春两季高发。水痘感染后一般可获得持久免疫力。

【临床表现】

1. 典型水痘

（1）潜伏期：10～21 天，平均为 14 天。

（2）前驱期：可无症状或仅有轻微症状，如全身不适、乏力、咽痛、咳嗽等上呼吸道感染症状，年长儿前驱期症状明显，体温可达 38.5 ℃，持续 1～2 天迅速进入出疹期。

（3）出疹期：发热 1 天后出皮疹。其特点如下。①皮疹的特点：分批出现，开始为成批的细小红色斑疹或斑丘疹，迅速发展为清亮、椭圆形小水疱，周围伴有红晕；疱液先透明而后混浊，且疱疹出现脐凹现象，易破溃，常伴瘙痒，2～3 天开始干枯结痂。在疾病高峰时期，由于皮疹演变过程快慢不一，故在皮肤上可同时存在斑疹、丘疹、水疱疹和结痂疹（4 种皮疹分批出现，高峰时"四世同堂"），这是水痘皮疹的重要特征。②出疹顺序：皮疹呈向心性分布，开始为躯干、头皮、面部和腰部，四肢远端较少，且皮疹脱痂后一般不留瘢痕。③黏膜疱疹可出现在口腔、咽、眼结膜、生殖器等处，易破溃形成溃疡，有明显痛感。

④水痘多为自限性疾病。

2. 重型水痘　多发生于恶性疾病或免疫功能受损的患儿，呈播散性、出血性、坏死性皮疹，出现高热及全身中毒症状，皮疹分布广泛，可继发感染甚至引起败血症，病死率高，常见于年长儿和成人。

3. 先天性水痘　孕妇患水痘时可累及胎儿，致新生儿患先天性水痘综合征，导致多发性先天性畸形和自主神经系统受累，患儿常在1岁内死亡，存活者留有严重神经系统伤残。

4. 并发症　主要有皮肤继发性细菌感染、脑炎、肺炎。水痘应注意与天花、丘疹样荨麻疹鉴别。

【相关检查】

血常规示白细胞总数正常，继发细菌感染时可增高；疱疹刮片可发现多核巨细胞及核内包涵体；做血清特异性抗体IgM检查，抗体在出疹1～4天后即出现，2～3周后滴度增高4倍以上即可确诊。此外，PCR检测患儿呼吸道上皮细胞和外周血白细胞中的特异性病毒DNA，是早期敏感快捷的诊断方法。

【治疗要点】

1. 对症治疗　皮肤瘙痒时可局部应用炉甘石洗剂或口服抗组胺药，全身使用止痒镇静剂；高热时可物理降温或给予退热剂；有并发症时进行相应的对症治疗。

2. 抗病毒治疗　阿昔洛韦为目前首选抗VZV药物，但只有在水痘发病后24小时内用药才有效，还可酌情选用干扰素。

【护理评估】

1. 健康史　注意询问起病2～3周前有无水痘及带状疱疹患者接触史，母亲妊娠期间是否患过水痘，患儿有无应用激素或免疫抑制剂的病史及水痘疫苗接种史。

2. 身体状况　评估患儿起病时有无上呼吸道感染症状，详细检查皮疹的分布、顺序、形态、数量，是否伴有疼痛、瘙痒、继发感染等，检查口、咽、眼结膜、外阴等黏膜有无破损。

3. 辅助检查　了解血常规、疱疹刮片检查等实验室检查结果，评估有无肺炎、脑炎等并发症表现。

4. 心理-社会状况　评估患儿的心理状态及情绪反应；患儿家长对疾病知识的了解程度；社区医疗机构对疾病的防治重视程度。

【主要护理诊断/合作性问题】

1. 皮肤完整性受损　与水痘病毒引起的皮疹及继发感染有关。

2. 不舒适　与皮疹致皮肤瘙痒有关。

3. 潜在并发症　脑炎、肺炎等。

4. 知识缺乏　患儿家长缺乏水痘的预防、护理、隔离消毒等知识。

5. 有传播疾病的可能　与呼吸道及疱液排出病毒有关。

【护理措施】

1. 减轻皮肤病理损害，恢复皮肤完整性

（1）室温适宜，保持皮肤清洁、干燥，勤换内衣，保持衣被清洁、舒适，以免增加痒感。剪短指甲，婴幼儿可戴连指手套，避免搔破皮疹而致继发感染或留下瘢痕。

（2）减轻皮疹瘙痒。皮肤瘙痒时，局部涂 0.25% 冰片炉甘石洗剂或 5% 碳酸氢钠溶液，也可遵医嘱口服抗组胺药；疱疹破溃时涂 1% 甲紫，继发感染者局部用抗生素软膏，或遵医嘱口服抗生素控制感染。

2. 加强患儿病情观察　注意患儿精神、体温、食欲及有无呕吐等，及早发现并发症。如有口腔黏膜溃疡影响食欲，应给予补液；高热者，物理降温或予退热剂，忌用阿司匹林，以防诱发 Reye 综合征。观察患儿有无嗜睡、烦躁、脑膜刺激征和呼吸困难等并发症（脑炎、肺炎）的征象及皮肤感染征象，并采取相应的护理措施。

3. 避免使用肾上腺皮质激素　应用激素（包括激素软膏）治疗其他疾病的患儿接触水痘患者，应于 72 小时内注射大剂量丙种球蛋白或水痘-带状疱疹免疫球蛋白，可起到预防作用或以期减轻病情；如已发生水痘，应用肾上腺皮质激素类药物时应争取在短期内减量，逐渐停药。

4. 预防感染的传播

（1）管理传染源：无并发症患儿多在家中隔离（空气和接触隔离）治疗，应隔离至疱疹全部结痂或出疹 7 天为止；托幼机构中若发现水痘患儿，应检疫 3 周。

（2）保护易感儿：保持室内空气新鲜，托幼机构宜采用紫外线消毒，做好晨间检查，防止扩散；避免易感儿接触，尤其是体弱、免疫功能低下者、孕妇在分娩前 5 天或生后 2 天患水痘的新生儿更应加强保护。在接触水痘 72 小时内给予水痘-带状疱疹免疫球蛋白或恢复期血清肌内注射，可以预防或减轻症状。

【健康教育】

1. 向患儿及家长介绍病情及转归，解释所用药物的作用和疗程，指导家长协助观察病情。

2. 无并发症的患儿在家中治疗，指导家长做好消毒隔离工作，教会家长皮肤护理的方法，防止继发感染。

第三节　流行性腮腺炎

流行性腮腺炎（mumps, epidemic parotitis）是由腮腺炎病毒引起的急性呼吸道传染病。以腮腺肿大、疼痛为特征，大多伴发热、咀嚼受限，各种唾液腺体及其他器官受累。

【病因与发病机制】

腮腺炎病毒属副黏液病毒科，存在于患者唾液、血液、尿及脑脊液中。此病毒对理化因素抵抗力不强，病毒经口鼻侵入机体后，在局部黏膜上皮细胞中繁殖，引起局部炎症和免疫反应，然后进入血液，引起病毒血症。病毒经血液循环至全身各器官，首先使多种腺体（腮腺、舌下腺、颌下腺、胰腺、生殖腺等）发生炎症，也可侵犯神经系统及其他器官，然后病毒再度繁殖，并再次侵入血液循环，散布至第1次未曾侵入的其他器官，引起炎症，临床上呈现不同器官相继出现病变的症状。

【流行病学】

1. 传染源　早期患者和隐性感染者，腮腺肿大前1天至消肿后3天均具传染性。

2. 传播途径　本病病毒主要经飞沫、直接接触传播，也可通过唾液污染食具和玩具等途径传播。

3. 易感人群　人群普遍易感，15岁以下儿童多见。

4. 流行特点　本病冬、春两季为流行高峰，在幼儿园和小学可暴发流行，感染后一般能获持久免疫力。如有2次腮腺炎者，可能是免疫缺陷者或是其他病毒感染。

【临床表现】

1. 潜伏期　14～25天，平均18天。

2. 前驱期　前驱期短，数小时至1～2天，症状轻，仅部分患儿有发热、头痛、乏力、食欲不振等前驱症状。

3. 腮腺肿胀期　腮腺肿大常是该病的首发体征，通常一侧腮腺先肿大，2～4天后累及对侧，或双侧同时肿大。肿胀以耳垂为中心，向前、后、下发展，边缘不清，同时伴有周围组织水肿、灼热、疼痛和压痛，但皮肤表面不红，张口、咀嚼、特别是进食酸性食物时胀痛加剧；上颌第二白齿相对应的颊黏膜处，可见红肿的腮腺管口，但压之无脓液流出，持续3～7天，然后逐渐消退；颌下腺、舌下腺、颈淋巴结也可同时受累。不典型病例可无腮腺肿胀而以单纯睾丸炎或脑膜脑炎症状出现。

4. 并发症　脑膜炎、脑膜脑炎及睾丸炎较为常见，急性胰腺炎、心肌炎、甲状腺炎等较少见。

【相关检查】

外周血白细胞数正常或稍增高，淋巴细胞相对增多；病程早期血清和尿液淀粉酶轻至中度增高，并发胰腺炎者显著增高，脂肪酶也增高；血清或脑脊液中特异性 IgM 抗体增高提示近期感染；患儿的唾液、脑脊液、尿或血中可分离出腮腺炎病毒。

【治疗要点】

流行性腮腺炎属自限性疾病，至今尚无特异抗病毒疗法，主要为对症及支持疗法。脑膜脑炎症状明显者给予镇静、降颅内压等治疗；并发睾丸炎者应局部冷敷并用阴囊托将睾丸抬高以减轻疼痛；重症脑膜脑炎、睾丸炎或心肌炎者必要时可用中等量激素治疗3～7天；并发胰腺炎时应禁食，加用抗生素。

【护理评估】

1. 健康史　注意询问当地有无腮腺炎流行史，患儿既往有无腮腺炎病史及腮腺炎疫苗接种史，近 2～3 周内有无与腮腺炎患儿的密切接触史。

2. 身体状况　评估患儿有无上呼吸道感染的前驱症状，评估腮腺肿大的部位、持续时间，有无压痛、腮腺管口红肿等。评估有无神经系统、生殖系统、胰腺等受累征象。

3. 辅助检查　及时收集和评估患儿血常规、血清、尿淀粉酶及血清特异性 IgM 抗体测定等实验室检查结果。

4. 心理-社会状况　评估有无因腮腺炎并发症引起的紧张、焦虑等负性情绪；年长患儿及家长对疾病知识的了解情况。

【主要护理诊断/合作性问题】

1. 疼痛　与腮腺非化脓性炎症有关。
2. 体温过高　与病毒感染有关。
3. 潜在并发症　脑炎、睾丸炎、胰腺炎等。
4. 有传播感染的危险　与病毒的排出有关。

【护理措施】

1. 减轻局部疼痛

（1）保持口腔清洁：饭后用温盐水漱口或多饮水，以减少口腔内残余食物，防止腮腺继发化脓性感染。

（2）饮食护理：患儿因张口及咀嚼食物使局部疼痛加重，应给予富有营养、易消化的半流质或软食，忌酸、辣、硬、干燥的食物，以免引起唾液分泌增多，肿痛加剧。

（3）减轻腮腺肿痛：采用局部冷敷收缩血管，减轻炎症充血程度及疼痛；用茶水或食醋调中药如意金黄散或青黛散敷于患处，保持药物湿润，以发挥药效并防止干裂引起疼痛；采用氦氖激光局部照射可减轻局部症状；亦可遵医嘱采用方药普济消毒饮加减。

2. 维持正常体温　监测体温，高热伴有并发症者应卧床休息，鼓励患儿多饮水以利汗液蒸发，必要时采用头部冷敷、温水或乙醇擦浴进行物理降温或服用适量退热剂；遵医嘱在发热早期给予利巴韦林、干扰素或板蓝根抗病毒治疗。

3. 密切观察病情变化　脑膜脑炎多于腮腺肿大后 1 周左右发生，予以相应脱水治疗和护理。注意观察睾丸有无肿大、触痛，有无睾丸鞘膜积液和阴囊皮肤水肿；并发睾丸炎者给解热止痛药，或用丁字带托起阴囊消肿或局部冰袋冷敷止痛；并发胰腺炎时，应禁食。

4. 预防感染传播

（1）管理传染源：采取呼吸道隔离，直至腮腺肿大消退 3 天后，有接触史的易感儿应观察 3 周，居室应保持空气流通，对患儿口、鼻部分泌物及污染物品应煮沸或暴晒消毒。

（2）保护易感人群：主动免疫可给予腮腺炎减毒活疫苗或麻疹、腮腺炎、风疹三联疫苗，易感儿接种减毒腮腺炎活疫苗后，90％可产生抗体。

【健康教育】

1. 单纯腮腺炎患儿一般在家中治疗，指导家长学会病情观察，并做好隔离、饮食、用药及退热的护理；介绍减轻疼痛的方法，若有并发症，应及时就诊。

2. 指导集体机构保护易感儿，对易感儿应检疫 3 周，并给予主动或被动免疫。

第四节　流行性乙型脑炎

流行性乙型脑炎（epidemic encephalitis B）简称乙脑，是由乙型脑炎病毒（简称乙脑病毒）引起，以脑实质炎症为主要病变的中枢神经系统急性传染病。临床以高热、惊厥、意识障碍、呼吸衰竭为主要特征。

【病因与发病机制】

乙脑病毒为虫媒病毒，嗜神经、RNA病毒，主要引起中枢神经系统感染。该病毒抵抗力不强，加热至56℃30分钟即可灭活，对常用消毒剂（如乙醚、酸、乙醇、甲醛）等均很敏感，但耐低温和干燥。

感染的蚊虫在叮咬人时，可将病毒传给人体，先在单核吞噬细胞系统内繁殖，继而进入血循环引起病毒血症。病毒经血液循环至全身各器官，首先使多种腺体（腮腺、舌下腺、颌下腺、胰腺、生殖腺等）发生炎症，随后病毒再度繁殖，并侵入血液循环，散布至第1次未曾侵入的其他器官，引起炎症，临床上呈现不同器官相继出现病变的症状。

【流行病学】

1. 传染源　乙脑是人兽共患的自然疫源性疾病。人和动物感染乙脑病毒后，可发生病毒血症，成为传染源，猪是乙脑主要传染源和中间宿主。

2. 传播途径　蚊虫是乙脑主要传播媒介。

3. 易感人群　普遍易感，以2～6岁小儿发病率最高。

4. 流行特点　80%～90%的病例集中在7月、8月、9月，与蚊虫繁殖、气温升高和雨量过多等因素有关。本病集中发病少，呈高度散发性，感染后可获得较持久的免疫力。

【临床表现】

一般将本病分为5期，即潜伏期、前驱期、极期、恢复期和后遗症期。支气管肺炎、肺不张、败血症、尿路感染、压疮等为其常见并发症。

1. 潜伏期　4～21天，一般为10～14天。

2. 前驱期　1～3天，起病多急骤，体温在1～2天内高达39℃～40℃，伴头痛、食欲差、恶心、呕吐和嗜睡，部分患儿有精神淡漠及轻度颈项强直。

3. 极期　持续约7天。初期症状加重，同时主要表现为脑实质受损症状。

（1）高热：体温高达40℃以上，热程通常持续7～10天，重型者可达3周以上，发热越高，热程越长，病情越重。

（2）意识障碍：程度不等，包括嗜睡、谵妄、昏迷或定向力障碍等，常持续1周左右，重型者可长达1个月以上，昏迷深浅、时间长短与病情的严重程度和预后呈正相关。

（3）惊厥或抽搐：可有局部小抽搐、肢体阵挛性抽搐、全身抽搐或强直性痉挛，持续数分钟至数十分钟不等，均伴有意识障碍，长时间或频繁抽搐可导致发绀、脑缺氧和脑水肿，甚至呼吸暂停。

（4）呼吸衰竭：多发生在重症病例，由于脑实质炎症、脑水肿、颅内压增高、缺氧、脑疝和低血钠脑病所致，主要表现为延脑呼吸中枢病变所导致的呼吸节律不规则及幅度不均。

高热、惊厥及呼吸衰竭是乙脑极期的严重症状，三者相互影响，其中呼吸衰竭常为引起患儿死亡的主要原因。

（5）颅内压增高征：颅内压增高表现为剧烈头痛、喷射性呕吐、血压升高和脉搏变慢，脑膜刺激征阳性，婴幼儿常有前囟隆起，严重患者可发展为脑疝，常见有小脑幕切迹疝（主要压迫中脑）及枕骨大孔疝（压迫延脑），致两侧瞳孔不等大、对光反射消失、呼吸节律异常，最后呼吸、心跳停止而死亡。

（6）其他神经系统表现：巴宾斯基征等病理征阳性，还可出现不同程度的脑膜刺激征阳性；根据其病变损害部位不同，还可出现相应的神经症状，如失语、听觉障碍、大小便失禁或尿潴留等。

（7）循环衰竭：少见，常与呼吸衰竭同时出现，表现为血压下降、脉搏细数、休克和胃肠道出血。

4. 恢复期　此期体温逐渐下降，神经、精神症状好转，一般患儿于 2 周左右完全恢复，重症患儿需 1～6 个月逐渐恢复。

5. 后遗症期　5%～20%的重症患儿留有后遗症，主要表现为意识障碍、痴呆、失语、肢体瘫痪、扭转痉挛以及精神障碍等。

【相关检查】

外周血白细胞计数增高，常在（10～20）×10^9/L，中性粒细胞达 80%以上；脑脊液压力增高，外观无色透明或微混浊，白细胞计数多在（50～500）×10^6/L；通过血清学检查可在病后 3～4 天检测特异性 IgM 抗体；可在组织、血液或其他体液中通过免疫荧光或 PCR 进行病原学检查。

【治疗要点】

目前尚无特效抗病毒药，早期可试用利巴韦林、干扰素等，主要是全面支持和对症治疗，维持体内水和电解质的平衡，密切观察病情变化，重点处理好"三关"，即高热、惊厥、呼吸衰竭，降低病死率和减少后遗症的发生。

【护理评估】

1. 健康史　询问患儿年龄及发病季节，了解有无乙脑接触史、预防接种史，是否居住在蚊虫滋生密度高的流行区。

2. 身体状况　检查患儿有无高热、头痛、恶心、呕吐等症状。评估患儿有无惊厥、囟门隆起、意识障碍、脑膜刺激征及脑神经受损的症状，有无瞳孔、生命体征的改变。

3. 辅助检查　及时了解血常规、脑脊液、血清学特异性抗体和脑 CT、MRI 检查结果。

4. 心理-社会状况　评估患儿及家长有无焦虑不安、恐惧或内疚等负性情绪。

【主要护理诊断/合作性问题】

1. 体温过高　与病毒血症及脑部炎症有关。

2. 气体交换功能受损　与呼吸衰竭有关。

3. 急性意识障碍　与中枢神经系统损害有关。

4. 焦虑　与预后差有关。

5. 有传播疾病的危险　与病毒的排出有关。

【护理措施】

1. 降低体温　密切观察和记录患儿的体温，高热患儿可采用物理降温，在头部放置冰帽、冰枕，颈部、腋下、腹股沟等大血管处放置冰袋，或采用乙醇擦浴或冷盐水灌肠。亦可遵医嘱给予药物降温或采用亚冬眠疗法，降温过程中注意观察体温、脉搏、呼吸、血压。

2. 保持呼吸道通畅　鼓励并协助患儿翻身、拍背，以利分泌物排出；痰液黏稠者给予超声雾化吸入，一般每天 3～4 次，每次 15 分钟左右，必要时用吸引器定时吸痰；同时给氧，氧流量 2～4 L/min，以减轻脑损伤，并准备好气管插管、气管切开、人工呼吸器等物品以备用。

3. 控制惊厥　密切观察患儿病情，及时发现烦躁不安、口角或指（趾）抽动、两眼凝视、肌张力增高等惊厥先兆。一旦出现惊厥或抽搐，应将患儿取仰卧位，头偏向一侧，松解衣服和领口，清除口咽分泌物；用牙垫或开口器置于患儿上下臼齿之间，防止舌咬伤，或用舌钳拉出舌头，以防止舌后坠阻塞呼吸道，并遵医嘱使用止惊药物，注意此类药物对呼吸和咳嗽的抑制作用。

4. 呼吸衰竭的护理　密切观察患儿体温、呼吸、脉搏、血压、意识、瞳孔的变化，保持呼吸道通畅，备好急救药品及抢救器械，随时准备抢救。

5. 心理护理　根据不同年龄特点给予心理护理，以缓解焦虑情绪，减轻恐惧感。

【健康教育】

1. 做好社区预防乙脑的宣教工作和家畜家禽管理工作

（1）灭蚊：乙脑是由蚊虫传播而致病，故应大力宣传开展防蚊、灭蚊工作，冬春季以消灭冬蚊为主，夏秋季以消灭蚊虫滋生地为主，流行季节使用驱蚊油、蚊帐等防止蚊虫叮咬。

（2）人群免疫：对 10 岁以下小儿和从非流行区进入流行区的人员进行乙脑疫苗接种，皮下注射 2 次，两次之间间隔 7～10 天。以后每年加强 1 次，连续 3 年可获得持久免疫力。

2. 做好后遗症患儿的康复护理指导　对出院时仍有瘫痪、失语、痴呆等神经精神症状的患儿，应鼓励患儿坚持康复训练和治疗，教会家长切实可行的护理措施及康复疗法，如针灸、按摩、肢体功能锻炼、语言训练等。坚持用药，定期复诊。

第五节　中毒性细菌性痢疾

细菌性痢疾是志贺菌属引起的肠道传染病，中毒性细菌性痢疾（bacillary dysentery, toxic type）是急性细菌性痢疾的危重型，起病急骤，临床特征为突发高热、嗜睡、反复惊厥、迅速发生休克和昏迷，早期可无肠道症状或症状极轻微。

【病因与发病机制】

细菌性痢疾的病原菌为志贺菌属,为革兰染色阴性需氧杆菌。志贺菌属对外界抵抗力较强、耐寒、耐湿,但不耐热和阳光,日光照射 30 分钟或加热 60 ℃,15 分钟均可将其杀灭,常用的各种消毒剂也能迅速将其杀灭。

志贺菌属经口进入人体后,侵袭和生长在结肠黏膜上皮细胞上,经基底膜进入固有层,并在其中繁殖、释放毒素,大量毒素进入血循环,致发热、毒血症及全身微循环障碍,其中,脑组织病变最为明显,可发生脑水肿,甚至脑疝。

【流行病学】

1. 传染源 痢疾患儿及带菌者为传染源。

2. 传播途径 主要通过粪-口途径传播,流行季节可因污染的水及食物而引起暴发流行。

3. 易感人群 普遍易感,其中 2～7 岁健壮儿童发病率高,由于人感染后所产生的免疫力短暂且不稳定,故易复发和重复感染。

4. 流行特点 本病遍布世界各地,发病率高低取决于当地经济状况、生活水平、环境卫生和个人卫生,8～9 月为发病高峰期。

【临床表现】

潜伏期一般为 1～4 天,短者数小时,长者可至 7 天。起病急,发展快,患儿突发高热甚至超高热(少数患儿体温不升),全身中毒症状严重,可有精神委靡、嗜睡、昏迷及抽搐,迅速发生循环和呼吸衰竭;肠道症状多不明显,开始时甚至无腹痛与腹泻症状,故常被误诊为其他热性疾病。根据临床特点,可将本病分为 3 种类型:

1. 休克型(周围循环障碍型) 主要表现为感染性休克,后期可伴心、肺、肾等多系统功能障碍及意识障碍。

2. 脑型(呼吸衰竭型) 主要表现为中枢神经系统症状,以颅内压升高、脑水肿、脑疝和呼吸衰竭为主,此型病死率高。

3. 混合型 同时出现以上两型的表现,病死率很高,预后差。

【相关检查】

1. 血常规 白细胞总数增高,以中性粒细胞为主,可达 $(10\sim20)\times10^9/L$,当有 DIC 时,可出现血小板减少。

2. 大便常规 多为黏液脓血便,镜检可见脓细胞、白细胞、巨噬细胞和少数红细胞。

3. 病原学检查 用肛拭子取材尽快接种做大便培养,可分离出志贺菌属菌,以病初 1～2 天阳性率高。标本应新鲜,选取黏液脓血部分多次送检,以提高检出率。

4. 免疫学检查 可采用免疫荧光抗体等方法检测粪便的细菌抗原,有助于早期诊断,但应注意排除假阳性。

【治疗要点】

1. 降温止惊 高热时可采用物理降温，必要时给予药物降温；高热伴烦躁、惊厥者可采用亚冬眠疗法；反复惊厥患儿可用地西泮肌内注射或静脉注射（最大量≤10mg/次）、水合氯醛灌肠或苯巴比妥钠肌内注射。

2. 抗菌治疗 为迅速控制感染，通常选用两种敏感抗生素（如阿米卡星、头孢噻肟钠或头孢曲松钠），先静脉给药，待病情好转后改为口服。

3. 防治循环衰竭 迅速扩充血容量，纠正酸中毒，维持水、电解质平衡；改善微循环，在充分扩容的基础上应用血管活性药物，常用药物有东莨菪碱、酚妥拉明、多巴胺等；及早使用肾上腺皮质激素；如有早期 DIC 表现者，可给予肝素抗凝治疗。

4. 防治脑水肿和呼吸衰竭 可用 20％甘露醇，还可与利尿药交替使用，也可短期静脉推注地塞米松；若出现呼吸衰竭，及早使用呼吸机治疗。

中毒性痢疾如治疗不及时，患儿可很快发生呼吸和（或）循环衰竭而死亡。

【护理评估】

1. 健康史 询问患儿年龄及发病季节，平时健康状况，了解居住地卫生条件，有无不洁饮食史及与痢疾患者接触史，既往有无类似疾病史。

2. 身体状况 评估有无急起高热、腹痛、里急后重及大便性状改变；有无意识障碍及惊厥；有无循环衰竭、颅内压增高、脑水肿、脑疝和呼吸衰竭。

3. 辅助检查 及时了解血常规、大便常规和大便细菌培养结果，由此评估病情和用药效果。

4. 心理-社会状况 本病病情较重，预后较差，应评估家长有无焦虑、恐惧心理；患儿及家长对隔离、消毒等卫生知识和病情的了解程度。

【主要护理诊断/合作性问题】

1. 体温过高 与毒血症有关。
2. 排便异常 与志贺菌肠道感染有关。
3. 组织灌注量的改变 与机体的高敏状态和毒血症致微循环障碍有关。
4. 急性意识障碍 与内毒素引起脑微循环障碍及颅内压增高有关。
5. 潜在并发症 脑水肿、呼吸衰竭。
6. 焦虑（家长） 与病情危重有关。
7. 有传播疾病的危险 与细菌的排出有关。

【护理措施】

1. 降低体温、控制惊厥 保持病室空气流通，控制室温在 25 ℃以下；监测患儿体温变化，高热时给予物理降温或药物降温，控制体温在 37 ℃左右，必要时采用亚冬眠疗法。

2. 保证营养供给 给予营养丰富、易消化的流质或半流质饮食，多饮水，促进毒素的排出；禁食多渣及易引起胀气的食物。

3. 维持有效血液循环 对休克型患儿，适当保暖以改善周围循环，迅速建立并维持静脉通道，保证输液通畅和药物输入，遵医嘱给予抗休克治疗。

4. 排便异常的护理 观察患儿排便次数和大便性状，正确采集大便标本。

5. 密切观察病情变化 注意神态、面色、体温、脉搏、呼吸、血压、瞳孔等，详细记录输入液量及排泄量（尿量、呕吐量、大便量次及性状）。

6. 防治脑水肿和呼吸衰竭 遵医嘱使用脱水剂、利尿剂和镇静剂，降低颅内压，控制惊厥；保持呼吸道通畅，做好人工呼吸、气管插管、气管切开的准备工作，必要时使用呼吸机治疗。

7. 心理护理 提供心理支持，减轻患儿及家长的焦虑情绪。

8. 预防感染传播

（1）管理传染源：对餐饮行业及托幼机构员工定期做大便培养，及早发现带菌者并予以治疗。

（2）切断传播途径：加强对饮食、饮水、粪便的管理及消灭苍蝇。

（3）保护易感者：在细菌性痢疾流行期间口服痢疾减毒活菌苗。

【健康教育】

指导家长与患儿注意饮食卫生和规律，不吃生冷、不洁食物，养成饭前便后洗手的良好卫生习惯，向患儿及家长讲解细菌性痢疾的传播方式和预防知识。

第六节 结核病

结核病（tuberculosis）是由结核分枝杆菌引起的一种慢性传染性疾病。结核病是小儿时期的多发性传染病，其中以原发型肺结核最常见，严重病例可引起血行播散，发生粟粒型结核或结核性脑膜炎，而结核性脑膜炎是小儿结核病致死的主要原因。

 知识链接

世界结核病日

1882年3月24日，世界著名微生物学家、德国医学家罗伯特·科霍在德国柏林生理学会上宣布，结核菌是导致结核病的病原菌。1982年，在科霍发现结核分枝杆菌100周年纪念日上，国际防痨和肺病联盟（IUATLD）宣告，每年3月24日为世界结核病日，这是一个旨在全球范围内动员各级政府和公众为控制结核病而努力的日子。2013年的主题：你我共同参与，消除结核危害。

【病因与发病机制】

结核分枝杆菌属分枝杆菌属，具有抗酸性，对人类致病的主要是人型和牛型，我国小儿结核病大多由人型结核分枝杆菌引起。

小儿对结核分枝杆菌及其代谢产物具有较高的敏感性，初次感染结核分枝杆菌 4～8 周后，通过致敏的 T 淋巴细胞产生迟发型变态反应（Ⅳ型变态反应），同时获得一定免疫力，免疫力能将结核分枝杆菌杀灭或使病灶局限。若免疫力较强，感染的结核分枝杆菌毒力较弱，可不发病；若小儿免疫力低下或结核分枝杆菌毒力较强，则可致病。

【流行病学】

1. 传染源　开放性肺结核患者是主要传染源，正规化疗 2～4 周后，随着排痰量的减少而传染性降低。

2. 传播途径　呼吸道为主要传染途径，小儿吸入带结核分枝杆菌的飞沫或尘埃后即可引起感染，形成肺部原发病灶；少数经消化道传播。

3. 易感人群　生活贫困、居住拥挤、营养不良、社会经济落后等是人群结核病高发的原因，新生儿对结核分枝杆菌非常易感。小儿发病与否主要取决于结核分枝杆菌的毒力及数量、机体抵抗力的强弱，此外遗传因素与本病的发生也有一定关系。随着卡介苗接种范围及人群的普及，小儿结核的发病率和死亡率已大大降低。

【相关检查】

1. 结核菌素试验　结核菌素试验可测定受试者是否感染过结核分枝杆菌。

（1）试验方法：常用的结核菌素试验为皮内注射 0.1 mL（含结核菌素 5 U）结核菌纯蛋白衍生物（PPD）。一般选择左前臂掌侧中下 1/3 交界处为注射部位，皮丘直径为 6～10 mm。若患儿有疱疹性结膜炎、结节性红斑或一过性多发性结核过敏性关节炎，宜用 1U 结核菌素的 PPD 试验，以防局部过度反应及可能引起的体内病灶反应。

（2）结果判断：48～72 小时后，一般以 72 小时为准观察反应结果。以局部硬结的毫米数来表示，先测横径，再测纵径，取两者的平均值来判断其反应强度。详见表 19-1。

表 19-1　　　　　　　　　　　皮内结核菌素试验结果判定

结　果	符　号	反应性质和强度
阴性	－－	无硬结，有时只轻度发红
可疑	＋－	红硬，平均直径小于 5 mm
弱阳性	＋	红硬，平均直径在 5～9 mm
中阳性	＋＋	红硬，平均直径在 10～19 mm
强阳性	＋＋＋	红硬，平均直径大于 20 mm
极强阳性	＋＋＋＋	一般平均直径大于 20 mm，除有硬结外，还有水疱、破溃、淋巴管炎及双圈反应

近年来，由于"出生第一针"卡介苗接种的广泛推广，结核菌素试验的诊断价值受到了一定限制。接种卡介苗后和自然感染后的结核菌素反应性质有所不同，接种卡介苗后属于保护性"预防性"、细胞介导的免疫反应，而自然感染为强烈的变态反应，故自然感染后的阳性反应均较强。具体区别详见表 19-2。

表 19-2	接种卡介苗与自然感染阳性反应的主要区别	
	接种卡介苗后	自然感染
硬结直径	多为 5~9 mm	多为 10~15 mm
硬结颜色	浅红	深红
硬结质地	较软、边缘不整	较硬、边缘清楚
阳性反应持续时间	较短，2~3 天即消失	较长，可达 7~10 天以上
阳性反应的变化	有较明显的逐年减弱倾向，一般于 3~5 年内逐渐消失	短时间内反应无减弱倾向，可持续若干年，甚至终身

（3）临床意义：

1）阳性反应：①3 岁以下，尤其是 1 岁以内未接种过卡介苗的阳性者提示体内有新的结核病灶。年龄愈小，活动性结核可能性愈大。②年长儿无明显临床症状而呈阳性反应，表示曾感染过结核分枝杆菌，但不一定有活动病灶。③强阳性反应，表示体内有活动性结核病。④两年之内由阴转阳，或反应强度从原直径小于 10 mm 增至大于 10 mm，且增加的幅度为 6 mm 以上者，提示新近有感染或可能有活动性病灶。⑤接种卡介苗后的阳性反应应注意与自然感染反应相区别。

2）阴性反应：①未感染过结核。②结核变态反应初期（初次感染后 4~8 周内）。③假阴性反应：机体免疫功能低下或受抑制所致，如重症结核病、重度营养不良、重度脱水、重度水肿等。④技术误差、结核菌素失效或结核菌素效价不足。

2. 实验室检查

（1）结核分枝杆菌检查：从痰、胃液、支气管洗涤液、脑脊液、浆膜腔液中找到结核分枝杆菌是确诊的重要手段；胃液检查应在患儿清晨初醒时采集标本培养。

（2）免疫学诊断及生物学基因诊断：可用酶联免疫吸附试验（ELISA）、聚合酶链反应（PCR）等方法对患儿血清、脑脊液、浆膜腔液进行检测有无结核分枝杆菌特异性抗体。

（3）红细胞沉降率：多增快，结合临床表现及 X 线检查可协助判断结核病的活动性。

3. X 线检查　胸部 X 线检查是筛查小儿结核病不可缺少的重要手段，胸片检查可确定病灶的部位、范围、性质、发展和决定治疗方案。

4. 其他　纤维支气管镜检查对支气管内膜结核及支气管淋巴结核的确诊有帮助；肺穿刺活检或胸腔镜取肺活检有助于特殊疑难病例确诊的诊断；周围淋巴结穿刺液涂片检查，可发现特异性结核改变。

【预防】

1. 管理传染源　结核分枝杆菌涂片阳性患者是小儿结核病的主要传染源，早期发现及合理治疗结核分枝杆菌涂片阳性患者，是预防小儿结核病的根本措施。尤应对托幼机构及小学的教职员工定期体检，及时发现并隔离传染源，能有效地减少小儿感染结核的机会。

2. 普及卡介苗接种　接种卡介苗是预防小儿结核病的有效措施，卡介苗接种对各型结核均有预防作用，特别是对预防粟粒型结核和结核性脑膜炎有显著作用。

卡介苗接种的禁忌证：注射局部有湿疹或患全身性皮肤病者；急性传染病恢复期；免疫

缺陷病患儿；结核菌素试验阳性者。

3. 预防性化疗　其目的是预防儿童活动性肺结核、肺外结核的发生及青春期结核病复燃。

（1）方法：服用异烟肼 10 mg/kg，每天 1 次，最大剂量每天不超过 300 mg，疗程 6～9个月；或异烟肼每天 10 mg/kg 联合利福平每天 10 mg/kg，疗程 3 个月。

（2）适应证：①接触开放性肺结核的婴幼儿。②新近结核菌素试验由阴性转为阳性的自然感染者。③3 岁以内未接种过卡介苗而结核菌素试验为阳性者。④结核菌素试验为阳性并有早期结核中毒症状者。⑤结核菌素试验阳性小儿，新近患麻疹、百日咳等急性传染病时。⑥结核菌素试验阳性患儿需较长期使用糖皮质激素或其他免疫抑制剂治疗者。

【治疗要点】

1. 一般治疗　注意营养，选用富含蛋白质和维生素的食物。有明显结核中毒症状和高度虚弱患儿宜卧床休息，居处应阳光充足，空气流通，避免接触麻疹、百日咳等传染性疾病。

2. 药物疗法　其目的是杀灭病灶中的结核分枝杆菌，防止血行播散。用药原则是：①早期治疗。②适宜剂量。③联合用药。④规律用药。⑤坚持全程用药。⑥分段治疗。

原发型肺结核

原发型肺结核（primary pulmonary tuberculosis）是结核分枝杆菌初次侵入人体后发生的原发感染，是小儿肺结核的主要类型，占儿童各型肺结核总数的 85.3%，包括原发复合征和支气管淋巴结结核，两者除 X 线表现不同外，在临床上难以区别，故两者常并为一型，即原发型肺结核。

【临床表现】

原发型肺结核症状轻重不一，轻者可无症状，仅在 X 线检查时被发现。一般起病较缓，伴有低热、盗汗、食欲缺乏、疲乏等结核中毒症状；婴幼儿及症状较重者可急性起病，体温可达 39 ℃～40 ℃，持续高热 2～3 周后转为低热，并伴结核中毒症状，其中干咳和轻度呼吸困难是最常见的症状。若有胸内淋巴结高度肿大，可产生一系列压迫症状：如出现类似百日咳样痉挛性咳嗽；压迫支气管使其部分阻塞时可引起喘鸣；压迫喉返神经可致声嘶；压迫静脉可致胸部一侧或双侧静脉怒张。

【相关检查】

1. 胸部 X 片检查　是诊断小儿肺结核的重要方法之一，可同时做正、侧位胸片检查。胸腔内淋巴结结核，以支气管淋巴结结核最常见，其在 X 线胸片上表现为 3 种类型：炎症型、肿瘤型、微小型。

2. 结核菌素试验　呈阳性或强阳性反应，或由阴性转为阳性，应做进一步检查。

【治疗要点】

1. 无症状或症状较轻的原发性肺结核　选用标准疗法，每天服用 INH、RFP 和（或）EMB，疗程 9～12 个月。

2. 活动性原发型肺结核 宜用直接督导下短程（DOTS）化疗。强化治疗阶段联用3~4种杀菌药：INH、RFP、PZA 或 SM，2~3 个月后以 INH、RFP 或 EMB 巩固维持治疗，常用方案为2HRZ/4HR。

【护理评估】

1. 健康史 应详细询问患儿有无与开放性肺结核患者的密切接触史，是否接种过卡介苗，患儿的生活环境和居住条件如何；近期是否患过其他急性传染病，如麻疹、百日咳等；患儿既往健康状况如何，有无结核过敏表现、营养不良、佝偻病、过度疲劳的情况，以及本次发病的情况和治疗情况。

2. 身体状况 注意观察患儿精神状况、热型，检查有无盗汗、食欲不佳、疲乏等结核中毒症状；有无出现百日咳样的痉挛性咳嗽等胸内淋巴结高度肿大时的压迫症状；有无疱疹性结膜炎、结节性红斑等结核过敏表现。

3. 辅助检查 及时了解实验室及其他检查如 PPD 试验、X 线胸片结果，以此评估临床表现和药物敏感程度及不良反应。

4. 心理-社会状况 评估患儿是否惧怕服药、打针，有无受到小伙伴冷遇，年长儿的学习有无受影响及家长对患儿长期服药治疗的态度。

【主要护理诊断/合作性问题】

1. 营养失调，低于机体需要量 与食欲不振、疾病消耗多有关。
2. 活动无耐力 与结核分枝杆菌感染所致疲乏等结核中毒症状有关。
3. 知识缺乏 家长缺乏本病隔离、服药的知识。
4. 有传播疾病的可能 与未及时隔离、长期排结核分枝杆菌有关。

【护理措施】

1. 保证营养供给 肺结核是一种慢性消耗性疾病，应尽量选择患儿喜爱的食物，注意食物的烹饪方法，以增进食欲。此外，尽量给予患儿高能量、高蛋白、高维生素及高钙食物，如牛奶、鸡蛋、瘦肉、鱼、豆制品、新鲜水果、蔬菜等以增强抵抗力，促进机体修复和病灶愈合。

2. 建立合理生活制度 保持居室空气流通，阳光充足；保证患儿有充足的睡眠时间，减少体力消耗，促进体力恢复，除严重的结核病应绝对卧床休息外，一般不过分强调绝对卧床，可有适当的室内外活动，呼吸新鲜空气，增强抵抗力。积极防治各种急性传染病，避免受凉引起上呼吸道感染；肺结核患儿出汗多，尤其是夜间，应及时更换衣被。

3. 用药护理 由于抗结核药大多有胃肠道反应，故须注意观察患儿食欲的变化。部分药物对肝、肾有损伤，应定期检查尿常规、肝功能等；使用链霉素的患儿，尤其要注意有无发呆、抓耳挠腮等听神经损害的现象；若有，应及时和医师联系，以决定是否停药。

4. 预防感染传播 结核患儿活动期应实行呼吸道隔离，对患儿呼吸道分泌物、痰杯、餐具等严格消毒；避免与其他急性传染病如麻疹、百日咳等患者接触，以免加重病情。

【健康教育】

1. 向年长患儿及家长介绍肺结核的病因和传播途径，如何避免将疾病传给他人，患儿应采取呼吸道隔离，并对其居室、痰液、痰杯、餐具、便盆等进行严格消毒。

2. 告诉家长应用抗结核药是治愈肺结核的关键，治疗期间应坚持全程正规服药。积极防治各种急性传染病、营养不良、佝偻病等，以免加重病情。

3. 应密切观察抗结核药的毒副作用，特别是治疗时间较长的患儿，如发现变化，应及时就诊。

4. 注意定期复查，了解治疗效果和药物使用情况，以便根据病情及时调整治疗方案。

结核性脑膜炎

结核性脑膜炎（tuberculosis meningitis）简称结脑，是结核分枝杆菌侵犯脑膜所引起的炎症，常为血行播散所致的全身性粟粒型结核病的一部分，是小儿结核病中最严重的类型和主要的致死原因。多见于3岁以内婴幼儿，常在结核原发感染后1年内发生，尤其在初次感染结核3～6个月最易发生结脑。

【病因与发病机制】

本病四季均可发病，但以冬、春季为多，麻疹和百日咳常为结脑发病的诱因。小儿神经系统发育不成熟，血-脑屏障功能不完善，免疫功能不完善，入侵的结核分枝杆菌常通过血行播散，由肺或骨结核等播散。

【临床表现】

多缓慢起病，婴儿可以骤起高热、惊厥发病。典型临床表现分3期：

1. 早期（前驱期）　1～2周。主要症状为性格改变，精神呆滞，对周围事物不感兴趣，易疲倦或烦躁不安、低热、厌食、盗汗、消瘦、便秘及不明原因的呕吐，年长儿可诉轻微头痛，婴儿则表现为嗜睡或发育迟滞等。

2. 中期（脑膜刺激期）　1～2周。因颅内高压出现剧烈头痛、喷射性呕吐、嗜睡或惊厥，体温进一步增高。脑膜刺激征（颈强直，凯尔尼格征、布鲁津斯基征）阳性是结脑最主要和常见的体征。婴幼儿则以前囟饱满为主，此期还可出现脑神经障碍，最常见者为面神经瘫痪，部分患儿出现脑炎体征。

3. 晚期（昏迷期）　1～3周。上述症状逐渐加重，由意识蒙眬、半昏迷继而发展为昏迷，痉挛性或强直性惊厥频繁发作。患儿极度消瘦，呈舟状腹，常出现水、电解质代谢紊乱，最终因颅内压急剧增高导致脑疝而死亡。

【相关检查】

1. 脑脊液检查　压力增高，外观透明或微混浊，呈毛玻璃状，白细胞增高，一般在 $(50\sim500)\times10^6/L$，分类以淋巴细胞为主，蛋白定量增加，糖含量和氯化物减少，两者同时降低是结核性脑膜炎的典型改变。

2. 抗结核抗体测定　PPD-IgG、PPD-IgM 抗体测定有助于早期诊断。

3. 胸部 X 线检查　80%~90% 显示有活动性病变，胸片证实有血行播散对确诊结脑有重要意义。

4. 结核菌素试验　阳性结果对诊断有帮助，但晚期可呈假阴性。

5. 其他　可做眼底镜检查、头颅 CT 或磁共振检查。

【治疗要点】

主要抓住两个重点环节，一是抗结核治疗，二是降低颅内高压。

1. 抗结核治疗　联合应用易透过血-脑屏障的抗结核杀菌药物，分阶段治疗。

（1）强化治疗阶段：联合使用 INH、RFP、PZA 及 SM，疗程 3~4 个月。开始治疗的 1~2 周，将 INH 全天量的一半加入 10% 葡萄糖溶液中静脉滴注，余量口服，待病情好转后改为全天量口服。

（2）巩固治疗阶段：继续用 INH、RFP 或 EMB 治疗 9~12 个月。抗结核药物总疗程不少于 12 个月，或待脑脊液恢复正常后继续治疗 6 个月。

2. 降低颅内压

（1）脱水剂：常用 20% 甘露醇快速静脉注入，发生脑疝时可加大剂量。

（2）利尿剂：一般于停用甘露醇前 1~2 天加用乙酰唑胺，可减少脑脊液生成。

3. 糖皮质激素　早期使用糖皮质激素以减轻炎症反应，降低颅内压，并可减少粘连，防止或减轻脑积水的发生。一般使用泼尼松，疗程 8~12 周。

4. 随访观察　复发病例全部发生在停药后 4 年内，绝大多数在 2~3 年内。停药后随访观察至少 3~5 年，凡临床症状消失、脑脊液正常、疗程结束后 2 年无复发者，方可认为已治愈。

【护理评估】

1. 健康史　询问患儿预防接种史、结核病患者接触史；有无使结核病恶化的诱因如麻疹、百日咳等急性传染病史；近 1 年内有无原发型结核病或粟粒型结核病病史。

2. 身体状况　评估患儿热型、是否盗汗。有无性情的改变，精神呆滞，对周围不感兴趣，易疲倦或烦躁不安、低热、厌食盗汗、消瘦、便秘及不明原因的呕吐等早期症状；评估患儿生命体征、神志、囟门张力、有无脑膜刺激征、颅内压增高征及脑神经受损与瘫痪的表现。

3. 辅助检查　了解脑脊液检查、抗结核抗体测定、胸部 X 线检查、眼底检查等结果。

4. 心理-社会状况　护士须评估家长对本病病情、预后及服药等知识的了解程度；家长有无恐惧、焦虑、怨恨或自责等心理反应；患儿是否惧怕打针、服药，年长儿学习有无受影响等。

【主要护理诊断/合作性问题】

1. 营养失调：低于机体需要量　与摄入不足及消耗增多有关。

2. 有皮肤完整性受损的危险　与长期卧床、排泄物刺激有关。

3. 焦虑　与病程较长、疾病预后较差有关。

4. 有受伤的危险　与意识障碍、惊厥有关。

5. 有窒息的危险　与意识障碍、呕吐物吸入有关。

【护理措施】

1. 密切观察病情变化，维持正常生命体征

（1）密切观察患儿体温、呼吸、脉搏、血压、神志、惊厥、瞳孔大小和尿量，及早发现颅内压增高或脑疝，以便及时采取急救措施。

（2）保持室内安静，避免一切不必要的刺激，医、护、技操作尽量集中完成。

（3）控制惊厥、改善呼吸：惊厥发作时，应在上下齿之间垫牙垫，以防舌咬伤；有呼吸功能障碍时，取平卧位，头偏向一侧，以免舌根后坠堵塞喉头；保持呼吸道通畅，及时清除呼吸道分泌物，防止窒息和吸入性肺炎，必要时用吸痰器或人工呼吸机。

（4）遵医嘱给予脱水剂、利尿药、肾上腺皮质激素、抗结核药物等，注意液体的速度和药物的副作用。

（5）配合医师做好腰椎穿刺术、侧脑室引流术，以减低颅内压。做好术后护理，腰椎穿刺术后取去枕平卧位 4～6 小时，防止脑疝发生；定期复查脑脊液结果。停药后随访观察至少 3～5 年。

2. 改善患儿营养状况　给予患儿营养丰富、易消化的饮食，保证足够能量以增强机体的抵抗力。清醒的患儿采取舒适体位协助进食，进餐前后 1 小时应抬高床头，喂养须耐心仔细；对昏迷、不能吞咽者，可鼻饲和静脉补液，维持水、电解质平衡，鼻饲时压力不宜过大，以免呕吐；吞咽功能恢复后，应尽快停用鼻饲。

3. 保持皮肤、黏膜的完整性　保持床单位清洁、平整。呕吐后及时清除颈部、耳部残留物，大小便后及时清洗，保持臀部、会阴部皮肤清洁干燥。为促进血液循环，每天温水擦浴按摩受压部位，骨隆突处可垫气圈或海绵垫防止压疮的发生；对昏迷及瘫痪患儿，每 2 小时翻身、拍背 1 次，避免生拉硬拽，以防擦伤皮肤；对眼不能闭合者，可涂红霉素眼膏并用无菌纱布覆盖，保护角膜。

4. 严格消毒隔离，避免交叉感染　大部分结脑患儿伴有肺部结核病灶，应严格采取呼吸道隔离，并对患儿呼吸道分泌物、餐具、痰杯等进行严格消毒。

5. 心理护理　结脑病情重、病程长，疾病和治疗会给患儿带来较多痛苦，应加强和患儿及家长的沟通，及时了解他们的心理状态，耐心倾听他们的感受，用通俗易懂的语言讲述疾病的一般知识，使之消除顾虑，克服焦虑心理，增加对医务人员的信任感，树立战胜疾病的信心；对患儿应和蔼可亲，关怀体贴，了解其心理需求，及时为其提供生活方面的周到服务和全身心护理。

【健康教育】

1. 介绍全程正规化疗的重要性，提高患儿的服药依从性；教会家长观察病情及药物的副作用，一旦发生毒副反应，应立即就诊，强调出院后定期门诊复查的重要性。

2. 病情好转出院后，为患儿制定良好的生活制度，保证休息时间，适当地进行户外活动；注意饮食，供给充足的营养。

3. 避免继续与开放性结核患者接触，以防重复感染。积极预防和治疗各种急性传染病，防止疾病复发。

4. 对留有后遗症的患儿，应对其瘫痪肢体进行理疗、针灸、按摩及被动活动等功能锻炼，防止肌挛缩；对失语和智力低下者，应进行语言训练和适当教育。

第七节 手足口病

手足口病（Hand-foot-and-mouth disease，HFMD）是由肠道病毒引起的传染病，临床以手、足、口腔等部位的斑丘疹、疱疹为主要特征，少数患儿可引起心肌炎、肺水肿、脑膜炎、脑炎、循环障碍等并发症。

【病因与发病机制】

HFMD以肠道病毒（EV）71型和柯萨奇病毒（Cox）A16型最为常见，重症病例多由EV71感染引起，本节主要介绍EV71感染引起的手足口病。

EV71经各种传播途径侵入人体后，主要在咽部或小肠黏膜等上皮细胞和局部淋巴组织繁殖，多为隐性感染，产生特异性抗体，少数人因机体免疫力低下，病毒可进入血液产生病毒血症，进而侵犯不同靶器官，造成感染的播散。

【流行病学】

1. 传染源　人是肠道病毒唯一宿主，手足口病的主要传染源是该病的患者和隐性感染者。

2. 传播途径　主要经粪-口和（或）呼吸道飞沫传播，亦可经接触患儿皮肤、黏膜疱疹液而感染。

3. 易感人群　人群普遍易感，感染后可获得免疫力，但病毒的各型间无交叉免疫，可反复感染。成人大多经隐性感染获得相应抗体，故手足口病的患者主要以5岁以下儿童为主，尤以3岁以下年龄组发病率最高。

4. 流行特点　四季均可发病，以夏、秋季多见，本病常呈暴发流行后散在发生。

【临床表现】

急性起病，发热，口腔黏膜出现散在疱疹，手、足、口、臀部出现斑丘疹及疱疹。该病为自限性疾病，多数预后良好，不留后遗症。极少数患儿可引起脑膜炎、脑炎、心肌炎、弛缓性麻痹、肺水肿等严重并发症。

1. 潜伏期　多为2～10天，平均3～5天。

2. 普通患儿表现　急性起病，发热，口腔黏膜出现散在疱疹，手、足和臀部出现斑丘疹、疱疹，可伴有咳嗽、流涕、食欲缺乏等症状。部分病例仅表现为皮疹或疱疹性咽峡炎。

3. 重症患儿表现　少数病例（尤其是小于3岁者）病情进展迅速，在发病1～5天出现脑膜炎、脑炎（以脑干脑炎最为凶险）、脑脊髓炎、肺水肿、循环障碍等，极少数病例病情危重，可致死亡，存活病例可留有后遗症。

（1）神经系统表现：精神差、嗜睡、易惊、头痛、呕吐、谵妄甚至昏迷；肢体抖动，肌阵挛、眼球震颤、共济失调、眼球运动障碍；无力或急性弛缓性麻痹；惊厥。身体检查可见脑膜刺激征，腱反射减弱或消失，巴宾斯基征等病理征阳性。

（2）呼吸系统表现：呼吸浅促、呼吸困难或节律改变，口唇发绀，咳嗽，咳白色、粉红色或血性泡沫样痰液；肺部可闻及湿啰音或痰鸣音。

（3）循环系统表现：面色苍灰、皮肤花纹、四肢发凉，指（趾）发绀；出冷汗；毛细血管再充盈时间延长。心率增快或减慢，脉搏浅速或减弱甚至消失；血压升高或下降。

【相关检查】

1. 血常规　白细胞计数正常或降低，病情危重者白细胞计数可明显升高。

2. 血生化检查　部分病例可有轻度丙氨酸氨基转移酶（ALT）、天冬氨酸氨基转移酶（AST）、肌酸激酶同工酶（CK-MB）升高，病情危重者可有肌钙蛋白（cTnI）、血糖升高，C-反应蛋白（CRP）一般不升高，乳酸水平升高。

3. 病原学检查　EV71等肠道病毒特异性核酸阳性或分离到肠道病毒；咽、呼吸道分泌物、疱疹液、粪便阳性率较高。

4. 血清学检查　急性期与恢复期血清CoxA16、EV71等肠道病毒中和抗体有4倍以上的升高。

【治疗要点】

在治疗方面，本病如无并发症，预后一般良好。治疗原则主要为对症治疗，可服用抗病毒药物及清热解毒中草药及维生素B、维生素C等；有并发症的患儿可肌内注射丙种球蛋白。

【护理评估】

1. 健康史　应仔细询问患儿的饮食及卫生情况，近期有无与患者的接触史等。

2. 身体状况　评估有无急起高热；评估疱疹的分布、顺序、形态、数量，是否溃破、继发感染等；评估是否出现心肌炎、脑炎、肺水肿等并发症。

3. 辅助检查　及时了解血常规、生化指标和病原学检查结果，以此评估病情和用药效果。

4. 心理-社会状况　该病有传染性，须隔离治疗。患儿因活动受限可产生孤独、恐惧感；须评估家长对该病的了解程度；患儿可能发生脑膜炎、脑炎、心肌炎、肺水肿等并发症。

【主要护理诊断/合作性问题】

1. 体温过高　与病毒血症和继发感染有关。

2. 皮肤完整性受损　与肠道病毒引起的皮疹及继发感染有关。

3. 营养失调，低于机体需要量　与病毒感染引起高热消耗增多和口腔皮疹引起饮食减少有关。

4. 潜在并发症　病毒性脑炎、脑膜炎、神经性肺水肿等。

5. 有传播疾病的危险　与病毒的排出有关。

【护理措施】

1. 维持正常体温　小儿手足口病一般为低热或中等热，无须特殊处理，可嘱患儿多喝温水，必要时物理降温。

2. 口腔护理

（1）患儿会因口腔疼痛而拒食、流涎、哭闹不眠等，要保持患儿口腔清洁，饭前、饭后用生理盐水漱口；不会漱口的患儿，可用棉棒蘸生理盐水轻拭口腔。

（2）可将维生素 B_{12} 粉剂直接涂于口腔糜烂部位或涂鱼肝油，亦可口服维生素 B_{12}、维生素 C，辅以超声雾化吸入，以减轻疼痛，促进创面愈合，预防细菌继发感染。

3. 皮疹护理

（1）患儿衣被清洁，衣着要舒适、柔软，勤更换。

（2）剪短患儿的指甲，必要时包裹其双手，防止抓破皮疹。

（3）臀部有疱疹的患儿，应随时清理其大小便，保持臀部清洁干燥。

（4）手足部疱疹初期可涂炉甘石洗剂，待有疱疹形成或疱疹破溃时可涂 0.5％聚维酮碘。

（5）注意保持皮肤清洁干燥，防止感染。

4. 饮食护理

（1）如果在夏季发病，患儿容易引起脱水和电解质紊乱，需要适当补水和补充营养。

（2）患儿因发热、口腔疱疹导致疼痛、食欲差，宜给患儿提供清淡易消化、柔软的流质或半流质，禁食辛辣刺激之品。

5. 预防感染的传播

（1）一旦发现感染了手足口病，患儿应及时就医，避免与外界接触，一般须隔离 2 周。

（2）患儿接触过的物品要彻底消毒，可用含氯的消毒液浸泡，不宜浸泡的物品可日光曝晒 6 小时。

（3）患儿的房间定期开窗通风，保持空气新鲜、流通，温度适宜。

6. 病情观察　观察患儿精神、体温、食欲及有无呕吐等，如患儿出现高热不退、咳喘等，提示并发肺炎；如出现头痛、呕吐、烦躁或嗜睡等，提示并发脑炎；注意观察心肌酶及心电图的改变，及时发现心肌炎的早期征象，一旦发现异常，及时配合医师给予相应的治疗和护理。

【健康教育】

1. 饭前便后、外出后须用洗手液等给儿童洗手，不喝生水，不吃生冷食物。

2. 看护人员接触护理小儿前，更换尿布、处理粪便后均须洗手，并妥善处理污物。

3. 患儿使用过的奶瓶、奶嘴、玩具等使用前后应充分清洁消毒。

4. 居室宜常通风，勤晒衣被。

5. 教会小儿正确的洗手方法。

 知识链接

预防手足口病的口诀及洗手口诀

勤洗手、常通风、喝开水、吃熟食、晒衣被。

洗手口诀：内外夹攻大力腕。

内：手心对手心搓洗。

外：手心对手背搓洗。

夹：十指交叉搓洗。

恭：弯曲各手指关节，在另一掌心旋转揉搓。

大：一手握另一手大拇指旋转揉搓。

立：指尖在掌心中转动揉搓。

腕：互搓手腕。

自学指导

【重点难点】

1. 常见出疹性疾病的鉴别要点及麻疹、水痘、流行性腮腺炎、手足口病等的临床表现、护理诊断、护理措施、健康教育。

2. 结核菌素试验的方法、结果判断方法及临床意义。

3. 流行性乙型脑炎、中毒性细菌性痢疾的护理诊断、护理措施、健康教育。

4. 结核病的预防措施、护理诊断及护理措施。

5. 几种常见小儿传染病的鉴别。

6. 结核性脑膜炎的护理方案。

7. 结核病的临床特点及发病机制。

8. 常见小儿传染病的传播途径及预防措施。

【考核知识点】

1. 麻疹、水痘、流行性腮腺炎、手足口病等常见传染病的流行病学特点、临床表现、护理诊断、护理措施及健康教育。

2. 结核菌素试验的方法、标准及临床意义。

3. 结核病的预防措施、护理诊断及护理措施。

4. 流行性乙型脑炎、中毒性细菌性痢疾的传播途径、护理诊断、护理措施。

【复习思考题】

1. 请思考如何区别麻疹、水痘及手足口病，其鉴别诊断要点是什么？

2. 手足口病的传播途径有哪些？为预防手足口病应养成哪些良好的个人卫生习惯？

3. 患儿，3岁，发热，躯干、头面部可见皮疹，皮肤同一部位可见斑疹、丘疹、疱疹和结痂，请考虑该患儿患了什么疾病？

4. 患儿，1岁，发热、咳嗽、流涕5天，皮疹1天就诊。查体：体温39.5 ℃，咽部充血，在下磨牙对应的颊黏膜可见黏膜疹，球结膜充血，耳后发际、面部可见红色斑丘疹，疹与疹之间皮肤正常。

请问：

（1）该患儿最可能的医疗诊断是什么？

（2）列出该患儿存在的护理问题。

（3）针对每一个护理问题，请给出切实有效的护理措施。

5.患儿，女，10岁。因头痛、呕吐、发热急诊入院。患儿于20多天前出现头疼，伴寒战、不规则发热（体温不详），以后头痛加重，呈刺跳痛，尤其前额部明显。10天前开始出现喷射性呕吐，呕吐物为食物残渣，无血。2天前自觉双下肢麻木，乏力，急诊入院。既往无特殊病史，卡介苗未接种。查体：体温40℃，脉率110次/min，消瘦、嗜睡、神志恍惚、合作欠佳、双侧瞳孔等大对称，对光反射存在。心肺检查无明显异常，颈强直，克氏征（＋），布氏征（＋），巴氏征（＋）。实验室检查：WBC 9.2×10^9/L，N 0.5，L 0.14。脑脊液压力高，细胞数高，查见抗酸杆菌。X线检查：双肺上部各有一结节状阴影，边缘见模糊的云雾状阴影。

请问：

（1）该患儿可能的临床诊断是什么？

（2）在护理评估中还应收集哪些资料？

（3）该患儿存在哪些护理问题？

（4）试述主要的护理措施。

〔施　慧〕

第二十章

寄生虫病患儿的护理

【学习目标】

1. 掌握：蛔虫病、蛲虫病、绦虫病的护理诊断和护理措施。

2. 熟悉：蛔虫病、蛲虫病、绦虫病的临床表现和治疗要点。

3. 了解：蛔虫病、蛲虫病、绦虫病的病因及流行病学。

【自学时数】1 学时。

寄生虫病（parasitic disease）是指一些寄生虫寄生在人和动物的身体里所引起的疾病，是小儿时期的常见病与多发病。本类疾病除了对小儿造成机械性、化学性损害和营养障碍外，还可对全身或某些重要器官造成严重的病理损害和生长发育障碍，故应重视寄生虫病的防治。本章重点介绍了蛔虫病、蛲虫病、绦虫病患儿的护理。

第一节　蛔虫病

蛔虫病（ascariasis）系蛔虫成虫或幼虫寄生于人体引起的疾病，是小儿时期常见的肠道寄生虫病之一。轻者可无症状，重者可导致胆道蛔虫病、肠梗阻等并发症。

【病因与流行病学】

蛔虫是寄生在人体肠道最大的线虫，形似蚯蚓，雌雄异体，雌虫每天产卵约 20 万个，随粪便排出。蛔虫卵在适宜的温度和湿度下，经过 5～10 天发育，成为具有感染性的虫卵，被人吞食后，大多数被胃酸杀灭，少数进入小肠，幼虫破卵而出，穿入肠壁经门静脉系统循环到肝，经右心、肺泡、支气管、气管移行到咽喉，再被吞下，到小肠内发育成为成虫。在移动过程中幼虫也可随血流到达其他器官，一般不发育为成虫，但可损害组织器官。人体从感染蛔虫到雌虫产卵需 2 月余，雌虫寿命为 1～2 年。

蛔虫病患者是主要的传染源。主要的感染途径为感染性虫卵污染了水、土壤、手和各种物体，再经口进入人体。蛔虫产卵量大，生活史简单，且虫卵抵抗力极强，在 5 ℃～10 ℃环境下可生存 2 年。此外，蛔虫是国内感染率最高、分布最广的寄生虫，其发病率农村高于城市，儿童高于成人。

【临床表现】

1. 幼虫移行引起的症状

（1）幼虫移行到肺：可引起蛔幼性肺炎或蛔虫性嗜酸性细胞性肺炎，表现为咳嗽、胸闷、血丝痰、发热，肺部体征不明显，X 线检查肺野有点状、小片状或絮状阴影，血嗜酸性细胞增多，1～2 周症状消失。

（2）幼虫移行至肝、脑、眼等器官：引起相应的临床表现，如癫痫、右上腹痛、肝大、肝功能异常、眼睑肿胀等。

2. 成虫引起的症状　表现为食欲不佳或多食易饥、异食癖等；常有脐周腹痛，喜揉按；部分患儿精神烦躁或委靡、磨牙、易惊等。感染严重者可因为营养不良而影响生长发育。

3. 常见并发症　蛔虫有钻孔、游窜、扭结成团的习性，在患儿发热或驱虫不适等情况下可使蛔虫骚动而产生各种并发症。

（1）胆道蛔虫病：是最常见的并发症，占严重并发症的 64％。临床表现为阵发性右上腹剧烈绞痛，患儿哭叫翻滚、屈体弯腰、面色苍白、恶心呕吐，可吐出胆汁或蛔虫。进行腹部身体检查时可见明显的阳性体征或仅有右上腹局限性压痛。部分患儿可发生胆道感染，出现发热、外周血白细胞数增高，甚至黄疸。

（2）蛔虫性肠梗阻：因大量成虫在肠内扭结成团，或蛔虫毒素刺激肠壁引起痉挛所致。多表现为不完全性肠梗阻，起病急，阵发性腹痛，伴呕吐、腹胀、肠鸣音亢进，可吐出蛔虫。腹部可见肠型和蠕动波，并可扪及条索状包块。

（3）肠穿孔和腹膜炎：严重时可发生。肠壁因缺血、坏死而穿孔，发生腹膜炎，表现为剧烈的腹痛、明显的腹膜刺激症状、进行性腹胀。腹部 X 线显示有膈下游离气体。

【辅助检查】

粪便涂片查找蛔虫卵。必要时结合血常规、胸片、腹部 X 线平片检查等。

【治疗要点】

1. 驱虫治疗　可选用甲苯达唑、枸橼酸哌嗪、左旋咪唑驱虫药或中药等驱虫，但对于两岁以下的婴幼儿最好避免西药驱虫治疗，因为小儿的肝肾代谢功能均不完善，药物可能会对患儿的肝肾功能产生毒副作用。

2. 并发症治疗　不完全性肠梗阻可先采取内科治疗，可予以禁食、胃肠减压、输液、解痉止痛，腹痛缓解后再驱虫治疗。完全性肠梗阻、蛔虫性阑尾炎、肠穿孔、腹膜炎应及时手术治疗。胆道蛔虫病的治疗原则为解痉止痛、驱虫、控制感染，若内科治疗不能缓解，或发展为蛔虫性肝脓肿时，可考虑外科手术治疗。

【护理评估】

1. 健康史　患儿是否有类似或轻微脐周疼痛及排虫病史，有无不良卫生习惯，是否进行过驱虫治疗。

2. 身体状况　评估患儿的精神状态、体重、面色、皮肤、体温、呕吐及腹痛特征，询问有无异食癖等表现，了解大便常规、血常规及寻找虫卵的结果。

3. 心理、社会状态　了解患儿及家长对本病的认知程度，对治疗的配合程度和对预后的期望程度。同时，询问患儿家庭及周围环境的卫生条件，家长对疾病的认识情况及文化背景和经济状况。

4. 辅助检查　粪便涂片、X 线检查等。

【主要护理诊断/合作性问题】

1. 疼痛　与蛔虫寄生于肠道引起肠痉挛梗阻有关。
2. 营养失调，低于机体需要量　与成虫夺取肠内营养及影响正常的消化吸收有关。
3. 潜在并发症　胆道蛔虫病、蛔虫性肠梗阻、肠穿孔、腹膜炎等。
4. 知识缺乏　缺乏良好的卫生、饮食习惯和环境卫生知识。

【护理措施】

1. 减轻疼痛　①卧位宜屈膝侧卧或半卧位。②在没有急腹症表现时，局部给予按揉或俯卧位用软枕垫压腹部，也可热敷。③按医嘱使用解痉镇痛药及驱虫治疗，观察疗效及副作用，并注意观察大便有无虫体排出。

2. 加强营养　给予营养丰富且易消化的饮食。为提高小儿食欲，注意食物品种多样化。

3. 监测病情　①注意观察腹痛的性质、发作时间、程度、部位及伴随症状，有无压痛、肌紧张、反跳痛等腹膜刺激征等。②如患儿出现脐周剧痛、腹胀、恶心、呕吐，并吐出食物、胆汁，甚至蛔虫，应及时报告医师，并予以禁食、胃肠减压、输液、止痛等处理。③如患儿突然发生阵发性右上腹剧烈绞痛、哭叫翻滚、屈体弯腰、面色苍白、呕吐等，提示并发胆道蛔虫病，应及时配合医师予解痉止痛、驱虫、抗感染，必要时做好手术准备。④驱虫后2～4周要复查大便，如果仍能找到虫卵，可重复驱虫治疗。

4. 中医单方　旨在润肠通便，解毒杀虫：①苦楝根皮 30 g，去表面红皮浓煎，早晨空腹 1 次服下。②大量口服食醋，用于胆道蛔虫病疼痛时。③葱白 100 g 洗净切碎榨汁，调入生麻油 1～2 勺，空腹服下，每天 2 次，连服 3 天，有驱虫止痛之功效。

【健康教育】

1. 向患儿及家长讲解蛔虫病的防治知识，指导家长及患儿搞好饮食卫生及环境卫生，培养小儿养成良好的个人卫生习惯和手卫生，如不生食未洗净的瓜果、生菜，不饮生水，勤洗手，不吮手指头，不随地大小便，饭前便后洗手，消灭苍蝇，做好粪便管理等。

2. 体内蛔虫较多者，可以每半年驱虫 1 次。蛔虫等寄生虫有"遇温则安"之习性，且孩子在秋天接受驱虫治疗时对因药物引起的不良反应较易耐受和适应，故秋季儿童常规驱虫 1 次。

第二节　蛲虫病

蛲虫病（entembissis）是由蛲虫寄生于人体大肠内而引起的一种幼儿时期的常见病。临床以肛周和会阴部瘙痒、睡眠不安为特征。易在集体儿童机构中流行。

【病因与流行病学】

蛲虫的成虫细小，为乳白色，雌雄异体。寄生在人体的盲肠、结肠、回肠下端及直肠。成虫交配后雄虫死亡，雌虫于夜间移行至肛周、会阴部皮肤皱褶处排卵，随后死亡。虫卵在肛周6小时发育成感染性卵。当虫卵污染患儿的手指，被患儿吞食后，即形成自身感染。成虫的寿命一般不超过2个月。蛲虫患者是唯一的传染源，传播方式为吞食或空气吸入等。

蛲虫感染呈世界性分布，我国感染也较普遍。

【临床表现】

患儿多数无明显症状，只在雌虫移行至肛周排卵时引起肛周和会阴部剧烈瘙痒，以夜间尤甚，往往影响睡眠；局部皮肤可因搔破而致皮炎和继发感染；虫体对胃肠的机械性刺激引起激惹现象，如恶心、呕吐、腹部不适等症状。此外患儿还可有烦躁、夜惊、遗尿、磨牙等。

【辅助检查】

粪便镜检虫卵阳性率极低，可在清晨排便前用透明胶纸肛拭法或棉拭漂浮法查虫卵，可提高阳性率，夜间在肛门周围检出雌虫也可确诊。

【治疗要点】

1. 口服驱虫药　如恩波吡维铵、噻嘧啶、甲苯达唑等。
2. 局部用药　如涂10％氧化锌油膏或蛲虫软膏。

【护理评估】

1. 健康史　患儿是否有肛周及会阴瘙痒史，有无尿频尿急或不洁的卫生习惯。
2. 身体状况　评估患儿的一般情况，如消瘦，询问有无睡眠不宁、夜惊等表现，了解夜间可否检查到细线样白色小虫爬至肛门口。
3. 心理、社会状态　了解患儿及家长对本病的认知程度，询问家庭及周围环境的卫生条件，家长对疾病的认识情况、文化背景等。
4. 辅助检查　肛周采集虫卵标本检查。

【主要护理诊断/合作性问题】

1. 舒适的改变　与瘙痒有关。
2. 有皮肤完整性受损的危险　与瘙痒抓挠有关。
3. 有感染的危险　与蛲虫的感染方式和缺乏预防知识有关。

【护理措施】

1. 减轻或消除瘙痒　睡前用温水清洗会阴部和肛周，并涂蛲虫软膏或10％氧化锌油膏以杀虫止痒，或用噻嘧啶栓剂塞肛，连用3～5天。也可用大蒜适量捣碎调入凡士林，在患儿临睡前涂于肛周，第2天再将肛周清洗干净。
2. 勤换衣服、被褥，内衣、内裤要煮沸消毒。

3. 剪短指甲，睡前戴手套以免抓破皮肤。

4. 按时按量服驱虫药，并观察药物副作用和疗效，如患儿出现尿频、尿急、尿痛和遗尿，提示可能并发尿道炎。

【健康教育】

1. 向家长及患儿讲解防治知识和护理要点，搞好环境、饮食和个人卫生，尤其注意手的卫生，养成饭前便后洗手习惯，不吮吸手指，勤换内衣、内裤，保持臀部清洁干净。

2. 婴幼儿尽量不穿开裆裤，加强粪便管理，定期驱虫治疗。

第三节　绦虫病

绦虫病（cestodiasis）是由各种绦虫成虫或幼虫寄生于人体肠道所引起的寄生虫病。因人食用了未煮熟的含有囊尾蚴的猪肉或牛肉而感染，在小肠内发育为成虫而致病，虫体附着于小肠壁吸收人体的营养物质并能对肠壁造成损伤。

【病因与流行病学】

绦虫病与饮食习惯有关，亦可因生尝肉馅或生肉与熟食使用同一砧板与炊具，而造成熟食被污染。短膜壳绦虫病以儿童居多。猪肉绦虫和牛肉绦虫均寄生在人体小肠上段，其妊娠节片内充满虫卵，并常随大便排出体外，猪、牛吞食绦虫虫卵后，分别发生猪囊虫病和牛囊虫病。如果人食用了半生不熟的含有囊虫的猪、牛肉，囊虫卵在人体小肠内经消化液作用后，其头部突出，吸附在肠壁上，颈节逐渐分裂，形成体节，经2～3个月后，发育为成虫。囊尾蚴可以随着血液流至全身，寄生于人体的不同部位而引发囊虫病，以皮下、肌肉、脑部最常见。其中，脑囊虫病预后最差。

本病呈世界性分布。我国西南、西北、东北、华北、中原等地区均有绦虫病，多为散发；云南等有地方性流行，并有家庭聚集现象。此外，感染率农村高于城市，以青壮年常见，儿童较成人少见。

【临床表现】

1. 由感染成虫引起的症状　潜伏期时，症状轻重不一，最常见的症状为：腹痛、腹泻、呕吐、面黄、食欲差、乏力、消瘦等，在大便中可找到扁平状白色绦虫节片。

2. 囊尾蚴寄生的症状　若囊尾蚴寄生于脑，患儿可发生癫痫、颅内压增高、精神症状、瘫痪等；若寄生于皮下及肌肉，局部可扪及圆形黄豆大小结节，坚实而移动，一般无自觉症状，少数患儿可有痛痒麻木感。若寄生于眼部，可出现视力障碍，严重者可致失明。

【辅助检查】

从粪便或肛拭涂片找到虫卵或绦虫节片，皮下结节或肌肉内小结做病理学检查可见到囊尾蚴。此外，脑CT扫描对脑囊虫病诊断有帮助，眼底检查对眼囊虫病诊断有帮助，还可以做免疫试验以协助诊断。

【治疗要点】

1. 驱虫治疗　如氯硝柳胺、吡喹酮、阿苯达唑，或联合服用槟榔和南瓜子。
2. 对症治疗　对颅内压增高患儿，可给予 20% 甘露醇每次 1～2 g/kg，静脉滴注；同时，静脉注射地塞地米松 5～10 mg，每天 1 次，连续 3～7 天后再进行病原治疗。对癫痫频发者，除应用降低颅内压药物外，还应使用地西泮、苯妥英钠等药物镇静。
3. 手术治疗　眼、脑囊虫病可以进行手术治疗。

【护理评估】

1. 健康史　患儿生活环境中的卫生状况，是否食用了未煮熟的含有囊尾蚴的猪肉或牛肉，有无不良饮食习惯。
2. 身体状况　询问患儿的一般情况，有无腹痛、腹泻、消瘦、面黄等表现，了解大便常规的检查结果。
3. 心理、社会状态　了解患儿及家长对本病的认知程度、预防知识的了解程度及评估患儿及家长是否有焦虑、烦躁等负性情绪。

【主要护理诊断/合作性问题】

1. 腹痛　与绦虫寄生于肠道引起肠痉挛有关。
2. 知识缺乏　与饮食卫生方面的知识缺乏有关。

【护理措施】

1. 密切观察病情　包括腹痛的性质、程度、部位及症状，及时报告医师，对症处理。若出现癫痫、颅内压增高、精神症状等，提示囊尾蚴寄生于脑，手术是唯一合理的治疗方法。
2. 减轻疼痛　若出现腹痛，可使患儿取俯卧位，并用软枕垫压腹部。同时，遵医嘱使用驱虫药物，首选氯硝柳胺，此药副作用较小。服药时应将药片嚼碎后吞下，2 小时后再服硫酸镁导泻。常用剂量为：小于 2 岁患儿每天 0.5 g；2～6 岁每天 1 g；大于 6 岁每天 2 g，均分 2 次空腹服用，间隔 1 小时。此外，也可遵医嘱服用吡喹酮、阿苯达唑或联合服用槟榔和南瓜子。在服药期间，须加强观察用药后的反应。

驱虫治疗时应注意下列几点：①无论用何种药物驱虫，在排便时应坐在盛有水温与体温相同的生理盐水中促进排虫，以免虫体遇冷收缩而不能全部排出。②保留 24 小时粪便以寻找头节。③治疗 3 个月无虫卵和节片排出则为治愈。

3. 加强营养　保证营养的摄入量，注意改变饮食习惯及烹调方法，以提高患儿食欲。按医嘱使用助消化及改善消化功能的药物。
4. 卫生保健　勤换内裤，床单应经消毒后再清洗。

【健康教育】

加强对社区的卫生知识宣教，广泛宣传绦虫病的危害性。避免食用含有囊尾蚴的猪肉或牛肉。猪肉及牛肉经应相关部门检疫合格才能使用。此外，为防止自体感染囊尾蚴病，应积极治疗。

自学指导

【重点难点】

1. 重点：蛔虫病的临床表现、护理措施及健康教育。

2. 难点：寄生虫病的流行病学特征。

【考核知识点】

1. 蛔虫病、蛲虫病、绦虫病的临床表现。

2. 蛔虫病、蛲虫病、绦虫病的治疗要点。

3. 蛔虫病、蛲虫病、绦虫病的护理措施。

【复习思考题】

1. 寄生虫对人体的损害有哪些？

2. 如何预防寄生虫病的发生及流行？

3. 护理蛔虫病患儿时应注意些什么？

4. 患儿，男，4 岁，近两个月来入睡后哭闹不安，穿开裆裤，经常搔抓肛周和会阴部，入睡后 1 小时左右，见肛周有白色小线虫爬动。近期食欲减退和磨牙。请问该患儿可能患有什么病？如何确诊？如何护理患儿和预防疾病再发？

〔王晓妹〕

第二十一章

小儿急救护理

【学习目标】

1. 掌握：

（1）小儿心肺复苏的实施过程及复苏后的护理。

（2）不同原因小儿中毒的急救护理措施。

（3）惊厥发作的急救措施。

2. 熟悉：

（1）小儿心肺复苏的适应证及有效指征。

（2）不同原因急性中毒的临床表现及评估要点。

（3）惊厥与惊厥持续状态的临床表现。

（4）高热惊厥的降温方法及预防指导。

3. 了解：

（1）导致小儿心跳呼吸骤停的原因。

（2）小儿中毒的常见原因。

（3）单纯性高热惊厥的特点。

【自学时数】1 学时。

　　所谓儿科急症，泛指发病突然，危及生命，且急需抢救的各种儿童急症。小儿处于生长发育期，抵抗力较低，很容易得病；同时也常常可能会出现一些急症，如高热、惊厥、呕吐、窒息、甚至是中毒等，此时除了要及时将孩子送医院救治外，还应立即采取一些必要的急救和护理措施，从而争取时间，帮助患儿得到更好的救治。

第一节　小儿心肺复苏

　　心脏突然停止有效收缩和排血称为心脏停搏，而心脏停搏 30～40 秒，即出现呼吸停止，加之意识丧失或抽搐，脉搏消失，血压测不出，称心跳呼吸骤停。它是儿科危急重症，若抢救不及时，则可导致患儿死亡。尽管心跳和呼吸骤停往往互为因果相伴发生，但呼吸停止造成的严重低氧血症往往是心脏停搏的直接原因，因此，进行小儿心肺复苏时，尽早和有效进行人工通气尤为重要，这是小儿生命得以维持的方法。

【病因与发病机制】

1. 窒息　多种原因导致的新生儿窒息，如盖被闷窒、异物或乳汁呛咳、分泌物堵塞呼吸道等。

2. 各种感染　感染性休克、败血症、颅内感染等。

3. 心脏疾患　先天性心脏病、病毒性心肌炎、严重心律失常等。

4. 突发意外伤害　溺水、电击、严重创伤、大出血等。

5. 药物中毒或过敏　洋地黄、奎尼丁、氯喹等中毒；青霉素过敏反应、麻醉意外等。

6. 电解质、酸碱平衡紊乱　严重酸中毒、高钾血症、低钾血症、低钙导致的喉痉挛等。

7. 婴儿猝死综合征。

8. 医源性因素　先天性心脏病手术中、心血管造影、心导管检查中受到机械性刺激引起迷走神经过度兴奋引起心脏骤停。

【临床表现】

1. 意识突然丧失，出现短暂抽搐或昏迷。

2. 心音消失、心音微弱或心动过缓，年长儿心率<30 次/min，婴幼儿<80 次/min，新生儿<100 次/min。

3. 颈动脉、股动脉搏动消失，血压不能测出。

4. 瞳孔散大、对光反射消失。

5. 呼吸停止或呼吸困难，面色苍白、发绀。

【辅助检查】

心电图结果显示：心脏完全停搏，呈一水平线或仅有 P 波；缓慢而无效的心室波；心室颤动；室性心动过速。

【治疗要点】

心搏呼吸骤停必须现场抢救，应争分夺秒地进行，保持呼吸道通畅、建立呼吸及人工循环，以保证心、脑等重要器官的血液灌流及氧供给。

【护理评估】

1. 健康史　本病情况危急，可先进行抢救，复苏后再收集资料，以尽早明确发病的原因。

2. 身体状况　评估意识是否丧失；呼吸是否停止，有无面色灰暗或发绀；有无出现瞳孔散大，有无对光反射；有无大动脉（颈、股动脉）搏动等。

3. 相关检查　心电图显示：心脏完全停搏，呈一水平直线或仅有 P 波；缓慢而无效的心室波；心室颤动；室性心动过速。

4. 心理社会状况　评估患儿家长对疾病的了解程度，给予患儿家长心理支持，帮助其父母树立信心，情况允许时尽量让家长陪伴患儿，减轻患儿及家长的担忧和顾虑。

【护理措施】

心肺复苏（CPR）成功与否和开始实施复苏的时间密切相关，复苏越早成功率越高。CPR的实施过程可归纳为 CABDEF，其中 CAB 是基础生命支持阶段，用于现场急救；DEF 是三步高级生命支持阶段，通过辅助设备和特殊技术建立和维持小儿的有效通气，促进心跳恢复，具体实施如下。C：人工循环（Circulation）；A：开放呼吸道（Airway）；B：人工呼吸（Breath）；D：药物（Drug）；E：心电监护（ECG）；F：电除颤（Fibrillation treatment）。

1. C（人工循环）　现场急救主要应用心外按压术。

（1）按压部位：不同年龄小儿按压部位不同（表 21-1）。

表 21-1　　　　　　　　　　　不同年龄小儿按压部位

项目	<1 岁	1～7 岁	>7 岁
按压部位	乳头连线中点下 1 横指下缘处的胸骨	胸骨中下 1/3	胸骨中下 1/3 交界处
按压手法	双手拇指按压法、单手双指按压法	单手掌按压法	双手掌按压法
按压深度	1.5～2 cm	2～3 cm	3.5～4 cm
按压频率	100～120 次/min	80～100 次/min	80～100 次/min
按压/通气比	30：2	30：2	30：2

（2）按压手法：将患儿平卧于硬板上，抢救者以手掌根部压其心前区胸骨处。新生儿及婴儿心脏位置较高，应在胸骨中 1/3 处按压；儿童则在胸骨下 1/3 处按压；对 10 岁以上儿童，其按压方法与成人同，可用双手按压，幼儿可用单手掌按压法，对较小婴儿可用双手环抱患儿胸部，将第 2～5 指并拢置于背部，双手大拇指置于胸骨中 1/3 处，然后用两手拇指与其余 4 指同时相对按压（图 21-1），按压时防止用力过猛或部位不正确而发生肋骨骨折或内脏损伤以及胃内容物流出造成窒息。

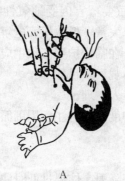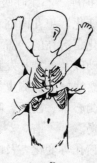

A　　　　　　　　　　B
图 21-1　小儿心肺复苏按压手法

2. A（开放呼吸道）　迅速安置患儿体位，使其仰卧于坚实的平面上；检查咽部有无异物、分泌物或呕吐物，迅速清理呼吸道，保持呼吸道通畅；对不伴头颈部创伤的患儿可采用仰头抬头举颏法开放呼吸道，即将患儿头向后仰，抬高下颌，一只手置于患儿的前额，将头向背部倾斜处于正中位，颈部稍微伸展，用另一只手的几个手指放在下颌骨的颏下，提起下颌骨向外上方，注意不要让嘴闭上或推颌下的软组织，以免阻塞呼吸道。对怀疑患儿发生脊柱损伤时，采用托颌法迅速开放呼吸道。

3. B（建立呼吸）

（1）口对口人工呼吸：此法最适合现场急救。操作者先深吸一口气，如患者是1岁以下婴儿，将口覆盖婴儿的口、鼻；如果是较大的婴儿或儿童，用口对口封住，拇指和示指紧捏患儿的鼻部，保持其头后倾；将气吹入，同时可见患儿的胸廓隆起；停止吹气，松开鼻部，使患儿呼气，排出肺内气体。注意吹气时不可过猛，以免肺泡破裂。可重复上述操作，儿童18～20次/min，婴儿可稍加快。

（2）复苏囊的应用：院内抢救时，婴幼儿可用气囊面罩进行有效通气。将连接于复苏皮囊的面罩覆盖患儿的口部。面罩大小应该能保证将空气密闭在面部，从鼻梁到下颏间隙盖住口鼻，但露出眼睛，用一只手将面罩固定在脸上并将头或下颌向上翘起，保证面罩与面部紧密接触。在面罩吸氧时，一定程度的头部伸展能保证呼吸道通畅；婴儿和幼儿要最好保持在中间的吸气位置，而不要过度伸展头部，以免产生呼吸道压迫梗阻。

（3）气管内插管人工呼吸法：当需要持久通气时或面罩吸氧不能提供足够通气时，可给予气管内插管吸氧。

复苏成功的标志：①扪到颈、肱、股动脉跳动，测得血压>60 mmHg。②听到心音，心律失常转为窦性心律。③瞳孔收缩，对光反射恢复，这是组织灌流量和氧供给量充足的最早指征。④口唇、甲床颜色转红。⑤自主呼吸恢复。

4. D（药物）　在心跳骤停时，最好静脉内给药，应迅速建立静脉通路。如建立困难，有些药物可在气管内给入，如阿托品、肾上腺素、利多卡因等。心肺复苏首选药是肾上腺素，其次是利多卡因、阿托品、碳酸氢钠等。

5. E（心电监护）　心电监护可迅速发现心率和心律异常，以便及时处理。

6. F（电除颤）　室颤和室性心动过速电除颤效果较好，应尽早进行。

经上述心肺复苏步骤后仍需加强监护和治疗，重点是脑复苏，对原发病症、继发病症和并发症进行对症处理。

7. 心肺复苏后的护理　心跳呼吸恢复后，一些重要器官因受缺氧性损伤，机体呈现较多且复杂的病理生理变化，患儿面临着脑缺氧、心律失常、低血压、电解质紊乱及继发感染等问题，其中有些变化是潜在的，需要预防。因此，在临床护理工作中应密切观察，防止心跳、呼吸再次停止跳动以及各种并发症的发生。具体观察项目如下：

（1）继续密切观察病情和监测生命体征，需有专人护理。

（2）用监护仪监测心率、血压、呼吸和血氧饱和度，同时注意周围循环、血气、电解质等变化；保持呼吸通畅。

（3）注意神志、瞳孔等变化，及时做好监护并记录。

（4）维持正常体温，体温过高时给予药物或物理降温，体温过低时注意保暖。

（5）做好口腔、眼及皮肤护理，防止感染。

（6）详细记录出入量，保证热量供应。

（7）补充急救药品并随时做好急救准备。

（8）做好患儿家长工作，消除恐惧心理，以便配合急救。

知识链接

《2010 美国心脏协会心肺复苏及心血管急救指南》摘要中将 2005 版进行了部分修改，要点如下：

1. 强调胸外按压，对经过培训以及未经过培训的施救者，都需要强调胸外按压。
2. 心肺复苏程序改变　在通气之前开始胸外按压，由 C—A—B 代替 A—B—C。
3. 胸外按压的速度要求至少在 100 次/min。
4. 胸外按压幅度　成人胸骨按压至少 5 cm。

指南中列出成人、儿童和婴儿基础生命支持的关键操作元素，具体见下表。

GCS 昏迷评分标准

内　容	建　议		
	婴儿	儿童	成人
识别	无反应（所有年龄）		
	不呼吸或仅仅有喘息		没有呼吸或不能正常呼吸（仅仅是喘息）
	对于所有年龄，在 10 秒内未扪及脉搏（仅限医务人员）		
心肺复苏程序	循环支持—开放呼吸道—人工呼吸（C—A—B）		
按压速率	至少 100 次/min		
按压幅度	大约 4 cm	大约 5 cm	至少 5 cm
胸廓回弹	保证每次按压后胸廓回弹，医务人员操作时每 2 分钟交换 1 次按压		
按压中断	尽可能保持胸外按压频率，尽可能将中断控制在 10 秒内		
气道	仰头提颏法（怀疑有外伤时抬举下颌法）		
按压-通气比率（气管内插管之前）	30：2（单人施救） 15：2（两医务人员）		30：2 1 或 2 名施救者
通气：在未经培训或培训后仍不熟练	单纯胸外按压		
使用高级呼吸道通气（医务人员）	每 6～8 秒 1 次呼吸（每分钟 8～10 次呼吸），与胸外按压不同步，大约每次呼吸 1 秒时间，有明显的胸廓隆起		
除颤	尽快使用除颤仪，尽可能缩短电击前后的按压中断，电击后从按压开始进行心肺复苏		

注：此表不包括新生儿，因为新生儿心脏停搏的病因几乎都是窒息。

第二节　小儿急性中毒

急性中毒是指毒性物质通过多种途径接触或进入人体后，引起组织、器官暂时或永久性损害，继而出现一系列中毒的症状和体征，严重者甚至可危及生命，是儿科常见急症之一，多见于1~5岁儿童，90%发生在家中。

【病因与发病机制】

1. 中毒原因

（1）误服：小儿无辨别危险的能力或因看护人员监护不当以及药品保管不善导致小儿误服。

（2）意外接触：家长对有毒物质放置不妥或间接使小儿接触毒物所致，如有机磷农药中毒。

（3）用药剂量过大等。

2. 中毒途径

（1）经消化道吸收：此为最常见的中毒形式，如食物中毒、药物误服、农药中毒或通过有毒动植物中毒等。

（2）皮肤接触：常见农药污染衣物、动物咬伤及蚊虫叮咬等。

（3）呼吸道吸入：如一氧化碳中毒、有机磷中毒等。

（4）注入吸收：多为误用药物所致。

（5）经创伤口：（面）吸收　如较大面积创伤时用药不当，则可经创面吸收中毒。

【临床表现】

1. 神经系统　狂躁、惊厥、昏迷、瞳孔扩大或缩小。
2. 呼吸系统　呼吸困难、呼吸急促、呼吸缓慢、呼气异味、喉头水肿、肺水肿。
3. 循环系统　心率（律）改变。
4. 消化系统　流涎、腹痛、吐泻、黏膜糜烂。
5. 泌尿系统　血尿、蛋白尿。
6. 皮肤　潮红、发绀、黄疸、湿润。

【辅助检查】

1. 中毒原因未明者可收集患儿呕吐物、血、尿、粪便等做毒物鉴定。
2. 依据中毒表现做特异性检查。如怀疑一氧化碳中毒，应检测血液碳氧血红蛋白含量；怀疑有机磷农药中毒时，应检测全血胆碱酯酶活性等。

【治疗要点】

对急性中毒的患儿应及早发现，及早就医诊治，争取抢救时间。对中毒原因尚未明确者可先实施一般急救措施，尽快清除毒物，促进毒物排泄，阻止毒物吸收；查明中毒原因后，按其特殊的急救措施进行相关处理，具体内容可参看表 21-2。

表 21-2 常见中毒症状及解救措施

毒品名	中毒症状	解救措施
毒蕈（毒蘑菇）	症状可因所含毒物的成分和毒性作用而异，可出现消化道症状、神经系统症状、溶血及肝肾功能损害等	①洗胃。②灌入药用炭或通用解毒剂 15 g。③对有副交感神经兴奋状态者，可用阿托品。④导泻，若中毒超过 8 小时，用温水高位灌肠（适于无腹泻者）
氰化物（木薯、杏仁、桃仁、枇杷仁等果仁及含氰的照相、电镀、药品或吸入氰的蒸气等）	恶心、呕吐、腹痛、腹泻、头昏、头痛，大量吞入时感觉立即丧失，昏迷、瞳孔对光反射迟钝或消失，两眼固定而突出痉挛，四肢强直，牙关紧闭，常于数分钟内死亡	①洗胃。②导泻。③吸入亚硝酸戊酯，每次持续 15～30 分钟，间隔 2 分钟 1 次。④先静脉注射亚硝酸钠，后静脉注射硫代硫酸钠。⑤如病情好转，半小时后上述 2 药可减半量重复治疗；此外亦可用亚甲蓝与硫代硫酸钠交替静脉注射。⑥必要时给脱水药
桐子、桐油	恶心、呕吐、腹痛、腹泻、粪便带血，失水、酸中毒、血尿、蛋白尿、肝功能受损	①催吐。②洗胃，继给蛋白水、乳类或面糊内服。③饮大量糖水及淡盐水。④静脉补液，有酸中毒可酌加碱性药物。⑤给予大量维生素 B_1、维生素 B_2、维生素 C 及烟酸、酵母等
蓖麻子、蓖麻油	恶心、呕吐、腹痛、腹泻、血便、头痛、嗜睡、抽搐	①催吐。②洗胃。③硫酸钠或硫酸镁导泻，必要时可高位灌肠。④给蛋白水或乳类。⑤静脉补液。⑥止痉
发芽马铃薯（龙葵碱）	恶心、呕吐、腹痛、腹泻、水、电解质紊乱，呼吸困难、惊厥、昏迷等	①洗胃、导泻。②适当饮用食醋。③多饮糖水或淡盐水。④静脉补液
白果	恶心、呕吐、腹痛、腹泻、发热、发绀、呼吸困难、意识丧失、瞳孔放大、对光反射消失、抽搐	①催吐、洗胃、导泻。②内服甘草汤。③静脉补液，必要时补钾。④给镇静药
巴比妥类	头痛、眩晕、语言迟钝，眼球震颤，神志模糊、肝功能损害，呼吸浅而不规则，最后可因呼吸衰竭，循环竭而导致死亡	①洗胃。②硫酸钠导泻；必要时也可高位灌肠。③保温，注射呼吸道畅通。④深度昏迷时给中枢神经兴奋药。⑤吸氧。⑥静脉注射高渗葡萄糖液、利尿、防治脑水肿。⑦透析疗法促进毒物排除
苯妥英钠	恶心、呕吐、眩晕、心悸、视力障碍、言语不清、吞咽困难、发热、共济失调、精神错乱、呼吸衰竭等	①温开水洗胃。②导泻。③静脉补液。④给中枢神经兴奋药。⑤透析疗法
水杨酸及基盐类（阿司匹林、水杨酸钠）	恶心、呕吐、腹痛腹泻、多汗、水、电解质紊乱，出血性胃炎、肺水肿、抽搐、急性肺水肿、肾功能损害、休克及昏迷等	①洗胃。②导泻。③静脉补液，加大量维生素 C。④纠正酸碱中毒。⑤止血。⑥抗感染。⑦透析疗法

续表 1

毒品名	中毒症状	解救措施
氨茶碱	烦躁不安、肌肉震颤，抽搐、恶心、呕吐、吐出物带血或咖啡色样物、心悸、心律失常、肺水肿、血压下降、昏迷，呼吸、循环衰竭	①停药。②洗胃。③导泻。④给抗惊厥及退热药。⑤静脉补液。⑥纠正电解质失衡及酸中毒。⑦抗休克
阿托品、曼陀、颠茄、莨菪碱等	咽喉干燥、恶心、呕吐、吞咽困难、烦躁不安、体温升高、神志不清、痉挛、呼吸困难	①鞣酸溶液洗胃。②给浓茶或 0.5％药用炭混悬液。③导泻。④镇静药。忌用吗啡及巴比妥类药物。⑤肌内注射新斯的明至口腔湿润
洋地黄类及其有洋地黄作用的药物（洋地黄类、毒毛花苷、夹竹桃、万年青等）	恶心、呕吐、流涎、腹胀、腹泻，头痛、眩晕、耳鸣、运动失调、黄绿视、呼吸困难，尿内有糖及丙酮等，心律失常，严重者可出现谵妄、惊厥、昏迷	①洗胃。②导泻。③口服氯化钾或静脉滴注氯化钾。④严重者应用依地酸二钠。⑤对迷走神经性心动过缓可口服或皮下注射阿托品。⑥对室性异位节律可首选利多卡因静脉滴注；无效者可试用苯妥英钠静脉滴注
奎宁	恶心、呕吐、腹痛、腹泻、耳鸣、眩晕、视听力减退、血压下降、昏迷、呼吸、循环衰竭	①口服浓茶或洗胃。②硫酸钠导泻。③静脉补液。④吸氧
利舍平	鼻塞、颜面潮红、嗜睡、四肢无力、心跳缓慢、血压和体温降低、神经反射减弱或消失、意识不清、呼吸困难、心力衰竭、瞳孔缩小等	①洗胃。②导泻。③静脉补液。④必要时氧气吸入和吸兴奋剂。⑤静卧保暖。⑥血压降低时给升压药
强酸（硫酸、盐酸、硝酸）	接触部位受腐蚀，肿胀时有灼痛，吐出物含有血液，呼吸困难、瞳孔放大	①忌洗胃，忌服碳酸氢钠。②给牛奶或蛋白水。③给镁乳、稀石灰水、稀肥皂水或氧化铝作中和剂。④服润滑剂保护黏膜。⑤止痛。⑥保温
强碱（氢氧化钾、氢氧化钠的碳酸钾、碳酸钠、氨水）	接触部位腐蚀，灼痛，剧烈绞痛，血性呕吐	①忌洗胃或催吐。②给醋、柠檬水、橘子汁或 0.5％稀盐酸作中和剂，碳酸盐中毒时忌用
有机磷农药	头昏、头痛、发热、恶心、呕吐、腹痛、腹泻、面色苍白、视力模糊、瞳孔缩小、呼吸困难、发绀、心跳加快、震颤、言语不清、意识模糊、昏迷	①撤离现场。②受污染者除去衣服，用凉肥皂水或碱水擦身（美曲膦酯中毒用清水洗）。③用 1％～2％碳酸氢钠液或清水洗胃，禁用高锰酸钾液。④给阿托品，同时注射解磷定、氯解磷定、双复磷等。⑤静脉补液或输血
汞及其化合物	口有金属味，口腔黏膜苍白发肿，有溃疡及灼痛、流涎、口渴、上腹酸痛，恶心、呕吐、腹泻、少尿或无尿	①给大量蛋白水或牛奶。②用冷开水或碳酸钠饱和液洗胃。③硫酸镁导泻。④肌内注射驱汞药物。⑤静注硫代硫酸钠。注：金属汞不溶解于胃肠液中，少量虽能引起腹泻，但不致发生致命性中毒。故体温表破碎在口腔或肛门中，其中少量水银并无毒害

续表 2

毒品名	中毒症状	解救措施
铅	口渴、喉干、恶心、呕吐、腹绞痛、腹泻、便秘、大便多呈黑色（含硫化铅）。口腔黏膜发白、呼吸有金属味，重者出现头痛、痉挛、抽搐、昏迷、呼吸麻痹	①1%～2%硫酸钠或硫酸镁洗胃。②口服牛奶、蛋白水或0.5%药用炭混悬液。③硫酸镁导泻。④注射依地酸二钠或二巯基丁酸钠
火、油（汽油、煤油）	口、咽、胃部灼感、恶心、呕吐、腹痛腹泻、头痛、步行不稳、言语不清	①温开水洗胃。②口服液状石蜡。③硫酸镁导泻。④吸氧、人工呼吸。⑤给中枢神经兴奋药
一氧化碳（煤气）	头痛、眩晕、耳鸣、全身无力、恶心、呕吐、呼吸困难、脉微弱，唇、颊、指（趾）甲呈红色、血压下降、知觉丧失、昏迷、痉挛	①患者速移至空气新鲜处。②人工呼吸。③氧气吸入。④给中枢神经兴奋药。⑤静脉注射50%葡萄糖液及维生素C，并纠正酸中毒。⑥昏迷者注射细胞色素C。⑦绝对休息保暖。⑧忌用亚甲蓝
毒蛇咬伤	①被含神经毒之蛇类咬伤，伤口处麻痒、疼痛，轻度水肿，齿痕小且不渗液，头痛眩晕、恶心、呕吐、流涎、胸闷、瞳孔放大、对光反射消失，言语不清、吞咽困难、牙关紧闭、惊厥、昏迷、最后可因心肌及呼吸麻痹而死亡。②被含血液毒之蛇类咬伤，局部剧痛，迅速肿大，延及同侧体近端，甚至躯干，有广泛瘀斑，齿痕部流出淡红色液体，皮肤潮冷、畏寒、发热、口渴、恶心、呕吐、腹痛、腹泻、头晕、全身酸痛、心悸胸闷、烦躁不安、谵妄、血压下降、血尿便血	①保持安静，勿走动。②用止血带止住动脉血流，每15～20分钟放松止血带1～2分钟。③如有毒牙残留，及时挑去后，选用0.1%高锰酸钾，3%过氧化氢，5%鞣酸溶液或浓红茶水冲洗。④伤口用很多放射形或十字形切口取毒液，或用吸奶器口吮吸创伤处（医务人员口腔应无破损）每次20分钟，每隔一至数小时1次，吸吮间隙用2%氯化钠润湿之纱布敷于伤口上。⑤用0.25%～0.5%盐酸普鲁卡因局部封闭
狂犬咬伤	乏力、头痛、呕吐，1～2天后出现狂躁、恐惧，吞咽和呼吸困难及恐水症，数天后出现全身瘫痪、瞳孔放大、最后心跳、呼吸停止而死亡	①咬伤部位应彻底清创，并皮下注射破伤风抗毒素1500U。②怀疑似狂犬咬伤者，注射狂犬病疫苗

【护理评估】

1. 健康史　应迅速询问患儿发病的经过，如对已经明确原因的中毒，应记录毒物种类、中毒时间及相关反应；当毒物不明确时应注意搜集现场和周围环境中的特殊线索；还应询问患儿近期的饮食状况等。

2. 身体状况 迅速进行检查，测量生命体征，检查患儿对外界的反应情况，意识是否清醒，瞳孔大小、对光反射是否灵敏及能否引出病理反射；检查皮肤及黏膜有无发绀或潮红等，口腔有无腐蚀现象；排泄物及呕吐物有无特殊气味。

3. 相关检查 评估毒物鉴定结果；评估患儿血、尿、便、呕吐物以及特异性检查指标的结果等。

4. 心理社会状况 应评估家长的心理状态，是否焦虑或恐惧；评估家长有无对疾病的防护知识；对年长儿疑有自杀倾向的，还应注意对家庭及学校环境因素的评估，看有无异常表现或情绪异常等。

【主要护理诊断/合作性问题】

1. 潜在并发症 心跳呼吸骤停。
2. 恐惧 与病情危重有关。
3. 知识缺乏 与患儿年幼及其家长缺乏安全防范知识有关。

【护理措施】

1. 密切观察病情变化 特别是意识、呼吸和循环状态。对重症患儿要边检查边抢救，如有危及生命的症状（如惊厥、呼吸困难和循环衰竭等），应立即配合医师进行抢救。

2. 尽快清除毒物 迅速通过各种途径将体内毒物排出，防止中毒症状进一步加重，如有必要，将残余毒物或呕吐物留标本送检。

(1) 口服毒物中毒：可采用催吐、洗胃、灌肠和导泻等方法，把毒物从消化道清除。①催吐：适合年长儿或意识清醒能配合的患儿，毒物食入后 4～6 小时，可口服 1：5000 高锰酸钾溶液或温盐水，每次 100～200 mL，然后压迫舌根或刺激咽后壁致吐，反复多次进行同一动作，直至呕吐物不含毒物残渣为止。需注意的是，昏迷、惊厥以及误服汽油、煤油、腐蚀性毒物中毒者不可用催吐方法。②洗胃：应尽早尽快进行，一般在服毒物 4～6 小时洗胃有效，每次灌入量不超过胃容量的 1/2。当毒物不明时，先用温开水或生理盐水洗胃；毒物明确时可选用适当溶液或加入相应的解毒剂洗胃。洗胃时应注意：强酸强碱类物质禁洗胃，但强酸类中毒，可服弱碱类如镁乳、氢氧化铝凝胶等（但避免使用碳酸氢钠，以免产气过多形成胃肠胀气甚至穿孔）；强碱类中毒，可服弱酸类如食醋、果汁等；惊厥患儿插管可诱发再次发作，昏迷患儿可引起吸入性肺炎。此外，也可用牛奶、豆浆、蛋清等保护胃黏膜。③导泻：服毒物 6 小时以上者，毒物已进入肠道，可服导泻剂，使毒物尽快排出，常用 50%硫酸镁溶液或口服 10%甘露醇溶液。导泻是经催吐或洗胃后给予泻剂，以使毒物尽快排出的辅助措施，不能替代洗胃，如服用泻剂 2 小时后仍未排泄，可用高渗盐水灌肠。④灌肠：中毒在 4 小时以上的，毒物较久滞留于肠道内，此时灌肠，溶液可用 0.5%温盐水或 1%肥皂水，灌至洗出液变清为止。

(2) 皮肤接触中毒：应立即脱去被污染的衣物，反复用清水冲洗皮肤、指甲、毛发等。酸类或有机磷中毒者，可用 3%～5%碳酸氢钠溶液或肥皂水冲洗（美曲膦酯除外）。碱类中毒者用 3%～5%醋酸溶液或食用醋冲洗；毛发、指甲最易残留毒物，应反复冲洗；皮肤及黏膜受损时应在清洗后立即用抗生素类药物涂抹，防止发生感染。

（3）吸入中毒：应立即将患儿带离中毒现场，吸入新鲜空气或氧气，保持呼吸道通畅，解开患儿领扣、腰带，头偏向一侧，严重时可施行人工呼吸。

3. 促进毒物排泄　其中利尿的方法最为常见。静脉输入葡萄糖溶液以稀释毒性物质在血液中的浓度，鼓励患儿多饮水促进患儿排尿，必要时也可用利尿药加快排泄速度。对于重度中毒并伴有肾功能不全者可采用腹膜透析、血液透析、血液灌流来促使毒物排出，对毒性极大的氰化物或砷化物的中毒可采用血浆置换等措施排泄毒物。

4. 用特效解毒剂　毒物一经明确，应迅速按医嘱使用特效解毒药，如亚硝酸盐中毒应用亚甲蓝；有机磷中毒应用阿托品、解磷定或氯解磷定，铅中毒用依地酸二钠钙，氰化物（苦杏仁等）中毒用亚硝酸钠加硫代硫酸钠解救。使用解毒药后，要随时观察患儿的反应及有无副作用；另外，牛奶、蛋清、浓茶能分别与不同毒物发生沉淀反应而解毒，并保护胃黏膜；口服药用炭也可吸附毒物减少的吸收。

5. 及时记录出入量　由于催吐、洗胃、利尿等措施可能造成水和电解质的紊乱等，要维持出入量平衡，维持有效循环量。

6. 生活护理　安排患儿卧床休息，注意保暖；对于意识不清的患儿定时翻身，做好皮肤、口腔等清洁护理，保持呼吸道通畅，保证营养及水分供给，防止坠床和碰伤等。

7. 心理支持　急救稳定后应给予患儿及家长心理护理，以减轻其恐惧感；对有自杀倾向的年长儿还应加强观察心理问题，及时发现以进行心理干预。

【健康教育】

1. 加大防毒科普知识的宣教力度，如一氧化碳中毒的预防、农药中毒的预防等。
2. 交代家长日常药物及有毒物质应注意妥善保管，避免患儿接触。
3. 如需给患儿服药，应严格遵医嘱执行，避免擅自服用及加大剂量。
4. 保证小儿饮食安全，不食用过期、变质的食物，防止食物中毒。
5. 年长儿童应注意及时与其沟通，以防因心理问题服毒而导致恶性后果。

第三节　小儿惊厥

惊厥是指全身或局部骨骼肌突然发生不自主收缩，常伴意识障碍。是儿科较常见的急症，发生率很高，为成人的10～15倍，尤以婴幼儿多见。

【病因与发病机制】

惊厥是神经系统功能的暂时紊乱，主要是由于小儿大脑皮质功能发育未完全，各种较弱刺激也能在大脑引起强烈的兴奋与扩散，超过生理极限，导致神经细胞突然大量、异常、反复放电。此外，由于小儿的免疫功能低下，血-脑屏障功能不完善，极易发生中枢神经系统感染，且惊厥发作次数越多、持续时间越长，对小儿脑组织的损伤越严重。

1. 感染性疾病

（1）颅内感染：细菌、病毒、原虫、寄生虫、真菌等引起的脑膜炎和脑炎或随之而引起的脑水肿等。

（2）颅外感染：其中高热是小儿惊厥最常见的原因，同时由败血症、肺炎、细菌性痢疾或其他传染病引起的中毒性脑病和破伤风等均可引发惊厥。

2. 非感染性疾病

（1）颅内疾病：①各型癫痫。②颅内占位病变如肿瘤、囊肿、血肿等。③颅脑损伤如产伤、外伤等。④先天发育异常，如头小畸形、脑积水、脑血管畸形、神经皮肤综合征等。⑤脑退行性病。⑥其他如接种后脑炎等。

（2）颅外疾病：①中毒（见急性中毒相关内容）。②水、电解质紊乱。脱水热、水中毒、低血钠。③肾源性。尿毒症、多种肾性高血压、低血钙和低血镁等。④代谢性疾病。低血糖症、苯丙酮尿症和糖尿病等。⑤其他。缺氧缺血性脑病、窒息、溺水、心肺严重疾病等。

【临床表现】

1. 惊厥　发作前可有先兆，但多数突然发生全身性或局部肌群的强直性或阵挛性抽动，双眼凝视、斜视或上翻，常伴有不同程度的意识改变。发作大多在数秒或几分钟内自行停止，严重者可持续数十分钟或反复发作，停止后多入睡。根据临床表现分为 3 种类型：

（1）全身性强直阵挛性抽搐：躯干及四肢对称性抽动，眼球上斜固定，呼吸暂停，面色苍白或发绀，意识丧失。

（2）强直性抽搐：全身及四肢张力增高，上下肢伸直，前臂旋前，足跖曲，有时呈角弓反张状。见于破伤风、脑炎或脑病后遗症。

（3）局限性抽搐：一侧眼轮匝肌、面肌或口轮匝肌抽动，或一侧肢体抽动，或手指脚趾抽动，或眼球转动、眼球震颤或凝视，咀嚼，或呼吸肌痉挛抽搐，以致呼吸运动减慢、呼吸节律不匀或呼吸停止，表现为阵发性苍白或发绀，多数患儿意识清醒。以上抽搐多见于新生儿或幼小婴儿。局限性抽搐如恒定不变，有定位意义。

2. 惊厥持续状态　惊厥发作持续 30 分钟以上或两次发作间歇期意识不能恢复者称惊厥持续状态。本型为惊厥严重型，由于发作时间过长，可因脑水肿、脑缺氧性损害或呼吸衰竭而导致死亡。

3. 高热惊厥　多见于 1～3 岁小儿，由单纯发热诱发的惊厥，是婴幼儿最常见的惊厥。多发生于上呼吸道感染初期，当体温骤升到 38.5 ℃～40 ℃或更高时，突然发生的惊厥。根据发作特点和预后分为两型：

（1）单纯型高热惊厥：①多呈全身强直-阵挛性发作，持续数秒至 10 分钟，可伴有发作后短暂嗜睡。②发作后，如无器质性病变，可一切如常。③在一次发热病程中，大多只发作 1 次，但有 50%的患儿可在以后的热性疾病中再次发作。

（2）复杂性高热惊厥：①惊厥形式呈部分性发作，发作后有暂时性麻痹，惊厥发作持续 15 分钟以上，易出现持续状态。②24 小时以内可发作 1 次以上。③频繁发作，累计达到 5 次以上。④初次发作年龄可小于 6 个月或大于 6 岁。⑤发作后清醒慢。⑥低热时也可出现惊厥。⑦可有高热惊厥家族史。

多数高热惊厥患儿随年龄增长而停止发作，2%～7%转变成癫痫，主要与神经系统发育异常、癫痫家族史、首次发作有复杂型高热惊厥表现有关。

【辅助检查】

根据需要做血、尿、便常规，血糖、血钙、血尿素氮测定等。必要时进行腰椎穿刺检查脑脊液、X线头颅摄片、脑电图、头颅CT及MRI等。

【治疗要点】

惊厥的治疗首先要镇静止惊，然后积极寻找病因，对症支持治疗，预防惊厥复发。

1. 控制惊厥

（1）止惊药物：①地西泮。惊厥首选药物，作用发挥快，但作用时间短暂，必要时30分钟后重复。须严格掌握用药剂量，过量可致呼吸抑制、血压降低。②苯巴比妥钠。新生儿惊厥时首选（新生儿破伤风仍应首选地西泮），本药作用维持时间长，但过量亦可致呼吸和血压发生变化。③10％水合氯醛。每次0.5 mL/kg，1次最大剂量不超过10 mL，加等量生理盐水保留灌肠或经胃管给药。④苯妥英钠。适用于癫痫持续状态（地西泮无效时），应在心电监护下使用。

（2）针刺法：针刺人中、百会、涌泉、十宣、合谷、内关等，在2～3分钟内不能止痉时，应迅速选用上述药物，此法适用于药物暂时缺如时。

2. 对症治疗 高热者宜物理降温，也可用安乃近滴鼻、赖氨酸阿司匹林静脉注射或肌内注射。昏迷患儿常有脑水肿，可静脉注射甘露醇及呋塞米；肾上腺皮质激素对炎性、创伤性脑水肿效果较好。

3. 病因治疗 尽快找出病因，采用相应治疗。如新生儿惊厥，可考虑补充钙剂或镁剂。

【主要护理诊断/合作性问题】

1. 有窒息的危险 与惊厥发作有关。
2. 有受伤的危险 与抽搐有关，与意识障碍、咳嗽反射和呕吐反射减弱导致误吸有关。
3. 体温过高 与感染或惊厥持续状态有关。
4. 急性意识障碍 与惊厥发作有关。
5. 潜在并发症 颅内压增高。

【护理措施】

1. 预防窒息

（1）惊厥发作时不要搬运，应就地抢救，立即松解患儿衣扣，患儿去枕仰卧，头偏向一侧，以防衣服对颈、胸部的束缚影响呼吸及呕吐物误吸发生窒息；将舌轻轻向外牵拉，防止舌后坠阻塞呼吸道引起呼吸不畅，及时清除呼吸道分泌物及口腔呕吐物，保持呼吸道通畅。

（2）保持安静，禁止一切不必要的刺激，护理操作应尽量集中进行。

（3）遵医嘱应用止惊药物以解除肌肉痉挛，观察患儿用药后的反应并记录。

2. 预防外伤

（1）对有可能发生皮肤损伤的患儿应将纱布放在患儿的手中或腋下，防止皮肤摩擦受损。

（2）对已出牙的患儿在上下齿之间放置牙垫，防止舌咬伤。

（3）床边设置防护床档，防止坠地摔伤；在栏杆处放置棉垫，防止患儿抽搐时碰到栏杆上，同时注意将床上的一切硬物移开，以免造成损伤。

（4）切勿用力强行牵拉或按压患儿肢体，以免骨折或脱臼；对有可能发生惊厥的患儿要有专人守护，以防患儿发作时受伤。

3. 密切观察病情变化

（1）应经常巡视，注意患儿体温、脉搏、呼吸、血压、瞳孔及神志改变，发现异常，及时通报医师，以便采取紧急抢救措施。

（2）惊厥发作时，应注意惊厥类型。若惊厥持续时间长、频繁发作，应警惕有无脑水肿、颅内压增高的表现。如发现异常，应及时报告医师，并配合医师采取相应措施。

（3）备好急救药物和急救物品。

【健康教育】

1. 保持患儿居室安静，避免一切不良刺激。

2. 指导家长为患儿迅速采取降温措施。

3. 教会家长观察惊厥发生的前兆及简单的急救措施。

4. 告知家长，患儿惊厥发作应注意保护患儿的安全。

5. 积极治疗原发病，加强体能锻炼，避免小儿发生感染。

自学指导

【重点难点】

1. 心肺复苏的实施步骤。

2. 常见小儿中毒的临床表现及紧急处理方法。

3. 小儿惊厥的临床表现。

4. 小儿惊厥的急救措施。

【考核知识点】

1. 心肺复苏的实施步骤。

2. 常见小儿中毒的临床表现及紧急处理方法。

3. 小儿惊厥的临床表现。

4. 小儿惊厥的急救措施。

【复习思考题】

1. 如何对心跳呼吸骤停的小儿进行现场心肺复苏？

2. 在心脏按压环节中，针对小儿与成人的操作手法有哪些不同？

3. 为预防小儿急性中毒，护士可实施哪些健康宣教？

4. 小儿惊厥的急救措施有哪些？

〔孙晓婷〕

第二十二章

儿科重症监护

【学习目标】

1. 掌握：

（1）PICU 的监护与护理记录。

（2）急性颅内压增高、急性呼吸衰竭、感染性休克的临床表现、治疗要点、主要护理诊断及护理措施。

2. 熟悉：

（1）PICU 的收治范围。

（2）急性颅内压增高、急性呼吸衰竭、感染性休克的护理评估、健康教育。

3. 了解：

（1）PICU 的设置、PICU 患儿的转入或转出标准；

（2）急性颅内压增高、急性呼吸衰竭、感染性休克的病因和发病机制、辅助检查。

【自学时数】 1 学时。

　　儿童危重症的抢救及监护是儿科护理工作的重要组成部分之一。儿科疾病具有起病急、来势猛、发展快、病情重和病死率较高的特点，因此，儿科护士除了应具备基本的护理知识与良好的职业素质外，还应掌握常见危重症的基础医学知识并做好危重症患儿的监护与护理。本章将从儿科重症监护单元、急性颅内压增高、急性呼吸衰竭、感染性休克几个方面进行介绍。

第一节　儿科重症监护单元

　　儿科重症监护单元（pediatric intensive care unit，PICU）是一个集先进医疗仪器设备并配有临床经验丰富的医师和护士进行危重症患儿抢救治疗的病房。我国从 20 世纪 80 年代起在各地的大、中型医院儿科陆续建立起了重症监护单元，目的是为危重病患儿提供最佳的监护和护理服务。PICU 的出现，对提高危重症患儿的抢救质量和护理水平、降低死亡率、减少并发症和后遗症等方面发挥了很大作用。

一、PICU 的设置

(一) 设置要求

PICU 设置于方便患儿转运、检查和治疗的区域并考虑以下因素：接近主要服务对象病区、手术室、影像学科、化验室和血库等，在横向无法实现"接近"时，应该考虑楼上楼下的纵向"接近"。病床数量以医院病床总数的 $3\%\sim6\%$ 为宜，可根据实际需要适当调整。一个专门的 PICU 以 $10\sim15$ 张床位较合适。PICU 的医师办公室、护士办公室、工作人员休息室、储藏室、会议室等均应设在 PICU 内或附近；如有条件，在 PICU 外面最好设一个家属休息室。标准监护病房通常采用环形建筑，为便于观察和管理，拟建成一个大病室或病室为大玻璃门窗，中央为医护中心站，将清洁区和污染区截然分开，还要分设辅助用房，包括器械房、化验室、消毒间、医护值班室、杂物间等，室内建立中央空调、中央供氧和中央吸引等装备，有条件者配备空气层流设施。

(二) 设备设置

PICU 应配备床旁监护系统、呼吸机、简易呼吸器、输液泵、微量注射泵和肠内营养输注泵等，病床床头有管道供氧、压缩空气与负压吸引装置。此外，还应配备心电图机、血气分析仪、除颤仪、血液净化仪、连续性血流动力学与氧代谢监测设备、心肺复苏抢救装备车（车上备有喉镜、气管导管、各种接头、急救药品以及其他抢救用具等）、体外起搏器、纤维支气管镜、电子升降温设备等。如附设收治危重新生儿的新生儿重症监护室（neonatal intensive care unit，NICU）除以上装备外，还需备有婴儿暖箱、远红外线辐射热床、光疗仪等。

(三) 人员配备

PICU 危重症患儿需连续监护观察，治疗操作项目多，所需人力、物力也多。其工作人员包括临床、基础等各种专业技术人员，要求各级医护人员均需受过严格的专业训练，具备丰富的临床经验和独立抢救应急能力，并有高尚的职业道德素质、良好的心理素质和身体素质。护士与监护床比例应为 $2.5\sim3:1$ 以上，一个护士以护理 $1\sim2$ 个危重儿为宜，恢复期增至 $3\sim4$ 个；护士与医师的比例为 $2:1$，除住院医师外，要求 24 小时有主治医师值班，有条件的还应配备呼吸治疗师、化验员和仪器维修人员。此外，护士宜相对固定，且必须经过严格的专业培训，经过专科考核合格后，才能独立上岗；要求除熟练掌握一般护理技能外，还要精于急救护理，包括呼吸道管理和氧疗、监护仪应用和异常心电图识别、安装使用呼吸机、做血气分析、甚至气管插管等技术，输液泵应用、血管通路的建立和血管置管技术，消毒隔离与无菌技术，营养液配制技术与输注技术等。

二、PICU 患儿的转入及转出标准

(一) PICU 转入标准

1. 患儿出现下列征象时应转入 PICU　呼吸功能障碍或衰竭；心血管系统功能障碍，如休克、高血压危象等；急性神经系统病变，如昏迷、颅内压增高等；急性肾衰竭需进行血液透析等治疗；经大量输血无效的出血性疾病；各类中毒等。

2. 患儿需进行有创监测　如中心静脉压、有创血压、颅内压、肺动脉压和心输出量等监测。

（二）PICU 转出标准

1. 患儿病情已趋平稳，不需要再在加强监护的环境中进行诊治。

2. 患儿不需要再进行有创监测。

3. 患儿能自行保持其呼吸道通畅时。

4. 患儿的血流动力学稳定。

三、收治范围

（一）PICU 的收治范围

1. 各种急性危重病患儿（无论何种基础疾病，其病情发展到一定程度，危及生命的各种急性危重状态均可收入 PICU 集中监护和抢救）。

2. 各种原因的呼吸衰竭、重症哮喘、气压伤。

3. 休克和严重心力衰竭、高血压危象、心脏压塞。

4. 急性肾衰竭、胃肠功能障碍。

5. 各种原因引起的意识障碍、急性颅内压增高和脑水肿、脑疝、癫痫持续状态；昏迷、惊厥持续状态的患儿。

6. 外科危重创伤、烧伤、意外事故患儿。

7. 重症感染与炎症反应。

8. 心、肺、脑重大手术后患儿。

9. 需要进行监护和特殊治疗的患儿，如呼吸支持、血液净化、各种引流和灌洗等。

（二）NICU 的收治对象

1. 胎龄＜30 周、生后 48 小时内，或胎龄＜28 周、出生体重＜1500 g 的所有新生儿；生活能力差的早产儿、低出生体重儿。

2. 新生儿呼吸窘迫综合征。

3. 重度新生儿窒息。

4. 重度新生儿溶血，需换血者。

5. 各种新生儿感染和重要器官功能衰竭等。

6. 需要呼吸管理的新生儿 急、慢性呼吸衰竭，需要氧疗、辅助呼吸的新生儿。

7. 大手术后的新生儿或小婴儿，如先天性心脏病、食管气管瘘、膈疝等手术。

四、PICU 的监护与护理记录

在 PICU 内，监测与记录病情是非常重要的护理工作内容，要求医务人员必须正确监测并及时、准确、完整地记录相关内容，以便为制订治疗方案提供可靠依据。

（一）PICU 监护记录的特点

1. 反映了患儿全身重要脏器功能的状态，如对各项指标监测结果的记录。

2. 连续、动态地反映了病情的变化及治疗用药情况。

3. 记录单多为表格形式。

（二）PICU 监护记录的内容

PICU 监护内容主要包括心脏、呼吸、血压、体温、经皮血气监护和相关辅助检查的监护等。

1. 心脏监护　连续监测危重患儿心电活动，观察心率、心律及心电波形的变化。

2. 呼吸监护　连续监测呼吸的频率及波形变化。上呼吸机的患儿要有专人管理，随时观察和调整各种参数。

3. 血压监护　包括直接测压法和间接测压法。

（1）直接监测法：在动脉内放置测压管直接测压，属于侵入性监护手段，可较直观、实时地反映血压的变化趋势，比无创测压法更准确，是危重症患儿抢救的重要监测手段之一。采用经皮穿刺放置动脉导管法损伤较切开置管法小，常用部位为桡动脉，置管成功后利用有压力监测模块的多功能监护仪进行持续监测，监护仪荧屏上可显示收缩压、舒张压、平均动脉压及压力波形，并可设定压力高低报警限。

（2）间接测压法：目前多采用电子血压计测压，为无创测压，此法操作简便。根据病情需要选择测压方式以及测压间隔时间，当患儿灌注不良处于休克状态且脉压小时，只能显示平均动脉压而不显示收缩压及舒张压。

4. 体温监护　新生儿，尤其早产儿体温调节不好，要注意保暖。体温低的可放在暖箱里或远红外辐射台上，以体温监测仪监测小儿体温。有些体温监测仪可按皮肤温度反馈式调节暖箱或远红外辐射台的加温输出功率以维持皮肤温度在设定范围，但务必将探头妥善固定，以防探头脱落及暖箱或红外辐射台温度升得太高，所以监测体温的同时也要监测暖箱和台温。发热患儿也可用体温探头监测体温。

5. 经皮血气监护　用氧电极紧贴皮肤加温，使局部微循环血管扩张，用微型电极直接测出，通过半透膜进入电极内的 PaO_2 和 PCO_2 的数值，在周围循环灌注正常时，经皮氧分压基本能反应血中 PaO_2 的水平。

6. 辅助检查　监护室应配备有化验条件，可监测血电解质、胆红素、血糖、动脉血气等。

对以上项目的监测结果及主要的治疗、护理措施即为记录的主要内容。

（三）PICU 监护记录的要求

1. 及时　PICU 内患儿病情危重且变化快，要求每 0.5～1 小时记录 1 次，连续及时提供病情变化的信息。

2. 准确　记录的内容必须在时间、内容及可靠程度上真实、无误，要准确反映病情。

3. 完整　记录要求能完整、全面地反映病情，而且在完整的基础上突出重点。

4. 简要　危重患儿病情变化常累及多个脏器，记录内容多且为表格形式，因此记录应简明扼要，选择最能反映病情的内容。

第二节　急性颅内压增高

急性颅内压增高（acute intracranial hypertension，AIH）是由多种原因引起脑实质和（或）颅内液体量增加所致的一种临床综合征。重者可迅速发展成脑疝而危及生命。

【病因与发病机制】

引起颅内压增高的原因很多，以感染、脑缺血缺氧、颅内占位性病变和颅内出血最为常见。其发病机制包括以下几个方面：

1. 感染、中毒、缺氧和外伤等可使血管通透性增加或脑细胞内能量代谢障碍、钠泵失活而致细胞内外液量增多，使脑组织体积增大和颅内压增高。

2. 颅内占位性病变使颅腔内容物体积增大，导致颅内压增高。

3. 脑脊液循环障碍致脑积水和脑脊液量增加，使颅内压增高。

4. 颅内压持续上升，会使脑血流量下降而造成颅脑损伤，严重时可迫使部分脑组织嵌入孔隙而形成脑疝，导致中枢性呼吸衰竭，甚至呼吸骤停危及生命。

儿童囟门或颅缝未闭合时，对颅内压增高具有一定的缓冲作用，可暂时避免颅内压增高对脑的损伤，但也会在一定程度上掩盖颅内压增高的临床表现而延误诊断，应引起足够重视。

【临床表现】

1. 头痛　呈广泛性或局限性疼痛，晨起为甚，咳嗽、喷嚏、用力大便或改变头位时头痛加剧。婴幼儿常表现为烦躁不安、尖叫或拍打头部，新生儿表现为睁眼不睡和脑性尖叫。

2. 呕吐　常为喷射性，多不伴恶心；呕吐常在剧烈头痛时发生，呕吐后头痛减轻。

3. 眼部体征　颅内压增高可导致第Ⅵ对脑神经麻痹、上丘脑受压、第Ⅲ脑室和视交叉受压，而产生复视、落日眼、视觉模糊、偏盲甚至失眠等，眼底多有双侧视水肿，但婴儿期由于前囟和颅缝未闭不一定发生上述体征。

4. 意识障碍　可表现为表情淡漠、反应迟钝、嗜睡或不安、兴奋，甚至昏迷。

5. 生命体征改变　在颅内压急剧增高时可出现血压升高、脉率减慢、呼吸变慢且不规则，若不及时治疗，可发生脑疝；下丘脑体温调节中枢受累可出现高热。

6. 惊厥和四肢肌张力增高　大脑皮质受刺激时可出现惊厥；脑干网状结构受刺激时出现肌张力增高。

7. 头部体征　可见头围增大，前囟紧张、隆起，失去正常搏动，前囟迟闭，颅缝分离等。

8. 脑疝　颅内压增高严重并出现呼吸节律异常和瞳孔大小不等时，应立即考虑脑疝的可能。

【辅助检查】

1. 血、尿、便常规检查及肝、肾功能等检查，以确定相应的病因。

2. 腰椎穿刺　用以确定炎症、出血、肿瘤或颅内其他病变。疑有颅内压增高者穿刺要慎重，以免诱发脑疝；如需进行腰椎穿刺以明确诊断者，应术前给予甘露醇降颅压，术中控制脑脊液的滴速和量；脑脊液除常规检查外应做细胞学检查以排除肿瘤可能。

3. B超检查　可发现脑室扩大、脑血管畸形及占位性病变。

4. CT、MRI成像、脑血管造影　有助于颅内占位性病变的诊断。

5. 眼底检查　可见视网膜水肿、视神经盘水肿等。

【治疗要点】

1. 降低颅内压

（1）20％甘露醇：首选，每次 0.5～1 g/kg，快速静脉注入，根据病情需要 4～8 小时重复一次。

（2）利尿药：常用呋塞米，0.5～1 mg/kg 静脉注射，可在两次应用脱水剂之间或与脱水剂同时应用。

（3）肾上腺皮质激素：常用地塞米松 0.2～0.4 mg/kg，每天 2～3 次，连用 2～3 天。

2. 对症治疗　改善通气、控制感染、纠正休克与缺氧、消除颅内占位性病变等。对躁动或惊厥者，可给予地西泮迅速镇静止惊。体温过高时可采用亚冬眠疗法或头置冰帽，还可在大血管走行部位如腋下、腹股沟等处放置冰袋以辅助降温。

3. 液体疗法　补液时注意量出为入，既要防止脑水肿加重，又要避免电解质紊乱。

4. 病因治疗　降低颅内压的同时注意积极寻找原发病，并针对原发病进行有效治疗。

【护理评估】

1. 健康史　了解患儿的原发病史及其表现，如脑缺氧史、感染史、颅内出血史等；询问患儿既往史及喂养情况，如为纯母乳喂养，易致晚发性维生素 K 缺乏病。

2. 身体状态　评估患儿有无头痛、呕吐及其程度和性质。询问其头痛是否晨起时严重，当腹压增加或改变头位时头痛是否加剧；婴幼儿有无烦躁不安、尖叫或拍打头部等表现，新生儿有无睁眼不睡和尖叫等表现。评估患儿有无意识障碍及颅内压增高的表现，有无呼吸节律异常和瞳孔大小不等等脑疝表现。

3. 心理-社会状态　评估患儿及家长的情绪状态，患儿是否因疾病的不适、陌生的住院环境而哭闹、焦虑、恐惧；家长对疾病的了解程度及对治疗护理的需求；家庭环境及经济状况。

4. 辅助检查　了解患儿腰椎穿刺、B 超、血常规、大小便常规及肝、肾功能等检查结果。

【主要护理诊断/合作性问题】

1. 疼痛　头痛：与颅内压增高有关。

2. 有意识障碍的危险　与颅内压增高有关。

3. 有窒息的危险　与意识障碍及呕吐有关。

4. 潜在并发症　呼吸骤停、脑疝。

【护理措施】

1. 避免颅内压增高加重　保持绝对安静，避免躁动和剧烈咳嗽。各项治疗及护理应集中进行，操作时动作轻柔，不要突然快速转动患儿头部及翻身；卧位时床头抬高 30°左右，以利于颅内血液回流，减轻脑水肿；有脑疝前驱症状时以平卧为宜，注意保持呼吸道通畅，避免颅内压增高加重病情。

2. 防止窒息　将昏迷患儿头偏向一侧，及时清除口鼻咽部分泌物、呕吐物，保持呼吸道通畅，防止吸入性窒息。根据病情选择不同方式供氧，以保证血氧分压维持在正常范围。备好呼吸器，必要时人工辅助通气。

3. 药物护理　遵医嘱使用脱水剂、利尿药等减轻脑水肿，并注意观察药物的疗效及不良反应。

（1）使用甘露醇时应注意：①用药前要检查药液，若有结晶，可将制剂瓶放在热水中浸泡待结晶消失后再用；静脉滴入时最好用带过滤网的输液器。②不能与其他药液混合静脉滴注。③用药时在15～30分钟内先缓慢静脉注射以使血中尽快达到所需浓度，后静脉滴注，速度不宜过快。④注射时避免药液外渗引起局部组织坏死；如发生药物外漏，用25％～50％硫酸镁局部湿敷和抬高患肢。

（2）应用呋塞米需注意该药可引起水及电解质紊乱。

（3）静脉使用镇静药时速度宜慢，以免发生呼吸抑制。

4. 病情观察　密切监测生命体征、瞳孔、肌张力、意识状态改变等，以便及时发现病情变化。并注意有无呼吸骤停、脑疝等并发症的发生。如发现两侧瞳孔大小不等、对光反射减弱或消失、意识障碍加重、呼吸不规则及肌张力增高等，提示可能发生了脑疝，须立即通知医师并做好抢救准备。

【健康教育】

1. 向家属解释对患儿采取避免刺激、保持安静以及头肩抬高等措施的意义，告知家属不要猛力转动患儿头部和翻身，以免加重颅内压增高。

2. 嘱患儿述说不适，以利于及时发现病情变化；指导昏迷患儿的家长观察呼吸、脉搏、神志等情况，讲解并示范帮助患儿翻身、清洁皮肤并保持干燥等操作方法，使患儿及家长积极配合治疗护理工作。

3. 介绍患儿的病情及预后，安慰、鼓励他们树立信心，积极给予心理支持。

4. 根据原发病的特点，做好相应的保健指导。出院时指导家长继续观察患儿是否发生并发症及后遗症，如患儿出现原因不明的头痛症状或剧烈头痛并伴有呕吐者，应及时到医院就诊以明确诊断。

第三节　急性呼吸衰竭

急性呼吸衰竭（acute respiratory failure，ARF）是指由于呼吸功能异常使肺通气和肺换气障碍，导致动脉血氧分压下降和二氧化碳潴留，并由此引起生命器官功能障碍的临床综合征。

【病因与发病机制】

引起急性呼吸衰竭的病因很多，其中以小儿呼吸道疾病多见，其次为神经肌肉疾病；除此之外，呼吸系统急性感染、镇静安眠药、麻醉剂及肺源性心脏病患儿高浓度吸氧等均可诱发急性呼吸衰竭，其发病机制为：

1. 通气障碍　由于通气障碍，致使肺泡有效通气量减少，二氧化碳排出受阻，肺泡内氧分压降低，故出现低氧血症和高碳酸血症。

2. 换气障碍　换气障碍主要表现为低氧血症，而PCO_2正常或稍低，因为二氧化碳的弥散能力明显高于氧。

【临床表现】

除原发病的临床表现外，主要是呼吸系统症状及低氧血症和高碳酸血症引起的脏器功能紊乱。

1. 呼吸系统症状

(1) 中枢性呼吸衰竭：主要表现为呼吸频率和节律的改变，呼吸快慢、深浅不均，可出现各种异常呼吸，如潮式呼吸、毕奥呼吸、呼吸暂停和下颌式呼吸等。

(2) 周围性呼吸衰竭：主要表现为呼吸困难，其中，呼吸增快是婴儿呼吸衰竭的最早表现。早期呼吸多浅快，但节律齐，之后出现呼吸无力及缓慢；新生儿及小婴儿可出现呼气性呻吟。

2. 低氧血症表现

(1) 发绀：是缺氧的典型表现，口唇、口周、甲床等处明显。$PaO_2 < 40$ mmHg，$SaO_2 < 75\%$ 时出现发绀。但当严重贫血、血红蛋白低于 50g/L 时，可不出现发绀。

(2) 循环系统：早期心率增快、血压升高，严重时可有心音低钝、心率减慢、心律不齐，并可因血压下降引起休克。

(3) 神经系统：早期可有烦躁不安、易激惹，继而出现神志模糊、嗜睡、意识障碍，严重时出现颅内压增高、脑疝的表现。

(4) 肾功能障碍：少尿或无尿，尿中可有蛋白、红细胞、白细胞、管型，严重时血尿素氮和肌酐增高，甚至出现肾衰竭。

(5) 消化系统：可有食欲减退、恶心等胃肠道表现，也可出现消化道出血以及转氨酶增高等肝功能损害表现。

3. 高碳酸血症表现　随着 PCO_2 升高，患儿出现多汗、头痛、烦躁不安，并可出现四肢湿冷、皮肤潮红、口唇暗红；当 PCO_2 进一步增高时，则表现为嗜睡、肢体颤动、心率增快、球结膜充血；如继续增高，则出现惊厥、昏迷、视盘水肿等。

4. 电解质紊乱与酸碱失衡。

【辅助检查】

根据动脉血气分析结果，判断呼吸衰竭的类型、程度及酸碱平衡紊乱程度。

Ⅰ型呼吸衰竭：即低氧血症型呼吸衰竭，$PaO_2 < 50$ mmHg，PCO_2 正常，常见于呼吸衰竭早期或轻症。

Ⅱ型呼吸衰竭：即高碳酸血症型呼吸衰竭，$PaO_2 < 50$ mmHg，$PCO_2 > 50$ mmHg，常见于呼吸衰竭晚期和重症。

【治疗要点】

1. 病因治疗　抢救的同时对其原发病和诱因进行有效治疗。

2. 改善呼吸功能

(1) 给氧：早期应给予氧气吸入，常用鼻导管及面罩吸氧。

(2) 保持呼吸道通畅：翻身、拍背促进排痰，必要时可给予雾化吸入、吸痰、使用支气管扩张剂和地塞米松等。

（3）应用呼吸兴奋药：适用于呼吸道通畅而呼吸不规则或浅表者。

3. 维持脑、心、肾等重要脏器功能。

4. 纠正水、电解质和酸碱平衡紊乱。

5. 机械通气 严重的呼吸衰竭者常需机械通气给以支持。使用指征为：①经综合治疗后病情反而加重。②急性呼吸衰竭，$PCO_2>60$ mmHg、pH<7.3，经治疗无效。③吸入纯氧时 $PaO_2<50$ mmHg。④呼吸骤停或即将停止。

【护理评估】

1. 健康史 了解患儿有无呼吸系统疾患、异物梗阻、颅内感染、颅脑损伤、中毒等病史。

2. 身体状态 评估患儿的呼吸频率和节律，有无发绀和呼吸困难；评估低氧血症和高碳酸血症的程度；有无循环、神经、消化系统等重要脏器功能异常。

3. 心理-社会状态 评估患儿及家长的情绪状态，有无焦虑、恐惧等不良情绪；及其对疾病的了解程度、社会支持系统及对治疗护理的需求。

4. 辅助检查 了解患儿血气分析的结果，以判断呼吸衰竭的类型、程度及酸碱平衡紊乱程度。

【主要护理诊断/合作性问题】

1. 气体交换受损 与肺换气功能障碍有关。

2. 清理呼吸道无效 与呼吸功能受损、无力咳痰、呼吸道分泌物黏稠有关。

3. 有感染的危险 与长期使用呼吸机有关。

4. 恐惧 与病情危重有关。

【护理措施】

1. 保持呼吸道通畅

（1）协助排痰：鼓励清醒患儿用力咳痰，对咳痰无力的患儿每 2 小时翻身 1 次，并经常叩击胸背部，边拍边鼓励患儿咳嗽，使痰易于排出。

（2）吸痰：无力咳嗽、昏迷、气管插管或气管切开的患儿，及时给予吸痰。吸痰前注意充分给氧，吸痰时患儿取仰卧位，吸出口、鼻、咽部、气管黏痰。注意无菌操作，动作轻柔，负压不宜过大，时间不宜过长，以防损伤呼吸道黏膜和继发感染。

（3）湿化和雾化吸入：可用加温湿化器或超声雾化器湿化呼吸道。湿化液中可同时加入解惊、化痰和抗感染药，有利于通气和排痰。一般每次 15 分钟，每天数次。

（4）遵医嘱使用支气管扩张剂和地塞米松等缓解支气管痉挛和气道黏膜水肿。

2. 合理给氧 患儿常用鼻导管及面罩吸氧，新生儿和小婴儿可采用头罩吸氧。吸氧过程中注意加温和湿化，以利于呼吸道分泌物的稀释和排出。主张低流量持续给氧（1～2 L/min），以维持 PaO_2 在 65～85 mmHg 为宜。吸入氧浓度一般中度缺氧为 30%～40%；严重缺氧为 50%～60%；如吸入 60% 的氧气仍不能改善缺氧症状，可用纯氧，但吸氧时间不宜超过 6 小时，以防氧中毒。长期使用高浓度氧，可使早产婴儿晶状体后纤维组织增生导致失明。氧疗期间应定期做血气分析进行监护。

3. 机械通气的护理

（1）明确机械通气的使用指征，做好患儿及家长的解释工作。

（2）专人监护：使用过程中经常检查呼吸机的各项参数是否符合要求；观察胸部起伏、面色及周围循环状况；注意防止导管脱落、堵塞和可能发生的气胸等情况，若患儿有自主呼吸，应观察是否与呼吸机同步，否则应设法调整。

（3）防止继发感染：做好病室和地面的消毒工作；限制探视人数；定期清洁、更换气管内套管、呼吸管道物品；每天更换湿化器滤纸和消毒湿化器，雾化液新鲜配制；做好口、鼻腔的护理；并遵医嘱及时应用抗生素。

（4）停用呼吸机的指征：①患儿病情改善，呼吸循环系统功能稳定。②吸入 50% 的氧时，$PaO_2 > 50$ mmHg，$PCO_2 < 50$ mmHg。③能够维持自主呼吸 2~3 小时及以上无异常改变。④在间歇指令通气等辅助通气条件下，能以较低的通气条件维持血气正常。

长期使用呼吸机的患儿，易对呼吸机产生依赖心理，要耐心做好解释工作，帮助他们树立起自主呼吸的信心。应根据病情逐步撤离呼吸机，同时帮助患儿进行自主呼吸锻炼。

4. 病情观察　密切监测生命体征，尤其是呼吸频率、节律、心率、心律、血压的变化，发现异常及时报告医师。监测次数视病情而定，重症患儿须连续 24 小时监测。此外，还要加强皮肤颜色、末梢循环、肢体温度、意识、血气分析、尿量、受压部位是否有压疮等观察，并准确记录出入量。使用呼吸机时，注意观察有无感染的发生。

5. 饮食护理　少量多餐，保证营养供给。危重患儿可通过鼻饲供给营养，选择高热量、高蛋白、易消化、富含维生素和少刺激的饮食，以免产生负氮平衡。

6. 药物护理　遵医嘱使用洋地黄类药、血管活性药、脱水剂和利尿药等，密切观察药物的疗效及不良反应。呼吸道通畅而呼吸不规则或浅表者，必要时使用呼吸兴奋药如尼可刹米、洛贝林等。注意下列情况不宜使用：呼吸道梗阻或分泌物潴留、广泛肺部病变或神经肌肉疾患、心搏骤停时中枢神经系统严重缺氧、呼吸肌疲劳、低氧血症型呼吸衰竭。

7. 心理护理　关心体贴患儿，多与患儿及家长交流，鼓励他们说出所关心和需要询问的问题，并耐心做好解释工作。关注家长的情绪状态，减轻家长的焦虑，鼓励其树立战胜疾病的信心。

【健康教育】

1. 向患儿及家属解释患儿的病情、急性呼吸衰竭的临床表现、治疗过程及护理要点，指导他们积极配合治疗和护理。

2. 教会清醒患儿进行有效咳嗽的方法，对无效咳嗽排痰的患儿，指导家长定时给患儿翻身拍背，促使患儿及时排出呼吸道内分泌物。

3. 尽可能保持安静和舒适环境，患儿可取半坐卧位或坐位休息，让家长给患儿着宽松衣服，盖松软被褥。

4. 鼓励家长多陪伴或探视患儿，尤其对于机械通气的患儿，因其不能说话，恐惧感较强，可指导家属采用手势、书写板、卡片等非语言方式进行交流，多抚摸患儿身体，以减轻患儿的恐惧心理。

第四节 感染性休克

感染性休克（septic shock）又称脓毒症休克、败血症休克，是发生在严重感染的基础上，由致病微生物及其产物所引起的急性循环障碍，有效循环血容量减少，组织血流灌注不足而致的复杂综合病征。小儿感染性休克病死率较高，是重症监护病房最常见的死亡原因之一。其特点是起病急骤，发展迅速，累及多脏器，严重威胁患儿生命。

【病因与发病机制】

多种病原微生物感染均可导致感染性休克，其中尤以革兰阴性杆菌所致者最为多见。常见病原菌有志贺菌属、脑膜炎奈瑟菌、大肠埃希菌、铜绿假单胞菌等。在小儿疾病中以中毒型细菌性痢疾、暴发型流行性脑膜炎、大叶性肺炎、败血症、急性出血性坏死性小肠炎等常易并发休克。

休克是各种因素相互作用、相互影响，形成错综复杂的病理生理过程，其中以微循环障碍为主，当细菌及其内毒素侵入人体后，可影响全身微循环，微血管相继发生痉挛、扩张，毛细血管通透性增加，有效循环血量显著减少，组织细胞缺血缺氧，血压明显下降；此外，由于病原体刺激机体细胞产生多种促炎和抗炎介质，使促炎/抗炎平衡失调，最终导致循环及多系统、器官功能衰竭。

【临床表现】

小儿感染性休克起病迅猛，甚至在原发病显现之前，即有重症休克，表现为循环功能不全和组织缺血缺氧，重要脏器的代谢和功能障碍，此外还有严重感染症状。

1. 感染性休克代偿期（早期） 以脏器低灌注为主要表现。患儿神志尚清，但烦躁焦虑，面色和皮肤苍白，口唇和甲床轻度发绀，肢端湿冷，呼吸、心率代偿性增快，血压正常或略低。

2. 感染性休克失代偿期 脏器低灌注进一步加重，患儿烦躁或意识不清，面色青灰，四肢厥冷，唇、指（趾）端明显发绀，毛细血管再充盈时间>3秒，心音低钝，血压下降。

3. 感染性休克不可逆期 患儿表现为血压明显下降，心音极度低钝。常合并多脏器功能衰竭，临床常见肺水肿或成人呼吸窘迫综合征（ARDS）、DIC、心功能不全、脑水肿、肾功能不全和胃肠功能衰竭等。

4. 临床表现分型

（1）暖休克：为高动力性休克早期，可有意识改变、尿量减少或代谢性酸中毒等，但面色潮红，四肢温暖，脉搏无明显减弱，毛细血管再充盈时间无明显延长。该类休克容易漏诊，并可很快发展为冷休克。如患儿心率快，血压低，过度通气，中心静脉压高，心输出量低，多为失代偿表现。

（2）冷休克：为低动力性休克，皮肤苍白、花纹，四肢凉，脉搏快、细弱，毛细血管再充盈时间延长。小儿以冷休克多见。

【辅助检查】

1. 外周血常规　白细胞计数大多增高，为（10～30）×10^9/L；中性粒细胞增多伴核左移现象。血细胞比容和血红蛋白增高为血液浓缩的标准。

2. 病原学检查　在抗菌药物治疗前常规进行血液或其他体液、渗出液、脓液培养，以求得病原学诊断。

3. 血生化检查　CO_2 结合力降低，为代谢性酸中毒，如合并有尿素氮增高及血钾升高，应警惕急性肾衰竭。血清乳酸含量增高，乳酸脱氢酶增高，提示细胞缺氧及组织坏死或肝脏损害。

4. 血气分析　有助于呼吸功能和酸中毒性质的判断。

5. 凝血机制检查　合并 DIC 时应做此项检查。

【治疗要点】

明确诊断后，应迅速采取有效的治疗措施，恢复脏器灌注和维持血压正常，在最短时间内逆转休克，并开始多脏器功能障碍的防治。治疗原则为：充分液体复苏，维持血压，积极控制感染、清除感染灶，保证重要脏器灌注及功能，保持内环境稳定，适当抗感染及免疫支持治疗。

1. 液体复苏　灌注不足时，应尽快积极进行液体复苏以扩充血容量，充分液体复苏是逆转病情，降低病死率的关键措施。尤其第 1 小时的液体复苏与预后关系密切。液体选择视患儿年龄、发病、病情而异：对钠液丢失较少、新生儿、病情轻者，宜用低张液（1/2～1/3张）；若无大失血或严重贫血时，治疗早期不宜盲目输全血；血浆胶体渗透压低于 307 mmol，应输血浆或白蛋白；对并发脑水肿和呼吸窘迫综合征的患儿，含钠液应偏少，边补边脱。

2. 血管活性药物　在液体复苏基础上休克难以纠正，血压仍低或仍有明显灌注不良表现，可考虑使用血管活性药物以升高血压、改善组织灌注。

（1）多巴胺：5～10 μg/(kg·min) 持续静脉泵注，根据血压监测值调整剂量，最大量不宜超过 20 μg/(kg·min)。

（2）肾上腺素：0.05～2 μg/(kg·min) 持续静脉泵注，为冷休克或有多巴胺抵抗时首选。

（3）去甲肾上腺素：0.05～0.3 μg/(kg·min) 持续静脉泵注，暖休克或有多巴胺抵抗时首选。

（4）莨菪类药物：主要有阿托品、山莨菪碱（654-2）、东莨菪碱。

（5）正性肌力药物：伴有心功能障碍且疗效欠佳时可使用该药。常用多巴酚丁胺 5～10 μg/(kg·min) 持续静脉泵注。

（6）硝普钠：心功能障碍严重且又存在高外周阻力的患儿，在液体复苏及应用正性肌力药物基础上，可使用半衰期短的血管扩张剂，如硝普钠 0.5～8 μg/(kg·min)，应从小剂量开始，避光使用，现用现配。

在治疗过程中进行动态评估，适时调整药物剂量及药物种类，使血流动力学指标达到治疗目标。切勿突然停药，应逐渐减少用药剂量，必要时可小剂量持续数天。

3. 积极控制感染和清除病灶　根据病因及致病菌种类选择抗生素。病原未明确前联合使用广谱高效抗生素静脉滴注，同时注意保护肾脏功能并及时清除感染病灶。

4. 肾上腺皮质激素　对重症休克疑有肾上腺皮质功能低下、ARDS、长期使用激素或出现儿茶酚胺抵抗性休克时可以使用该药。目前主张小剂量、中疗程。

5. 纠正凝血障碍　早期可给予小剂量肝素 $5\sim10$ μg/kg 皮下注射或静脉输注。若已明确有 DIC，则应按 DIC 常规治疗。

6. 其他治疗　①保证氧气供应及通气，充分发挥呼吸代偿作用。②注意各脏器功能保持正常，维持内环境稳定。③保证能量营养供给，注意监测血糖、血电解质。

【护理评估】

1. 健康史　了解患儿出生史、喂养史以及有无感染史、中毒等疾病史，休克发作情况，评估患儿的现病史及其临床表现。

2. 身体状态　评估患儿的意识状态；面色及皮肤颜色；唇、指（趾）有无发绀及其程度；毛细血管再充盈时间是否延长；还要注意体温、心率、呼吸、血压的变化。

3. 心理-社会状态　评估患儿及家长的心理状况，有无焦虑、恐惧等不良情绪；家长对疾病的认知程度、家庭经济状况及其社会支持系统。

4. 辅助检查　包括外周血常规检查、病原学检查、血生化检查、血气分析等检查结果。

【主要护理诊断/合作性问题】

1. 组织灌注量不足　与微循环障碍有关。
2. 体温过高　与感染有关。
3. 恐惧　与病情危重有关。

【护理措施】

1. 维持有效循环，增加组织灌注量

（1）迅速补液，扩充血容量：早期及时快速补液可以提高心输出量，改善心功能，提高氧输送，改善组织灌注，从而改善其预后。迅速建立 2 条静脉或骨髓输液通道，条件允许时应放置中心静脉导管。补液分以下 3 个阶段进行。①第 1 小时快速输液阶段：常选用生理盐水、林格液等晶体液，首剂 20 mL/kg，$10\sim20$ 分钟静脉推注。然后评估循环与组织灌注情况，如心率、血压、脉搏、毛细血管再充盈时间等。若循环无明显改善，可再予第 2 剂、第 3 剂，每剂均为 $10\sim20$ mL/kg。总量最多可达 $40\sim60$ mL/kg。第 1 小时输液既要重视液量是否不足，又要注意心肺功能。条件允许时应监测中心静脉压。②继续输液阶段：可用 $1/2\sim2/3$ 张液体，可根据血电解质测定结果进行调整，$6\sim8$ 小时输完，输液速度为 $5\sim10$ mL/(kg·h)，直到休克基本纠正为止。③维持输液阶段：主要是维持生理需要，用 $1/3$ 张液体，24 小时内输完，输液速度为 $2\sim4$ mL/(kg·h)，24 小时后根据具体情况进行调整。输液期间，严格按要求调节输液速度，注意观察患儿的心肺功能以及液体量是否恰当。一旦达到复苏目标，应及时减慢补液速度和量。

（2）调整微血管的舒缩功能：按医嘱使用血管扩张药、血管收缩药。

2. 积极控制感染　及时清除化脓灶，切除坏死组织。应尽快采集血、尿等标本，做细菌培养和抗生素敏感试验，及时发现感染病灶，为治疗选择敏感度高的抗生素提供依据。遵医嘱应用抗生素，注意观察其疗效及副作用；按时雾化排痰，保持呼吸道通畅；有创面的部位，按时换药，促进愈合。每 2～4 小时测体温 1 次，体温低于正常者保温；高热者降温。

3. 给氧与呼吸支持　给予氧气吸入，提高血氧饱和度，改善呼吸，减轻心脏负担，注意呼吸通畅，必要时给予机械通气。

4. 密切观察病情变化，监测生命体征　专人护理，观察意识状态变化，密切监测血压、心率、呼吸和体温，注意皮肤色泽及肢端温度，详细记录每小时的尿量及出入量。根据病情调节输液速度及量，以免输液过速或过量造成心力衰竭、肺水肿、脑水肿；也要避免输液过慢或量不足而不能及时补充血容量。注意保护重要脏器功能，加强监测，及时处理危重病情，预防并发症。

5. 加强基础护理　发生休克时患儿取休克体位，以利于呼吸和回流，避免不必要地搬动和翻身。保持安静与舒适；有烦躁或抽搐者，遵医嘱给予镇静药或止痛剂。注意保暖，体温过高或过低都应采取适当措施。做好口腔护理及皮肤护理，避免并发症的发生。

【健康教育】

1. 根据家长文化程度和接受能力，向其介绍感染性休克的病因、临床表现及病情观察要点，如指导家长对患儿神志、口唇及皮肤颜色等的观察，以便早期发现休克及并发症。

2. 耐心向患儿及家长解释其病情及诊疗计划，指导他们积极配合各项治疗护理工作。

3. 关注患儿及家长的心理状态，减轻恐惧心理，帮助其树立战胜疾病的信心。

4. 指导家长加强患儿的营养，注意增强体质，积极防治感染和各种容易引起感染性休克的疾病。

自学指导

【重点难点】

1. PICU 的监护与护理记录。
2. 急性颅内压增高、急性呼吸衰竭、感染性休克的临床表现。
3. 急性颅内压增高、急性呼吸衰竭、感染性休克的治疗要点。
4. 急性颅内压增高、急性呼吸衰竭、感染性休克的护理措施。

【考核知识点】

1. PICU 的监护与护理记录。
2. 急性颅内压增高、急性呼吸衰竭、感染性休克的临床表现。
3. 急性颅内压增高、急性呼吸衰竭、感染性休克的治疗要点。
4. 急性颅内压增高、急性呼吸衰竭、感染性休克的护理措施。

【复习思考题】

1. 简述 PICU 监护记录的内容。
2. 对急性呼吸衰竭患儿应如何保持呼吸道的通畅？
3. 感染性休克患儿如何有效进行液体复苏？

〔陈　霞〕

〔1〕 杨锡强，易著文. 儿科学. 第6版. 北京：人民卫生出版社，2004

〔2〕 洪黛玲. 儿科护理学. 北京：北京医科大学出版社，2000

〔3〕 雷家英，李亚农. 实用儿科护理学. 北京：中国协和医科大学出版社，2005

〔4〕 崔焱. 儿科护理学. 第5版. 北京：人民卫生出版社，2012

〔5〕 尤黎明，吴瑛. 内科护理学. 第4版. 北京：人民卫生出版社，2006

〔6〕 孙玉风. 儿科护理学实践指导. 上海：上海第二军医大学出版社，2007

〔7〕 沈晓明，王卫平. 儿科学. 第7版. 北京：人民卫生出版社，2008

〔8〕 蒋德红. 现代临床儿科学. 天津：天津科学技术出版社，2009

〔9〕 王卫平. 儿科学. 第7版. 北京：人民卫生出版社，2009

〔10〕 薛辛东. 儿科学. 第2版. 北京：人民卫生出版社，2010

〔11〕 张家骧. 新生儿急救学. 第2版. 北京：人民卫生出版社，2006

〔12〕 周伟. 实用新生儿治疗技术. 北京：人民军医出版社，2009

〔13〕 吴本清. 新生儿危重症监护与护理. 北京：人民卫生出版社，2009

〔14〕 韩玉昆，杨于嘉，邵肖梅，等. 新生儿缺氧缺血性脑病. 第2版. 北京，人民卫生出版社，2010

〔15〕 邵肖梅，叶鸿瑁，丘小汕. 实用新生儿学. 第4版. 北京：人民卫生出版社，2011

〔16〕 梁伍今. 儿科护理学. 第2版. 北京：中国中医药出版社，2012

〔17〕 胡娥. 儿科护理学. 北京：中国医药科技出版社，2005

〔18〕 范玲. 儿科护理学. 北京：中国中医药出版社，2006

〔19〕 林梅. 儿科护理学. 第2版. 北京：中国中医药出版社，2006

〔20〕 汪受传. 中医儿科学. 第2版. 北京：人民卫生出版社，2009

〔21〕 汪受传，洪黛玲. 儿科护理学. 北京：中国中医药出版社，2005

〔22〕 朱念琼. 儿科护理学. 长沙：湖南科学技术出版社，2005

〔23〕 杨思源. 小儿心脏病学. 第3版. 北京：人民卫生出版社，2005

〔24〕 朱晓东，张宝仁. 心脏外科学. 北京：人民卫生出版社，2007

〔25〕 Constanttine MavrouliS Carl L. Becker. 著. 小儿心脏外科学. 刘锦纷译. 北京：北京大学医学出版社，2004

〔26〕 徐宏耀，吴信. 心脏外科监护. 第2版. 北京：人民军医出版社，2003

〔27〕 诸福棠. 实用儿科学. 第7版. 北京：人民卫生出版社，2002

〔28〕 郑显兰，符州. 新编儿科护理常规. 北京：人民卫生出版社，2010

〔29〕 李小梅. 小儿心律失常. 北京：科学出版社，2004

〔30〕 孙坤，沈颖. 小儿内科学. 第4版. 北京：人民卫生出版社，2009

〔31〕薛辛东，杜立中. 儿科学. 北京：人民卫生出版社，2005

〔32〕赵正言. 实用儿科护理. 北京：人民卫生出版社，2009

〔33〕于海红. 母婴及儿童护理. 北京：高等教育出版社，2005

〔34〕胡雁. 儿科护理学双语教材. 北京：人民卫生出版社，2005

〔35〕黄力毅. 儿科护理学. 北京：人民卫生出版社，2007

〔36〕李廷玉. 儿科临床教学案例解析. 人民卫生出版社，2011

〔37〕楼建华. 儿科护理. 北京：人民卫生出版社，2012

〔38〕胡亚美，江载芳. 诸福棠实用儿科学. 第 7 版. 北京：人民卫生出版社，2002

〔39〕薛辛东. 儿科学（8 年制）. 第 2 版. 北京：人民卫生出版社，2010

〔40〕徐润华，徐桂荣. 现代儿科护理学. 北京：人民军医出版社，2003

〔41〕范玲. 儿科护理学. 第 2 版，北京：人民卫生出版社，2006

〔42〕雷家英. 儿科护理学. 第 2 版. 北京：人民卫生出版社，2007

〔43〕周琦. 儿科护理学. 西安：第四军医大学出版社，2009

〔44〕胡雁. 儿科护理学. 北京：人民卫生出版社，2005

〔45〕祝益明. 儿科危重症监护与护理. 北京：人民卫生出版社，2004

〔46〕洪黛玲，张玉兰. 儿科护理学. 第 2 版. 北京：北京大学医学出版社，2008

〔47〕段红梅. 儿科护理学. 北京：人民卫生出版社，2012

《儿科护理学》 教学大纲

儿科护理学是护理学的重要组成部分之一，它研究从胎儿至青春期小儿生长发育、卫生保健、疾病预防及临床疾病的护理，包括小儿生长发育规律、年龄分期及各期特点，营养与喂养、儿童保健及疾病预防、小儿疾病整体护理等内容。

本教材根据成人教育的特点，力求突出重点，把握基本结构，加强理论与实践的结合，尽可能地培养护生分析问题与解决问题的能力。

通过本门课程的学习，要求护生能够掌握小儿正常生长发育规律及评估方法，熟悉儿科常见病、多发病的临床表现、主要护理诊断及护理措施，运用所学知识做好儿童预防保健，同时了解现代儿科护理观念及原则，最终为今后从事儿科临床护理及小儿保健工作奠定良好基础。

教学内容与考核要求

第一章　绪　　论

【学习目的与要求】

通过本章的学习，熟悉儿科护士的角色与素质要求，儿科护理相关的伦理和法律问题；掌握儿科护理学的任务和范围，儿科护理特点；了解儿科护理学的发展趋势。学习重点是儿科护理特点。学习难点为儿科护理相关的伦理和法律问题。

【课程内容】

1. 儿科护理学的任务、范围。
2. 儿科护理的特点。
3. 儿科护士的角色与素质要求。
4. 儿科护理相关的伦理与法律。
5. 儿科护理学的发展与展望。

第二章　儿科基础知识

【学习目的与要求】

通过本章的学习，熟悉小儿各年龄期的特点，影响生长发育的因素，小儿能量与营养素的需要；掌握小儿各年龄分期的界定，小儿生长发育规律，体格生长常用指标及测量方法，骨骼、牙齿、脂肪组织、肌肉、生殖系统的发育特点及小儿喂养方法；了解小儿体格生长的评价，1岁以上小儿的膳食安排及小儿营养状况评估。学习重点是小儿生长发育规律，体格生长常用指标、测量方法及小儿喂养。学习难点为小儿神经系统的发育及心理发展的过程和特征。

【课程内容】

1. 小儿年龄分期及各期特点：胎儿期、新生儿期、婴儿期、幼儿期、学龄前期、学龄期和青春期。
2. 生长发育：生长发育的一般规律、影响生长发育的因素、体格的发育、骨骼发育、牙齿的发育、神经系统的发育、感知的发育、运动的发育、语言的发育、生殖系统的发育、小儿心理发展的过程和特征。
3. 小儿营养与喂养：小儿的营养需要、婴儿喂养、1岁以上小儿的膳食、小儿营养状况的评价。

第三章　儿童保健

【学习目的与要求】

通过本章的学习，熟悉常见生物制品的特点及接种方法，预防接种的禁忌证、接种后的不良反应及处理；掌握小儿各年龄的保健要点，计划免疫的概念，幼儿免疫程序及预防接种的注意事项；了解散居和集体幼儿的保健。学习重点是各年龄期儿童保健原则和预防接种的注意事项、不良反应及处理。学习难点为计划免疫的分类及计划免疫程序。

【课程内容】

1. 各年龄期儿童保健原则。
2. 散居和集体儿童保健。
3. 儿童计划免疫：计划免疫的意义及分类、计划免疫程序、疫苗的种类、预防接种的注意事项、不良反应及处理。

第四章　儿科医疗机构设置及管理

【学习目的与要求】

通过本章的学习，熟悉儿童医疗机构的形式，儿科门诊、急诊、病房的护理管理；了解儿科门诊、急诊及病房的设置特点。学习重点是儿科急诊、病房的管理要求。学习难点为儿科门诊的设置及管理要求。

【课程内容】

1. 儿科门诊。
2. 儿科急诊。
3. 儿科病房。

第五章　小儿疾病的治疗

【学习目的与要求】

通过本章的学习，熟悉小儿药物的选择及给药方法；掌握小儿药物剂量的计算，常用溶液及混合液的配制，药疗的护理原则；了解小儿体液平衡的特点及水、电解质和酸碱平衡紊乱。学习重点是小儿药物剂量的计算，常用溶液及混合液的配制，药疗的护理原则。学习难点为水、电解质平衡失调和酸碱平衡紊乱。

【课程内容】

1. 儿科疾病的治疗原则及护理。
2. 药物治疗：小儿药物的选择；给药方法和剂量的计算；药物治疗中的护理原则。
3. 液体疗法：小儿液体平衡的特点；水、电解质平衡失调和酸碱平衡紊乱；常用溶液及配制；液体疗法及护理。

第六章　住院儿童及常见症状的护理

【学习目的与要求】

通过本章的学习，熟悉小儿入院护理常规，小儿出院指导；掌握住院患儿的护理和健康评估，儿科常见症状的护理；了解护理人员在儿童入院时的职责，小儿出院准备。学习重点、难点是儿科常见症状的护理。

【课程内容】

1. 住院儿童的护理：入院护理、住院期间的护理、出院护理。
2. 儿科常见症状的护理：发热、婴儿哭闹、呕吐、腹痛、厌食、血尿、便血的护理。

第七章　儿科护理技术

【学习目的与要求】

通过本章的学习，熟悉儿科常用协助诊断治疗的护理操作技术目的、步骤及注意事项；掌握儿科常用一般护理操作技术目的、步骤及注意事项；了解儿科特殊穿刺护理技术的操作目的、步骤及注意事项。学习重点是儿科一般护理技术，头皮静脉输液法及小儿氧气疗法。学习难点为股静脉、动脉穿刺术，婴幼儿灌肠法，腰椎穿刺术、骨髓穿刺术、胸腔穿刺术、腹腔穿刺术、硬脑膜下穿刺术及换血疗法。

【课程内容】

1. 儿科一般护理技术：儿童床的使用法；更换尿布法；婴儿沐浴法；约束保护法；一般测量法；测量体温、脉搏、呼吸、血压法；生长发育指标的测量；臀部护理法；配乳法；喂乳法；小儿推拿法；婴儿抚触；婴儿游泳。
2. 协助诊断治疗的护理技术：头皮静脉输液法；股静脉穿刺术；动脉穿刺术；腰椎穿刺术；胸腔穿刺术；骨髓穿刺术；腹腔穿刺术；硬脑膜下穿刺术；婴幼儿灌肠法；小儿氧气疗法；换血疗法。

第八章　新生儿及新生儿疾病的护理

【学习目的与要求】

通过本章的学习，熟悉新生儿窒息、新生儿缺氧缺血性脑病、新生儿颅内出血、胎粪吸入综合征、新生儿肺透明膜病、感染性肺炎、新生儿败血症、新生儿破伤风、新生儿黄疸、新生儿寒冷损伤综合征、新生儿坏死性小肠结肠炎的相关检查及健康教育；掌握新生儿分类方法，新生儿的特点及护理；掌握新生儿窒息、新生儿缺氧缺血性脑病、新生儿颅内出血、胎粪吸入综合征、新生儿肺透明膜病、感染性肺炎、新生儿败血症、新生儿破伤风、新生儿黄疸、新生儿寒冷损伤综合征、新生儿坏死性小肠结肠炎的概念、临床表现、常用护理诊断及护理措施；了解新生儿窒息、新生儿缺氧缺血性脑病、新生儿颅内出血、胎粪吸入综合征、新生儿肺透明膜病、感染性肺炎、新生儿败血症、新生儿破伤风、新生儿黄疸、新生儿寒冷损伤综合征、新生儿坏死性小肠结肠炎的常见病因及发病机制。学习重点是正常足月儿及早产儿的特点及护理，新生儿窒息、新生儿缺氧缺血性脑病、新生儿颅内出血、胎粪吸入综合征、新生儿肺透明膜病、感染性肺炎、新生儿败血症、新生儿破伤风、新生儿黄疸、新生儿寒冷损伤综合征、新生儿坏死性小肠结肠炎的临床表现、护理诊断和护理措施。学习难点为新生儿窒息、新生儿缺氧缺血性脑病、新生儿颅内出血、胎粪吸入综合征、新生儿肺透明膜病、感染性肺炎、新生儿败血症、新生儿破伤风、新生儿黄疸、新生儿寒冷损伤综合征、新生儿坏死性小肠结肠炎的病因、发病机制。

【课程内容】

1. 新生儿分类。
2. 新生儿的特点及护理。
3. 新生儿窒息。
4. 新生儿缺氧缺血性脑病。
5. 新生儿颅内出血。
6. 胎粪吸入综合征。
7. 新生儿肺透明膜病。
8. 新生儿感染性疾病　感染性肺炎、新生儿败血症、新生儿破伤风。
9. 新生儿黄疸。
10. 新生儿寒冷损伤综合征。
11. 新生儿坏死性小肠结肠炎。

第九章　营养障碍性疾病患儿的护理

【学习目的与要求】

通过本章的学习，熟悉营养不良、维生素D缺乏病患儿的病因、发病机制、治疗要点，熟悉※维生素A、维生素B_1、维生素C缺乏病患儿的临床表现及护理措施；掌握营养不良及维生素D缺乏病患儿的临床表现、护理诊断和护理措施；了解※维生素A、维生素B_1、维生素C缺乏病患儿的病因、发病机制、治疗要点及锌缺乏、碘缺乏的临床表现、治疗要点及预防。学习重点是营养不良及维生素D缺乏病患儿的临床表现、护理诊断和护理措施。学习难点为微量元素、维生素D及其他维生素缺乏病患儿的临床表现、治疗要点及预防。

【课程内容】

1. 蛋白质-热能营养不良。
2. 维生素D缺乏病：维生素D缺乏性佝偻病、维生素D缺乏性手足搐搦。
※3. 其他维生素缺乏病：维生素A缺乏病、维生素B_1缺乏病、维生素C缺乏病。
※4. 微量元素缺乏症：锌缺乏症、碘缺乏症。

第十章　消化系统疾病患儿的护理

【学习目的与要求】

通过本章的学习，熟悉小儿消化系统解剖生理特点，熟悉口腔炎、小儿腹泻的常用辅助检查要点，胃食管反流、肠套叠的临床表现、主要护理诊断及护理措施；掌握口腔炎的定义、临床表现、治疗要点、主要护理诊断、护理措施及健康教育；掌握小儿腹泻的定义、病因、临床表现、治疗要点、主要护理诊断、护理措施及健康教育、液体疗法；了解消化系统常见疾病的病因、发病机制及诊断要点。学习重点是小儿口腔炎、腹泻的临床表现、治疗要点及护理措施。学习难点为胃食管反流和肠套叠的临床表现及护理。

【课程内容】

1. 小儿消化系统的解剖生理特点。
2. 口腔炎。
3. 小儿腹泻。
4. 胃食管反流。
5. 肠套叠。

第十一章　　呼吸系统疾病患儿的护理

【学习目的与要求】

通过本章的学习，熟悉小儿呼吸系统的解剖、生理及免疫特点，熟悉急性上呼吸道感染、小儿肺炎的护理评估要点及急性上呼吸道感染、急性感染性喉炎、急性支气管炎、小儿肺炎、支气管哮喘的治疗要点、主要的辅助检查及健康教育；掌握急性上呼吸道感染、急性感染性喉炎、急性支气管炎、小儿肺炎、支气管哮喘的概念、临床表现、常用护理诊断及护理措施；了解急性上呼吸道感染、急性感染性喉炎、急性支气管炎、小儿肺炎、支气管哮喘的常见病因及发病机制。学习重点是急性上呼吸道感染、急性感染性喉炎、急性支气管炎、小儿肺炎、支气管哮喘的临床表现及护理措施。学习难点为急性上呼吸道感染、急性感染性喉炎、急性支气管炎、小儿肺炎的常见病因及发病机制；※支气管哮喘的发病机制。

【课程内容】

1. 小儿呼吸系统解剖生理特点。
2. 急性上呼吸道感染。
3. 急性感染性喉炎。
4. 急性支气管炎。
5. 小儿肺炎。
6. 支气管哮喘。

第十二章　　循环系统疾病患儿的护理

【学习目的与要求】

通过本章的学习，熟悉小儿心律失常的常见类型，熟悉房间隔缺损、室间隔缺损、动脉导管未闭、法洛四联症的辅助检查要点，充血性心力衰竭的常见症状与体征、常用护理诊断及护理措施；掌握小儿先心病的分型，房间隔缺损、室间隔缺损、动脉导管未闭、法洛四联症的定义及血流动力学变化、常见症状与体征、治疗原则、常用护理诊断及措施，掌握病毒性心肌炎的定义、临床表现、治疗及护理要点；了解胎儿血液循环及出生后血流动力学变化，心导管检查术的适应证及护理。学习重点是房间隔缺损、室间隔缺损、动脉导管未闭、法洛四联症、病毒性心肌炎的治疗原则、护理措施，心导管检查术的适应证及护理。学习难点为法洛四联症的血流动力学变化及胎儿血液循环和出生后的血流动力学变化。

【课程内容】

1. 小儿循环系统的解剖生理特点。
2. 先天性心脏病。
3. 病毒性心肌炎。
4. 小儿心律失常。
5. 充血性心力衰竭。

第十三章　泌尿系统疾病患儿的护理

【学习目的与要求】

通过本章的学习，熟悉小儿急性肾小球肾炎、原发性肾病综合征、泌尿系统感染、急性肾衰竭的辅助检查、治疗要点；掌握小儿急性肾小球肾炎、原发性肾病综合征、泌尿系统感染、急性肾衰竭的临床表现、护理措施及健康教育；了解小儿泌尿系统解剖、生理特点。学习重点是原发性肾病综合征、急性肾小球肾炎及急性肾衰竭的护理及健康教育。学习难点为原发性肾病综合征的临床表现及治疗要点。

【课程内容】

1. 小儿泌尿系统解剖生理特点。
2. 急性肾小球肾炎。
3. 原发性肾病综合征。
4. 泌尿系统感染。
5. 急性肾衰竭。

第十四章　血液系统疾病患儿的护理

【学习目的与要求】

通过本章的学习，熟悉血液系统常见疾病的临床表现及治疗要点；掌握血液系统常见疾病的护理诊断及护理措施；了解血液系统常见疾病的病因及小儿造血和血液特点。学习重点是血液系统常见疾病的临床表现及护理措施。学习难点为出血性疾病的临床表现及治疗原则。

【课程内容】

1. 小儿造血和血液特点。
2. 小儿贫血：概述、营养性缺铁性贫血、营养性巨幼细胞贫血。
3. 出血性疾病：特发性血小板减少性紫癜、血友病。
4. 急性白血病。

第十五章　神经系统疾病患儿的护理

【学习目的与要求】

通过本章的学习，熟悉小儿神经反射的特点，癫痫的病因和发病机制，小儿正常脑脊液、化脓性脑膜炎、病毒性脑膜炎、脑炎的脑脊液区别；掌握化脓性脑膜炎、病毒性脑膜炎、癫痫、脑瘫、古兰-巴雷综合征的临床表现及护理措施；了解小儿腰椎穿刺部位，化脓性脑膜炎的感染途径、并发症，化脓性脑膜炎和病毒性脑膜炎的病因、相关检查和治疗要点。学习重点是化脓性脑膜炎的治疗原则及护理措施，小儿癫痫发作时的临床表现、护理措施。学习难点为古兰-巴雷综合征的临床表现及护理。

【课程内容】

1. 小儿神经系统解剖生理特点。
2. 化脓性脑膜炎。
3. 病毒性脑炎和脑膜炎。
4. 痫性发作与癫痫。
5. 脑性瘫痪。
6. 吉兰-巴雷综合征。

第十六章　内分泌系统疾病患儿的护理

【学习目的与要求】

通过本章的学习，熟悉先天性甲状腺功能减退症、儿童糖尿病的病因和治疗要点、儿童糖尿病的预防；掌握先天性甲状腺功能减退症、儿童糖尿病的临床表现和护理措施；了解尿崩症的临床表现和治疗要点。学习重点是先天性甲状腺功能减退症的临床表现、治疗原则、护理措施及儿童糖尿病的护理。学习难点为儿童糖尿病的诊断检查。

【课程内容】

1. 先天性甲状腺功能减退症。
2. 生长激素缺乏症。
3. 尿崩症。
4. 儿童糖尿病。

第十七章　免疫缺陷病和结缔组织病患儿的护理

【学习目的与要求】

通过本章的学习，熟悉免疫缺陷病、风湿热、幼儿类风湿关节炎、过敏性紫癜、川崎病患儿的护理评估、常见护理诊断及健康教育；掌握免疫缺陷病、风湿热、幼儿类风湿关节炎、过敏性紫癜、川崎病患儿的临床表现、治疗要点及护理措施；了解小儿免疫系统的特点和免疫缺陷病、风湿热、幼儿类风湿关节炎、过敏性紫癜、川崎病患儿的病因、发病机制及辅助检查。学习重点是免疫缺陷病、风湿热、幼儿类风湿关节炎、过敏性紫癜、川崎病患儿的临床表现、护理措施及健康教育。学习难点为免疫缺陷病、风湿热、幼儿类风湿关节炎、过敏性紫癜、川崎病患儿的治疗要点。

【课程内容】

1. 小儿免疫系统特点。
2. 原发性免疫缺陷病。
3. 结缔组织病：风湿热、幼儿类风湿关节炎、过敏性紫癜、川崎病。

第十八章　遗传性疾病患儿的护理

【学习目的与要求】

通过本章的学习，熟悉遗传病的概念及分类方法，唐氏综合征、苯丙酮尿症、糖原累积病的相关检查及健康教育；掌握唐氏综合征、苯丙酮尿症、糖原累积病的概念、临床表现、常用护理诊断及护理措施；了解唐氏综合征、苯丙酮尿症、糖原累积病的常见病因及发病机制。学习重点是唐氏综合征、苯丙酮尿症、糖原累积病的概念、临床表现、常用护理诊断及护理措施。学习难点为苯丙酮尿症、糖原累积病的发病机制。

【课程内容】

1. 唐氏综合征。
2. 苯丙酮尿症。
3. 糖原累积病。

第十九章　常见传染病患儿的护理

【学习目的与要求】

通过本章的学习，熟悉麻疹、水痘、流行性腮腺炎、手足口病的治疗要点、护理评估，熟悉流行性乙型脑炎、中毒性细菌性痢疾的护理评估、临床表现，常用抗结核药物的毒副作用，结核病的治疗原则，结核性脑膜炎的临床表现、实验室检查；掌握麻疹、水痘、流行性腮腺炎、手足口病的临床表现、护理诊断及护理措施，掌握流行性乙型脑炎、中毒性细菌性痢疾的护理诊断、护理措施，掌握结核菌素试验的方法、标准及临床意义，结核病的预防措施及护理措施；了解麻疹、水痘、流行性腮腺炎、手足口病等的病因、发病机制及相关检查，流行性乙型脑炎、中毒性细菌性痢疾的流行病学特征，原发型结核、结核性脑膜炎的病因、发病机制、治疗要点和相关检查。学习重点是麻疹、流行性腮腺炎的护理措施，中毒性细菌性痢疾的临床表现及护理，结核菌素试验的方法、标准及常用抗结核药物的毒副作用。学习难点为水痘、流行性腮腺炎的临床表现，原发性肺结核及结核性脑膜炎的临床表现及护理要点。

【课程内容】

1. 麻疹。
2. 水痘。
3. 流行性腮腺炎。
4. 流行性乙型脑炎。
5. 中毒性细菌性痢疾。
6. 结核病：原发型肺结核、结核性脑膜炎。
7. 手足口病。

第二十章　寄生虫病患儿的护理

【学习目的与要求】

通过本章的学习，熟悉蛔虫病的治疗，蛲虫病、绦虫病的临床表现和治疗要点；掌握蛔虫病、蛲虫病、绦虫病的护理诊断和护理措施；了解蛔虫病、蛲虫病、绦虫病的病因及流行病学特征。学习重点是蛔虫病、蛲虫病、绦虫病的护理措施。学习难点为蛔虫病、蛲虫病、绦虫病的流行病学特征。

【课程内容】

1. 蛔虫病。
2. 蛲虫病。
3. 绦虫病。

第二十一章　小儿急救护理

【学习目的与要求】

通过本章的学习，熟悉小儿心肺复苏的适应证及有效指征，不同原因急性中毒的临床表现及评估要点，惊厥与惊厥持续状态的临床表现，高热惊厥的降温方法及预防指导；掌握小儿心肺复苏的实施过程及复苏后护理，掌握不同原因小儿中毒的急救护理措施，惊厥发作的急救措施；了解导致小儿心跳呼吸骤停的原因，小儿中毒的常见原因及单纯性高热惊厥的特点。学习重点是小儿心肺复苏的实施、小儿急性中毒的护理措施及惊厥发作的急救措施。学习难点为小儿急性中毒及惊厥与惊厥持续状态的临床表现。

【课程内容】

1. 小儿心肺复苏。
2. 小儿急性中毒。
3. 小儿惊厥。

第二十二章　儿科重症监护

【学习目的与要求】

通过本章的学习，熟悉 PICU 的收治范围，急性颅内压增高、急性呼吸衰竭、感染性休克的护理评估及健康教育；掌握 PICU 的监护与护理记录，掌握急性颅内压增高、急性呼吸衰竭、感染性休克的临床表现、治疗要点、主要护理诊断及护理措施；了解 PICU 的设置、PICU 患儿的转入或转出标准。学习重点是急性颅内压增高、急性呼吸衰竭、感染性休克的临床表现、治疗要点以及护理措施。学习难点为急性颅内压增高、急性呼吸衰竭、感染性休克的临床表现及治疗要点。

【课程内容】

1. 儿科重症监护单元。
2. 急性颅内压增高。
3. 急性呼吸衰竭。
4. 感染性休克。

图书在版编目（CIP）数据

　　儿科护理学／闫兰，肖洪玲主编；梁伍今主审. —长沙：湖南
科学技术出版社，2013.11(2018.6)重印
　　全国高等中医药院校护理专业成人教育规划教材
　　ISBN 978－7－5357－7851－2

　　Ⅰ．①儿… Ⅱ．①闫… ②肖… ③梁… Ⅲ．①儿科学—护理学
—成人高等教育—教材 Ⅳ．①R473.72

　　中国版本图书馆 CIP 数据核字（2013）第 216870 号

全国高等中医药院校护理专业成人教育规划教材

儿科护理学

指　　导：国家中医药管理局人事教育司
总 主 编：洪　净
副总主编：徐英敏　蒋冠斌
主　　编：闫　兰　肖洪玲
主　　审：梁伍今
责任编辑：黄一九　石　洪　邹海心　李　忠
出版发行：湖南科学技术出版社
社　　址：长沙市湘雅路 276 号
　　　　　http://www.hnstp.com
邮购联系：本社直销科　0731－84375808
印　　刷：湖南天闻新华印务邵阳有限公司
　　　　　（印装质量问题请直接与本厂联系）
厂　　址：邵阳市东大路 776 号
邮　　编：422001
出版日期：2013 年 11 月第 1 版第 2 次
　　　　　2018 年 6 月第 3 次印刷
开　　本：787mm×1092mm　1/16
印　　张：27
字　　数：650000
书　　号：ISBN 978－7－5357－7851－2
定　　价：49.00 元